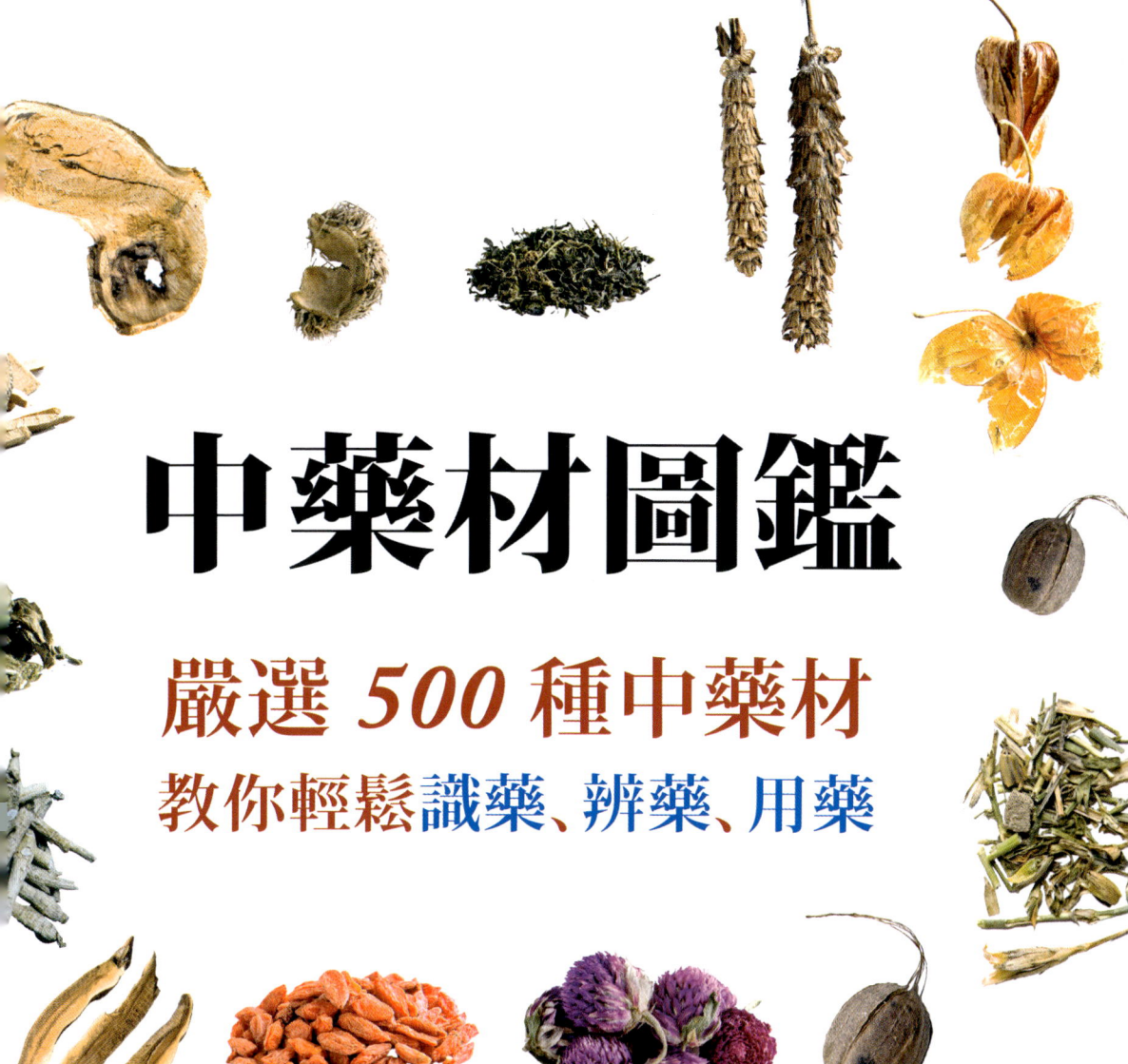

中藥材圖鑑

嚴選 500 種中藥材
教你輕鬆識藥、辨藥、用藥

中國中醫研究院 教授
吳中朝◎主編

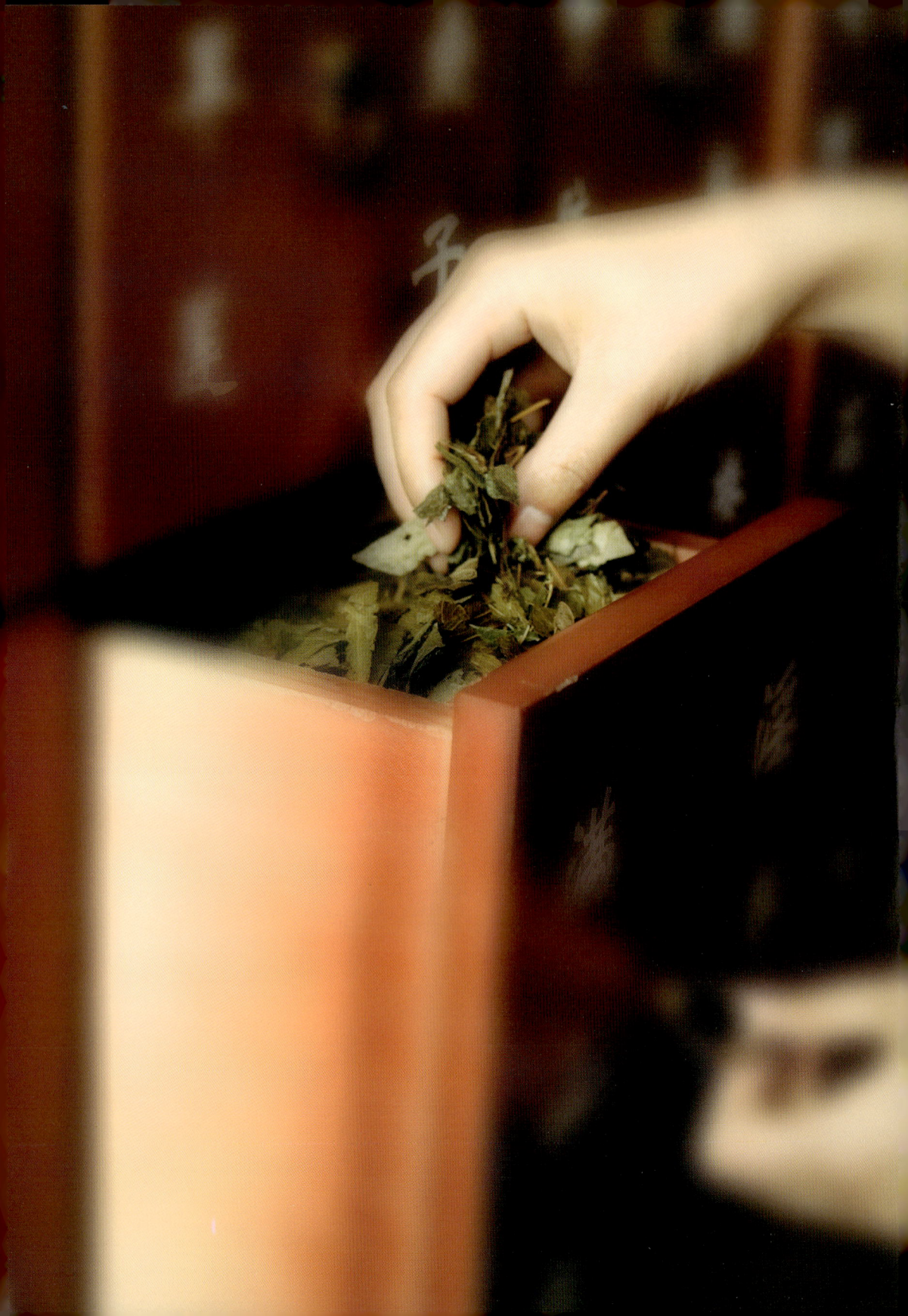

作者簡介

吳中朝

中國中醫研究院主任醫師、教授
中國中醫科學院博士、研究生導師
中國中醫科學院針灸醫院常務副院長
中國中醫科學院養生保健指導委員會委員

　　從事臨床、教學、科學研究工作三十餘年，主持和參加過十餘項中醫養生保健課題研究。在長期臨床診治經驗基礎上，既能繼承傳統的中醫藥精髓，又能不斷開拓創新，對家庭中醫藥保健領域有獨到的建樹，摸索出一系列以中藥泡酒、泡茶、煲湯、煮粥、炒菜等家庭養生保健的方法，讓讀者在家就可以輕輕鬆鬆識藥、辨藥、用藥。

　　業餘時間堅持寫作，吳醫師將自己的醫學成果和經驗，用心、用筆傳遞給讀者。他對於每味中藥都如數家珍，從野外原生植株到飲片全都了解和熟悉，並將這些經驗收錄於此，教大家如何快速認中藥，更是挑選了家庭最易操作的滋補養生方法分享給讀者。

推薦序・1

　　中藥為我國傳統醫學的重要瑰寶，已累積數千年的使用經驗。從神農本草經、新修本草、證類本草到明朝李時珍所著之本草綱目。

　　本草綱目將中藥分為植物藥、動物藥、礦物藥等三大類，各項分類中又細分成水、火、土、金石、草、穀、菜、果、木等16部60類，共收載1,892種中藥，除用以治病之藥物外，也有許多膳食常用之藥材，如：綠豆、山藥、蜂蜜、黑豆、桂圓肉、枸杞、桑椹、黑芝麻、生薑、菊花、蘆薈、玉米鬚、乾薑、肉桂、丁香、小茴香、花椒、胡椒、玫瑰花、山楂、麥芽、南瓜子、藕節、艾葉、薑黃、昆布、羅漢果、烏梅、蓮子、白果等，皆為一般民眾日常生活常攝取之食物或為家中常備品。

　　本書收錄最常用之500種中藥，依其功效，補虛、解表、除熱、瀉下、袪風濕熱等，分為二十一大章節，每章皆先簡潔說明其藥性及功效，接續再細分其功效，介紹常用之藥材，每味藥材除介紹基本之別名、性味歸經、功效主治、用法用量外，詳細收錄歷代名醫、古籍對治病配方及介紹家用養生方，包括：炮茶、研粉、煮粥、煎汁、煎湯、褒湯、燉湯等，並搭配精美之藥材圖及簡易之形態描述，使一般民眾不需具專業背景，即可輕鬆識藥、辨藥、用藥，以達養生保健之效。

　　審閱初稿，全書以彩色印刷，圖文並茂。以本人擔任中國醫藥大學附設醫院中藥局主任及數十年中藥之教學經驗，本書不僅可當作初學中藥者之入門書籍，更適合推廣於一般民眾對正確用藥之參考，值得廣為推薦，成書即將問世，樂為本書題序推薦。

中國醫藥大學中國藥學暨中藥資源學系教授

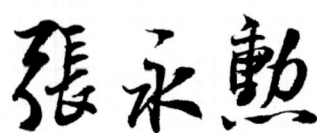

推薦序・2

　　「最是有情皆本草」……，中醫自古以來就把食物與藥物當成每個「人」一樣來看待，也就是說把藥物與食物都認為有它們獨特的個性與脾氣，因此有寒熱溫涼平，酸甜苦辛鹹等「四氣五味」的說法，所以使用中藥與食物時都會以它們草木的偏性來矯正疾病對人體所產生的偏差，藉此來改善身體的偏性而去除疾病，而這也是「中」醫的最主要的名稱由來。

　　中藥是構成中醫最主要的靈魂之一，一般人往往只聽其「名」，卻不知其「身」 —— 影像……，所以常常讓人如墜入雲霧之中，摸不著頭緒。大家也常聽聞過「神農嚐百草，一日遇七十毒」的傳奇故事，卻不知中藥其實是我們祖先們幾千年來與疾病對抗中，不斷創造、發展而積累出來的一門學問，因此它有從最基層的日常生活中的親切與熟悉感，悍然與西藥化學合成的感受截然不同……，就像大家耳熟能詳的「當歸」、「枸杞」、「人參」、「甘草」等等，都可能是我們食物中的一種配料，而且不是僅僅只能單純治病的藥物而已，這也是所謂「藥食同源」涵義的起源。

　　現存最古老的中醫藥典，也是世界上最古老的要學著作《神農本草經》，就把收錄的藥物，依有毒、無毒的標準，分成上中下三品，使中藥成為有別於西藥的只能運用於疾病治療上，還能在食物中增加些許自然風味的醫藥特色，而這就是中藥使西藥望塵莫及的最大因由，可惜的是《神農本草經》成書於東漢以前，時間算是久遠，因此不免有古奧難懂之感，更無圖像顯示，所以讓中藥的常識慢慢淹沒於時間洪流裡。

　　欣聞《中藥材圖鑑：嚴選500種中藥材，教你輕鬆識藥、辨藥、用藥》一書的出版，幾乎將《神農本草經》的缺憾都一一彌補，它用十分系統的分類法，把中藥分成補虛藥、解表藥、清熱藥、瀉下藥、祛風溼藥、化濕藥、利水滲濕藥、溫裡藥、理氣藥、消食藥、驅蟲

藥、止血藥等等二十一章節，幾乎應有盡有的把中醫治病的方法用藥以500味代表性中藥，用深入淺出的方式，娓娓道出，讓人淺顯易懂，其間更有精美的藥草圖片，讓以往只能憑空想像的藥材，都能一目了然的映入眼簾，還把藥物的別名、性味、歸經、用法、用量、主治功效、治病配方都詳細扼要的點出，讓一般人都可以輕易掌握，最難能可貴的還有家用養身這項目，煮粥、泡茶、煎湯不一而足，淺顯易懂的介紹，讓想親自DIY的人更覺得輕易可行。

其實先前出版的拙作《望聞問切》一書，苦於無精美藥草圖片，而認為是美中不足的憾事，但是本書出版後，以它擁有精美圖片，詳實內容，若能與拙作相互配合參考，相信更能得心應手而且相得益彰，因此我十分推薦這本精美圖鑑的問世，讓我們都能輕鬆的了解中藥對我們身體的幫助……

台北市立聯合醫院仁愛院區中醫科主治醫師

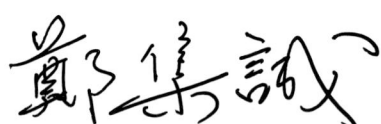

前　言

你想在很短的時間內辨認出人參、黨參、紅參、西洋參等各種中藥嗎？

你想瞭解一下每味中藥經過「炒、炙、蜜、酒」等方法炮製後的功效有什麼區別嗎？

你想學習一下如何將各種滋補中藥搬上家裡的餐桌嗎？

……

吳中朝老師將在本書中一一為您做出回答。

本書不同於以往的中藥書只做簡單的藥效介紹，而是對每味中藥都有別名、性味歸經、用法用量、治病配方、家用養生的詳細闡述，滿足了讀者居家使用的需要。

特別是對於讀者最關心的如何辨認中藥，中藥的用法用量有什麼講究，同一味中藥使用不同的炮製方法炮製後藥效有何不同，以及平常在家怎麼用中藥等方面都做了介紹。

另外，本書所展示的每味中藥，不僅圖片清晰，還用牽線標示出區別中藥最明顯的局部特徵，並且將每味中藥的「炒、炙、蜜、酒、薑」等炮製種類都收錄齊全，讓讀者快速識藥、辨藥、用藥，適合中醫愛好者收藏。

中藥對人身體的調理講究要「慢養」，見效或許不如西藥快，但是只要對症了，就能去除病根，治標又治本。在日常生活中，我們既可以利用中藥的家用養生法達到強身健體的目的，也可以用於治療疾病。

綱　　要

第一章　補虛藥

有體虛表現時，需要合理服用補虛藥。

- 補氣藥
- 補陽藥
- 補血藥
- 補陰藥

第二章　解表藥

能發汗、解熱、鎮痛。

- 發散風寒藥
- 發散風熱藥

第三章　清熱藥

沉降入里，通過清熱瀉火、涼血、解毒及清虛熱等不同作用，使得裡熱得到清解。

- 清熱瀉火藥
- 清熱燥濕藥
- 清熱解毒藥
- 清熱涼血藥
- 清虛熱藥

第四章　瀉下藥

有利大小便的藥。能潤腸通便，從而減少體內毒素，亦能解除體內難以散出的熱邪。

- 攻下藥
- 潤下藥
- 峻下逐水藥

第五章　祛風濕藥

對風濕性關節炎、類風濕性關節炎、坐骨神經痛、腰肌勞損等有一定的治療作用。

- 祛風寒濕藥
- 祛風濕熱藥
- 祛風濕強筋骨

第六章　化濕藥

溫暖脾胃，也能刺激嗅覺、味覺，從而增強食欲，促進消化，排除腸道積氣。

第七章　利水滲濕藥

利尿、消除水腫、祛除痰飲等。

- 利水消腫藥
- 利尿通淋藥
- 利濕退黃藥

第八章　溫裡藥

能溫暖身體，祛除體內寒涼，治療裡寒證。

第九章　理氣藥

有行氣、降氣、解鬱、散結的功效。

第十章　消食藥

消食化積、健脾開胃、和中益氣。

第十一章　驅蟲藥

對人體內的寄生蟲特別是腸道寄生蟲有殺滅和麻痺作用，促使其排出體外。

第十二章　止血藥

治療各種體內外出血病證的藥物。

- 涼血止血藥
- 化瘀止血藥
- 收斂止血藥
- 溫經止血藥

第十三章　活血化瘀藥

通利血脈、促進血行、消散瘀血。

- 活血止痛藥
- 活血調經藥
- 活血療傷藥
- 破血消症藥

第十四章　化痰止咳藥

治咳喘痰多，及宣肺、瀉肺、清肺、潤肺、降肺、斂肺等。

- 溫化寒痰藥
- 清化熱痰藥
- 止咳平喘藥

第十五章　安神藥

鎮驚安神、平定心志、平肝潛陽。

- 重鎮安神藥
- 養心安神藥

第十六章　平肝熄風藥

治肝陽上亢引起的頭暈目眩、頭痛、耳鳴及肝火上攻的目赤腫痛、煩躁易怒、頭痛頭昏，和治肝風內動驚厥抽搐等病症。

- 平抑肝陽藥
- 熄風止痙藥

第十七章　開竅藥

以開竅醒神為主要作用。

第十八章　收澀藥

治療各種滑脫病症。

- 固表止汗藥
- 斂肺澀腸藥
- 固精縮尿止帶藥

第十九章　湧吐藥

促使嘔吐，治療毒物、宿食、痰涎等停滯在胃脘或胸膈以上所致病症為主的藥物，又名催吐藥。

第二十章　攻毒殺蟲止癢藥

以攻毒療瘡、殺蟲止癢為主要作用的藥物。

第二十一章　拔毒化腐生肌藥

以外用拔毒化腐、生肌斂瘡為主要作用的藥物。

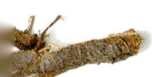
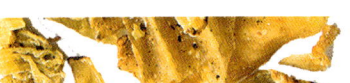
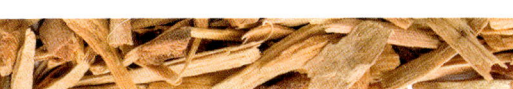

細　目

作者簡介 ／3
推薦序1・張永勳 ／4
推薦序2・鄭集誠 ／5
前言 ／7
綱要 ／8

第一章
補虛藥 ／22

【補氣藥】／23

001. 人參 ／23
002. 西洋參 ／24
003. 黨參 ／25
004. 太子參 ／26
005. 黃耆 ／27
006. 白朮 ／28
007. 山藥 ／29
008. 白扁豆 ／30
009. 甘草 ／31
010. 大棗 ／32
011. 刺五加 ／33
012. 絞股藍 ／34
013. 紅景天 ／35
014. 蜂蜜 ／36
015. 沙棘 ／37
016. 飴糖 ／37
017. 紅參 ／38
018. 蕨麻 ／38

【補陽藥】／39

019. 鹿茸 ／39
020. 淫羊藿 ／40
021. 巴戟天 ／41
022. 仙茅 ／42
023. 杜仲 ／43
024. 續斷 ／44
025. 肉蓯蓉 ／45
026. 鎖陽 ／46
027. 補骨脂 ／47
028. 益智仁 ／48
029. 菟絲子 ／49
030. 沙苑子 ／50
031. 韭菜子 ／51
032. 核桃仁 ／52
033. 冬蟲夏草 ／53
034. 葫蘆巴 ／54
035. 蛤蚧 ／54
036. 陽起石 ／55
037. 紫石英 ／55
038. 海馬 ／56

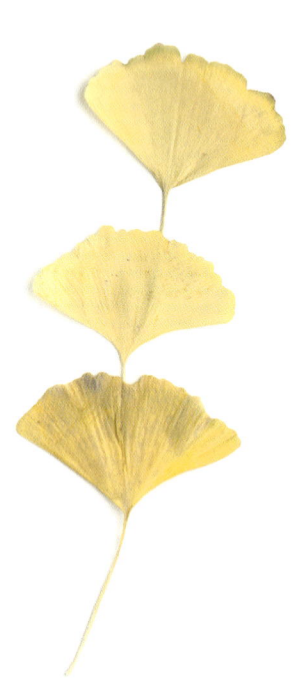
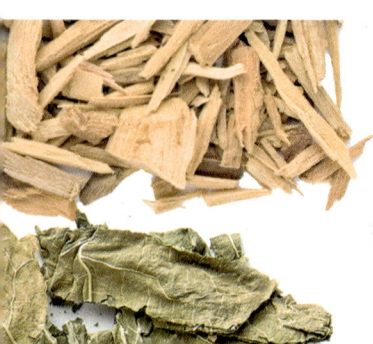
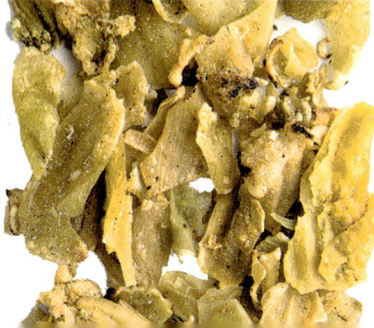
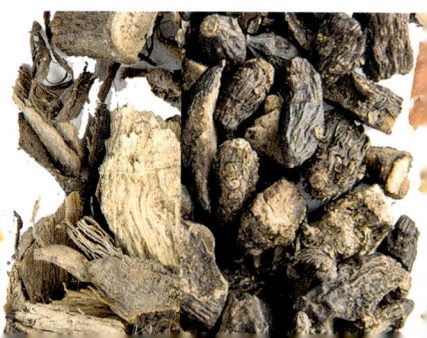

039. 海狗腎 ／57
040. 紫河車 ／57
041. 苦瓜子 ／58
042. 羊紅膻 ／58
043. 鹿角霜 ／59

【補血藥】／60
044. 當歸 ／60
045. 熟地黃 ／61
046. 白芍 ／62
047. 阿膠 ／63
048. 何首烏 ／64
049. 桂圓肉 ／65
050. 楮實子 ／66

【補陰藥】／67
051. 北沙參 ／67
052. 南沙參 ／68
053. 百合 ／69
054. 麥冬 ／70
055. 天門冬 ／71
056. 石斛 ／72

057. 玉竹 ／73
058. 黃精 ／74
059. 明黨參 ／75
060. 枸杞子 ／76
061. 墨旱蓮 ／77
062. 女貞子 ／78
063. 桑椹 ／79
064. 黑芝麻 ／80
065. 龜甲 ／81
066. 鱉甲 ／81
067. 黑豆 ／82

第二章
解表藥 ／83

【發散風寒藥】／84
068. 麻黃 ／84
069. 桂枝 ／85
070. 紫蘇 ／86
071. 生薑 ／87
072. 香薷 ／88

073. 荊芥 ／89
074. 防風 ／90
075. 羌活 ／91
076. 白芷 ／92
077. 辛夷 ／93
078. 細辛 ／94
079. 藁本 ／95
080. 蒼耳子 ／96
081. 蔥白 ／97
082. 鵝不食草 ／98
083. 胡荽子 ／99
084. 胡荽 ／100

【發散風熱藥】／101
085. 薄荷 ／101
086. 牛蒡子 ／102
087. 蟬蛻 ／102
088. 柴胡 ／103
089. 桑葉 ／104
090. 菊花 ／105
091. 蔓荊子 ／106

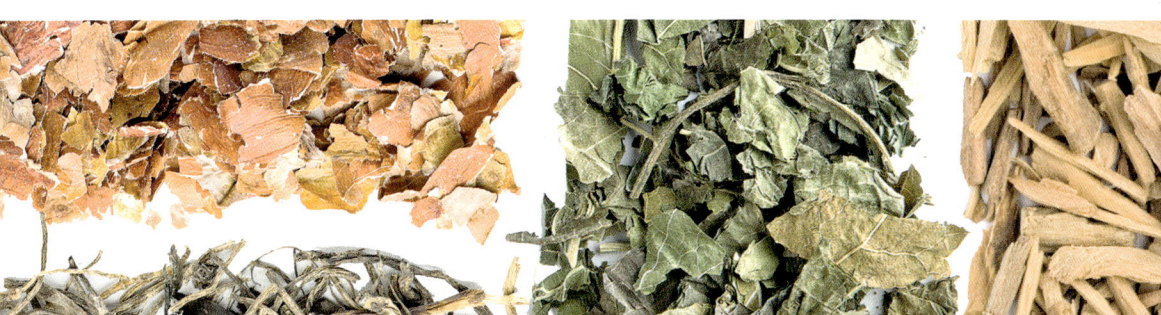

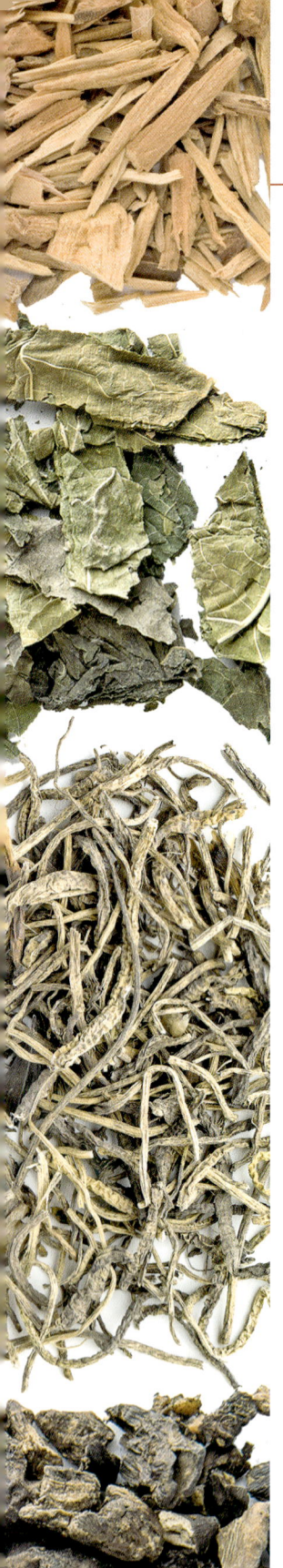

092. 升麻 ／107
093. 葛根 ／108
094. 淡豆豉 ／109
095. 木賊 ／110
096. 浮萍 ／110

第三章
清熱藥 ／111

【清熱瀉火藥】／112

097. 知母 ／112
098. 石膏 ／113
099. 寒水石 ／113
100. 蘆根 ／114
101. 決明子 ／115
102. 夏枯草 ／116
103. 青葙子 ／117
104. 鴨跖草 ／118
105. 梔子 ／119
106. 竹葉 ／120
107. 淡竹葉 ／121
108. 穀精草 ／122
109. 密蒙花 ／122
110. 天花粉 ／123

【清熱燥濕藥】／124

111. 黃芩 ／124
112. 黃連 ／125
113. 黃柏 ／126
114. 龍膽 ／127
115. 秦皮 ／128
116. 苦參 ／129
117. 白鮮皮 ／130
118. 苦豆子 ／130
119. 三棵針 ／131
120. 馬尾連 ／131
121. 鳳眼草 ／132
122. 薔薇根 ／132

【清熱解毒藥】／133

123. 金銀花 ／133
124. 連翹 ／134
125. 穿心蓮 ／135
126. 大青葉 ／136
127. 板藍根 ／137
128. 青黛 ／138
129. 貫眾 ／139
130. 野菊花 ／140
131. 土茯苓 ／141
132. 金蕎麥 ／142
133. 漏蘆 ／142

134. 魚腥草 / 143
135. 重樓 / 144
136. 蒲公英 / 145
137. 紫花地丁 / 146
138. 拳參 / 147
139. 射干 / 148
140. 山豆根 / 149
141. 馬勃 / 149
142. 大血藤 / 150
143. 敗醬草 / 151
144. 金果欖 / 152
145. 青果 / 153
146. 錦燈籠 / 154
147. 白頭翁 / 155
148. 木蝴蝶 / 156
149. 馬齒莧 / 157
150. 鴉膽子 / 158
151. 地錦草 / 159
152. 翻白草 / 160
153. 龍葵草 / 161
154. 山慈菇 / 162
155. 半邊蓮 / 163
156. 白花蛇舌草 / 164
157. 半枝蓮 / 165
158. 千里光 / 166
159. 綠豆 / 167

160. 毛冬青 / 168
161. 白蔹 / 168
162. 冬凌草 / 169
163. 藤梨根 / 170
164. 忍冬藤 / 171

【清熱涼血藥】/ 172

165. 生地黃 / 172
166. 玄參 / 173
167. 牡丹皮 / 174
168. 赤芍 / 175
169. 紫草 / 176
170. 水牛角 / 177

【清虛熱藥】/ 178

171. 青蒿 / 178
172. 白薇 / 179
173. 地骨皮 / 180
174. 銀柴胡 / 181
175. 胡黃連 / 182

第四章
瀉下藥 / 183

【攻下藥】/ 184

176. 大黃 / 184
177. 芒硝 / 185

178. 番瀉葉 / 186
179. 蘆薈 / 187

【潤下藥】/ 188

180. 火麻仁 / 188
181. 郁李仁 / 189
182. 松子仁 / 190

【峻下逐水藥】/ 191

183. 甘遂 / 191
184. 京大戟 / 191
185. 牽牛子 / 192
186. 芫花 / 193
187. 巴豆 / 193

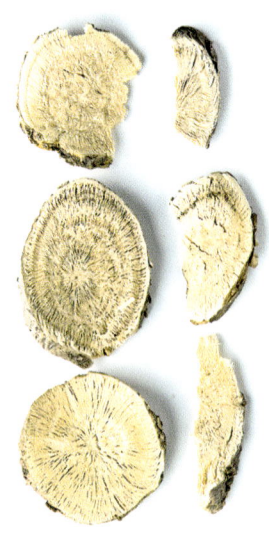

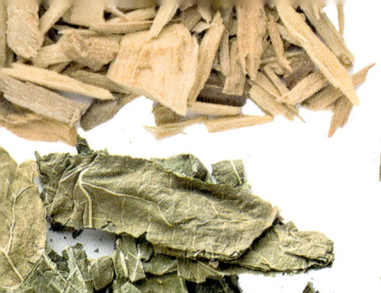
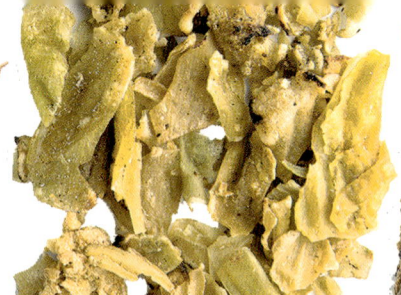
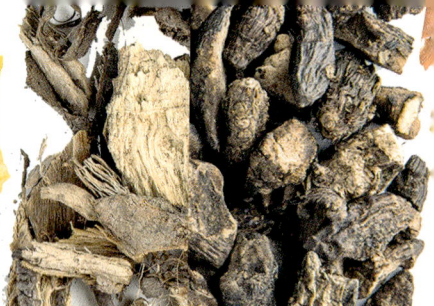

第五章 祛風濕藥 / 194

【祛風寒濕藥】/ 195

188. 獨活 / 195
189. 威靈仙 / 196
190. 川烏 / 197
191. 烏梢蛇 / 198
192. 草烏 / 198
193. 蠶沙 / 199
194. 木瓜 / 200
195. 尋骨風 / 201
196. 伸筋草 / 202
197. 松節 / 203
198. 青風藤 / 204
199. 丁公藤 / 204
200. 海風藤 / 205
201. 地楓皮 / 205
202. 雪上一枝蒿 / 206
203. 路路通 / 206
204. 徐長卿 / 207

【祛風濕熱藥】/ 208

205. 防己 / 208
206. 桑枝 / 209
207. 秦艽 / 210
208. 臭梧桐 / 211
209. 豨薟草 / 212
210. 海桐皮 / 213
211. 絡石藤 / 214
212. 雷公藤 / 215
213. 老鸛草 / 215
214. 絲瓜絡 / 216
215. 穿山龍 / 217

【祛風濕強筋骨】/ 218

216. 五加皮 / 218
217. 桑寄生 / 219
218. 千年健 / 220
219. 雪蓮花 / 221
220. 鹿銜草 / 222
221. 石楠葉 / 223
222. 狗脊 / 224
223. 千斤拔 / 225

第六章 化濕藥 / 226

224. 藿香 / 227
225. 佩蘭 / 228
226. 蒼朮 / 229
227. 砂仁 / 230
228. 豆蔻 / 231
229. 草豆蔻 / 231
230. 草果 / 232
231. 厚朴 / 233

第七章 利水滲濕藥 / 234

【利水消腫藥】/ 235

232. 茯苓 / 235
233. 薏仁 / 236
234. 豬苓 / 237
235. 澤瀉 / 238
236. 冬瓜皮 / 239
237. 玉米鬚 / 240
238. 葫蘆 / 241
239. 香加皮 / 241

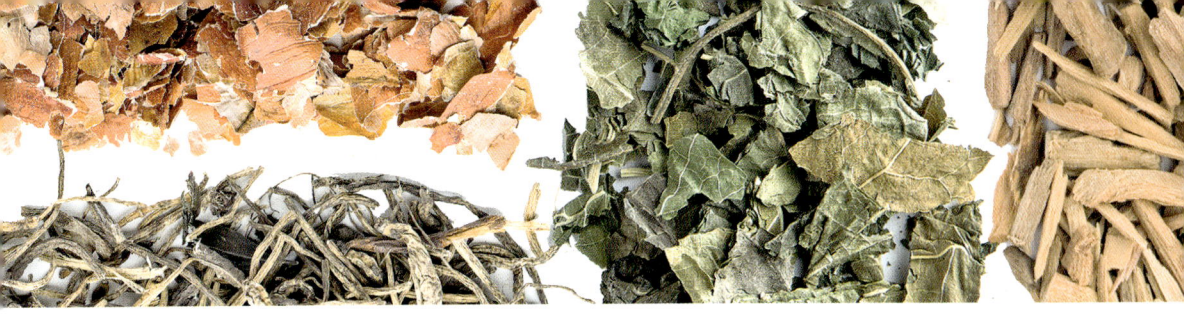

240. 枳椇子 ／242
241. 澤漆 ／243
242. 螻蛄 ／243
243. 薺菜 ／244

【利尿通淋藥】／245

244. 車前子 ／245
245. 滑石 ／246
246. 木通 ／246
247. 通草 ／247
248. 瞿麥 ／248
249. 萹蓄 ／249
250. 地膚子 ／250
251. 海金沙 ／251
252. 石韋 ／252
253. 冬葵子 ／253
254. 燈心草 ／254
255. 萆薢 ／255

【利濕退黃藥】／256

256. 茵陳 ／256
257. 金錢草 ／257
258. 虎杖 ／258
259. 珍珠草 ／259

260. 雞骨草 ／260
261. 地耳草 ／260
262. 垂盆草 ／261

第八章
溫裡藥 ／262

263. 附子 ／263
264. 乾薑 ／264
265. 肉桂 ／265
266. 丁香 ／266
267. 小茴香 ／267
268. 高良薑 ／268
269. 吳茱萸 ／269
270. 花椒 ／270
271. 胡椒 ／271
272. 山柰 ／272
273. 華澄茄 ／273
274. 蓽茇 ／273

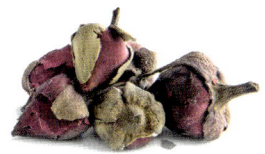

第九章
理氣藥 ／274

275. 柿蒂 ／275
276. 青皮 ／276
277. 枳實 ／277
278. 沉香 ／278
279. 烏藥 ／279
280. 檀香 ／280
281. 川楝子 ／281
282. 木香 ／282
283. 青木香 ／283
284. 香附 ／284
285. 荔枝核 ／285
286. 佛手 ／286
287. 香櫞 ／287
288. 玫瑰花 ／288
289. 綠萼梅 ／289
290. 薤白 ／290
291. 娑羅子 ／291
292. 玳玳花 ／291
293. 天仙藤 ／292
294. 大腹皮 ／293
295. 甘松 ／294

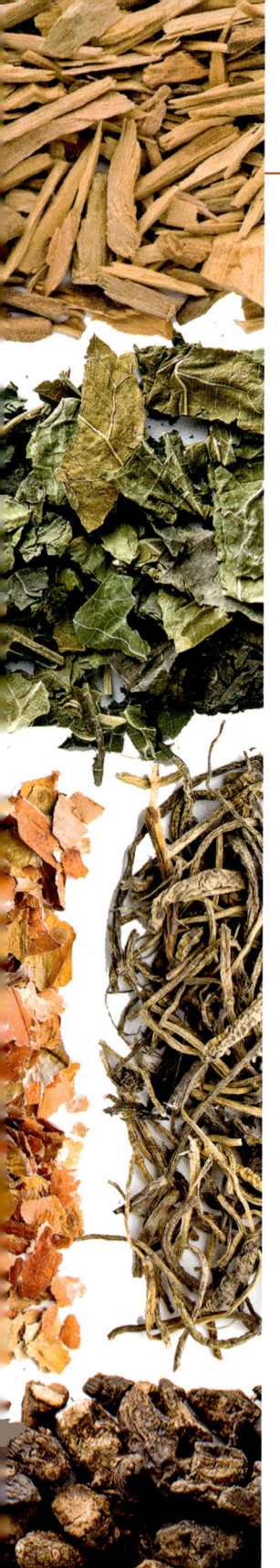

296. 九香蟲／295
297. 刀豆／296
298. 陳皮／297
299. 橘絡／297
300. 梧桐子／298

第十章
消食藥／299

301. 神曲／300
302. 山楂／301
303. 萊菔子／302
304. 阿魏／303
305. 隔山消／304
306. 雞內金／305
307. 雞屎藤／306
308. 麥芽／307

第十一章
驅蟲藥／308

309. 使君子／309
310. 苦楝皮／310
311. 南瓜子／311
312. 雷丸／312
313. 鶴虱／313
314. 檳榔／314
315. 鶴草芽／315

316. 榧子／315
317. 蕪荑／316

第十二章
止血藥／317

【涼血止血藥】／318

318. 小薊／318
319. 大薊／319
320. 地榆／320
321. 槐花／321
322. 羊蹄／322
323. 苧麻根／323
324. 白茅根／324
325. 側柏葉／325
326. 斷血流／326
327. 大青鹽／326
328. 山羊角／327
329. 槐角／327

【化瘀止血藥】／328

330. 三七／328
331. 茜草／329
332. 降香／330
333. 花蕊石／331
334. 蒲黃／332
335. 卷柏／333

【收斂止血藥】／334

336. 白及 ／334
337. 仙鶴草 ／335
338. 藕節 ／336
339. 血餘炭 ／337
340. 棕櫚炭 ／338
341. 花生衣 ／339
342. 鐵樹葉 ／340

【溫經止血藥】／341

343. 艾葉 ／341
344. 炮薑 ／342
345. 灶心土 ／343

第十三章
活血化瘀藥 ／344

【活血止痛藥】／345

346. 川芎 ／345
347. 鬱金 ／346
348. 薑黃 ／347
349. 延胡索 ／348
350. 沒藥 ／349
351. 乳香 ／350
352. 夏天無 ／351
353. 五靈脂 ／352
354. 楓香脂 ／353

【活血調經藥】／354

355. 丹參 ／354
356. 紅花 ／355
357. 益母草 ／356
358. 雞血藤 ／357
359. 桃仁 ／358
360. 牛膝 ／359
361. 王不留行 ／360
362. 澤蘭 ／361
363. 月季花 ／362
364. 凌霄花 ／363

【活血療傷藥】／364

365. 土鱉蟲 ／364
366. 馬錢子 ／365
367. 蘇木 ／366
368. 骨碎補 ／367
369. 自然銅 ／368
370. 兒茶 ／369
371. 血竭 ／370
372. 劉寄奴 ／371
373. 仙桃草 ／372
374. 透骨草 ／372

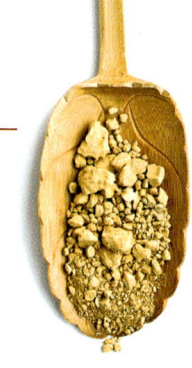

【破血消症藥】／373

375. 莪朮 ／373
376. 三稜 ／374
377. 穿山甲 ／375
378. 水蛭 ／376
379. 虻蟲 ／377
380. 衛矛 ／378

第十四章
化痰止咳藥 ／379

【溫化寒痰藥】／380

381. 半夏 ／380
382. 天南星 ／381
383. 化橘紅 ／382
384. 皂莢 ／383
385. 旋覆花 ／384
386. 白前 ／385
387. 貓爪草 ／386
388. 白芥子 ／387

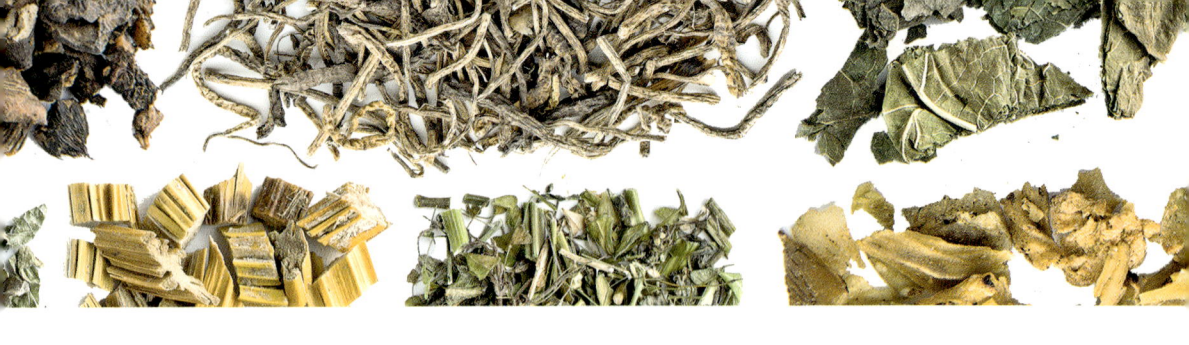

【清化熱痰藥】／388

389. 浙貝母／388
390. 川貝母／389
391. 竹茹／390
392. 竹瀝／391
393. 天竺黃／392
394. 前胡／393
395. 瓜蔞／394
396. 桔梗／395
397. 胖大海／396
398. 昆布／397
399. 海藻／397
400. 海蛤殼／398
401. 黃藥子／399
402. 海浮石／400
403. 瓦楞子／401
404. 礞石／402

【止咳平喘藥】／403

405. 苦杏仁／403
406. 紫蘇子／404
407. 紫菀／405
408. 百部／406
409. 款冬花／407
410. 馬兜鈴／408
411. 枇杷葉／409
412. 桑白皮／410
413. 葶藶子／411
414. 矮地茶／412
415. 白果／413
416. 洋金花／414
417. 羅漢果／415
418. 胡頹子葉／416
419. 滿山紅／417
420. 木蓮果／417
421. 千日紅／418
422. 白屈菜／419
423. 銀杏葉／420

第十五章
安神藥 ／421

【重鎮安神藥】／422

424. 朱砂／422
425. 磁石／423
426. 龍齒／424
427. 蛇含石／425
428. 琥珀／426
429. 龍骨／427

【養心安神藥】／428

430. 酸棗仁／428
431. 柏子仁／429
432. 天仙子／430
433. 遠志／431
434. 合歡皮／432
435. 夜交藤／433
436. 靈芝／434
437. 纈草／435
438. 合歡花／436

第十六章
平肝熄風藥 ／437

【平抑肝陽藥】／438

439. 石決明／438
440. 牡蠣／439
441. 珍珠母／440
442. 紫貝齒／441
443. 羅布麻葉／441

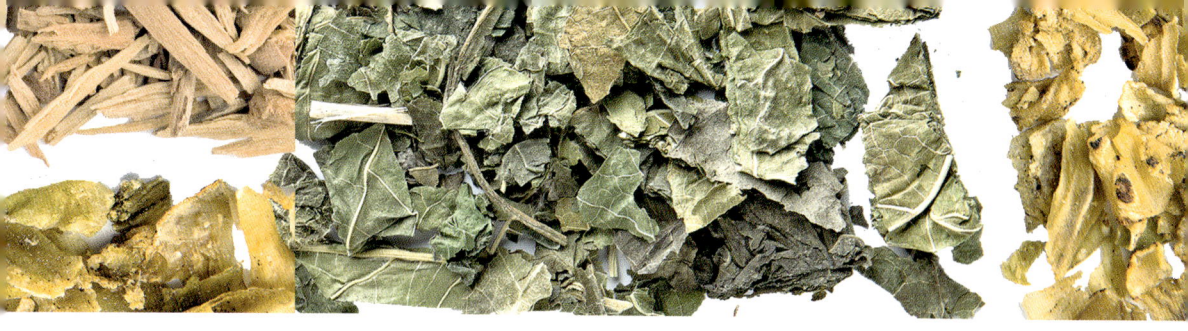

444. 代赭石 ／442

445. 刺蒺藜 ／443

446. 生鐵落 ／444

【熄風止痙藥】／445

447. 僵蠶 ／445

448. 蜈蚣 ／446

449. 全蠍 ／447

450. 地龍 ／448

451. 天麻 ／449

452. 鉤藤 ／450

453. 珍珠 ／451

第十七章
開竅藥 ／452

454. 冰片 ／453

455. 石菖蒲 ／454

456. 蘇合香 ／455

457. 安息香 ／456

第十八章
收澀藥 ／457

【固表止汗藥】／458

458. 麻黃根 ／458

459. 糯稻根鬚 ／459

460. 浮小麥 ／460

【斂肺澀腸藥】／461

461. 訶子 ／461

462. 禹餘糧 ／462

463. 肉豆蔻 ／463

464. 赤石脂 ／464

465. 石榴皮 ／465

466. 烏梅 ／466

467. 五味子 ／467

468. 五倍子 ／468

469. 沒食子 ／469

【固精縮尿止帶藥】／470

470. 刺蝟皮 ／470

471. 覆盆子 ／471

472. 桑螵蛸 ／472

473. 金櫻子 ／473

474. 海螵蛸 ／474

475. 雞冠花 ／475

476. 芡米 ／476

477. 山茱萸 ／477

478. 椿皮 ／478

479. 蓮子 ／479

480. 蓮子心 ／480

481. 蓮鬚 ／480

第十九章
湧吐藥 ／481

482. 常山 ／482

483. 藜蘆 ／483

484. 膽礬 ／484

485. 瓜蒂 ／485

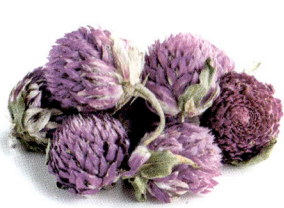

第二十章
攻毒殺蟲止癢藥 / 486

486. 木鱉子 / 487
487. 蜂房 / 488
488. 白礬 / 489
489. 雄黃 / 490
490. 硫磺 / 491
491. 石蒜 / 492
492. 蛇床子 / 493
493. 樟腦 / 494
494. 大蒜 / 495
495. 大風子 / 496
496. 木槿 / 496

第二十一章
拔毒化腐生肌藥 / 497

497. 蓖麻子 / 498
498. 硇砂 / 498
499. 鉛丹 / 499
500. 爐甘石 / 499

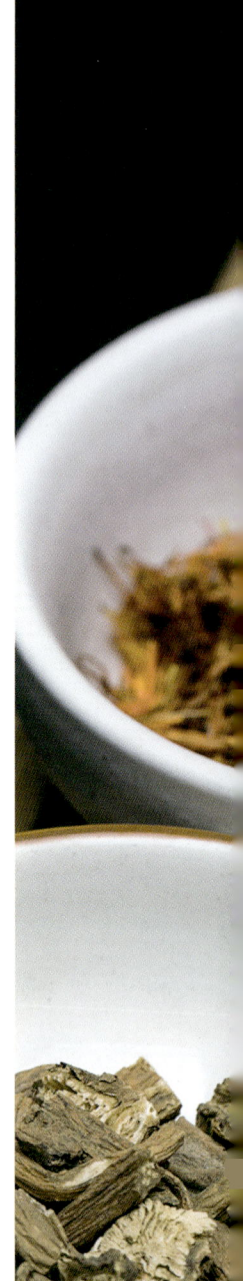

■ 劑量換算說明

本書中出現的治病配方大多來源於古方，原方之中多用兩、錢、分、厘為單位，為了處方和調劑計算方便，按規定以如下的近似值進行換算：

一兩 =30 克

一錢 =3 克

一分 =0.3 克

一厘 =0.03 克

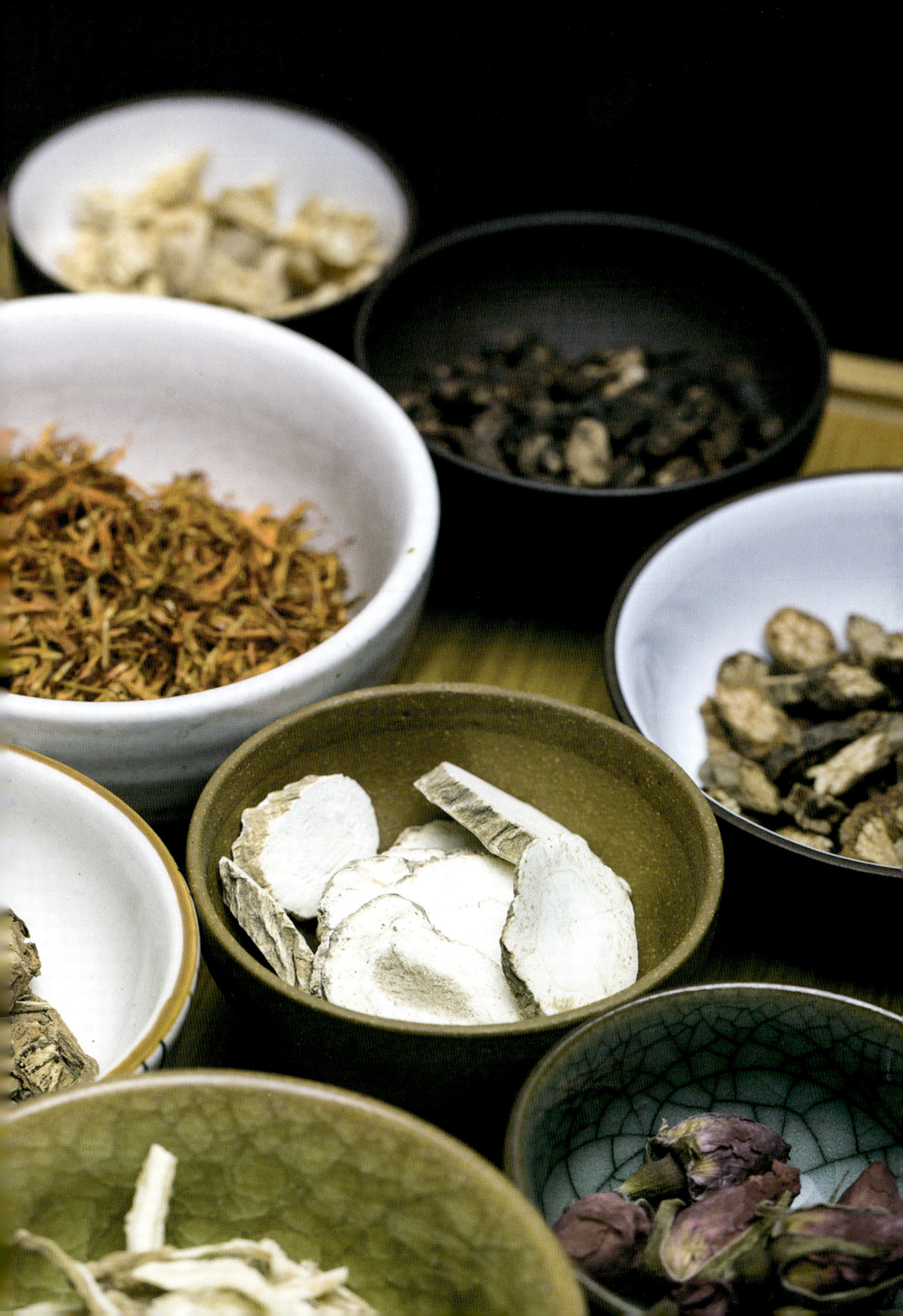

第一章

補虛藥

　　現代都市人大多在氣血陰陽等某一方面有所不足，即有體虛表現，這時候就需要合理服用補虛藥。使用補虛藥時，常將兩類或兩類以上的補虛藥配伍使用。還要防止不當補而補，避免不分體質、不分氣血陰陽、不分寒熱屬性亂補，也要注意補虛配方中處理好祛邪與扶正的關係。另外，補虛藥做湯劑時，一般要久煎，使藥味全部析出。

【補氣藥】

本類藥物性味多屬甘溫或甘平，具有補益脾肺之氣的作用。主治氣虛證，症狀以大便泄瀉、食欲不振、脘腹虛甚至浮腫、脫肛、少氣懶言、動作喘乏、易出虛汗等為主要表現。

001. 人參

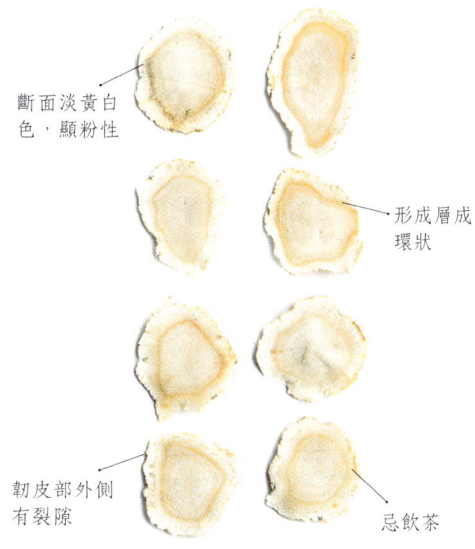

斷面淡黃白色，顯粉性

形成層成環狀

韌皮部外側有裂隙

忌飲茶

別　　名　黃參、血參、人銜、鬼蓋、神草、土精、地精、皺面還丹等。

性味歸經　性微溫，味甘、微苦，歸脾、肺、心經。

用法用量　一般用量3~9克，可煎湯、敷膏、泡酒、含服等。

功效主治

人參有大補元氣、補脾益肺、生津止渴、安神益智等功效。可用於治療元氣虛脫導致的四肢逆冷、大汗淋漓、脈微欲絕等；脾胃氣虛所致的食少、腹脹、大便溏泄、少氣懶言、神疲體倦等；氣血不足引起的心悸、失眠、健忘等。

治病配方

1 治胸痺、氣結在胸：人參、甘草、乾薑、白朮各15克。水煎，去渣，取汁。每日3服。（出自《金匱要略》人參湯）

2 治脾胃氣虛：人參（去蘆）、白朮、茯苓（去皮）各9克，炙甘草6克。將以上四味中藥研成細末，每服15克，水煎，不拘時服。若嘔吐，加半夏以降逆止嘔；心悸失眠，加酸棗仁以寧心安神。（出自《太平惠民和劑局方》四君子湯）

家用養生

燉湯：益氣

人參5克，蓮子20克，冰糖10克。把人參、蓮子和冰糖放入鍋中，加適量清水，燉1~2小時即可。

泡茶：益智安神

人參3克。用開水沖泡當茶飲，藥味消失後將人參渣嚼食。

研粉：益氣強心、活血止痛

人參10克，醋製元胡、三七各50克。將以上三味中藥研成細末，早、中、晚各服用1~2克，用溫開水或溫黃酒沖服。具有益氣強心、活血止痛的功效，適用於氣虛血瘀型的冠心病患者。

第一章　補虛藥

002. 西洋參

別　　名	西參、洋參、佛蘭參、花旗參、正面參、頂光參、泡參等。
性味歸經	性寒，味甘、微苦，入肺、脾經。
用法用量	一般用量3~10克，可煎兌入湯劑，或切片、研粉服。

功效主治

西洋參具有補氣養陰、清熱生津的功效。可以用於治療熱病、大汗、大失血所致的神疲乏力、氣短息促、自汗、汗熱而黏等；肺氣不足所致的短氣喘促、咳嗽痰少無力、痰中帶血或咳聲嘶啞等；熱病氣虛、津傷口渴，以及糖尿病多飲、多食、多尿、身體消瘦等。

治病配方

1 治陰虛火旺型失眠：西洋參、合歡皮各5克，遠志3克，大棗10枚。水煎，去渣，早、晚分服。

2 治脾胃陰虛型胃炎：西洋參6克，銀耳、冰糖各15克。小火濃煎，取汁當茶飲。

放射狀紋理

淺黃白色，略顯粉性

形成層環紋棕黃色

家用養生

煮粥：治心悸失眠

西洋參10克，麥冬12克，白米50克。加適量水，共煮粥。適用於心悸易驚、心煩失眠、口乾微熱、五心煩熱、盜汗等症。

煎汁：補氣養血

西洋參6克，桂圓肉5克，大棗10枚，紅糖適量。將三味中藥水煎2次，每次40分鐘，合併藥汁後加入紅糖，分早、晚服用。常服可補氣養血。

煲湯：改善睡眠

西洋參20克，烏骨雞1隻（去毛和內臟），香菇6朵，陳皮5克，蜜棗3枚。洗淨後共同煲湯，1~2小時後加入適量鹽調味即可，喝湯食肉。常服可改善睡眠。

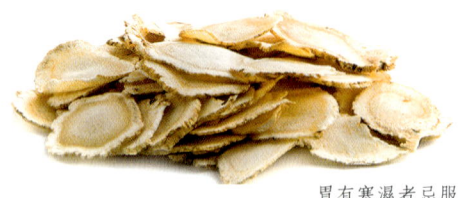

胃有寒濕者忌服

003. 黨參

別　　名	黃參、防黨參、上黨參、獅頭參、中靈草、黃黨等。
性味歸經	性平，味甘，入脾、肺經。
用法用量	一般用量9~30克，煎服、泡茶均可。

功效主治

黨參是常用的補中益氣中藥，具有補脾肺之氣、生津養血的功效。可用於治療氣血兩虛所致的面色萎黃、短氣懶言、頭昏；肺脾氣虛引起的倦怠乏力、食少、大便溏稀、久瀉脫肛等。

治病配方

1 清肺金、補元氣、助筋力：黨參500克，沙參250克，桂圓肉200克。水煎濃汁，滴水成珠即可。每次服用一小杯，開水沖服。（出自《得配本草》上黨參膏）

2 治瀉痢與產後氣虛脫肛：黨參、山藥各10克，炙黃耆、白朮、肉蔻霜、茯苓各8克，炙升麻3克，炙甘草3.5克。加適量生薑，水煎服。（出自《不知醫必要》參耆白朮湯）

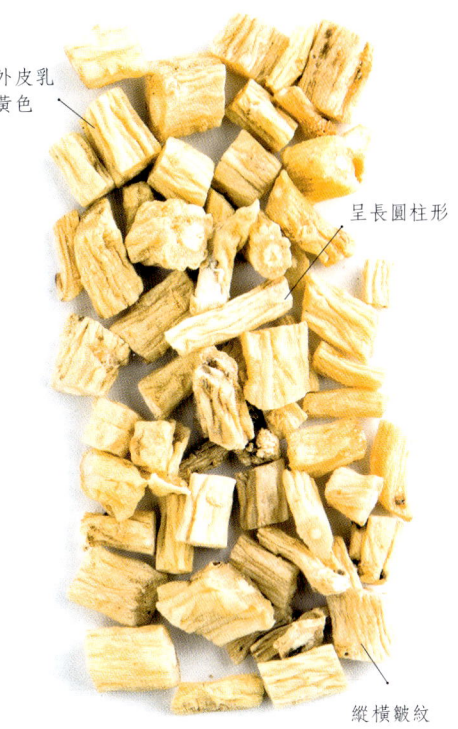

外皮乳黃色
呈長圓柱形
縱橫皺紋

家用養生

泡茶：提高免疫力

黨參、炙黃耆各10克，白朮5克，大棗5枚。水煎當茶飲，經常服用，能提高免疫力。

煮粥：健脾益氣

黨參10克，山藥、薏仁各30克，大棗10枚，白米50克。煮粥食用，能健脾益氣。

燉煮：益氣養血

黨參10克，當歸5克，大棗10枚，童子雞1隻。童子雞處理乾淨，切塊。在雞塊中放入黨參、當歸和大棗，加清水適量，燉煮1~2小時後，放入適量調料，食肉喝湯。常服有益氣養血的功效。

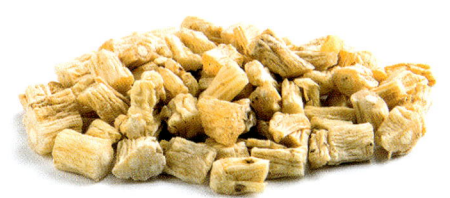

實證、熱證者忌服

004. 太子參

別　　名 孩兒參、童參、雙批七、四葉參、米參等。
性味歸經 性平，味甘、微苦，入心、脾、肺三經。
用法用量 一般用量 6.5~12.5 克，煎服。

功效主治

太子參有補氣益血、生津、補脾胃的功效。可以用於治療肺虛咳嗽、脾虛食少、心悸、怔忡、水腫、消渴*、精神疲乏，適於小兒夏季久熱不退、飲食不振、肺虛、咳嗽、心悸等虛弱之症以及小兒病後體弱無力、自汗、盜汗等症。

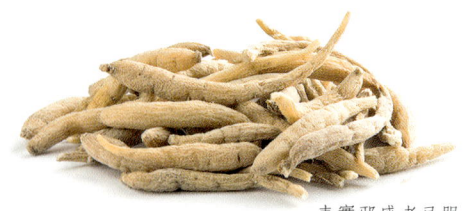

表實邪盛者忌服

治病配方

1 治慢性支氣管炎：蘇葉、蘇梗各 100 克，太子參 80 克。裝入紗布袋中，每包 10 克，每次 1 包，開水沖泡，悶 15 分鐘，去渣，加蜂蜜 20 毫升，代茶飲。早、晚各 1 包。

2 治勞力損傷、神疲乏力、食少納呆、脈細弱：太子參 15 克，黃酒、紅糖各適量。太子參放入碗中，加黃酒、紅糖適量，隔水蒸汁。每天 3 次，口服，每天 1 劑。（出自《天目山藥用植物志》）

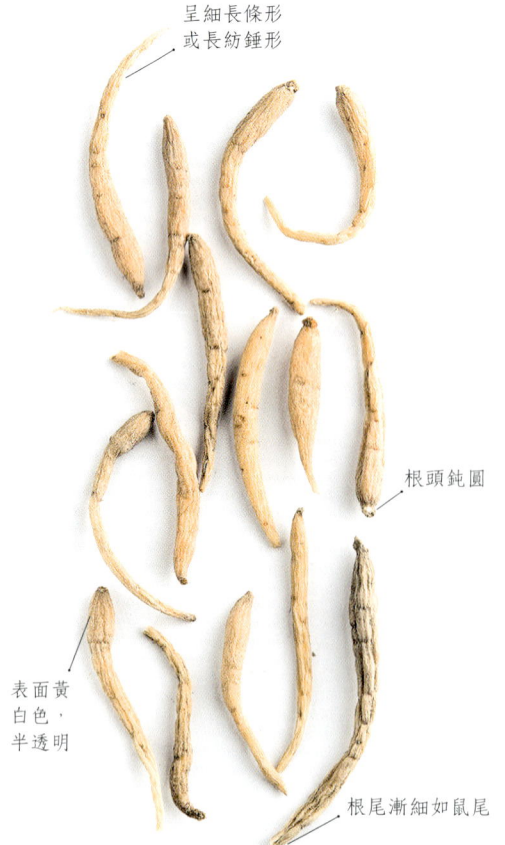

呈細長條形或長紡錘形
根頭鈍圓
表面黃白色，半透明
根尾漸細如鼠尾

家用養生

煎湯：補肺健脾

太子參 10 克，黃耆 15 克，大棗 7 枚。將以上三味中藥加適量水煮 30 分鐘，每天清晨空腹時給孩子喝。這款湯有補肺健脾的功效，適合於反覆感冒的孩子食用。

燉湯：調養產後虛弱

太子參 8 克，老母雞 1 隻。老母雞處理乾淨。將老母雞與太子參一起放入鍋中，加清水燉約 2 個小時，加鹽調味即可。

* 消渴是以多飲、多食、多尿、身體消瘦或尿有甜味為特徵的疾病，即糖尿病。

005. 黃耆

別　　名	黃耆、棉耆、獨椹、蜀脂、百本、百藥棉等。
性味歸經	性微溫，味甘，歸脾、肺經。
用法用量	一般用量 9~30 克，煎湯、含服均可。

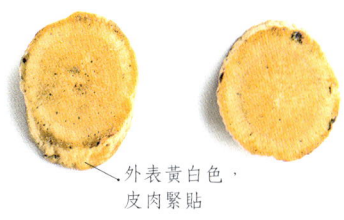
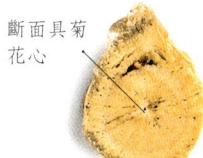
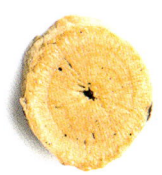

外表黃白色，皮肉緊貼

斷面具菊花心

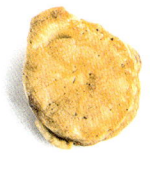
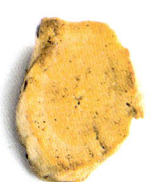

功效主治

黃耆有補氣升陽、益氣固表、利水退腫、排膿生肌等功效。可以用於治療脾胃氣虛引起的倦怠無力、食欲不振、大便溏薄；肺虛咳喘、氣短以及反覆感冒；氣虛導致的水腫、小便不利等症。

治病配方

1 治氣虛裡寒、腹中拘急疼痛：黃耆、白芍各 15 克，大棗 10 枚，桂枝、生薑、甘草各 10 克，飴糖 50 克。將前六味中藥用水煎，取汁，入飴糖待溶化後服用。（出自《金匱要略》黃耆建中湯）

2 治氣虛血滯、肌膚麻木、半身不遂：黃耆 30 克，赤芍、桂枝各 15 克，生薑 10 克，大棗 10 枚。水煎，去渣，不拘時服。本方重用黃耆補氣，促進氣血運行，赤芍活血行滯，桂枝溫通血脈。（出自《金匱要略》黃耆桂枝五物湯）

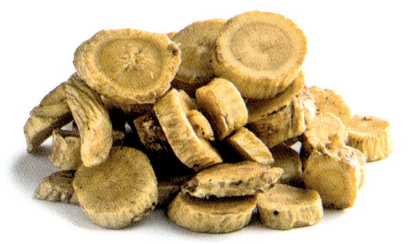

氣香味甘，嚼之渣少

家用養生

生吃：治水腫

直接取黃耆生嚼，偏於走表，多用於自汗、水腫等症。

泡茶：治困倦無力、氣短

黃耆 20 克。水煎代茶服用，可治身體困倦無力、氣短。易體乏倦怠者多喝黃耆水，可以使精力倍增。

煮粥：補氣升陽

黃耆 30 克，白米 50 克。水煎黃耆，去渣取汁。白米淘洗乾淨，放入藥汁中煮粥，湯稠時加紅糖少許即可食用。

006. 白朮

別　　名	于朮、冬白朮、浙朮、楊桴、吳朮、片朮等。
性味歸經	味苦、甘，性溫，歸脾、胃經。
用法用量	一般用量6~12克，通便時可用至60克，煎服。

功效主治

白朮具有健脾益氣、燥濕利水、止汗、安胎的功效。可以用於治療體虛所致的自汗、惡風、感冒；脾氣虛弱所致的面色少華、體倦乏力、泄瀉、水腫、胎動不安等。

治病配方

1 治嘔吐酸水：白朮、茯苓、厚朴各2.4克，橘皮、人參各1.8克，檳榔、大黃各3克，吳茱萸、蓽茇各1.2克。水煎，分2次服用。（出自《外台秘要》白朮散）

2 治寒濕相搏、吐瀉腹痛：白朮、茯苓、陳皮、澤瀉各15克，乾薑、官桂、砂仁、藿香各0.3克，甘草30克。將以上九味中藥研成細末，溫湯送服。（出自《宣明論方》白朮調中湯）

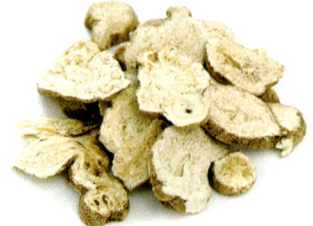

陰虛燥渴、氣滯脹悶者忌服

氣清香，嚼之略帶黏性

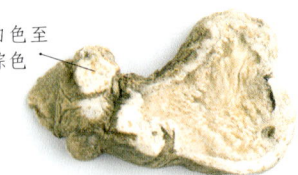

黃白色至淡棕色

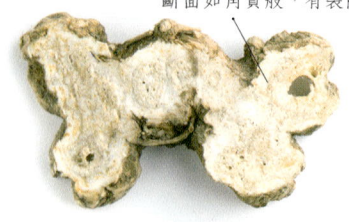

斷面如角質般，有裂隙

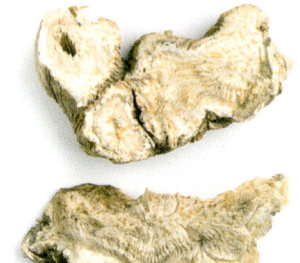

家用養生

研末：改善腸燥便祕

白朮適量研成細末，每次服用10克，每日3次，一般服用3~5日。

煲湯：治骨質疏鬆

白朮、黃耆各15克，丁香1克，豬骨500克，醋少許，調料適量。煲湯食用。

泡茶：改善大便乾結、頭暈耳鳴、心煩少眠、潮熱盜汗、腰膝酸軟等症

炒白朮30克，炒枳實15克，生地黃30~40克。按原方比例加大劑量，研成粗粉，每次取藥50~60克，用紗布包好，放在保溫瓶中，用開水沖泡，蓋好蓋悶15分鐘即可。當茶飲用。

007. 山藥

別　　名	懷山藥、淮山藥、土薯、山薯、玉延等。
性味歸經	性平，味甘，歸脾、肺、腎經。
用法用量	一般用量 15~30 克，煎服。

功效主治

山藥具有益氣養陰、補脾益肺、補腎、固精止帶等功效。可以用於治療脾胃氣陰兩虛導致的消瘦乏力、飲食減少、大便溏稀；肺氣陰兩虛引起的全身乏力、聲音低微、動則氣喘、口乾不適等；對糖尿病患者口渴、尿多、善饑欲食也有一定的緩解作用。

治病配方

1 治脾胃虛弱、不思進食：山藥、白朮各 50 克，人參 1.5 克。將以上三味中藥研成細末，煮白麵糊為丸，如紅豆大，每服 30 丸，飯前用米湯送服。（出自《聖濟總錄》山芋丸）

2 治肝陽上亢型高血壓：鮮山藥 60 克，決明子 15 克，鮮荷葉 30 克。將鮮荷葉放入紗布袋，與決明子水煎 15 分鐘，再放入山藥，小火煮 10 分鐘，取汁，分早、晚服用。

感冒、大便燥結及腸胃積滯者忌用

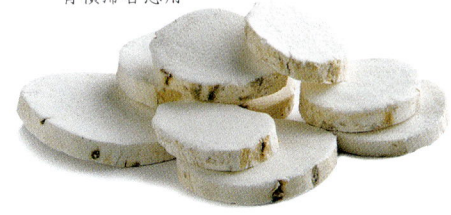

無臭，味淡，嚼之發黏

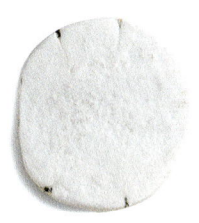

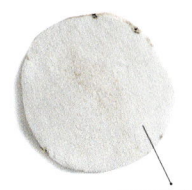

斷面白色，粉性

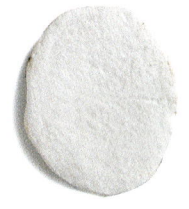

家用養生

泡茶：健脾益胃

乾山藥 50 克，紅茶 5 克。水煎當茶飲，有健脾益胃的作用。

代茶飲：健胃補脾、止瀉

乾山藥、白朮、桂圓肉各 25 克。將所有材料洗乾淨放入鍋中，水煎半小時，當茶飲。經常飲用，可以健胃補脾、止瀉。

煲湯：益氣養血

鮮山藥、豬肝各 100 克，當歸 10 克，大棗 10 枚。將山藥洗淨去皮、切塊，豬肝洗淨切片，加入當歸、大棗和適量清水，燉煮 1 小時，加調料適量，吃豬肝和山藥，喝湯。常食有益氣養血的作用。

008. 白扁豆

別　　名 白藊豆、沿籬豆、蛾眉豆、羊眼豆、茶豆、小刀豆、樹豆、藤豆、眉豆等。
性味歸經 性微溫，味甘，歸脾、胃經。
用法用量 一般用量 10~15 克，煎服。

功效主治

　　白扁豆具有補脾和中、化濕消暑的功效，可以用於治療脾虛所致的少氣懶言、疲乏、四肢無力、白帶過多等；暑濕證或暑熱夾濕證所致的發熱、汗出熱不解、流濁涕、小便不暢等。

治病配方

1 治夏月乘涼飲冷、感寒傷濕：白扁豆、厚朴各 250 克，香薷 500 克。每次 9 克，水煎服，連吃兩副，隨病不時服。（出自《太平惠民和劑局方》香薷散）

2 治老人脾虛泄瀉：白扁豆 30 克，生晒參、石榴皮各 10 克。水煎服。每日 1 劑，每劑藥煎 2 次，上、下午各服 1 次。

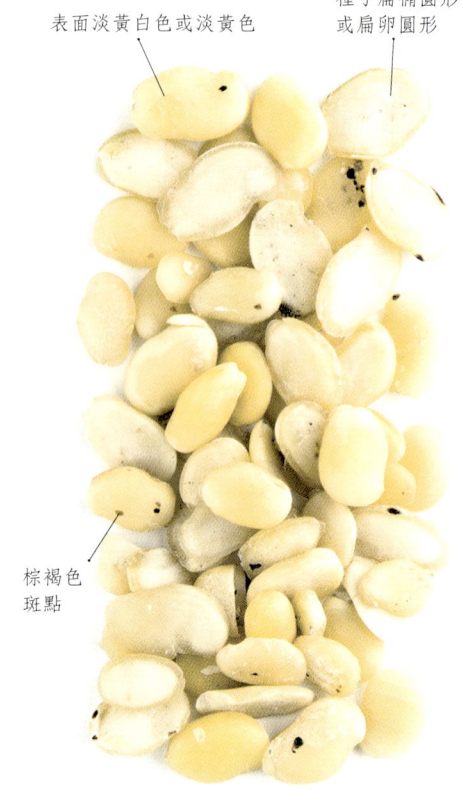

表面淡黃白色或淡黃色
種子扁橢圓形或扁卵圓形
棕褐色斑點

家用養生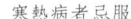

煲湯：治暑濕吐瀉

　　白扁豆 15 克。用水煮熟，加入適量紅糖調味即可。

研末：補脾中和

　　白扁豆適量，炒黃研末，每日 3 次，每次 6 克，濃米湯調服。

代茶飲：清暑利濕

　　白扁豆、香薷、厚朴各適量。白扁豆炒黃搗碎，香薷、厚朴剪碎，放入杯中，開水沖泡，蓋好蓋後泡 1 小時，代茶頻飲。

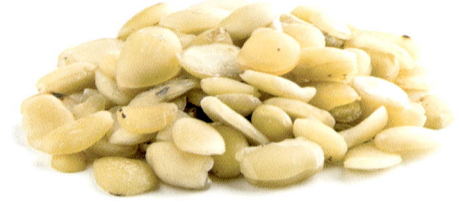

寒熱病者忌服

009. 甘草

別　　名	甜草根、蜜草。
性味歸經	性平，味甘、微苦，歸心、肺、脾、胃經。
用法用量	一般用量 1.5~9 克，煎服。

功效主治

①甘草具有補脾益氣、清熱解毒、祛痰止咳、緩急止痛、調和諸藥的功效。用於脾胃虛弱、倦怠乏力、心悸氣短、咳嗽痰多、脘腹和四肢攣急疼痛；緩解藥性、烈性。②炙*甘草補脾和胃的功效更強，主治脾胃功能減退、大便溏薄、乏力發熱以及咳嗽、心悸等。

治病配方

1 治脾虛、食欲不振：炙甘草、人參、白朮、茯苓各 9 克。將以上四味中藥研為細末，每次取 15 克，水煎服。（出自《太平惠民和劑局方》四君子湯）

2 治肺痿：炙甘草 12 克，乾薑 6 克。水煎，去渣，溫服。若胃寒明顯者，加附子、肉桂，以溫暖陽氣；若嘔吐者，加半夏、陳皮，以降逆止嘔；若大便溏薄者，加扁豆、蓮子肉，以健脾止瀉等。（出自《金匱要略》甘草乾薑湯）

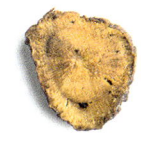
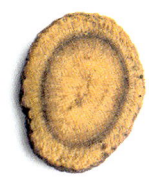
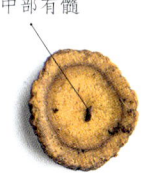

斷面中部有髓

形成層環明顯，射線呈放射狀

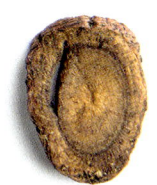

炙甘草

家用養生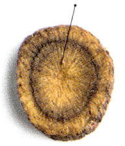

外用：緩解燙傷疼痛

甘草、蜂蜜各適量。甘草和蜂蜜煎煮後塗抹於燙傷部位，可以減輕疼痛。

泡茶：治療咽炎

甘草 9 克。用開水沖泡後服用，可治療咽炎。

煮粥：消食化痰、清心明目

甘草、紅花、玫瑰花、金銀花各適量。水煎，取汁，與白米一起煮粥，能消食化痰、清心明目。

* 炙是將藥物與液體輔料共置鍋中加熱攪拌，使輔料滲入藥物組織內部或附著於藥物表面，以改變藥性、增強療效或降低毒副作用。

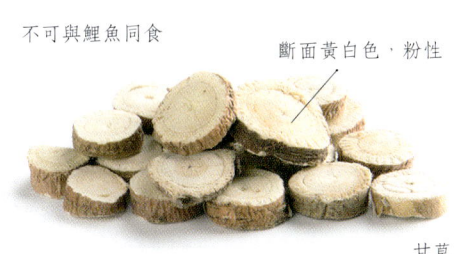

不可與鯉魚同食

斷面黃白色，粉性

甘草

第一章 補虛藥

010. 大棗

別　　名	紅棗、乾棗、棗子。
性味歸經	性溫，味甘，歸脾、胃經。
用法用量	一般用量6~15克，煎服、生吃、泡茶均可。

功效主治

大棗具有補中益氣，養血安神，緩和藥性等功效。可以用於治療脾胃虛弱所致的氣短懶言、神疲體倦、飲食減少、脘腹脹滿等；心脾氣血不足引起的失眠、健忘、驚悸、怔忡等。

治病配方

1 治髒躁、心煩不安、失眠：甘草9克，小麥15克，大棗10枚。將以上三味中藥洗淨，水煎，分3次溫服。（出自《金匱要略》甘麥大棗湯）

2 治神經衰弱：大棗10枚，桑椹30克，砂糖適量。加清水小火煮爛，加入適量砂糖調味，當茶飲用，吃大棗和桑椹。

3 治風寒型咳嗽：大棗6枚，紅糖30克，生薑15克。用清水煎煮後當茶飲，每日1次。

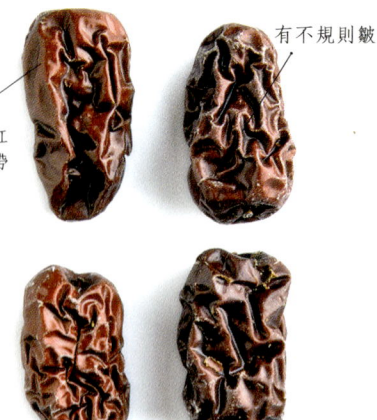

表面暗紅色，略帶光澤

有不規則皺紋

呈橢圓形或球形

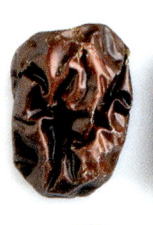

家用養生

生吃：健脾益胃

大棗5~10枚。每日生吃大棗，可健脾益胃。

泡茶：助眠安神

大棗5枚，小麥30克，甘草、綠茶各6克。甘草和小麥研成粗末，加入大棗（去核），放入保溫杯中，沖入開水，蓋好蓋悶10~15分鐘，不拘時服，最後可將大棗嚼服。如治失眠，可在臨睡前1小時服用。

燉湯：補血、補虛

烏雞1隻，大棗10枚，生薑20克，枸杞子15克，鹽、料酒各適量。烏雞處理乾淨。將大棗、枸杞子、生薑放入烏雞腹中，放入鍋內，加料酒，燉至烏雞肉爛熟，出鍋前加適量鹽調味即可。

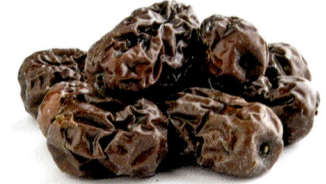

痰濕熱盛者不宜食用

011. 刺五加

別　　名	五加皮、五茄等。
性味歸經	性溫，味辛、苦、微甘，入肝、腎經。
用法用量	一般用量9~27克，煎服。

功效主治

刺五加具有祛風濕、補肝腎、強筋骨、活血脈的功效。可以用於治療脾虛引起的倦怠乏力、少氣懶言、大便溏稀；腎虛引起的腰膝疼痛、筋骨痿軟、陽痿、失眠多夢；還可治療跌打損傷、骨折、水腫、腳氣、陰下濕癢等症。

治病配方

1 治類風濕性關節炎：刺五加、甘草各10克，白芍30克。水煎當茶飲，有祛風除濕、養血止痛的功效。

2 治陰虛火旺型失眠：刺五加15克，五味子6克。將刺五加、五味子同放茶杯內，沖入開水，蓋好蓋悶15分鐘即可。當茶服用，隨沖隨飲，隨時添加開水，每日1劑，可加糖調味。

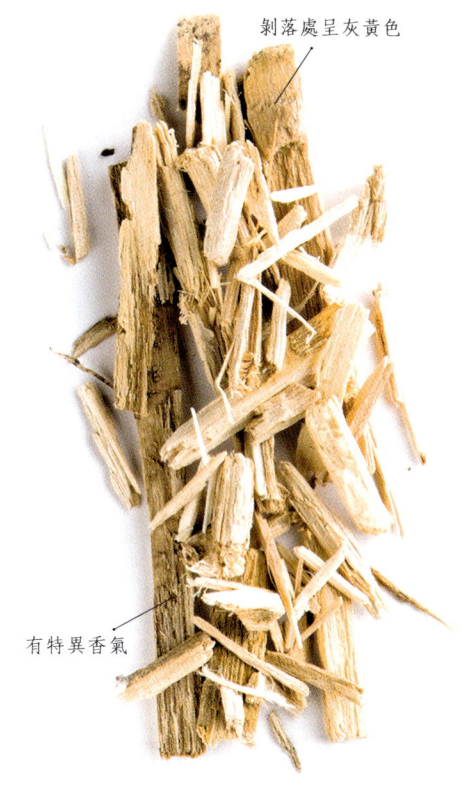

剝落處呈灰黃色

有特異香氣

家用養生

煎服：降血脂

刺五加、香薷各10~15克。煎服，每日2次，連用10天，能降血脂。

研粉：補腎壯腰

刺五加適量。打成粉，每服3克，連用10日，有較好的補腎壯腰作用。

釀酒：祛風濕、除痺痛

刺五加、當歸、牛膝各50克，糯米1,000克，酒麴適量。將三味中藥用水煎，取汁，加入糯米和酒麴釀酒即可。

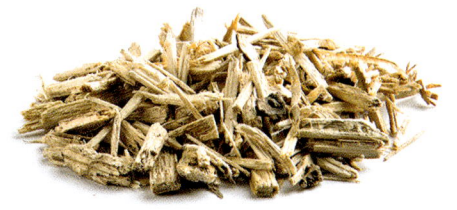

陰虛火旺者慎服

012. 絞股藍

別　　名	七葉膽、五葉參、七葉參、小苦藥等。
性味歸經	性寒，味苦、甘，歸肺、脾、腎經。
用法用量	一般用量 15~30 克，可煎湯、研末、泡茶、外用等。

功效主治

絞股藍具有益氣健脾、安神、降血壓、清熱解毒、止咳祛痰的功效。可以用於治療氣虛體弱、少氣乏力、心煩失眠、高血壓、頭昏目眩、病毒性肝炎、消化道腫瘤、慢性支氣管炎等病症。

治病配方

1 治氣虛、心陰不足、心悸失眠、煩熱不寧：絞股藍 10 克，夜交藤 15 克，麥冬 12 克。水煎，或開水浸泡服用。絞股藍益氣安神，夜交藤養心安神，麥冬養陰清心。

2 治病毒性肝炎：絞股藍 15 克，金錢草 50 克，紅糖適量。水煎服。絞股藍與具有清熱利濕、退黃功效的金錢草一起使用，對病毒性肝炎具有很好的改善作用。

早上空腹時不宜泡茶飲用

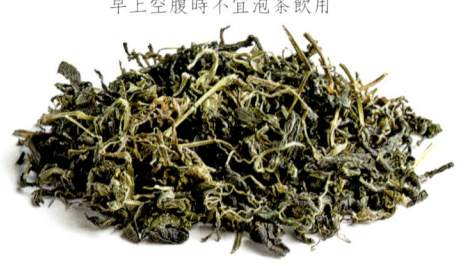

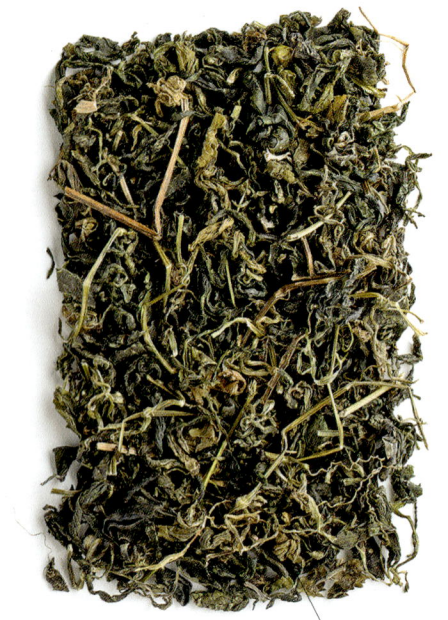

略有清苦，卻有甘醇的回味

家用養生

泡茶：降血脂

絞股藍、銀杏葉各 10 克。將銀杏葉、絞股藍分別洗淨，晒乾或烘乾，共研成細末，放入杯中，用開水沖泡，蓋好蓋悶 15 分鐘即可。

代茶飲：補五臟、強身體、抗癌

絞股藍 3 克。用開水沖泡 10 分鐘，代茶頻飲，不拘時服。有補五臟、強身體、抗癌的功效。適用於一切虛證，尤其是體弱多病者。

煲湯：抗疲勞

絞股藍 10 克，大棗 5 枚。用水煎服。絞股藍與甘潤溫和、補脾胃、益氣血的大棗配合，能發揮很好的抗疲勞、促深睡、提高記憶力的作用。

013. 紅景天

發熱、咳嗽患者忌用

別　　名	薔薇紅景天、掃羅瑪布林（藏名）。
性味歸經	性寒，生品味甘，歸脾、肺經。
用法用量	一般用量6~12克，煎服或泡茶。

功效主治

紅景天具有益氣活血、通脈平喘、活血止血、清肺止咳的功效。可以用於治療脾氣虛引起的倦怠乏力、氣短懶言、神疲體倦等；血虛所致的面色蒼白或萎黃、頭暈眼花、女性經少色淡等；肺熱咳嗽，伴痰稠色黃、氣喘息粗、煩躁不安等。

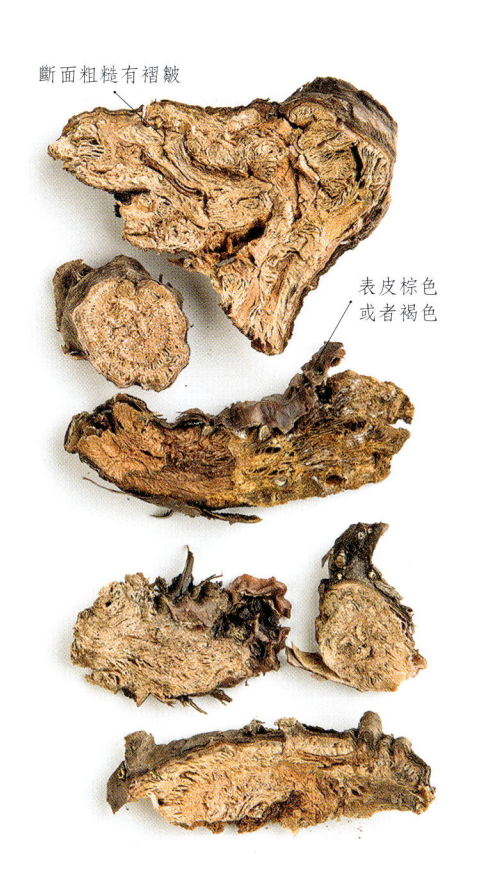

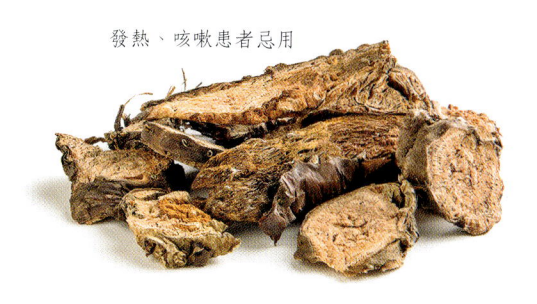

斷面粗糙有褶皺

表皮棕色或者褐色

治病配方

1 治肺結核：紅景天適量。將紅景天研細，分次內服，每次6克。

2 治低血壓：紅景天10克。水煎，分次溫服。

家用養生

泡茶：健脾益氣

紅景天、紅糖或蜂蜜各適量。用一杯開水沖泡，蓋好蓋悶10分鐘，可加紅糖或蜂蜜。能健脾益氣。

外敷：活血止血、解毒消腫

鮮紅景天適量。搗糊外敷，有活血止血、解毒消腫的功效，可以用於燙傷、跌打損傷瘀血作痛等。

煮粥：抗老防衰

紅景天6克，白米50克，砂糖適量。紅景天水煎取汁，再加白米煮粥，食用前加適量砂糖調味。有抗老防衰的功效，可作保健粥品常食用。

014. 蜂蜜

別　　名	石蜜、石飴、白沙蜜等。
性味歸經	性平，味甘，歸肺、脾、大腸經。
用法用量	一般用量10~30克，可含服、煎湯、沖服等。

色澤清透，光亮如油

甜而微酸，口感綿軟細膩

功效主治

蜂蜜有潤肺止咳、潤燥通便、補中緩急、解毒的功效。可以用於治療脾胃虛弱引起的脘腹疼痛；燥邪傷肺引起的乾咳、痰少而黏、腸燥便祕。

治病配方

1 治肝腎陰虛型慢性肝炎：蜂蜜500克，大棗5枚，枸杞子50克。將大棗和枸杞子洗淨，加適量清水，煎煮至爛熟，搗爛成糊，加入蜂蜜攪拌，再燒開3~5分鐘，冷卻後放入瓶中，不拘時服。

2 治支氣管炎：蜂蜜20克，梨1個，貝母3克。將梨洗淨去核，切塊，和貝母同放入碗中蒸1小時，加蜂蜜調味，喝湯吃梨。有潤肺止咳、滋陰潤燥的功效。

不可與空心菜同食

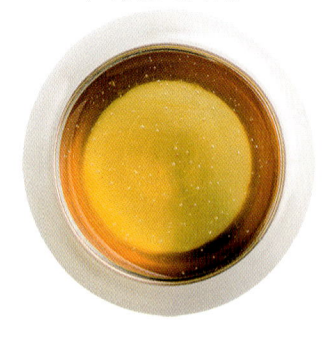

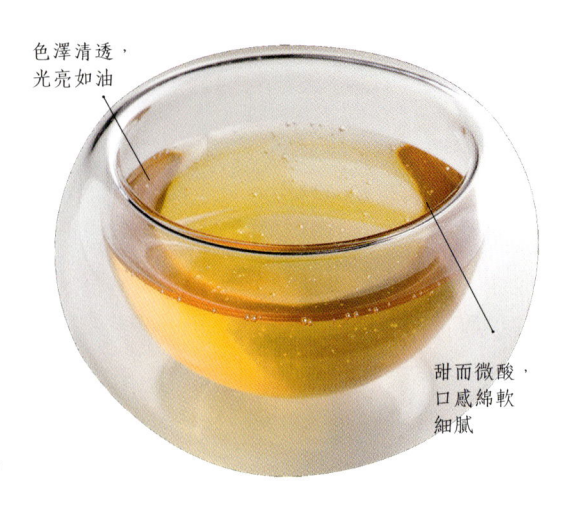

家用養生

泡茶：美容通便

柚子皮、柚子肉、冰糖蜂蜜各適量。將柚子皮切絲，柚子肉用攪拌機攪碎，加清水、冰糖各適量，小火煮至黏稠，一般2小時即可。放涼，加入蜂蜜適量，密閉冷藏3天後即可，食用時用溫水沖泡。有美容通便的作用。

沖服：潤腸通便

蜂蜜15~30克。溫水沖泡，清晨起床後飲用，有潤腸通便的作用。

沖服：改善睡眠

蜂蜜15克，鮮百合50克。拌勻，蒸熟，睡前服用，可用溫水沖服。經常服用，有改善睡眠的作用。

015. 沙棘

別　名 醋柳、黃酸刺、酸刺柳、黑刺、酸刺等。
性味歸經 性溫，味甘、酸，歸脾、胃、肺、心經。
用法用量 一般用量 3~9 克，煎服。

功效主治

沙棘具有健脾消食、止咳祛痰、活血祛瘀的功效。可以用於治療脾氣虛弱或脾胃氣陰兩傷、食少納差、消化不良、腹脘脹痛、體倦乏力等症，可緩解咳嗽痰多，治胸痹心痛、跌打損傷、女性月經失調等症。

治病配方

1 治咳嗽：沙棘適量，煎煮濃縮為膏。能緩解咳嗽、咳痰等症狀。（出自《四部醫典》沙棘膏）

2 治肺熱久嗽、喘促痰多、胸中滿悶：沙棘、梔子、木香、甘草、葡萄乾各適量。研成粉末，一次 1.5~3 克，每日 2 次，溫水送服。有清熱祛痰、止咳定喘的作用。（出自《青海省藏藥標準》五味沙棘散）

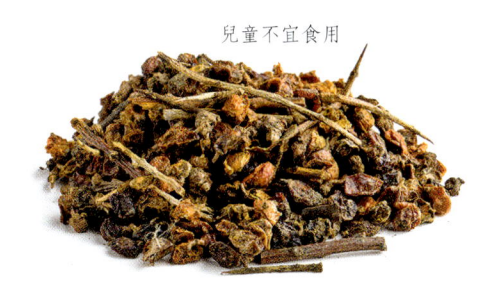

兒童不宜食用

016. 飴糖

別　名 麥芽糖、膠飴、軟糖、糖稀。
性味歸經 性溫，味甘，歸脾、胃、肺經。
用法用量 一般用量 15~20 克，入湯劑須烊化沖服。

功效主治

飴糖具有補中緩急、潤肺止咳、解毒的功效。可以用於治療脾胃虛弱、腹痛、肺燥咳嗽、咽痛等症。

治病配方

1 治肝脾失調、虛勞、氣血不足、心悸不寧：飴糖 50 克，桂枝、生薑各 15 克，白芍 30 克，大棗 5 枚，甘草 10 克。除飴糖之外，其餘中藥水煎取汁，接著加入飴糖，再煎溶化後服。（出自《傷寒論》小建中湯）

2 治脾胃陽虛、陰寒內盛、腹痛、嘔吐：飴糖 18 克，人參 9 克，乾薑 5 克，花椒 3 克。除飴糖之外，其餘中藥水煎取汁，接著加入飴糖，再煎溶化後服。（出自《金匱要略》大建中湯）

濕熱內鬱、中滿吐逆者忌服

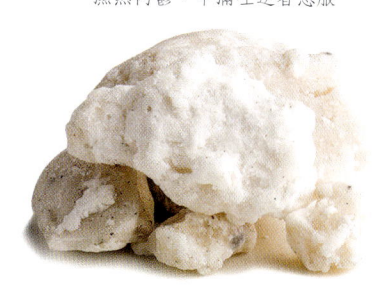

第一章 補虛藥

017. 紅參

別　　名	無。
性味歸經	性溫，味甘、微苦，歸脾、肺、心經。
用法用量	用時切薄片，搗碎，每次3~9克。

功效主治

紅參具有大補元氣、腹脹固脫、益氣攝血的功效。可用於治療勞傷虛損、食少、倦怠、反胃吐食、大便滑泄、虛咳喘促、自汗、驚悸、健忘、眩暈頭痛、陽痿、尿頻、女性崩漏、小兒驚風，及久虛不復，一切氣血津液不足之症。

治病配方

1 治身體虛弱、耳鳴、眼花：紅參15克，枸杞子80克，熟地黃60克，何首烏50克，茯苓20克，白酒1,000毫升。將以上五味中藥研成粗末，裝入布袋中，置於容器中，倒入白酒，密封15天即可飲用。每日2次，每次20毫升。（出自《臨床驗方集》枸杞紅參酒）

2 治老年人陽痿：紅參、山茱萸、柏子仁各10克，熟地黃30克，黃耆25克，白朮、烏藥、巴戟天、枸杞子各15克，五味子、遠志、肉桂各5克。水煎服，每日1劑，早、晚分服，1週為一個療程。

不宜與藜蘆同用

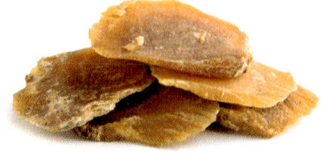

018. 蕨麻

別　　名	菜蓮花、人參果、鵝絨委陵菜、鴨子巴掌菜等。
性味歸經	性平，味甘，歸脾、腎經。
用法用量	內服，煎湯，一般用量15~30克。

功效主治

蕨麻具有補氣血、健脾胃、生津止渴、利濕的功效。可以用於治療病後貧血、營養不良、脾虛腹瀉、痔瘡出血、風濕痺痛、脾腎陽虛等。

治病配方

治貧血：蕨麻20克，小米50克，大棗5枚，紅糖適量。將蕨麻、大棗與小米一起熬成粥，食用時加入紅糖。每日1次，15日為一個療程。

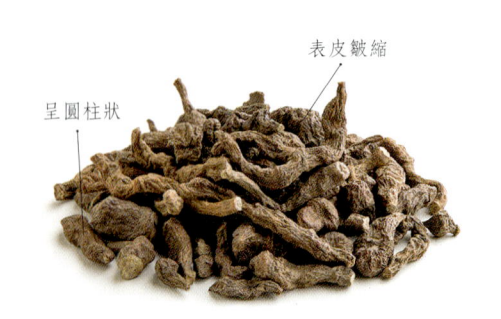

呈圓柱狀　表皮皺縮

【補陽藥】

本類藥物性多溫熱，味多甘、辛、鹹。辛、甘化陽，鹹可補腎，能補助一身之元陽。腎陽之虛得補，其他臟腑得以溫煦，從而消除或改善全身陽虛諸證。主治陽虛證，症狀以畏寒肢冷、腰膝酸軟、陽痿早洩、性欲淡漠、尿頻、眩暈、耳鳴、鬚髮早白、筋骨萎軟等為主要表現。

019. 鹿茸

別　　名 斑龍珠。
性味歸經 性溫，味甘、鹹，歸肝、腎經。
用法用量 一般用量 0.3~2 克，煎服或研粉或入丸、散，或入藥酒浸泡後服用。

功效主治

鹿茸具有壯腎陽、補精髓、強筋骨、調沖任、托瘡毒的功效。可以用於治療腎陽虛衰和精血不足導致的陽痿、遺精滑泄，以及女子宮冷不孕等；沖任不固、沖任虛寒導致的崩漏、血色淡紅或帶下過多；瘡瘍久潰不斂，陰疽瘡腫內陷不起等。服用鹿茸時宜從小劑量開始，從 0.3~0.5 克逐漸增加，不能驟然加量使用，以免出現不適狀。對鹿茸過敏者忌食，過敏體質者慎服。

治病配方

1 治陽痿早洩：鹿茸 20 克，冬蟲夏草、山藥各 30 克，白酒 1,500 毫升。將中藥浸於酒中，密封浸泡 10 天即可服用。每日 2 次，早、晚各服 10~15 毫升。本酒對中老年人肺腎兩虛、動則氣喘、怕冷、腰膝無力有較好療效。

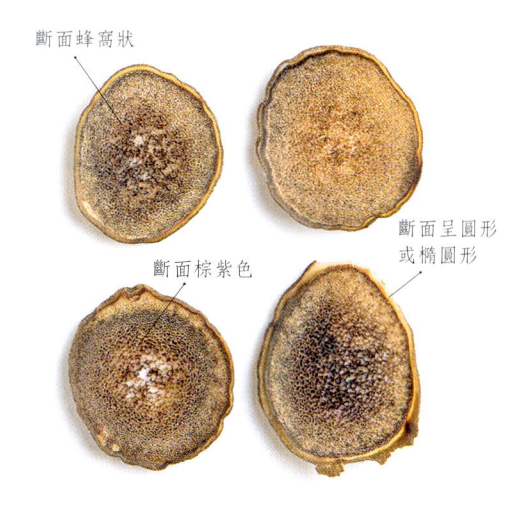

2 治陽虛型冠心病：鹿茸 0.5~1 克。開水沖服，30 天為一個療程，可改善胸悶、心悸、心律不齊等症狀，並能增加食欲、改善睡眠。

家用養生

燉煮：治腰膝酸軟、夜尿頻多

鹿茸 5 克，魚肚 15 克，料酒、紅糖各適量。將以上材料放入鍋中燉煮，喝湯吃魚肚，鹿茸可再燉一次後嚼食，適用於腎陽虛衰引起的腰膝酸軟、夜尿頻多。

泡酒：溫腎壯陽

鹿茸 40 克，白酒 1,000 毫升。將鹿茸浸於酒中，密封浸泡 14 天即可服用。每日服用 25~50 毫升，有溫腎壯陽的作用。

020. 淫羊藿

別　　名 仙靈脾。
性味歸經 性溫，味辛、甘，歸肝、腎經。
用法用量 一般用量 3~15 克，煎服。

功效主治

淫羊藿具有補腎陽、強筋骨、祛風濕的功效。可以用於治療腎陽虛衰導致的陽痿、遺精早洩、腰膝痿軟、肢冷畏寒、耳鳴耳聾等；風濕痺痛偏於寒濕導致的心腹冷痛、四肢拘急等。淫羊藿辛溫助火，陰虛火旺者忌用，會加重口鼻咽乾症狀。

治病配方

1 治高血脂症併發冠心病：淫羊藿、山楂各 10 克，川芎 5 克。水煎服，每日 1 劑。

2 治腎陽虛衰型高血壓：淫羊藿 10 克，三七 5 克。水煎服，每日 1 劑。

3 治氣滯血瘀型高血壓：淫羊藿 15 克，夏枯草 10 克，川芎 5 克。水煎服，每日 1 劑。

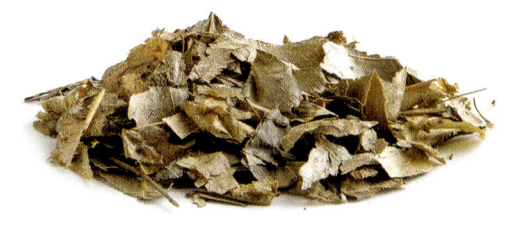

色澤暗淡，棕褐色

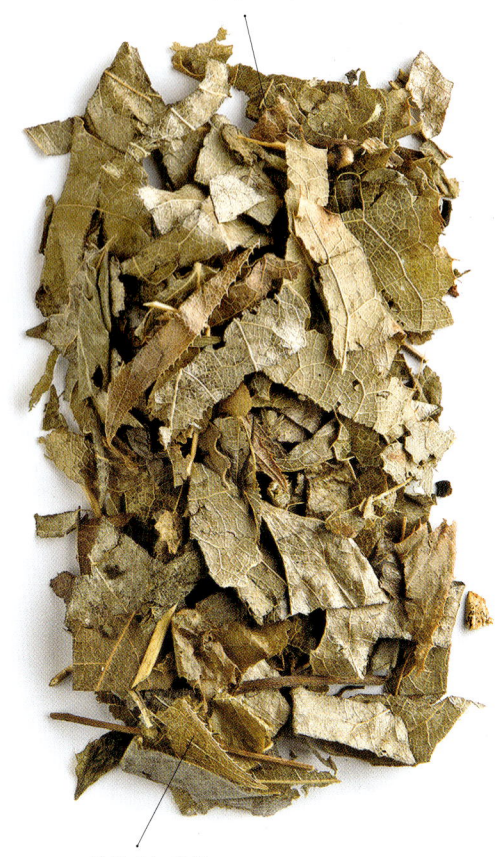

邊緣有細鋸齒

陽強易舉者忌服

家用養生

泡茶：益氣活血

淫羊藿 10 克，丹參、生晒參各 5 克。水煎，當茶飲。能益氣活血。

泡酒：治陽痿、腰膝酸軟

淫羊藿 250 克，白酒 1,000 毫升。將淫羊藿浸於白酒中，密封浸泡 7 天即可服用。量隨個人身體狀況而定，對陽痿、腰膝酸軟有好處。

021. 巴戟天

別　　名 雞腸風、雞眼藤、黑藤鑽、兔仔腸、三角藤、糠藤。
性味歸經 性微溫，味甘、辛，歸肝、腎經。
用法用量 一般用量 5~15 克，煎服。

功效主治

巴戟天具有補腎助陽、強筋壯骨、祛風除濕的功效。可以用於治療腎虛（男子表現為陽痿不舉、滑精早洩等，女子表現為宮冷不孕、性功能低下）及風濕腰膝疼痛。

治病配方

1 治女性子宮久冷、月經失調、赤白帶下：巴戟天 90 克，高良薑 180 克，紫金藤 500 克，青鹽 60 克，肉桂、吳茱萸各 120 克。將以上六味中藥研成細末，酒糊為丸，每服 20 丸，溫鹽酒送服。（出自《太平惠民和劑局方》巴戟丸）

2 治冷痺、腰膝疼痛、行履艱難：巴戟天 90 克，附子、刺五加各 60 克，牛膝、石斛、炙甘草、萆薢各 45 克，茯苓、防風各 31 克，生薑適量。上銼如麻豆大，每次 15 克，水煎服。（出自《奇效良方》巴戟湯）

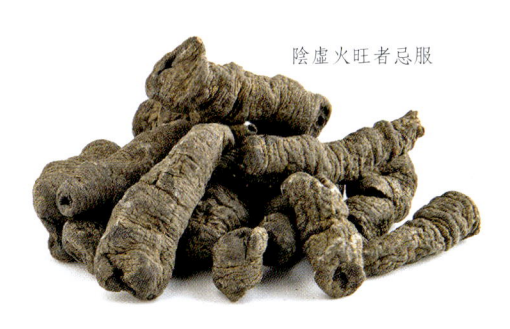

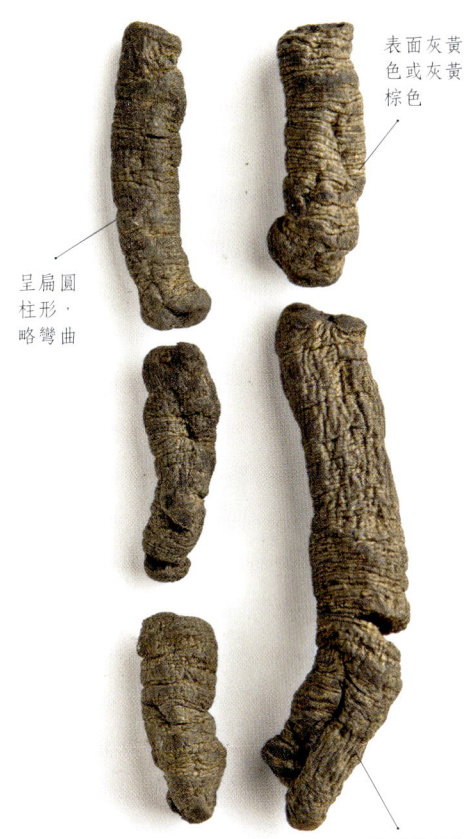

陰虛火旺者忌服

表面灰黃色或灰黃棕色
呈扁圓柱形，略彎曲
具縱皺紋及深陷的橫紋

家用養生

燉煮：補腎氣、健脾胃

巴戟天、淫羊藿各 15 克，鹿鞭 1 對。上藥共煮，至鹿鞭爛熟，切碎。食鹿鞭並飲湯，每日 1 劑，連服數日。有補腎氣、健脾胃的作用。

煲湯：補腎陽

巴戟天（鹽水炒製）10 克，杜仲（鹽水炒製）、山藥各 15 克。煲湯服食，能補腎陽。

泡酒：用於肝腎不足、腰膝酸軟

巴戟天、牛膝各等分。用約十倍的白酒浸泡。每次飲 1~2 小杯。

第一章 補虛藥

022. 仙茅

別　　名　地棕、獨茅、山黨參、仙茅參、海南參。
性味歸經　性熱，味辛，有毒，歸腎、肝經。
用法用量　一般用量 5~15 克，可煎湯、外用、外敷等。

功效主治

仙茅具有溫腎助陽、益精血、強筋骨、行血消腫、祛寒除濕的功效。可以用於治療陽痿精冷、小便失禁、崩漏、心腹冷痛、腰腳冷痹、癰疽、瘰癧*、陽虛冷瀉、腰膝風冷、筋骨痿痹等症。仙茅燥烈有毒，不宜久服。

治病配方

1 治沖任不調導致的高血壓：仙茅、淫羊藿、巴戟天、知母、黃柏、當歸各等分。煎成濃縮液。每日 2 次，每次 25~50 克。（出自《中醫研究工作資料彙編》二仙湯）

2 治女性更年期綜合征：仙茅、淫羊藿各 15 克，巴戟天、當歸、黃柏、知母各 9 克。水煎服，每日 1 劑。

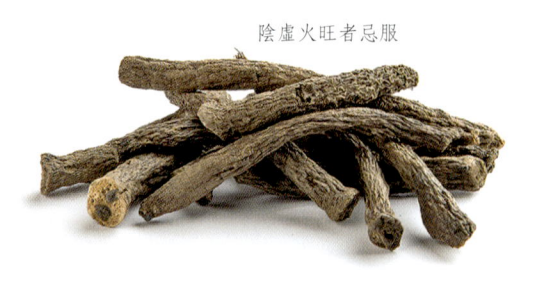

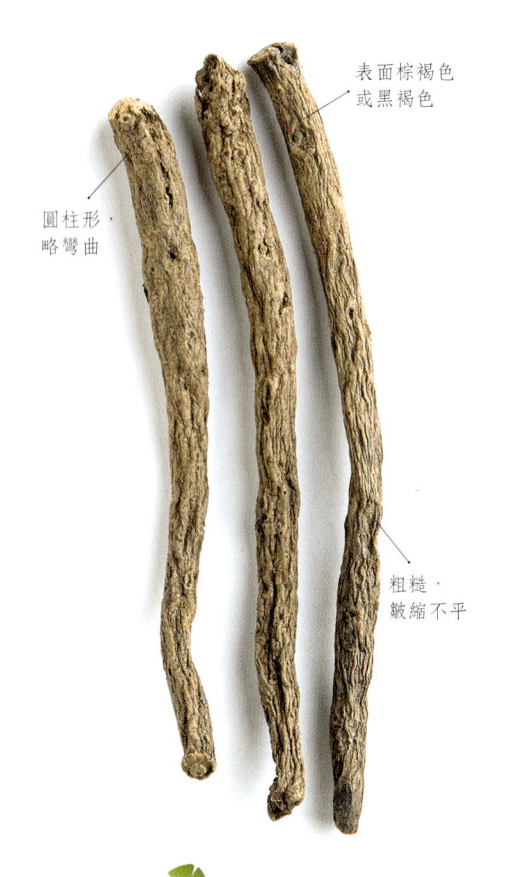

陰虛火旺者忌服

表面棕褐色或黑褐色

圓柱形，略彎曲

粗糙，皺縮不平

家用養生

敷貼：治蛇咬

仙茅、半邊蓮各等分。搗爛貼患處，可治蛇咬。

煎服：治遺精

仙茅、覆盆子、熟地黃、芡米、菟絲子各 15 克，山茱萸、龍骨、牡蠣、鎖陽各 30 克。水煎服，每日 1 劑。

* 瘰癧是指以頸部緩慢出現豆粒大圓滑腫塊，累累如串珠，不紅不痛，潰後膿水清稀，夾有敗絮狀物，易成瘺管為主要表現的結核類疾病。

023. 杜仲

別　　名 絲楝樹皮、絲棉皮、棉樹皮、膠樹等。
性味歸經 性溫，味甘，歸肝、腎經。
用法用量 一般用量 10~15 克，煎服。

功效主治

杜仲具有補肝腎、強筋骨、安胎氣的功效。可以用於治療肝腎不足引起的腰酸腿痛、腿膝無力等；肝腎不足、沖任不固引起的胎動不安，伴腰膝酸軟、耳聾耳鳴、頭暈目眩。還可用於治療慢性關節疾病、骨結核、經痛、功能失調性子宮出血、慢性盆腔炎等疾病。杜仲屬溫補藥材，陰虛火旺者忌用。

治病配方

1 治腰痛：川木香 5 克，八角茴香、杜仲各 15 克。水煎服，渣可再煎。（出自《活人心統》思仙散）

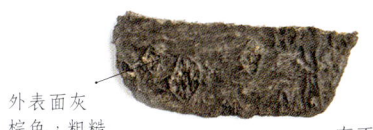

外表面灰棕色，粗糙

有不規則縱裂槽紋及斜方形橫裂皮孔

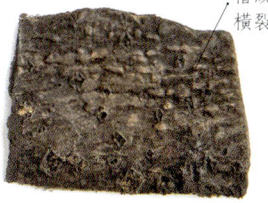

平坦的板片狀或卷片狀

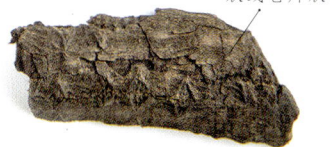

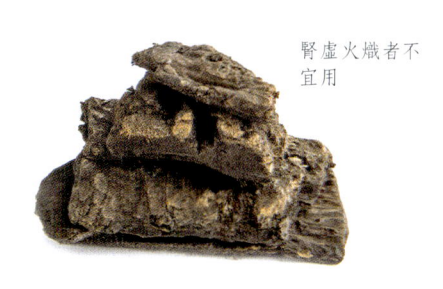

腎虛火熾者不宜用

2 治女性胞胎不安：杜仲適量。去粗皮細銼，瓦上焙乾，搗為末，煮大棗肉糊丸，如彈子大，每服 1 丸，嚼爛，糯米湯下。（出自《聖濟總錄》杜仲丸）

家用養生

煮蛋：益氣養血

杜仲、黃耆各 10 克，當歸 5 克，雞蛋 1 個。將上述三味中藥煎煮 40~50 分鐘後，放入雞蛋同煮至熟，吃蛋喝湯。能益氣養血。

沖服：補腎烏髮

炒杜仲、炒補骨脂各 30 克，核桃仁 100 克。將上述藥研成細末，每日早、中、晚各沖服 10 克。能補腎烏髮。

燉煮：散寒止痛

杜仲 12 克，肉桂 9 克，狗肉*200 克，鹽等調料適量。將狗肉洗淨切塊，與肉桂、杜仲共放入砂鍋，加清水適量，大火燒開後改小火慢燉，狗肉熟爛時去藥渣，加調料，食肉喝湯。能散寒止痛。

* 只針對病症而言，可適量吃，編者並不提倡吃狗肉。

第一章 補虛藥

024. 續斷

別　　名 川斷、龍豆、屬折、接骨。
性味歸經 性微溫，味苦、辛，歸肝、腎經。
用法用量 一般用量9~15克，可煎湯、外用、外敷等。

功效主治

續斷具有補肝腎、強筋骨、調血脈、止血安胎、療傷續折的功效。可以用於治療腰背酸痛、肢節痿痺、跌打損傷、損筋折骨、胎動漏紅、血崩、遺精、帶下、癰疽瘡腫等。酒續斷*多用於風濕痺痛、跌打損傷；鹽續斷**多用於腰膝酸軟。

治病配方

1 治風濕流注、四肢浮腫、肌肉麻痺：續斷、防風、附子、當歸、萆薢、天麻各30克，川芎20克，沒藥、乳香各15克。將以上九味中藥研為細末，煉蜜為丸，如梧桐子大，每服40丸，空腹時用溫酒或米湯送服。（出自《奇效良方》斷續丸）

2 治腎虛滑胎、妊娠下血、胎動不安：續斷、桑寄生各60克，菟絲子120克，阿膠60克。將前三味中藥研細，水化阿膠和為丸，如梧桐子大，

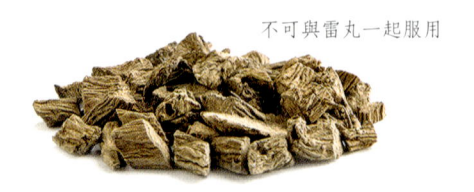

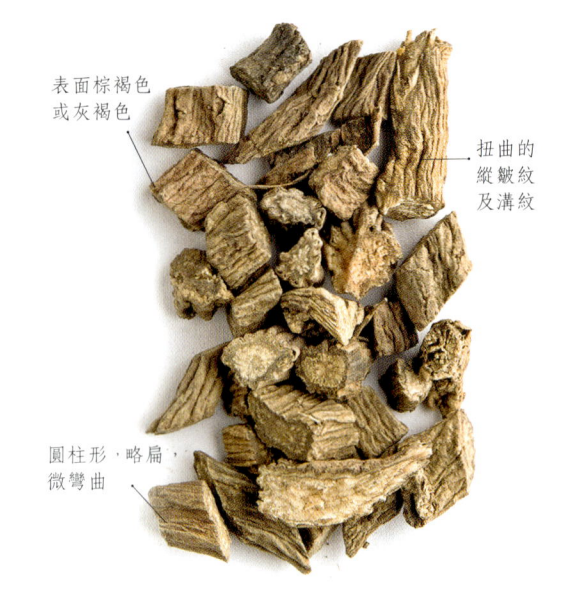

表面棕褐色或灰褐色

扭曲的縱皺紋及溝紋

圓柱形，略扁，微彎曲

每服20丸，溫水送服，日服2次。氣虛者，加人參；大氣陷者，加黃耆；食少者，加炒白朮。（出自《醫學衷中參西錄》壽胎丸）

家用養生

煎服：強筋健骨

炒杜仲、續斷各10克。水煎服，每日早、晚服，10天為一個療程。

研末：補氣血

遠志、山藥、柏子仁、巴戟天、續斷、杜仲各100克，菟絲子、荊芥、山茱萸、五味子各125克，肉蓯蓉、牛膝各200克。搗為細末，每服15克，空腹溫酒送服。

不可與雷丸一起服用

* 酒續斷是指將續斷用酒拌勻吸乾，入鍋內以小火炒乾。
** 鹽續斷是指將續斷放入鍋內，加入鹽水拌炒至乾透。

025. 肉蓯蓉

別名 大芸、寸芸、蓯蓉、地精等。
性味歸經 性溫，味甘、鹹，歸腎、大腸經。
用法用量 一般用量 10~15 克，大劑量可用至 30 克，煎服。

功效主治

肉蓯蓉具有補腎助陽、潤腸通便的功效。可以用於治療腎虛陽痿、早洩、女子不孕；肝腎不足之筋骨痿弱、腰膝冷痛；老年病後、女性產後津液不足、腸燥便祕。肉蓯蓉性溫，陰虛火旺者忌用。肉蓯蓉有潤腸通便作用，故大便溏泄者忌用。

治病配方

1 治虛勞羸瘦、陽痿、腰膝疼痛：肉蓯蓉 60 克，菟絲子、山藥、牛膝、巴戟天、杜仲、續斷、茯苓、枸杞子、五味子、蛇床子、山茱萸各 30 克，茯神、遠志、柏子仁各 60 克。將以上十五味藥研為細末，煉蜜為丸，如梧桐子大。每次 30 丸，空腹溫酒送服，每日 2 次。（出自《太平聖惠方》肉蓯蓉丸）

2 治腸燥津枯便祕：肉蓯蓉（酒洗去鹹）9 克，當歸 15 克，牛膝 6 克，枳殼、升麻各 3 克，澤瀉 4.5 克。水煎服。（出自《景岳全書》濟川煎）

胃弱便溏、實熱便結者忌服

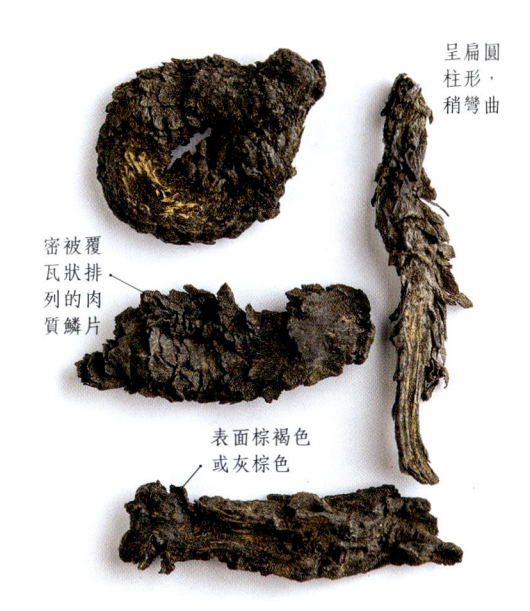

呈扁圓柱形，稍彎曲
密被覆瓦狀排列的肉質鱗片
表面棕褐色或灰棕色

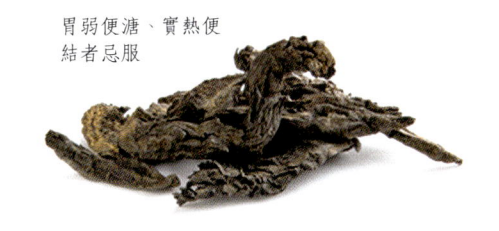

家用養生

泡酒：補腎壯陽

肉蓯蓉 25 克，淫羊藿 50 克，白酒 1,000 毫升。將中藥浸於酒中，密封浸泡 10 天即可服用。每次 20 毫升，每日 3 次。能補腎壯陽。

代茶飲：輔助治療陽痿早洩

肉蓯蓉、製首烏、枸杞子各 10 克。用清水煎煮 2 次，分早、中、晚服用，代茶飲，對腎陽不足所致的陽痿早洩有輔助治療效果。

做羹：緩解腰痛、肢冷

肉蓯蓉 15 克，山藥 50 克，羊肉 100 克。用適量清水煮成羹，加入適量鹽調味，適用於腎陽虛和精血少引起的腰痛、肢冷等。

第一章 補虛藥

026. 鎖陽

別　　名 地毛球、鏽鐵棒、鎖嚴子等。
性味歸經 性溫，味甘，歸腎、肝、大腸經。
用法用量 一般用量10~15克，可煎湯、煎膏滋、泡酒等。

功效主治

鎖陽具有補腎助陽、潤腸通便的功效。可以用於治療腎陽不足、精血虛虧、陽痿、不孕、腰膝酸軟、筋骨痿弱；血虛津虧導致的腸燥便祕等症。

治病配方

1 治陽痿：鎖陽75克，虎骨50克，黃柏250克，龜板200克，知母、熟地黃、陳皮、白芍各100克，乾薑25克。將以上九味中藥研成細末，酒糊為丸。（出自《丹溪心法》虎潛丸）

2 治陰衰血竭、大腸燥涸、便祕不運：鎖陽1500克，清水適量。煎濃汁2次，在砂鍋內加入適量蜂蜜一起熬膏，收膏後放入瓷瓶內保存，每天早、中、晚食前各服10茶匙，熱酒化服。（出自《本草切要》）

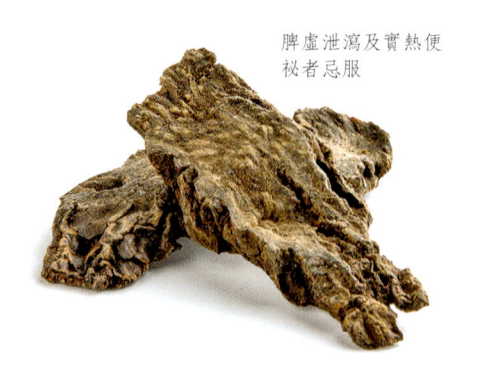

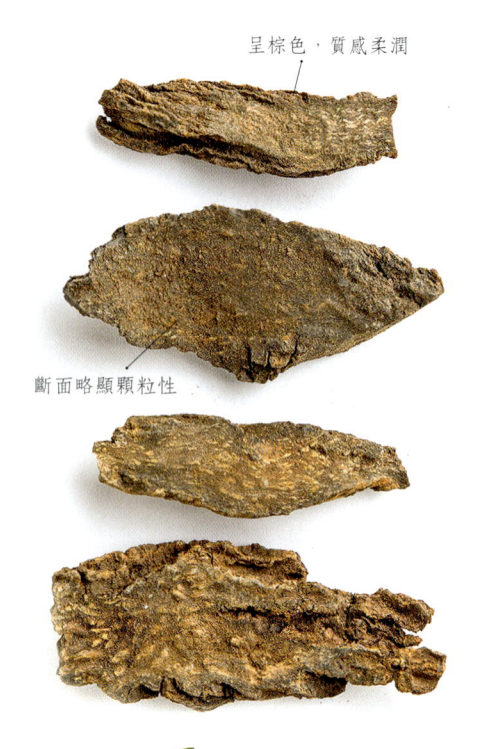

呈棕色，質感柔潤

斷面略顯顆粒性

脾虛泄瀉及實熱便祕者忌服

家用養生

煮粥：治腎虛陽痿，腸燥便祕

鎖陽、核桃仁各15克，白米50克。鎖陽水煎取汁，核桃仁搗爛，與白米一起煮粥食用。用於腎虛陽痿、腰膝酸軟、腸燥便祕。

煲湯：溫陽益精

鎖陽30克，枸杞子10克，炙甘草5克，羊肉、雞肉各200克。先將三味中藥用水煎取汁液，然後用藥液燉煮羊肉和雞肉，熟爛後加入適量鹽調味即可。適用於下元不足引起的遺精、陽痿及精少、精稀等症。

煎服：治消化不良

鎖陽25克。水煎服。可以有效治療消化不良、不思飲食。

027. 補骨脂

別　　名 胡韭子、婆固脂、破故紙、胡故子、吉固子、黑故子等。
性味歸經 性溫，味苦、辛，歸腎、脾經。
用法用量 一般用量 5~15 克，煎服。

功效主治

補骨脂具有補腎助陽、納氣平喘、溫脾止瀉、固精縮尿的功效。可以用於治療腎陽不足導致的腰膝冷痛、少腹虛冷、性功能衰退等；脾腎虛寒所致的久瀉不止、腸鳴腹痛、腹部冷痛；腎不納氣所致的虛喘證，表現為咳嗽、氣喘等。補骨脂溫補助陽，陰虛火旺引起的眼紅、口苦、遺精、尿血、大便乾燥、小便短澀等症者不宜服用，濕熱傷筋引起的乏力者忌用。

治病配方

1 治下元虛敗、手腳沉重、盜汗：補骨脂、菟絲子各 120 克，核桃仁 30 克，乳香、沒藥、沉香各 7.5 克。煉蜜為丸，如梧桐子大。每服 20 丸，空腹溫酒送服。（出自《本草綱目》補骨脂丸）

2 治脾腎陽虛、五更泄瀉：補骨脂、生薑各 120 克，肉豆蔻 60 克，大棗 49 枚。將補骨脂和肉豆蔻研成細末；大棗和生薑一起煮熟，取棗肉；將棗肉和藥末和為丸，如梧桐子大。每服 30 丸，鹽湯送服。（出自《普濟本事方》二神丸）

表面黑棕色

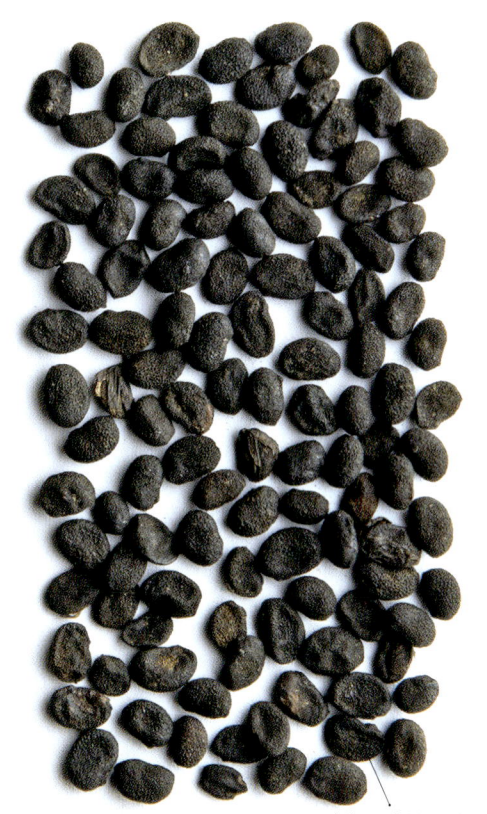

外觀呈扁橢圓形或略似腎形

家用養生

研末：治療小兒遺尿

補骨脂適量。研末炒熟，每晚用溫開水吞服 3 克。可用於治療小兒遺尿。

煮粥：緩解手腳冰涼

山藥、補骨脂、吳茱萸各 9 克，白米 50 克。先將藥材水煎取汁，再將白米放入藥汁中一起煮粥。經常食用，對形寒肢冷、四肢不溫有好處。

028. 益智仁

別　　名　益智、益智子。
性味歸經　性溫，味辛，歸脾、腎經。
用法用量　一般用量3~10克，煎服。

表面棕色或灰棕色

呈橢圓形，兩端略尖

功效主治

益智仁具有暖腎、固精、縮尿、溫脾開胃、攝唾的功效。可以用於治療脾胃虛寒導致的腹脹納少、腹痛喜溫喜按、大便溏薄、四肢不溫；腎陽不足所致的腰膝冷痛、酸軟無力、畏寒肢冷、遺精、遺尿等。

治病配方

1 治傷寒陰盛、心腹痞滿、嘔吐泄瀉、手足膝冷：川烏12克，益智仁6克，乾薑1.5克，青皮9克。將以上四味中藥研成細末，放入砂鍋中，加入適量清水、生薑和大棗，同煎，去渣，食前溫服。（出自《局方》益智散）

2 治脾氣虛寒、小便頻數、遺尿不止：烏藥、益智仁各等分，山藥適量。將烏藥和益智仁研成細末，用酒煮山藥為糊，將藥末和山藥糊成如梧桐子大的丸子。每服79丸，米湯送服。（出自《女性良方》縮泉丸）

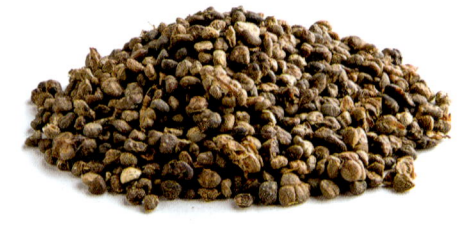

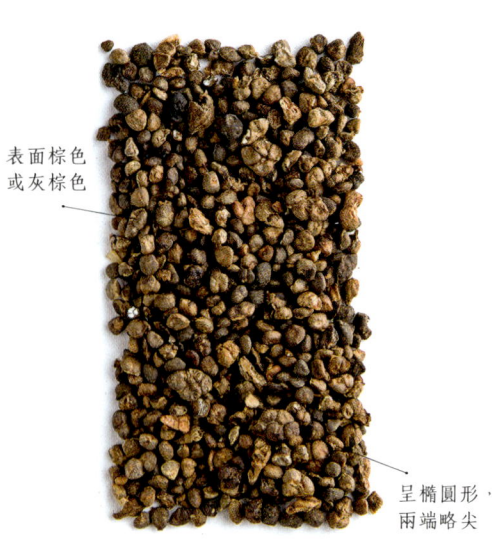

陰虛火旺者忌服

家用養生

燉煮：補肝腎、縮尿

豬腰1隻，杜仲15克，益智仁6克，鹽、生薑、蔥適量。將豬腰挑淨筋膜，切片，用加鹽水炒，加杜仲、益智仁，放入適量生薑、蔥，燉熟後食用，能補肝腎、縮尿。

代茶飲：溫腎止遺

益智仁15克，綠茶3克。將益智仁搗碎，與茶一起放入茶杯中，開水沖泡，每日當茶飲。腎虛遺精者，可用益智仁綠茶來溫腎止遺。

煮粥：溫補脾腎、散寒縮尿

益智仁20克，白米50克，蓮子30克。益智仁濃煎2次，取藥液；將白米和蓮子放入藥液中，加適量清水，煮粥，加入砂糖，早、晚食用。有溫補脾腎、散寒縮尿的作用，適用於畏寒怕冷、手足發涼等症。

029. 菟絲子

別　　名　豆寄生、無根草、黃絲。
性味歸經　性平，味辛、甘，歸腎、肝、脾經。
用法用量　一般用量 10~20 克，煎服。

功效主治

菟絲子具有補腎益精、養肝明目的功效。可以用於治療腎陽不足所致的陽痿、腰膝痠軟、肢冷畏寒等；肝腎兩虛所致的精血不足、目失濡養、視力減退等；脾腎兩虛所致的腰痠肢冷、大便溏薄。

治病配方

1 治腎臟虛冷、腰腳沉重、臍腹急痛、小便頻數：菟絲子、萆薢各 15 克，補骨脂、防風、硫磺各 0.3 克，續斷、巴戟天各 30 克，細辛 0.1 克，蜀椒 60 克。將以上九味藥研成粉末，煉蜜為丸，如梧桐子大。每服 30 丸，鹽湯送服。（出自《普濟方》菟絲子丸）

2 治肝腎不足、目暗不明：菟絲子（酒浸 3 日，晒乾，研為末）150 克，車前子 30 克，熟地黃 90 克。將以上三味藥研成粉末，煉蜜為丸，如梧桐子大。每服 30 丸，鹽湯送服。（出自《太平聖惠方》駐景丸）

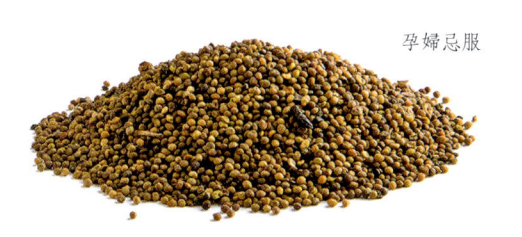

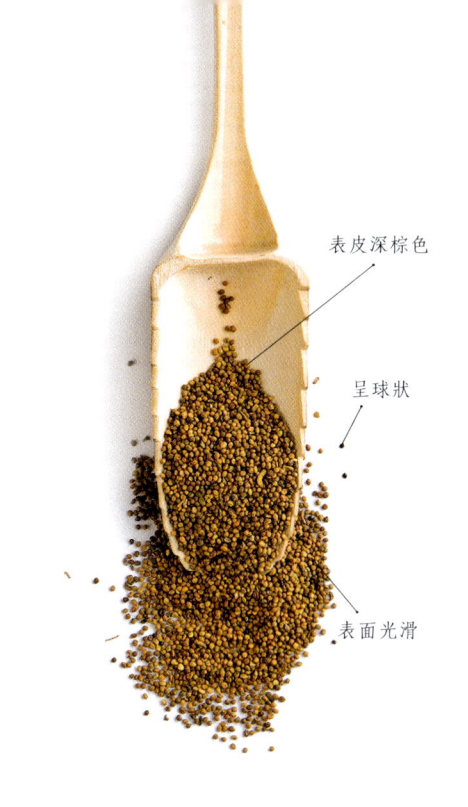

孕婦忌服

表皮深棕色
呈球狀
表面光滑

家用養生

煮粥：補腎益精

菟絲子 10 克，白米 50 克。水煎菟絲子取汁，加白米煮為稀粥，待熟時加適量砂糖調味。每日早、晚食用，有補腎益精的作用。

泡酒：治療腰痠背痛、關節不利

菟絲子、杜仲、骨碎補、核桃仁各適量。泡酒，依酒量每日服用，能治療腰痠背痛、關節不利。

煲湯：補腎、補陽、益氣活血

菟絲子、山藥、黃耆各 30 克，肉桂、小茴香、當歸、白朮各 10 克，羊肉 300 克，生薑適量，大蔥 5 段，大棗 5 枚。放少許鹽，煲湯。每週喝 2 次，能補腎、補陽、益氣活血。

030. 沙苑子

別　　名	潼蒺藜、蔓黃耆、夏黃草、沙苑蒺藜。
性味歸經	性溫，味甘，歸心、肝、腎經。
用法用量	一般用量10~20克，可煎湯或入丸、散。

表皮灰褐色或綠褐色

表面光滑

微向內凹陷

功效主治

沙苑子具有溫補肝腎、固精、縮尿、養肝明目的功效，可以用於治療腎虛腰痛、遺精早洩、白濁帶下、小便淋漓、尿頻、眩暈目昏、肝腎不足、目昏目暗、視力減退等。

治病配方

1 治精滑不禁：沙苑子（炒）、芡米、蓮鬚各60克，龍骨（酥炙）、牡蠣（煅粉）各30克。蓮子粉糊為丸。鹽湯送服。（出自《醫方集解》金鎖固精丸）

2 治脾胃虛弱、飲食不消、濕熱腹脹：沙苑子（炒）60克，蒼朮（米泔水*浸1日，晒乾，炒）240克。以上中藥研成細末。每服3克，米湯送服。（出自《本草匯言》）

相火熾盛、陽強易舉者忌服

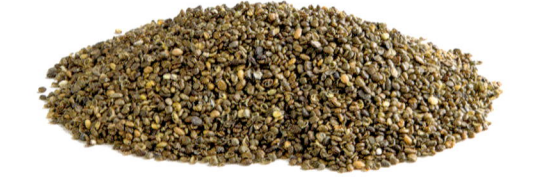

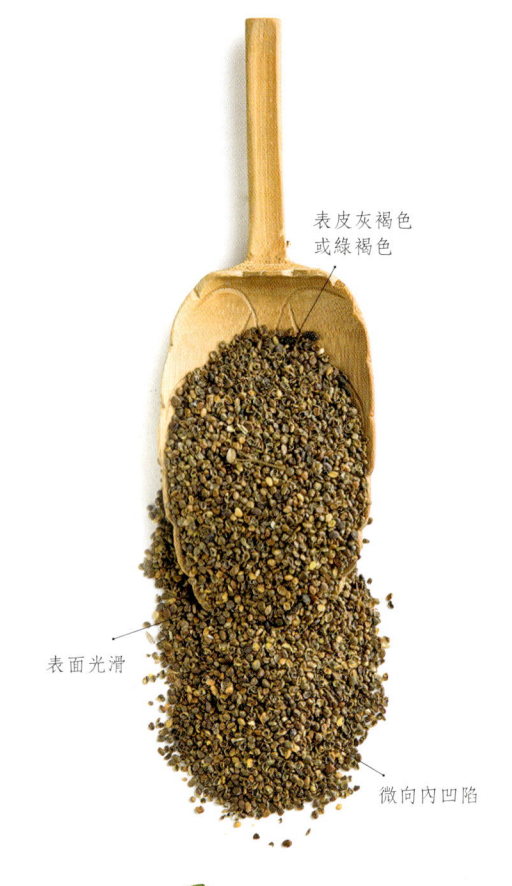

家用養生

代茶飲：治療老年人多尿、遺尿

沙苑子、覆盆子、金櫻子、桑螵蛸各10克。用清水煎煮後代茶飲。

泡酒：用於腎虛陽痿、腰痛

沙苑子30克，韭菜子10克，杜仲15克，白酒500毫升。將中藥浸於酒中，密封浸泡10天即可服用。每次飲1小杯。

代茶飲：用於肝腎不足、視物昏花

沙苑子、菟絲子各15克。開水浸泡飲。可緩解肝腎不足、視物昏花。

*　米泔水即淘洗完白米的水。

031. 韭菜子

別　　名　草鐘乳子、起陽草子、長生草子、扁菜子。
性味歸經　性溫，味辛、甘，歸腎、肝經。
用法用量　一般用量 3~9 克，煎服。

功效主治

韭菜子具有溫補肝腎、壯陽固精、暖腰膝的功效。可以用於治療腎陽不足引起的男子陽痿、遺精，女子帶下過多等；肝腎虛虧所致的腰膝痠軟、四肢無力等。

治病配方

1 治呃逆：韭菜子 100 克。炒熟，研成細末，每日 3 克，分 3 次服用。

2 治慢性胃炎：韭菜子 12 克，豬肚 1 個。把韭菜子洗淨，紗布袋裝好，放入豬肚內，隔水蒸熟，食豬肚。

3 治腎虛夢遺、滑精、腰痠、小便頻數：韭菜子（炒熟）、桑螵蛸、龍骨各等分。研末，製成丸。飯後服，每次服用 3~6 克，每日 2 次。

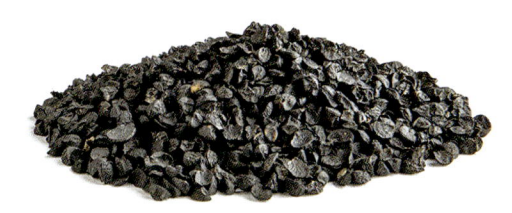

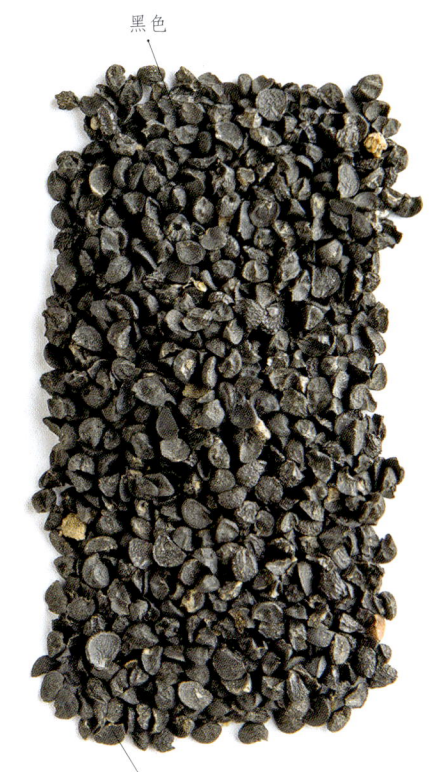

黑色

倒卵形，有三稜

陰虛火旺者忌服

家用養生

煮粥：防治乳腺癌

韭菜子、白米適量。韭菜子研末後，與白米同入鍋，加適量清水，共煮成粥。對乳腺癌的治療很有好處。

生吃：治療夢遺、尿白

韭菜子 6 克。溫鹽水送服，可以治療夢遺、尿白。

泡酒：治虛勞遺精

韭菜子 500 克。酒浸一夜，搗細，每天早、晚用溫酒沖服 1.5 克，可治虛勞遺精。

第一章　補虛藥　51

032. 核桃仁

別　　名 胡桃仁、胡桃肉。
性味歸經 性溫，味甘，歸腎、肺、大腸經。
用法用量 一般用量10~30克，可煎服、生吃。

功效主治

核桃仁具有補腎、溫肺、潤腸、延緩衰老的功效。可以用於治療肺腎兩虛所致的咳喘；腎陽不足引起的腰膝酸軟、遺精、遺尿等；津虧腸燥導致的虛祕，表現為便後疲乏、大便不乾燥。

治病配方

1 治久嗽不止：核桃仁（煮熟，去皮）100克，人參150克，杏仁（麩炒，湯浸去皮）50克。將以上三味中藥研成細末，煉蜜為丸，如梧桐子大。每天細嚼5丸，人參湯下，睡前再服。（出自《本草綱目》）

2 治產後氣喘：核桃仁、人參各等分。水煎服。（出自《普濟方》）

3 治小便頻數：核桃仁煨熟，睡前溫酒嚼服。（出自《本草綱目》）

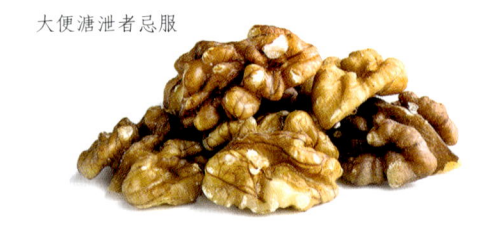

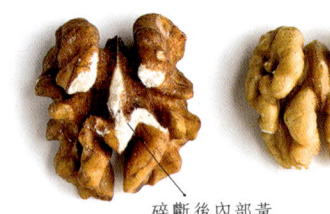

大便溏泄者忌服

碎斷後內部黃

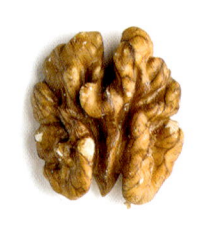

類球形，子葉呈腦狀

種皮薄，淡棕色至深棕色

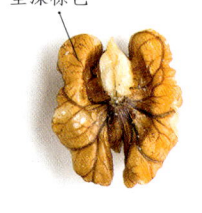

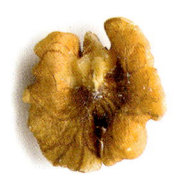

家用養生

生吃：緩解小兒便祕

核桃仁10克。每晚睡前吃，連服1~2週，對小兒便祕有很好的療效。

煮粥：治體虛腸燥便祕

核桃仁20克，白米50克。核桃仁搗爛，與白米加適量水，同煮成粥。每日早、晚服用，能治療體虛腸燥便祕。

涼拌：延緩衰老

核桃仁50克，香椿苗250克。將核桃仁放在50℃左右的水中浸泡一會兒；香椿苗在溫水中浸泡片刻，撈出將根部清洗乾淨，與核桃仁拌勻，撒上調料即可。常吃可抗氧化，延緩衰老。

52　第一章 補虛藥

033. 冬蟲夏草

別　　名　中華蟲草。
性味歸經　性溫，味甘，歸肺、腎經。
用法用量　一般用量5~15克，煎服、入丸、入散等。

功效主治

冬蟲夏草具有補腎益肺、止血化瘀的功效。可以用於治療腎陽不足所致的腰膝酸痛、畏寒肢冷、陽痿、遺精滑精等；還可止血化痰，治療肺結核咯血。

治病配方

1 治筋骨疼痛：冬蟲夏草1克，杜仲12克，五加皮10克，雞血藤9克。水煎當茶飲，每日1劑，10天為一個療程。

2 治風濕性骨病：冬蟲夏草1克，五加皮50克，糯米適量。用清水煎煮，取汁，再加入糯米，同煮成糯米乾飯，放涼後加酒麴適量，發酵釀酒，每日佐餐食用，適用於產後因外感寒邪導致的身痛。

3 治類風濕性關節炎：冬蟲夏草1克，白芍30克，五加皮、甘草各10克。水煎當茶飲，有祛風除濕、養血止痛的功效。

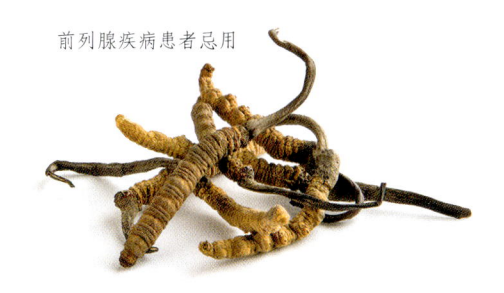

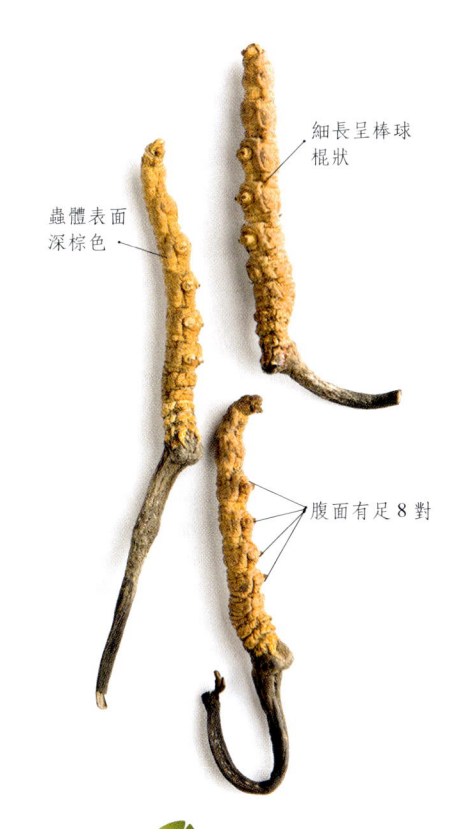

前列腺疾病患者忌用

細長呈棒球棍狀
蟲體表面深棕色
腹面有足8對

家用養生

燉煮：補血滋陰

冬蟲夏草2克，烏雞1隻，桂圓肉15克，大棗6枚（去核）。煲約3小時至熟爛，加鹽調味，飲湯食肉。能補血滋陰。

泡茶：防治感冒

冬蟲夏草1克，用開水泡，代茶飲。適用於習慣性感冒、平素體虛者。

泡酒：治陽痿、遺精

冬蟲夏草3克，白酒500毫升。將冬蟲夏草浸於酒中，密封浸泡10天即可服用。每日3次，空腹飲，每次10~20毫升。適用於腎陽不足引起的陽痿、遺精。

第一章　補虛藥

034. 葫蘆巴

別　　名　苦豆、香草、蘆巴子、胡巴、季豆、小木夏、香豆子、芸香草、苦草。
性味歸經　性溫，味苦，歸腎經。
用法用量　一般用量3~10克，可入丸、入散等。

功效主治

葫蘆巴具有溫腎助陽、散寒止痛的功效。可以治療寒疝、腹脅脹滿、寒濕腳氣、腎虛腰酸、陽痿等症。

治病配方

1 治腎臟虛冷、腹脅脹滿：葫蘆巴100克，附子、硫磺各1.5克。將以上三味中藥研成細末，酒煮麵糊為丸，如梧桐子大。每服30丸，鹽湯送服。（出自《聖濟總錄》葫蘆巴丸）

2 治小兒小腸氣、疝氣：炒葫蘆巴500克，吳茱萸400克，川楝子600克，巴戟天、川烏各30克，小茴香300克。將以上六味中藥研成細末，酒煮麵糊為丸，如梧桐子大。每服5丸，溫酒吞下。（出自《太平惠民和劑局方》葫蘆巴丸）

表面黃棕色或紅棕色　　　略呈斜方形

035. 蛤蚧

別　　名　大壁虎、仙蟾、大守宮。
性味歸經　性平，味鹹，歸肺、腎經。
用法用量　一般用量5~10克，可研末、煎服、泡酒等。

功效主治

蛤蚧具有補肺滋腎、定喘止咳、益精壯陽的功效。可以用於治療肺虛咳嗽、腎虛作喘、虛勞喘咳、腎虛陽痿等。

治病配方

治久咳氣喘：蛤蚧10克，炙甘草9克，雲苓15克，人參、苦杏仁、川貝、桑白皮、知母各12克。水煎服。若無陰虛內熱，去知母，桑白皮減為6克；咳吐膿血或痰中帶血者，加白茅根15克，田七4克；屬於陰虛火旺者，加入麥冬12克。（出自《衛生寶鑒》人參蛤蚧散）

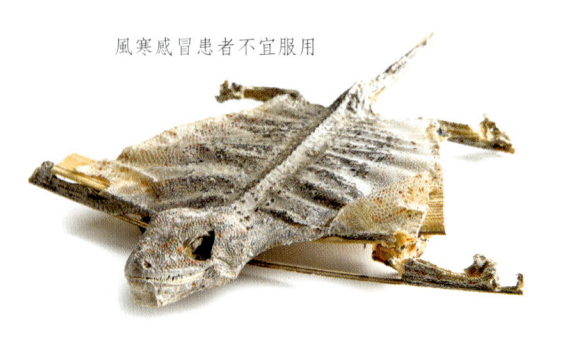

風寒感冒患者不宜服用

036. 陽起石

別　　名　白石、羊起石、石生、陽石、起陽石。
性味歸經　性溫，味鹹，歸腎經。
用法用量　一般用量3~6克，可煎服、入丸、入散、研末等。

功效主治

　　陽起石具有溫腎壯陽的功效。可以用於治療腎陽虛衰、陽痿、遺精、早洩、腰膝酸軟、宮寒不孕、帶下、崩漏等症。

治病配方

治陽痿早洩、遺精滑精：遠志15克，陽起石、沉香、五味子、鹿茸、酸棗仁、桑螵蛸、白龍骨、天雄、茯苓、鐘乳粉各30克，菟絲子60克。將以上十二味中藥研成細末，煉蜜為丸，如梧桐子大。每服40丸，溫水送服。（出自《普濟方》陽起石丸）

白色或淺灰白色，具如絲般的光澤

陰虛火旺者忌服

037. 紫石英

別　　名　螢石、氟石。
性味歸經　性溫，味甘，歸心、肺、腎經。
用法用量　一般用量9~15克，煎服。

功效主治

　　紫石英具有鎮心、安神、降逆氣、暖宮、溫腎助陽、溫肺平喘的功效。可以用於治療心悸、怔忡、虛煩不眠、驚癇，肺寒咳逆上氣、痰多咳喘，女子宮寒不孕、崩漏帶下等症。陰虛火旺而不能攝精之不孕症及肺熱氣喘者忌服。

治病配方

1 治肺寒氣逆、痰多咳喘：紫石英火煅醋淬7次，研成細末，水飛過。每天早晨用1.5克，花椒10粒，溫湯送服。（出自《青囊祕方》）

2 治女性胎胞虛冷、久不受孕：紫石英60克，香附、當歸、川芎、白朮各150克，枸杞子、熟地黃各10克。將以上七味中藥研成細末，煉蜜為丸，如梧桐子大。早、晚各服9丸，溫酒送服。

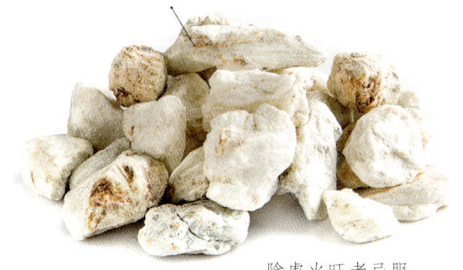

血熱者忌服

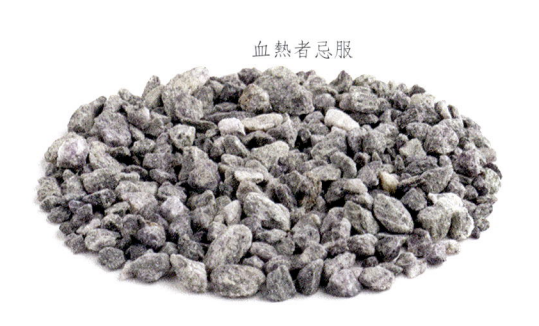

第一章 補虛藥　55

038. 海馬

別　　名 無。
性味歸經 性溫，味甘，歸肝、腎經。
用法用量 一般用量 3~9 克，可煎服、外用等。

功效主治

海馬具有補腎壯陽、調氣活血的功效。可以用於治療腎虛陽痿、遺尿、遺精、宮寒不孕、腰膝酸軟、喘息短氣、跌打損傷、血瘀作痛、疔瘡腫毒。孕婦及陰虛火旺者忌服。

治病配方

1 治腎虛陽痿、遺尿、遺精：海馬 6 克，九香蟲、仙茅、淫羊藿各 9 克，熟地黃、菟絲子、山藥各 15 克。將以上七味中藥研成細末，煎服，每日 1 劑，分 3 次溫服。（出自《中藥臨床應用》海馬湯）

2 治疔瘡：海馬、穿山甲、水銀、朱砂各 6 克，雄黃 9 克，輕粉 3 克，麝香 1 克。除水銀外，將以上六味中藥研成細末，和合水銀。針破瘡口，點藥入內，每天 1 次。（出自《急救仙方》海馬拔毒散）

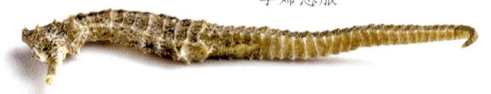

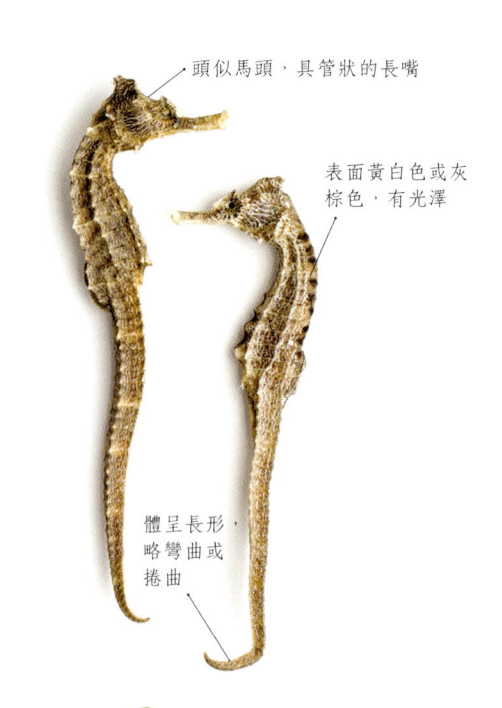

頭似馬頭，具管狀的長嘴

表面黃白色或灰棕色，有光澤

體呈長形，略彎曲或捲曲

性功能亢進者以及孕婦忌服

家用養生

煎服：治腎虛哮喘

海馬 5 克，當歸 10 克。先將海馬搗碎，加當歸和水，共煎 2 次。每日分 2 次服用。主治腎虛哮喘。

泡酒：溫腎壯陽、活血散寒

海馬 50 克，白酒 500 毫升。將海馬研碎浸泡於酒中，10 日之後即可服用。每日 2 次，每次一小杯。適用於腎陽虛虧所致的畏寒腰酸、神疲乏力、陽痿、早洩、男子不育、尿急、尿頻及跌打損傷等。

燉湯：補腎陽、益陰精

海馬 20 克，肉蓯蓉 30 克，菟絲子 15 克，公雞 1 隻。公雞處理乾淨，切塊，加水與海馬一起燉煮；肉蓯蓉、菟絲子水煎取濃汁，待雞肉爛熟時加入；最後加鹽調味即可。

039. 海狗腎

別　　名 膃肭臍。
性味歸經 性熱，味鹹，歸腎經。
用法用量 一般用量 3~9 克，可研末、入丸、入散、泡酒等。

功效主治

海狗腎具有暖腎壯陽、益精補髓的功效。可以用於治療陽痿精冷、精少不育、陽痿少力、腎氣衰弱、心腹冷痛、虛損、面黑精冷等症。

治病配方

治臍腹冷痛、肌肉消瘦：海狗腎 6 克，天雄、附子、川烏、陽起石、鐘乳粉各 100 克，鹿茸 50 克，朱砂、人參、沉香各 3 克。將以上十味中藥研成細末，加入少許酒，和為丸，如梧桐子大。每服 70 丸，鹽湯送服。（出自《濟生方》膃肭臍丸）

040. 紫河車

別　　名 人胞衣、胎盤等。
性味歸經 性溫，味甘、鹹，歸肺、肝、腎經。
用法用量 一般用量 1.5~3 克，可研末、煎服、入丸、入散等。

功效主治

紫河車是健康產婦娩出的胎盤，具有補腎益精、養血益氣的功效。可以用於治療虛損、羸瘦、咯血氣喘、勞熱骨蒸、遺精等症。有實邪者忌用。陰虛火旺者不宜單用。

治病配方

1. 治貧血：紫河車 30 克，大棗 10 枚，枸杞子 15 克。水煎服，每日 1 劑。有補氣養血的功效。

2. 治產後缺乳：紫河車 50 克。將紫河車研為細末。每次 5 克，每日 2 次，用豬蹄湯送服。

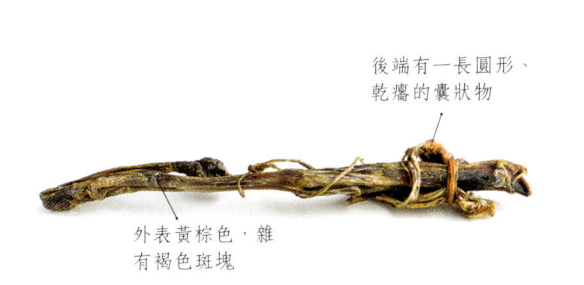

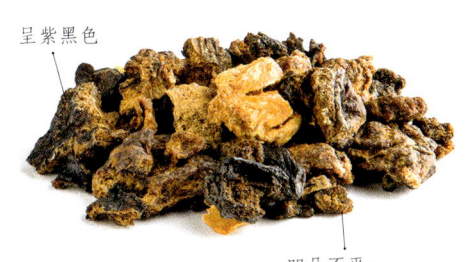

後端有一長圓形、乾癟的囊狀物

外表黃棕色，雜有褐色斑塊

呈紫黑色

凹凸不平，有多數溝紋

第一章 補虛藥

041. 苦瓜子

別　　名 涼瓜子。
性味歸經 性溫，味甘、苦，歸腎、脾經。
用法用量 內服，煎湯，一般用量3~6克。

功效主治

苦瓜子具有益氣壯陽的功效。可以用於治療腎虛、陽痿、遺精、不育症等。

治病配方

治陽痿：苦瓜子6克。水煎服，每日1劑。有溫腎補陽的功效，對於男子陽痿有顯著的療效。

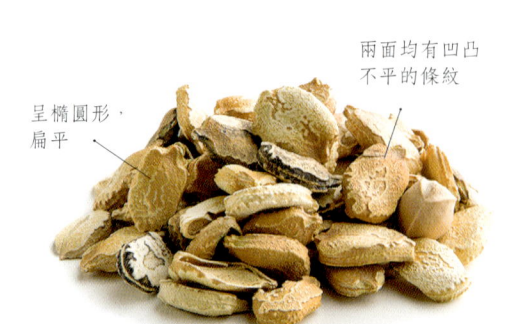

042. 羊紅膻

別　　名 羊洪膻、六月寒。
性味歸經 性溫，味辛、甘，歸心、腎、肺、脾經。
用法用量 一般用量10~15克，可煎服、外用等。

功效主治

羊紅膻具有溫腎助陽、活血化瘀、養心安神、溫肺散寒的功效。可以用於治療陽痿不舉、精少精冷、氣滯血瘀、胸痺心痛、心悸、失眠、胸悶氣短、外感風寒、寒飲咳嗽等症。

治病配方

1 治氣管炎：羊洪膻根9克或全草15克。水煎服。

2 治慢性克山病*：羊紅膻30克，黃精15克。水煎，分2次服用。

* 克山病是一種以心肌病變為主的疾病，1935年首先在中國黑龍江省克山縣被發現。臨床表現主要為慢性充血性心力衰竭，並伴有心悸、氣短、尿少、水腫和腹水等症狀。

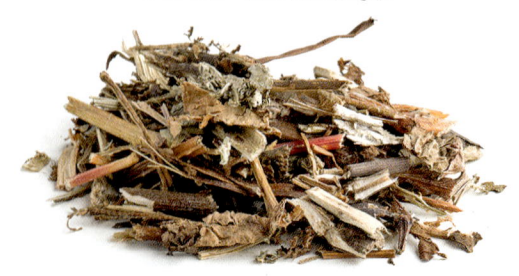

呈橢圓形，扁平

兩面均有凹凸不平的條紋

肺熱咳嗽、陰虛內熱者忌服

043. 鹿角霜

別　　名 無。
性味歸經 性溫，味鹹，歸肝、腎經。
用法用量 一般用量 9~15 克，煎服，或入丸、散等。

功效主治

鹿角霜具有溫腎助陽、收斂止血的功效。可以用於治療脾腎陽痿、食少吐瀉、白帶異常、遺尿、尿頻、崩漏下血、癰疽痰核等。

治病配方

1 治腎寒羸瘦：鹿角霜、肉蓯蓉、附子、巴戟天、花椒各 50 克。將以上五味中藥研成細末，酒煮麵糊為丸如梧桐子大。每服 20 丸，溫酒送服。（出自《聖濟總錄》鹿角霜丸）

2 治小便頻數：鹿角霜、茯苓各等分。將以上二味中藥研成細末，酒糊為丸如梧桐子大。每服 30 丸，鹽湯送服。（出自《梁氏總要方》）

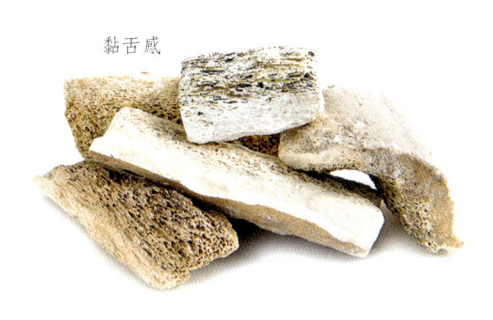

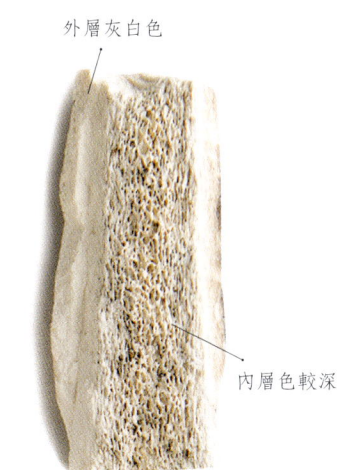

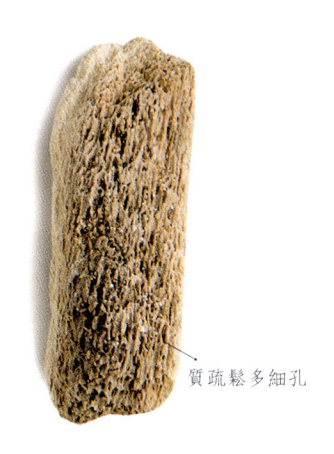

外層灰白色

內層色較深

質疏鬆多細孔

黏舌感

家用養生

入丸：治盜汗遺精

鹿角霜 100 克，炒龍骨、煅壯蛇各 50 克。將以上三味中藥研成細末，酒糊為丸如梧桐子大。每服 40 丸，鹽湯送服。

研末：治夜多小便、膀胱宿冷

鹿角霜適量。研成細末，每日空腹時以溫酒調下 10 克，晚飯前再服。

【補血藥】

本類藥物甘溫質潤，有補血養血的作用。主治血虛證，症狀以面色蒼白或萎黃、唇白、眩暈、耳鳴、心悸怔忡、失眠健忘、月經延期或量少等為主要表現。使用補血藥常配伍補氣藥、補陰藥以增強功效。

044. 當歸

別　　名 秦歸、雲歸、西當歸、岷當歸。
性味歸經 性溫，味甘、辛，歸心、肝、脾經。
用法用量 一般用量 3~15 克，煎服。

斷面黃白色或淡黃棕色

空腔

形成環黃棕色

功效主治

《神農本草經》將當歸列入草部上品。許多傳統的中藥方劑都有當歸，有「十方九歸」之說。被尊為「藥王」、「血中聖藥」。有補血調經、活血止痛、潤腸通便的功效。可用於治療血虛或氣血虧虛引起的面色萎黃、頭昏頭暈、目眩、失眠等；血虛或血瘀導致的月經失調、經痛、閉經、產後腹痛或崩漏下血；血虛腸燥便祕。

治病配方

1 補血養血：當歸、白芍各 9 克，川芎 6 克，熟地黃 12 克。水煎服。若經痛可加香附、延胡索；兼有氣虛者，加人參、黃耆；若血虛有寒者，則加肉桂、炮薑、吳茱萸；若出現崩漏，則加入茜草根、艾葉、阿膠。（出自《仙授理傷續斷祕方》四物湯）

2 治血虛陽浮發熱證：黃耆 30 克，當歸 6 克。水煎服。（出自《內外傷辨惑論》當歸補血湯）

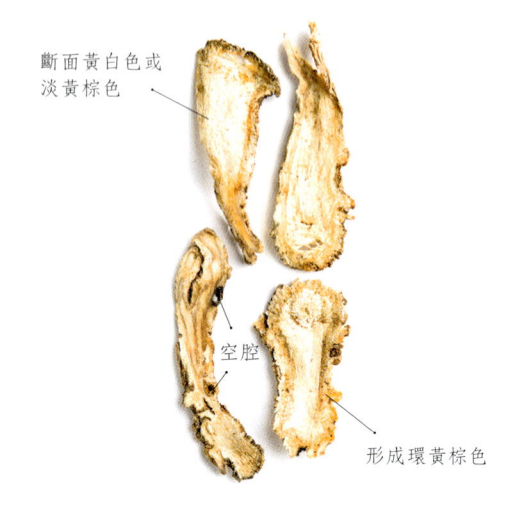

家用養生

煮粥：活血調經

當歸 6 克，白米 50 克，大棗 5 枚。水煎當歸取汁，與白米和大棗一起煮粥。每日早、晚空腹溫熱食，10 天為一個療程，能活血調經。

燉煮：益氣補血

當歸 6 克，黃耆 20 克，豬肝 500 克。將豬肝洗淨切片，放入當歸、黃耆加水適量，燉煮約 1 小時至熟，加鹽、料酒調味，食肝喝湯。有益氣補血的功效。

煮粥：能養血安神

當歸 10 克，桂圓肉 20 克，大棗 10 枚，白米 50 克，紅糖適量。共煮成粥，早、晚食用。能養血安神。

045. 熟地黃

別　　名　熟地。
性味歸經　性溫，味甘，歸肝、腎經。
用法用量　一般用量 5~30 克，煎服。

功效主治

熟地黃*，別名熟地。為玄參科植物地黃的經蒸熟晒乾的塊根。有養血滋陰、補精益髓的功效。生地黃是直接晒乾的塊根，有清熱涼血、養陰生津的功效，常用於血虛諸證、肝腎陰虛諸證，以及溫熱病，如營血證及熱病傷陰、腸燥便祕等。

治病配方

1 治煩熱乾渴、頭痛牙疼、失血等證：生石膏、熟地黃各 15 克，麥冬 10 克，知母、牛膝各 7.5 克。水煎服。（出自《景岳全書》玉女煎）

2 治諸虛不足、腹脅疼痛、失血少氣、發熱、女性經病：熟地黃、當歸各等分。將熟地黃和當歸研成細末，煉蜜為丸，如梧桐子大。每服 20 丸，食前白湯送服。（出自《雞峰普濟方》萬病丸）

家用養生

泡酒：養血滋陰

熟地黃 60 克，500 毫升白酒。將熟地黃浸於酒中，密封浸泡 10 天即可服用。經常服用，能養血滋陰。

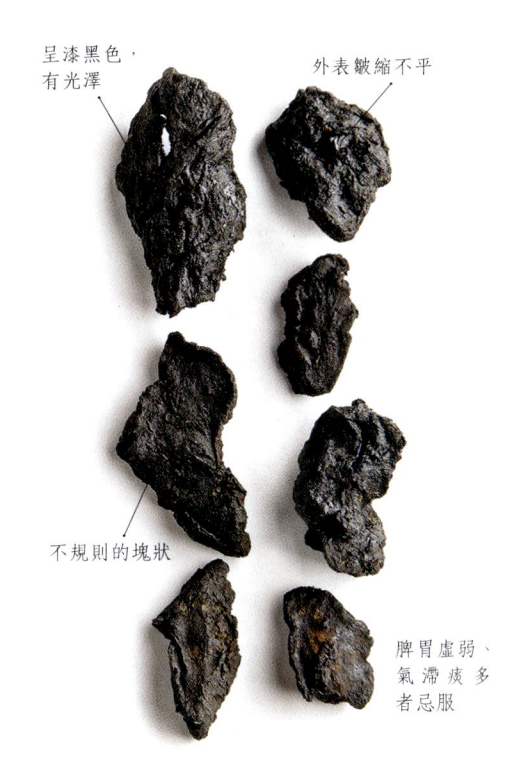

煮粥：治頭暈目鳴、頭髮早白、貧血

熟地黃、何首烏適量。水煎取濃汁。取汁放入適量白米、冰糖，加適量水，同煮為粥。早、晚餐服用，適用於肝腎不足、陰血虧損所致的頭暈目鳴、頭髮早白、貧血等。

煲湯：益氣養陰

熟地黃 15 克，枸杞子 30 克，黃耆 10 克，甲魚 1 隻，鹽適量。中藥裝入紗布袋；甲魚處理乾淨後切塊；甲魚和藥包放入砂鍋內，加水煮熟，加鹽調味即可。長期食用，有益氣養陰的作用。

*　熟地黃是地黃經蒸熟晒乾的塊根。
　　生地黃是地黃的乾燥塊根。
　　鮮地黃是未經乾燥的塊根。

046. 白芍

別　　名 白芍藥。
性味歸經 性微寒，味苦、酸，歸肝、心、腎經。
用法用量 一般用量 5~30 克，煎服。

功效主治

白芍具有養血斂陰、平抑肝陽、柔肝止痛的功效。可以用於治療血虛所致的面色蒼白或萎黃，口唇、指甲淡白等；肝陰不足引起的脅肋隱隱作痛，以及筋脈失養導致的手足攣急作痛；肝陽上亢導致的頭痛頭脹、眩暈耳鳴、情緒急躁。

治病配方

1 治氣血虛弱、胎元不固、胎動不安、滑胎、面色淡白：人參、黃耆、當歸、續斷、黃芩各 3 克，白朮、炙甘草各 1.5 克，川芎、白芍、熟地黃各 2.4 克，糯米一撮，砂仁 1.5 克。水煎服。（出自《古今醫統大全》泰山磐石散）

2 治腸胃燥熱之便祕症：白芍、枳實、厚朴各 9 克，麻子仁 20 克，大黃 12 克，杏仁 10 克。將以上六味中藥研成細末，煉蜜為丸，如梧桐子大。每次 9 丸，每日 2 次，溫水送服；亦可改為湯劑煎服。（出自《傷寒論》麻子仁丸）

斷面灰白色或微帶棕色
呈菊花心狀
呈圓柱形

不能與藜蘆一起服用

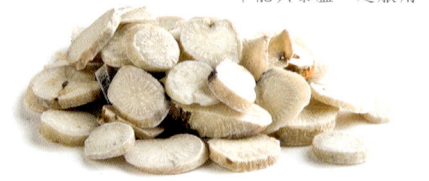

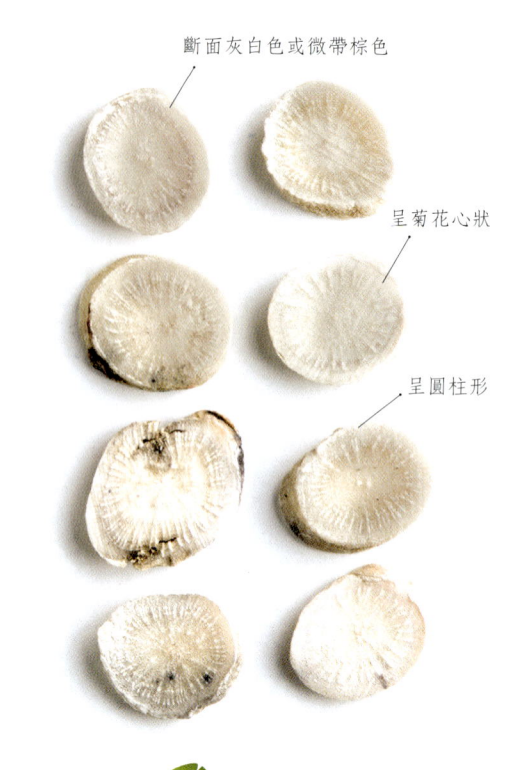

家用養生

研末：治失眠、抑鬱

白芍、炙甘草、炙枳實、柴胡各 3 克。研成細末，白開水調服。每天 1 劑，分 3 次服用。能治療失眠、抑鬱。

煎服：補心血、安心神

白芍、茯苓各 10 克，靈芝 6 克，酸棗仁 15 克，遠志 9 克。水煎取汁，加入適量蜂蜜拌勻後服用。每日 1 劑，可連服 7 天。有補心血、安心神的功效。

煲湯：養陰瀉火

白芍、阿膠各 10 克，雞蛋 2 個。水煎白芍取汁，加入阿膠，去蛋清取蛋黃，加入藥汁中，燒開喝湯。長期食用，能養陰瀉火。

047. 阿膠

別　　名 無。
性味歸經 性平，味甘，歸肺、肝、腎經。
用法用量 一般用量 5~15 克，烊化*服。

黃透如琥珀色或光黑如漆

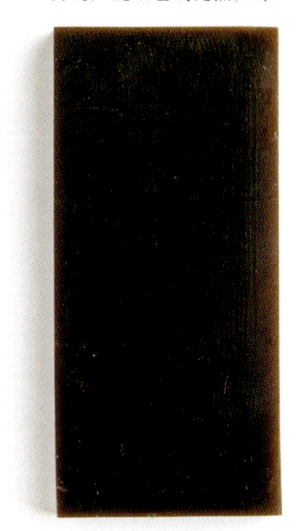

功效主治

阿膠，為驢皮熬成的膠塊。因出自東阿，故名阿膠。為補血佳品，有補血、活血、潤肺的功效。可以用於治療肺燥陰虛所致咽乾、咳嗽痰少或痰中帶血絲；血虛所致面色蒼白或萎黃、頭暈眼花、心悸、失眠。還可止血，特別是出血兼見午後低熱、咽乾口燥或面色蒼白。

治病配方

1 治血虛咳嗽：阿膠、川芎、當歸、白芍、地黃各等分。水煎服。（出自《雜病源流犀燭》阿膠四物湯）

2 治女性產後及崩中傷下血多、虛喘欲死、腹痛下血不止：阿膠、艾葉、芍藥、乾地黃各 9 克，當歸、乾薑、川芎、炙甘草各 6 克。水煎，去渣，分 3 次服用。（出自《千金翼》膠艾湯）

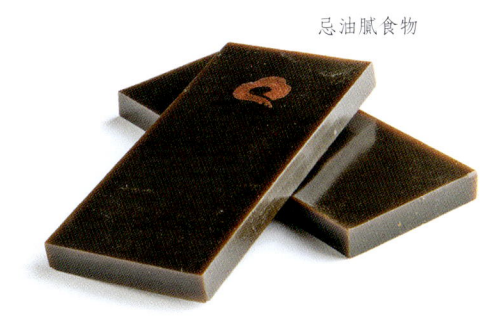

忌油膩食物

家用養生

代茶飲：滋陰養血

阿膠 10 克，蜂蜜 20 克。以開水烊化阿膠，調入蜂蜜，代茶飲。能滋陰養血。

蒸服：潤肺止咳

阿膠、銀耳各 5 克。將銀耳水發洗淨後與打碎的阿膠同放碗中，隔水蒸約 1.5 小時，可加冰糖少許調味。能潤肺止咳。

煮粥：活血養顏

阿膠、凌霄花各 10 克。煎汁，去渣取汁，加糯米適量煮粥。每日食用，能活血養顏。

* 烊化即溶化，是指用水或黃酒將藥物加熱溶化後，用煎好的藥液沖服，也可將藥物放入其他煎好的藥液中加熱溶化後服用。

第一章 補虛藥

048. 何首烏

別　　名 多花蓼、紫烏藤、野苗、交莖、交藤、夜合、桃柳藤、九真藤。
性味歸經 性溫，味苦、甘、澀，歸肝、腎經。
用法用量 一般用量 10~30 克，煎服。

功效主治

傳說昔日何氏曾服用此草藥後白髮變黑，故稱何首烏。有養血、益肝、補腎、治血虛發白的功效。可以用於治療肝腎精虧所致的眩暈耳鳴、腰膝酸軟、遺精、鬚髮早白；久病、年老體弱者之血虛腸燥便祕；血燥生風所致的皮膚瘙癢。本藥一般製用，潤腸通便多生用。

治病配方

1 治骨軟風、腰膝疼、行履不得、遍身瘙癢：何首烏、牛膝各 500 克，白酒 1,000 毫升。將何首烏和牛膝放入白酒中浸泡 7 天，曝乾，研成粉末，煉蜜為丸，如梧桐子大。每日食前酒下 30 丸。（出自《經驗方》）

2 治遍身瘡腫癢痛：防風、苦參、何首烏、薄荷各等分。以上四味中藥研成粗末，每用藥 15 克，水、白酒各一半，煎十沸，熱洗，於避風處睡一晚。（出自《外科精要》何首烏散）

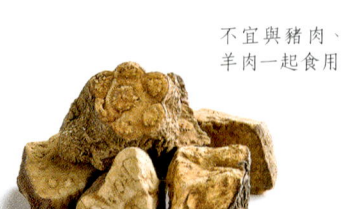

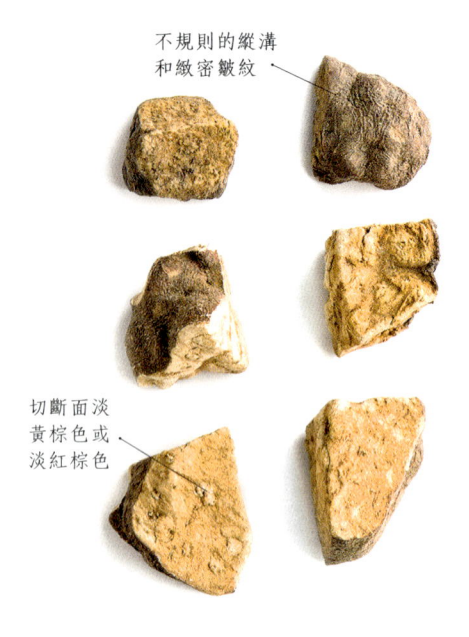

不規則的縱溝和緻密皺紋

切斷面淡黃棕色或淡紅棕色

不宜與豬肉、羊肉一起食用

家用養生

蒸服：治高血壓、血管硬化

何首烏 15 克。隔水蒸熟，每日分 2 次服。能治療高血壓、血管硬化。

煎服：補血養顏

何首烏 20 克，桂圓肉 15 克，大棗 10 枚，紅糖適量。將何首烏、桂圓肉和大棗煎煮 2 次，每次 40 分鐘，合併藥汁後加紅糖適量，分早、中、晚服用。能補血養顏。

煮粥：治心腎陰虛

何首烏 30 克，白米 50 克，大棗 5 枚，紅糖適量。何首烏煎取濃汁，去渣後與白米、大棗加水共煮成粥，加紅糖調味。早、晚溫熱後分服。可治療心腎陰虛。

049. 桂圓肉

別　　名	龍眼肉、亞荔枝。
性味歸經	性溫，味甘，歸心、脾經。
用法用量	一般用量 10~25 克，煎服、生用均可。

功效主治

桂圓肉具有補益心脾、養血安胎、安神定志的功效。可以用於治療心脾兩虛所致面色萎黃、頭暈目眩、氣短乏力等；勞傷心脾導致的心悸、失眠、健忘等。桂圓肉甘溫，吃多了會上火，體內有火、氣滯有痰者忌用，風寒、風熱感冒或發燒等急症者不可食用。

治病配方

1 治脾虛泄瀉：桂圓肉 60 克，生薑 10 克。水煎服。（出自《泉州本草》）

2 治貧血、神經衰弱、心悸怔忡、自汗盜汗：桂圓肉 50 克，蓮子、芡米各等分。水煎服。（出自《食物中藥與便方》）

3 溫補脾胃、助精神：桂圓肉適量，白酒 1,000 毫升。將桂圓肉浸於酒中，密封浸泡 10 天即可服用。常飲數杯。（出自《萬氏家抄方》桂圓酒）

濕熱停滯、內有痰火者忌服

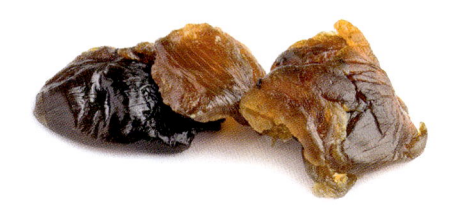

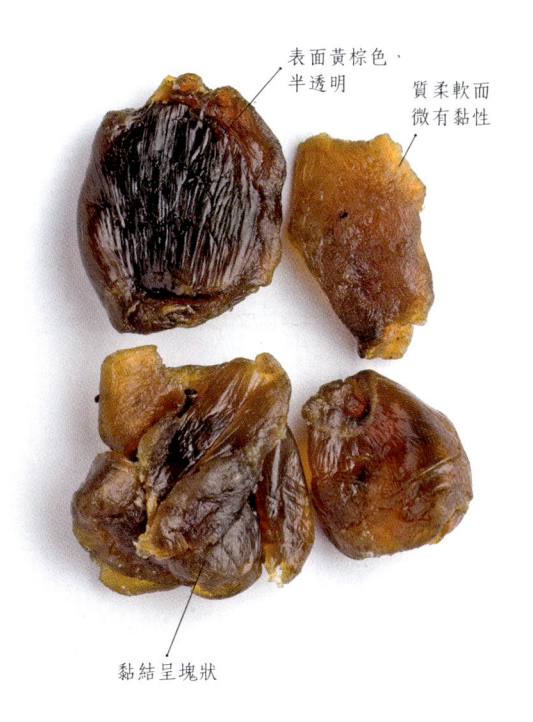

表面黃棕色，半透明
質柔軟而微有黏性
黏結呈塊狀

家用養生

蒸服：安神鎮靜

鮮桂圓各適量。鮮桂圓去殼，去核，放入碗中，加砂糖適量，上鍋，蒸三次後，拌少許砂糖裝瓶隨食，能安神鎮靜。

煲湯：補血安神

桂圓肉 15 克，蓮子、芡米各 20 克。與煲湯食用。每日 2 次。可以補血安神。

泡酒：養血益顏

桂圓肉、當歸各適量，米酒 1,000 毫升。將中藥浸於酒中，密封浸泡 15 天即可飲用。每日少量飲之，可養血益顏。

第一章 補虛藥　65

050. 楮實子

別　　名　紗紙樹、構樹子、殼樹、鹿仔樹。
性味歸經　性甘，味寒，歸肝、腎經。
用法用量　煎服，6~9克，或入丸、入散；外用外敷。

功效主治

滋腎、清肝、明目，主治虛勞、目昏、目翳、水氣浮腫。

治病配方

治女性水濕不化、赤白帶下、淋漓不乾：楮實子90克（焙），川牛膝60克（酒浸，焙乾），川萆薢、山藥、白薑（炮）、川芎各30克。藥材研為末。另取大棗（去皮、核）研為膏，與藥末混合為丸，如梧桐子大。每服40丸，空腹時用米湯送下。（出自《普濟方》）

外表面黃紅色至黃棕色

家用養生

入丸：治目昏、視物不明

楮實子、荊芥穗、地骨皮各等分。一起研為細末，煉蜜為丸，如梧桐子大，每次服用20丸，與米湯一起吃下。能治目昏、視物不明。

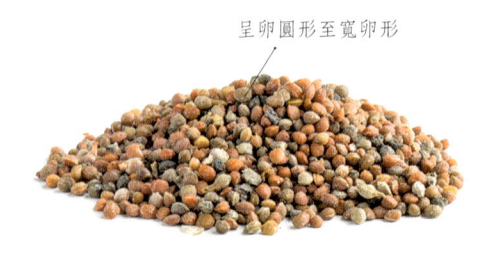

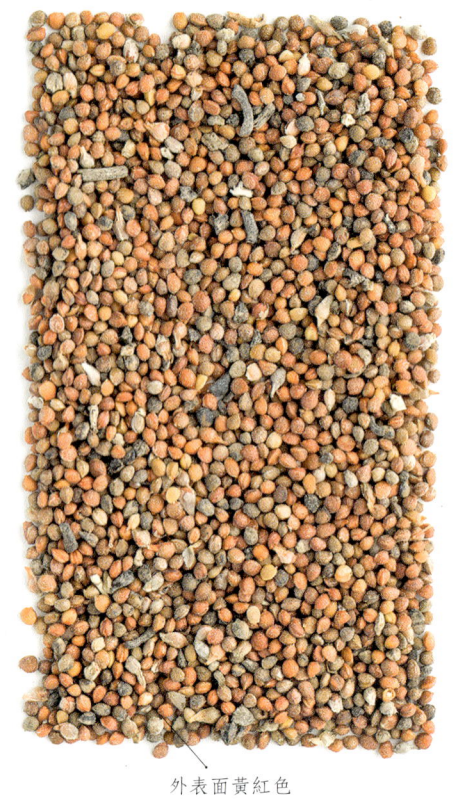

泡酒：補腎壯陽

楮實子（微炒）50克，製附子、川牛膝、巴戟天、石斛各10克，大棗30枚，炮薑、肉桂、鹿茸各5克，白酒1,000毫升。藥材搗碎放紗布袋中，加酒密封。不時晃動，8日後開封，過濾澄清。能補腎壯陽。

呈卵圓形至寬卵形

【補陰藥】

本類藥物以滋養陰液、糾正陰虛的病理偏向為主要作用，常用於治療陰虛證。症狀以五心煩熱或午後潮熱、盜汗、顴紅、消瘦、舌紅少苔等為主要表現。

051. 北沙參

別　　名 萊陽參、海沙參、銀沙參、遼沙參、蘇條參、條參、北條參。
性味歸經 性微寒，味甘、微苦，歸肺、胃經。
用法用量 一般用量4.5~9克，煎服。

呈淡黃白色
形成層環深褐色

功效主治

北沙參是珊瑚菜的根，具有養陰清肺、益胃生津的功效。可以用於治療肺熱燥咳、虛癆久咳、陰傷咽乾、口渴等症。

治病配方

1 治燥火型咳嗽：銀耳10克，百合、北沙參各5克。用清水煎煮2次，合併藥汁，食前加冰糖適量，分早、中、晚服用。有滋陰潤肺、止咳化痰的功效。

2 降血壓：合歡皮、何首烏、熟地黃、麥冬、夜交藤、北沙參、玄參各15克，杭白菊、杭白芍各9克。水煎服，每日1劑，分早、晚服用。

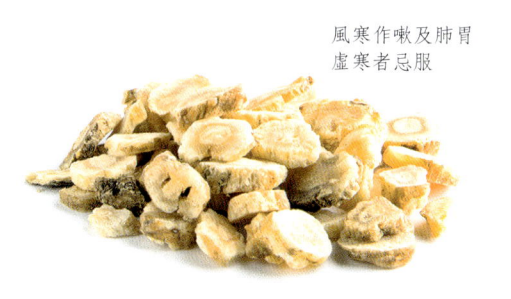

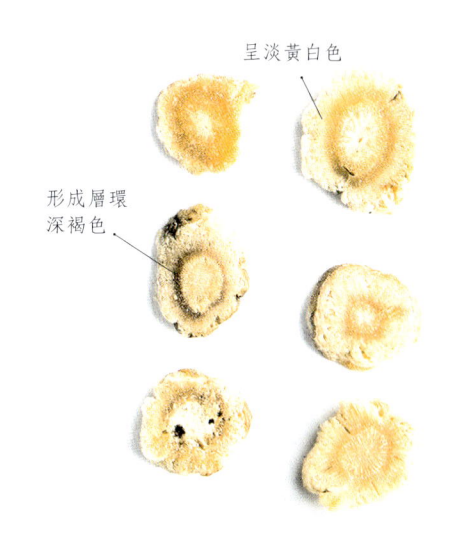

風寒作嗽及肺胃虛寒者忌服

家用養生

泡茶：治胃痛

北沙參、麥冬、石斛各8克。用開水將上述藥材泡茶服用。胃陰虧虛型胃痛者，可每日當茶飲。

煎服：通陽益陰、宣痹散寒

薤白15克，三七粉、北沙參各3克，桂枝9克，黃酒適量。將薤白、三七粉、桂枝、北沙參水煎去渣，用黃酒沖服。每日2次，連服數日。有通陽益陰、宣痹散寒的功效。

煲湯：治陰虛咯血

北沙參、乾百合各30克，鴨肉150克。一起煲湯，鴨肉熟後飲湯食肉。可以治療陰虛咯血。

052. 南沙參

別　　名　沙參、泡參、泡沙參。
性味歸經　性微寒，味甘、微苦，歸肺、胃經。
用法用量　一般用量9~15克，煎服。

功效主治

南沙參是桔梗科植物沙參的根，具有養陰清肺、益胃生津、補氣、化痰的功效。可以用於治療陰虛發熱、肺燥乾咳、肺痿癆嗽、痰中帶血、喉痺咽痛、津傷口渴等症。

折斷面不平坦，似白色
表面黃白色或淡棕色，較粗糙
多裂隙，有鬆泡

治病配方

1 治燥傷肺胃陰分、津液虧損、咽乾口渴：南沙參、麥冬各9克，玉竹6克，甘草3克，冬桑葉、生扁豆、天花粉各4.5克。水煎服，每日2次。有清養肺胃、生津潤燥的功效。久熱久咳者，加地骨皮。（出自《溫病條辨》沙參麥冬湯）

2 治感冒咳嗽、肺熱咳嗽、痰中帶血、胸脅刺痛：南沙參25克，甘草、紫草、拳參各15克。將以上四味中藥研成細末，攪拌均勻，分裝，每袋5克。有解熱清肺、止咳祛痰的功效。口服，每次5克，每日2次，小兒酌減。（沙參四味散）

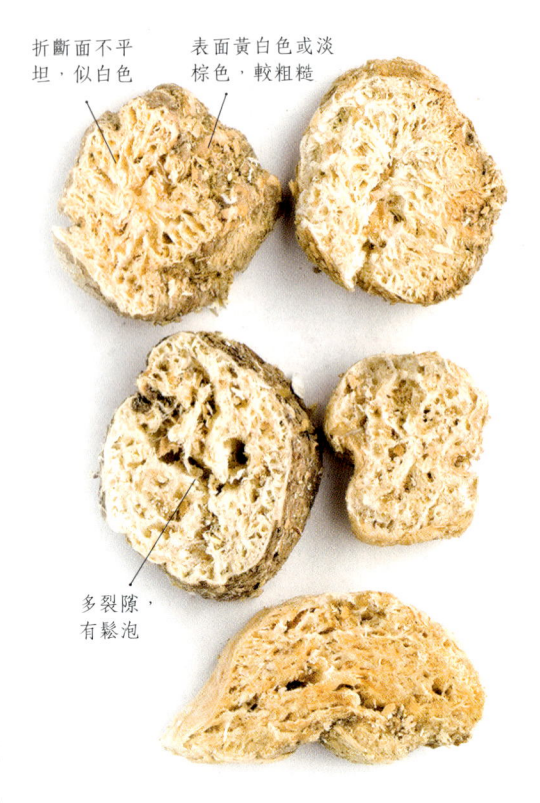

鑑別用藥

中藥	入藥材質	功效	主治
北沙參	珊瑚菜的根	養陰清肺、益胃生津	肺胃陰虛有熱之證
南沙參	沙參的根	養陰清肺、益胃生津、補氣、化痰	氣陰兩傷及燥痰咳嗽

053. 百合

別　　名	強瞿、番韭、山丹、倒仙等。
性味歸經	性微寒，味甘，歸心、肺、胃經。
用法用量	一般用量6~12克，煎服，可蜜炙。

風寒咳嗽、脾胃不佳者忌服

功效主治

百合具有養陰潤肺、清心安神的功效。可以用於治療肺陰虛所致的乾咳、痰少黏白或無痰；陰虛有熱之神經衰弱、癔症，及熱病後體虛；胃陰虛有熱所致的胃脘部隱隱作痛、口燥咽乾、大便乾結等。炙百合潤肺止咳作用更強。

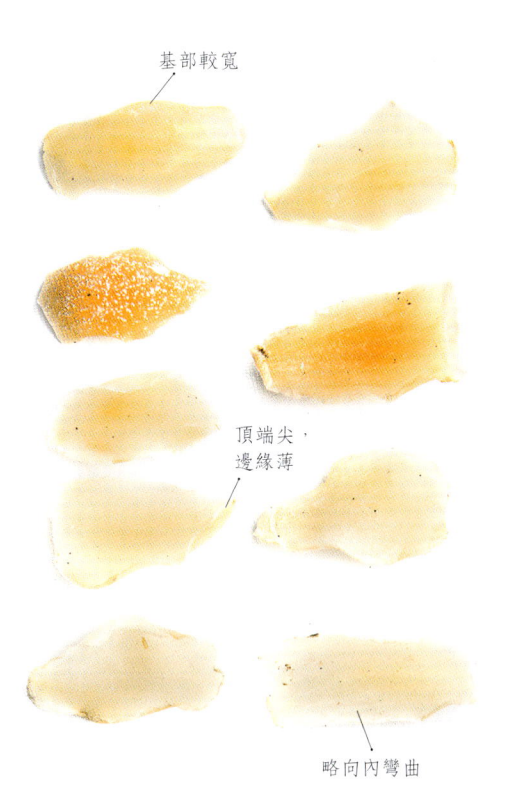

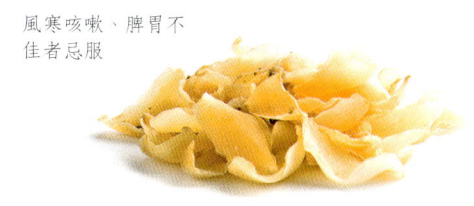

基部較寬
頂端尖，邊緣薄
略向內彎曲

治病配方

1 治胸背有熱、咳嗽咽痛、咯血、惡寒：熟地黃、生地黃、當歸各9克，白芍、甘草各3克，桔梗、玄參各2克，貝母、麥冬、乾百合各4.5克。水煎服。（出自《慎齋遺書》百合固金湯）

2 治神經衰弱、心煩失眠：百合、酸棗仁各15克，遠志9克。水煎服。（出自《新疆中草藥手冊》）

家用養生

代茶飲：清肝明目

百合、菊花各6克，綠茶、薄荷各1克，金銀花5克。所有材料混合後用開水沖泡5分鐘，當茶飲。能清肝明目。

煮粥：滋補肝腎

鮮百合、枸杞子、桂圓肉各10克，大棗5枚，白米50克。藥材洗淨後與白米同煮成粥，早、晚食用。能滋補肝腎。

燉煮：補血養顏

鮮百合、白果各50克，大棗10枚，生薑10克，牛肉300克。將牛肉開水汆後洗淨切片，白果浸泡水中去外膜，大棗去核，生薑去皮，鍋內加清水，燒開後放百合、大棗、白果和生薑，大火煮至百合將熟，加牛肉片煲熟，加鹽調味。能補血養顏。

第一章　補虛藥

054. 麥冬

別　　名	麥門冬、沿階草、書帶草。
性味歸經	性微寒，味甘、微苦，歸肺、胃、心經。
用法用量	一般用量為6~12克，煎服。

表面黃白色或淡黃色

有細縱紋

呈紡錘形，兩端略尖

功效主治

麥冬具有養陰潤肺、益胃生津、清心除煩的功效。可以用於治療胃陰虛所致的舌乾口渴、胃痛、食欲不振等；陰虛肺燥所致的鼻咽乾燥、乾咳痰少；心陰虛所致的心煩、失眠多夢、健忘、心慌等。

治病配方

1 治肺胃陰傷氣逆之肺痿和胃陰不足證：麥冬60克，半夏9克，人參6克，甘草4克，白米50克，大棗12枚。水煎，分3次溫服。（出自《金匱要略》麥門冬湯）

2 治熱傷心營、神煩少寐：水牛角30克，生地黃15克，竹葉心3克，玄參、麥冬、金銀花各9克，丹參、連翹各6克，黃連5克。水煎，分3次溫服。兼痰熱，加竹瀝、天竺黃、川貝母。（出自《溫病條辨》清營湯）

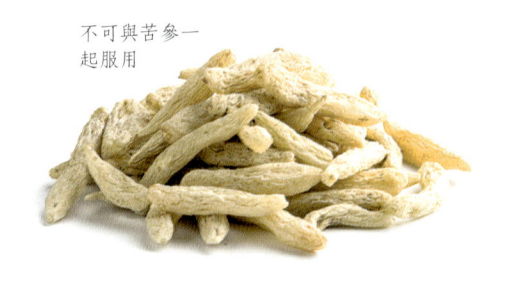

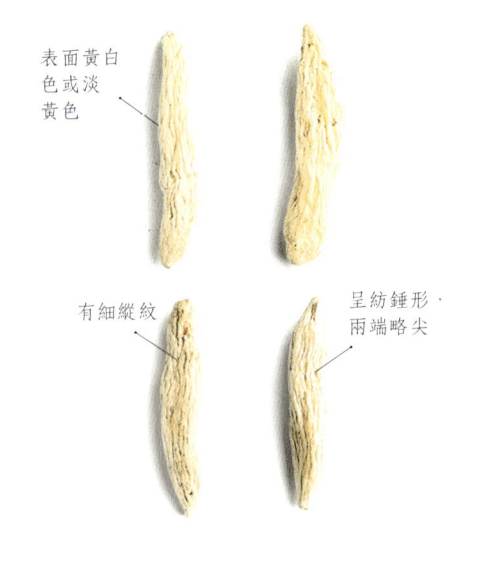

不可與苦參一起服用

家用養生

煮粥：補氣養陰

麥冬、黨參、五味子各10克，白米50克，冰糖適量。將諸藥水煎取汁，與白米加清水適量煮粥，待熟時調入冰糖，再燒開即可。能補氣養陰。

煮粥：益氣補脾、潤燥嫩膚

麥冬15克，鮮山藥100克，蓮子10克，薏仁20克，白米50克，冰糖適量。將麥冬、鮮山藥洗淨，薏仁、白米淘洗乾淨。將所有材料一起放入砂鍋，加清水，先用大火煮開，再改小火煮成粥即可。此粥益氣補脾、潤燥嫩膚。

代茶飲：用於胃熱陰虛證

麥冬、知母各10克，熟地黃、石膏各20克，牛膝30克。水煎當茶飲，常用於胃熱陰虛證的調理。

055. 天門冬

別　　名　天冬、三百棒、絲冬、老虎尾巴根。

性味歸經　性寒，味甘、苦，歸肺、腎、胃經。

用法用量　一般用量為 6～12 克，煎服。

功效主治

天門冬具有養陰潤燥、清肺生津的功效。可以用於治療陰虛肺熱所致燥咳或勞嗽咯血；腎陰不足、陰虛火旺所致潮熱盜汗、遺精、內熱消渴、腸燥便祕等症。

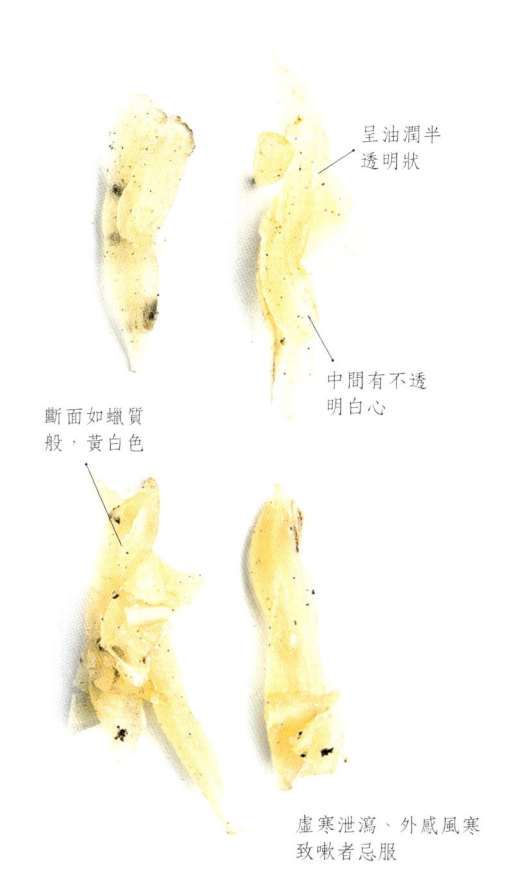

呈油潤半透明狀

中間有不透明白心

斷面如蠟質般，黃白色

虛寒泄瀉、外感風寒致嗽者忌服

治病配方

1 治咳嗽：人參、天門冬、熟地黃各等分。將以上三味中藥研成細末，煉蜜為丸，如櫻桃大，含化服之。（出自《儒門事親》三才丸）

2 治血虛肺燥、皮膚皺裂，及肺痿咳膿血：天門冬適量。洗淨，去心，去皮，細搗，以布濾去粗渣取汁，用砂鍋慢火熬成膏，每次兩茶匙，溫酒送服。（出自《醫學正傳》天門冬膏）

家用養生

代茶飲：適用於上火痰多

天門冬 8 克，綠茶 1 克。將天門冬剪成碎片，放入杯中，與茶葉一起用開水沖泡後，加蓋悶 5 分鐘，每日當茶飲。適用於上火痰多者。

煮粥：養陰潤燥

天門冬、小米、牛腱各 100 克，鹽適量。將小米淘淨，用清水浸泡 2 小時。天門冬洗淨，牛腱洗淨，切條備用。小米、天門冬和牛腱加清水煮熟，加鹽調味即可。能養陰潤燥。

煮粥：潤肺生津

天門冬、麥冬、酸棗仁各 10 克，白米 50 克，蜂蜜適量。酸棗仁微炒，將炒好的酸棗仁與天門冬、麥冬一起加清水煎湯，取汁。白米與藥汁一起煮粥。粥熟後，調入蜂蜜即可。能潤肺生津。

第一章　補虛藥

056. 石斛

別名　林蘭、禁生、杜蘭、金釵花、千年潤、黃草、吊蘭花。
性味歸經　性微寒，味甘，歸胃、腎經。
用法用量　一般用量6~12克，鮮品可用15~30克，可煎服、入丸、入散、熬膏等。

功效主治

石斛具滋陰清熱、益胃生津的功效。可用於治療陰傷津虧、口乾煩渴、食少乾嘔、病後虛熱、目暗不明等症。熱病早期陰未傷者、濕溫病未化燥者禁服。

治病配方

1 治虛勞消瘦：石斛、麥冬、牛膝、杜仲、黨參、枸杞子、白芍各9克，炙甘草、五味子各6克。水煎服。長期服用有保健強身作用。

2 治陰虛目暗、視物昏花：石斛、熟地黃各15克，山茱萸、枸杞子、山藥各12克，白菊花6克。水煎服，每日1劑。有補腎益肝、明目的功效，可治療老年人肝腎不足、兩目昏花、視物模糊等症。

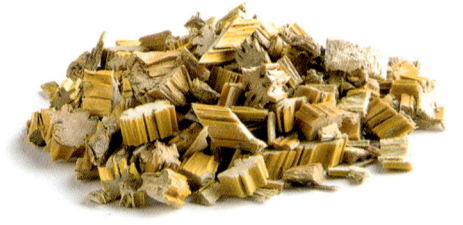

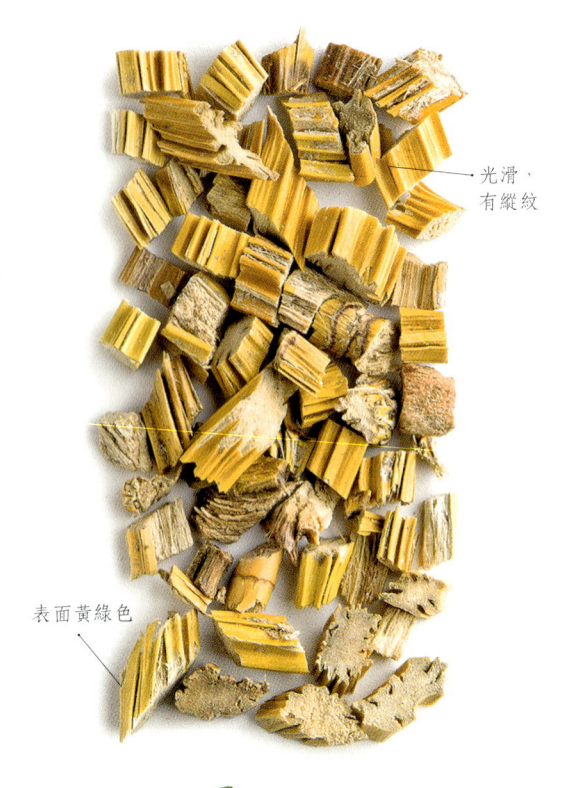

脾胃虛寒者禁服

光滑，有縱紋

表面黃綠色

家用養生

代茶飲：治熱病傷陰

玉竹、北沙參、石斛、麥冬各15克，烏梅5枚。水煎取汁，加冰糖適量調味，代茶時時飲之。可治熱病傷陰，或夏天出汗多引起的口乾思飲、大便乾燥。

煎服：降血壓

石斛30克，桑寄生、羅布麻各9克。水煎服。有防治老年人血壓偏高、動脈硬化、視物不清等作用。

代茶飲：生津養胃、助消化

單用本品適量，水煎代茶服用。可以用於治療胃有虛熱、津液不足、口中乾渴、飲食不香等症。

057. 玉竹

痰濕氣滯者禁服

別　　名	葳蕤、黃芝、萎蕤、葳參、玉朮、竹七根、黃腳雞、山薑等。
性味歸經	性微寒，味甘，歸脾、肺經。
用法用量	一般用量6~12克，煎服。

功效主治

玉竹具有養陰潤燥、生津止渴的功效。可以用於治療陰虛肺燥有熱所致的乾咳少痰、咯血、聲音嘶啞等；胃陰虛有熱之口乾舌燥、消渴、食欲不振；熱傷心陰之煩熱多汗、驚悸等。

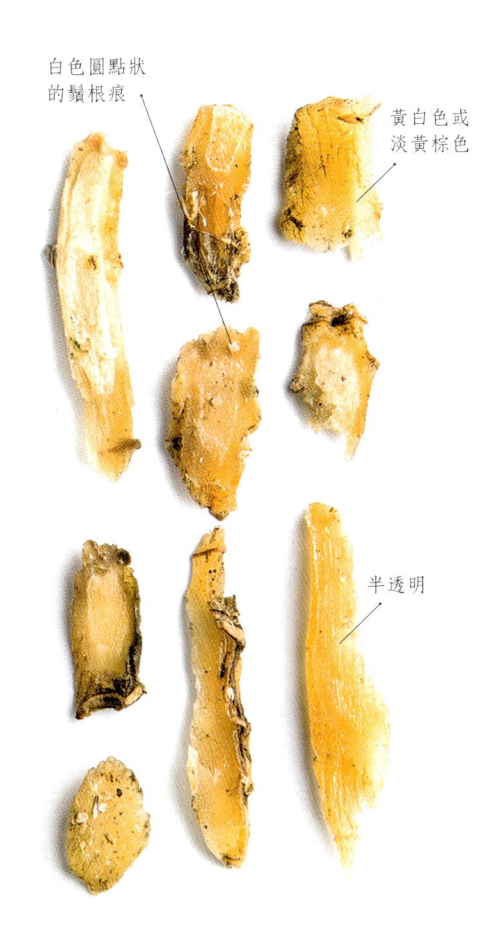

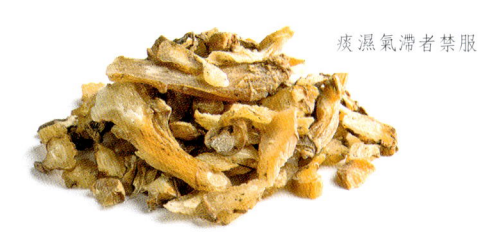

白色圓點狀的鬚根痕

黃白色或淡黃棕色

半透明

治病配方

1 治咳嗽、咽乾痰結：玉竹9克，蔥白6克，桔梗3克，東白薇2克，淡豆豉10克，薄荷4克，炙甘草1.5克，大棗2枚。水煎服。（出自《通俗傷寒論》加減萎蕤湯）

2 治秋燥傷胃陰：玉竹、麥冬各9克，沙參6克，甘草3克。水煎，分2次服用。（出自《溫病條辨》玉竹麥冬湯）

家用養生

煮粥：養陰潤燥

鮮玉竹20克，白米50克。玉竹洗淨去根鬚，切碎，煎取濃汁後去渣。與白米一起加入適量水，共煮為稀粥，可加砂糖調味。有養陰潤燥的作用。

代茶飲：治熱病傷陰

玉竹、北沙參、石斛、麥冬各15克，烏梅5枚，冰糖適量。水煎取汁，加冰糖調味，代茶時時飲之。可治熱病傷陰，或夏天出汗多引起的口乾思飲、大便乾燥。

炒菜：清火、養陰潤燥

玉竹20克，苦瓜300克。加調料適量炒食。能清火、養陰潤燥。

058. 黃精

別　　名　老虎薑、雞頭參、黃雞菜、毛管菜等。
性味歸經　性平，味甘，歸脾、肺、腎經。
用法用量　一般用量 9~15 克，煎服。

功效主治

黃精具有補氣養陰、健脾、潤肺、益腎的功效。可以用於治療肺氣陰兩虛所致的乾咳少痰或久咳乏力；氣陰兩虛導致的面色萎黃、困倦乏力；腎虛引起的早衰、頭暈、腰膝酸軟、鬚髮早白；糖尿病氣陰兩傷引起的口渴、多飲、善饑欲食等。

治病配方

1 壯筋骨、益精髓：黃精、蒼朮各 40 克，地骨皮、柏葉各 50 克，天門冬 30 克，酒麴 10 克，糯米 500 克。先將中藥煎取汁液，再將酒麴和糯米放進藥液中釀酒。不拘時服。（出自《本草綱目》）

2 治肺勞咯血、赤白帶下：鮮黃精根頭 60 克，冰糖 30 克。開水燉服。（出自《閩東本草》）

3 治胃熱口渴：黃精 18 克，熟地黃、山藥各 15 克，天花粉、麥冬各 12 克。水煎服。（出自《山東中草藥手冊》）

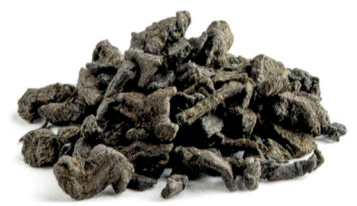

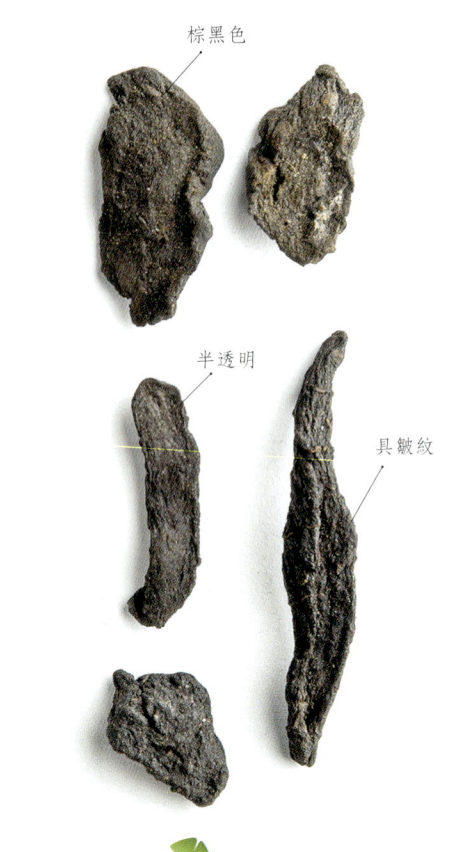

脾虛有濕、咳嗽痰多者忌服

棕黑色

半透明

具皺紋

家用養生

代茶飲：益氣補血

黃精、丹參各 10 克，綠茶 5 克。共研成粗末，用開水沖泡，加蓋悶 10 分鐘後服用，能益氣補血。

燉煮：滋陰補脾

黃精 35 克，豬瘦肉 500 克，小白菜 100 克，胡蘿蔔 1 根，香菇 5 朵，鹽適量。豬瘦肉洗淨切大塊，放入開水中汆去血水，撈出備用。小白菜和黃精洗淨，胡蘿蔔去皮切片，香菇去柄洗淨切瓣。清水燒開，放入豬瘦肉大火煮 20 分鐘，再放入其他所有材料，小火煲 2 小時，加鹽調味即可。能滋陰補脾。

059. 明黨參

別　　名：山胡蘿蔔、明沙參、山花根、土人參等。
性味歸經：性微寒，味甘、微苦，入脾、肺、肝經。
用法用量：一般用量6~12克，煎服、泡茶均可。

功效主治

明黨參具有潤肺化痰、養陰和胃、平肝的功效。可以用於治療氣血兩虛所致的面色萎黃、短氣懶言、頭昏等；肺脾氣虛引起的倦怠乏力、食少、大便溏稀、久瀉脫肛、語聲低微等。

治病配方

1 治胃下垂：明黨參20克，黃耆30克，升麻、柴胡各5克，生薑10克，大棗10枚。用清水煎煮2次，每次半小時。將2次藥汁合併，分為3份，每日早、中、晚各服1次。

2 治貧血：明黨參、當歸、白芍、生薑各10克，熟地黃15克，黃耆20克，大棗7枚。用清水煎煮2次，合併藥汁，分為兩份，早、晚服用。

3 治前列腺增生：明黨參、黃耆、當歸各10克，山藥15克，老母雞1隻。紗布包裹藥材塞入洗乾淨的母雞肚中，將母雞放入砂鍋中，加清水，大火煮開10分鐘，小火慢燉2小時，起鍋時加鹽調味。

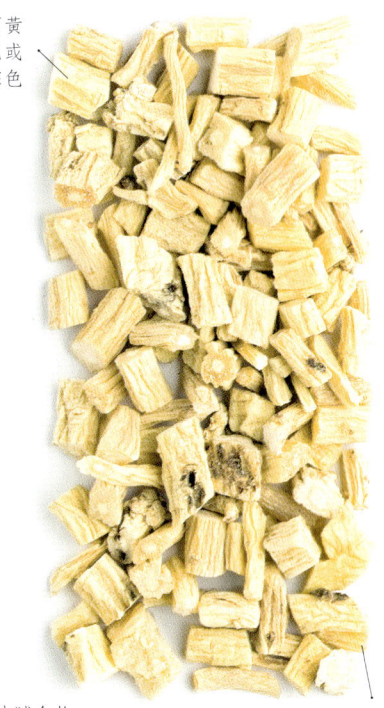

表面黃白色或淡棕色

忌油膩食物

光滑或有縱溝紋

家用養生

代茶飲：提高免疫力

明黨參、炙黃耆各10克，白朮5克，大棗5枚。水煎當茶飲，經常服用，能提高免疫力。

煮粥：健脾益氣

明黨參10克，山藥、薏仁各30克，大棗10枚，白米50克。煮粥食用，能健脾益氣。

燉煮：益氣養血

明黨參10克，當歸5克，大棗10枚，童子雞1隻。童子雞處理乾淨。在雞腹中放入黨參、當歸等，加清水適量，燉煮1~2小時後，放適量調料，食肉喝湯。常服有益氣養血的功效。

060. 枸杞子

別　　名	枸杞子紅實、甜菜子、西枸杞子、狗奶子、紅青椒、枸蹄子等。
性味歸經	性平，味甘，歸肝、腎、肺經。
用法用量	一般用量為 6~12 克，大劑量也可用至 50 克，可煎服、泡茶、泡酒等。

表面鮮紅色至暗紅色

呈橢圓形或紡錘形

略有光澤

功效主治

枸杞子是家喻戶曉的藥食兩宜的中藥材，有滋補肝腎、明目、潤肺的功效。可以用於治療肝腎精虧所致的視力減退、頭暈目眩、腰膝酸軟、遺精滑泄、耳聾耳鳴等；肝腎陰血虧虛引起的視力模糊或視力減退、白內障等。

治病配方

1 治肝腎不足、眼花歧視，或乾澀眼病：熟地黃、山茱萸、茯苓、山藥、丹皮、澤瀉、枸杞子、菊花各適量。煉蜜為丸。（出自《醫級》杞菊地黃丸）

2 治虛勞、下焦虛傷、微渴、便數：枸杞子、人參、當歸、白芍各 50 克，黃精 75 克，接心 1.5 克。搗篩為散。水煎服。（出自《太平聖惠方》構棍子散）

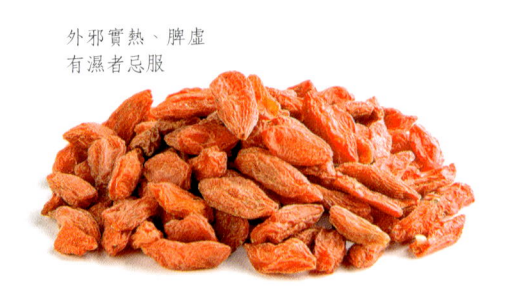

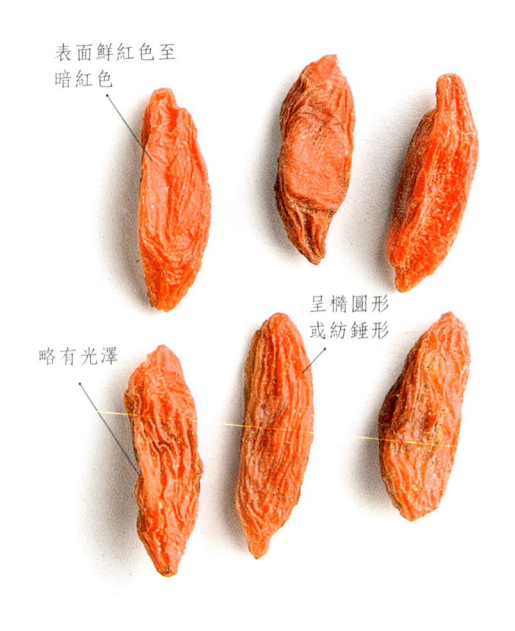

外邪實熱、脾虛有濕者忌服

家用養生

代茶飲：益腎健腦

山楂、枸杞子各 15 克。用開水沖泡，代茶頻飲，益腎健腦。

燉煮：養肝益腎

枸杞子 10 克，羊肝 150 克，調料適量。將羊肝洗淨切片，放入枸杞子，燉煮 1 小時，加調料適量，吃肝喝湯，能養肝益腎。

泡酒：益氣養陰、強健筋骨

枸杞子 100 克，女貞子 50 克，生晒參 20 克，低度白酒 1,000 毫升。將中藥浸於酒中，密封浸泡 30 天即可服用。每日早、晚各服 20~30 毫升。有益氣養陰、強健筋骨的作用。

061. 墨旱蓮

別　　名	旱蓮草、黑墨草、野葵花，水旱蓮、蓮子草、墨斗草、墨菜、墨水草等。
性味歸經	性寒，味甘、酸，歸腎、肝經。
用法用量	一般用量6~12克，可煎服、熬膏、搗汁等。

功效主治

墨旱蓮具有滋補肝腎、涼血止血的功效。可以用於治療牙齒鬆動、鬚髮早白、眩暈耳鳴、腰膝酸軟、陰虛血熱、吐血、鼻出血、尿血、血痢、崩漏下血、外傷出血等症。

治病配方

1 治刀傷出血：鮮墨旱蓮搗爛，敷傷處；乾者研末，撒傷處。（出自《湖南藥物志》）

2 治鼻出血：鮮墨旱蓮一握。洗淨後搗爛絞汁，加適量白酒燉熱，飯後溫服，日服2次。（出自《福建民間草藥》）

3 補腰膝、壯筋骨、強腎陰：冬青子、墨旱蓮各適量。冬青子陰乾，蜜、酒蒸，過一夜，粗袋擦去皮，晒乾為末；墨旱蓮搗汁熬膏，和前藥為丸。睡前酒服。（出自《醫方集解》二至丸）

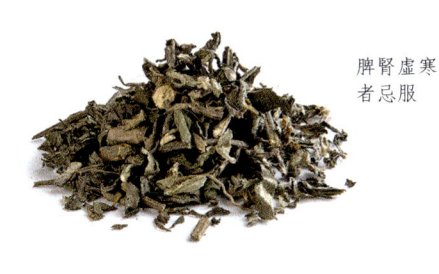

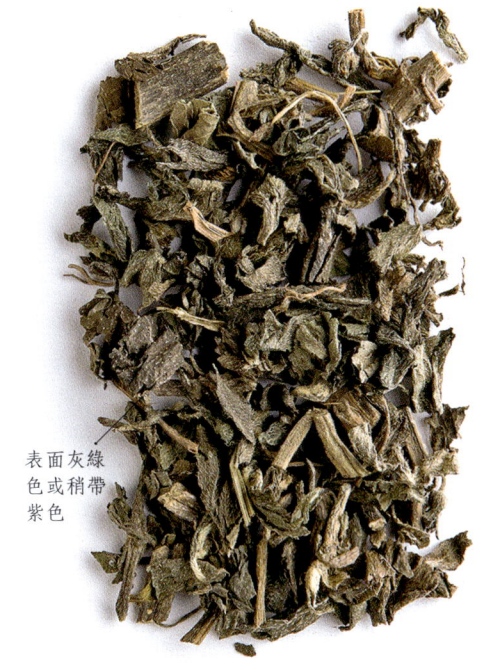

表面灰綠色或稍帶紫色

聞之氣微香，口嘗味淡微鹹

脾腎虛寒者忌服

家用養生

煎服：治熱痢

墨旱蓮50克。水煎服。

煲湯：治赤白帶下

墨旱蓮30克，老母雞1隻，鹽適量。老母雞處理乾淨，放入砂鍋中，加入適量清水，大火燒開，轉小火煲2小時，加鹽調味，喝湯食肉。

沖飲：治痔瘡、肛漏

墨旱蓮一把。用墨旱蓮連根鬚洗淨，搗成泥，以滾酒一杯沖入，飲汁，取渣敷患處。得病者3服即安。

062. 女貞子

別　　名	女貞實、冬青子、白蠟樹子、鼠梓子。
性味歸經	性涼，味甘、苦，歸肝、腎經。
用法用量	一般用量6~12克，煎服。

功效主治

女貞子具有補肝滋腎、清熱明目等功效。可以用於治療肝腎陰虛導致的目暗不明、視力減退、鬚髮早白、腰酸耳鳴、陰虛發熱及老年人大便虛祕等。女貞子清熱，有滑腸作用，大便溏泄者不宜服用。

治病配方

1 治腎受燥熱、淋濁溺痛、腰腳無力、久為下消：女貞子20克，生地黃、龜板各30克，當歸、茯苓、石斛、天花粉、萆薢、牛膝、車前子各10克，淡菜3枚。水煎服。（出自《醫醇賸義》女貞湯）

2 治氣陰兩虛型糖尿病：女貞子20克，五味子10克，西洋參5克。水煎服，時時飲之。

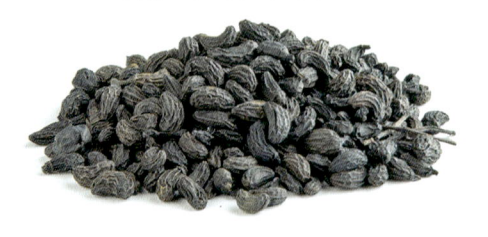

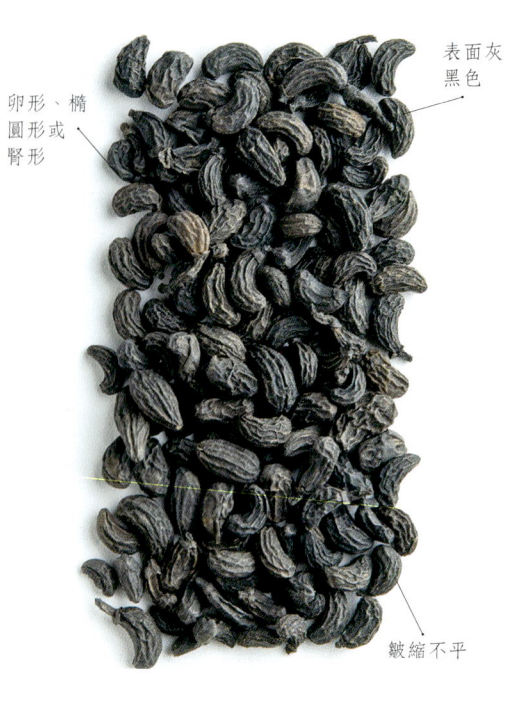

脾胃虛寒、陽虛者忌服

卵形、橢圓形或腎形

表面灰黑色

皺縮不平

家用養生

煎服：滋陰補腎、強腰明目

女貞子15克，枸杞子、熟地黃、黃精各10克。清水煎煮，早、晚服用，有滋陰補腎、強腰明目的功效。

煲湯：補腎烏髮

女貞子40克，黑芝麻30克，豬瘦肉60克。豬瘦肉洗淨切塊，把女貞子、黑芝麻、豬瘦肉放入鍋內，加適量清水，大火燒開後，再用小火煲1小時，可根據口味偏好加一些調料調味。能補腎烏髮。

泡酒：養肝明目

女貞子250克，枸杞子100克，白酒1,000毫升。將女貞子、枸杞子放入白酒中，浸泡15天服用。能養肝明目。

063. 桑椹

別　　名 桑果、桑棗。
性味歸經 性涼，味甘、酸，歸心、肝、腎經。
用法用量 一般用量9~15克，煎服、生吃均可。

功效主治

桑椹具有滋陰補血、生津潤燥、通便的功效。可以用於治療肝腎陰虛所致的頭暈眼花、失眠、鬚髮早白等。桑椹性涼，故脾胃虛寒、大便稀溏者不宜食用。桑椹含糖量高，糖尿病患者應忌食。

治病配方

1 治冠心病：桑椹、黑芝麻各60克，白米50克。洗淨後同放入鍋中搗爛，加適量清水和糖，煮成糊狀服用。每日1劑，可長期服用。

2 治便祕：桑椹、肉蓯蓉各30克，黑芝麻15克，炒枳殼9克。水煎1小時，取汁服用。

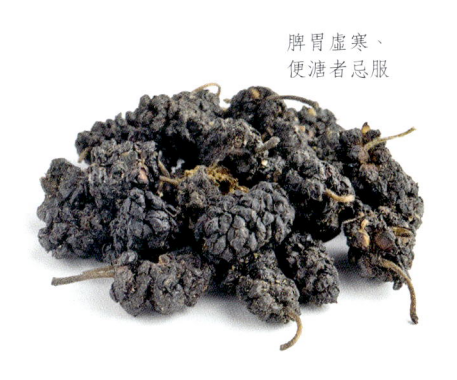

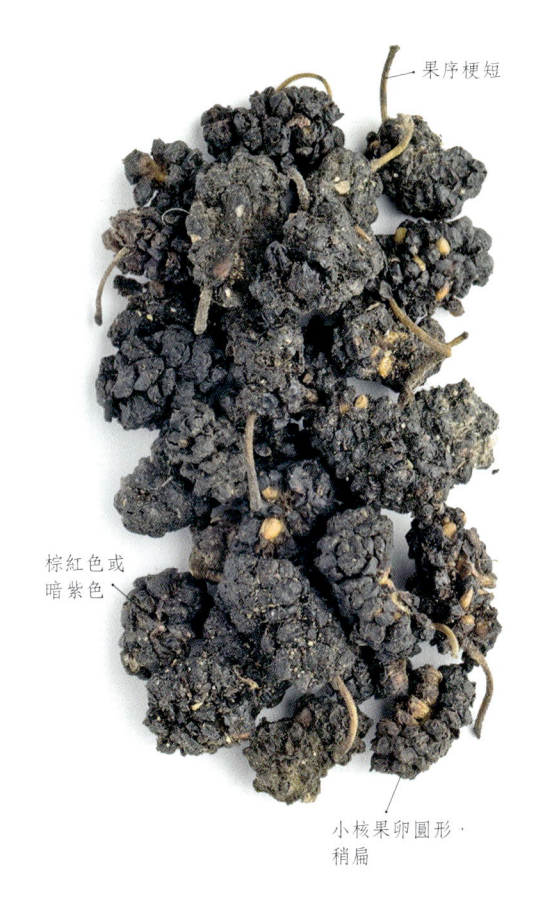

果序梗短

棕紅色或暗紫色

小核果卵圓形，稍扁

脾胃虛寒、便溏者忌服

家用養生

釀酒：補血益腎、聰耳明目

鮮桑椹、糯米各適量。鮮桑椹洗淨搗汁，將藥汁與糯米共同釀成酒。每日適量佐餐食用，可補血益腎、聰耳明目。

煮粥：補腎明目

桑椹、白米、冰糖各適量。先將桑椹浸泡片刻，洗淨後與白米同入鍋內煮粥。粥熟後，加入冰糖，溶化即可，常服可以補腎明目。

第一章 補虛藥 79

064. 黑芝麻

別　　名	胡麻、油麻、巨勝、脂麻。
性味歸經	性平，味甘，歸肝、腎、大腸經。
用法用量	一般用量9~15克，可煎服、入丸、入散等。

功效主治

黑芝麻具有補益肝腎、潤腸通便的功效。可以用於治療精血虧虛、頭暈眼花、鬚髮早白、大便不通、女性乳閉、小兒透發麻疹、老人或體虛者大便乾結等症。黑芝麻有潤腸通便的功效，慢性腸炎、便溏腹瀉者忌用。

治病配方

治血熱、津枯、便祕：五味子125克，葛根、黑芝麻、蜂蜜各250克。葛根和五味子水煎2次，去渣合汁；將炒香的黑芝麻和蜂蜜與藥汁混合置於碗中，隔水蒸2小時，冷卻，裝瓶。每日3次，每次服1茶匙。有補腎養心、涼血止血、潤燥生津的功效。

家用養生

研末：治便祕

黑芝麻、核桃仁、豆漿或牛奶、蜂蜜各適量。黑芝麻炒香研末，核桃仁微炒搗爛，貯瓶內，每次各取1小茶匙，沖入牛奶或豆漿，並加蜂蜜1小茶匙，拌勻服用。

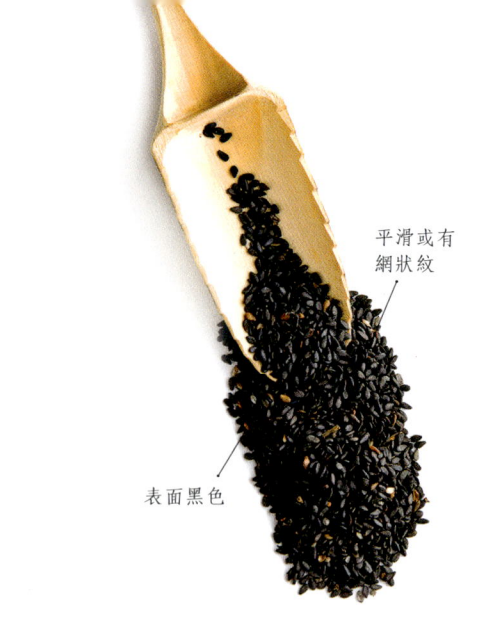

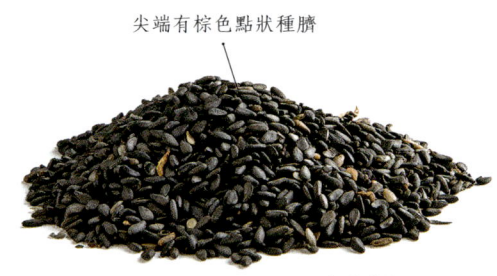

平滑或有網狀紋
表面黑色
尖端有棕色點狀種臍
有油香氣

煲湯：補氣益血、抗衰老、延年益壽

黑芝麻10克，豬瘦肉250克，胡蘿蔔40克，鹽適量。豬瘦肉洗淨切片，胡蘿蔔洗淨切塊。將黑芝麻、豬瘦肉、胡蘿蔔放入鍋中，加入適量清水，大火燒開後小火慢煲50分鐘，放入鹽即可。

煮粥：補氣養血、潤膚養顏

糯米100克，黑芝麻20克，核桃仁80克，甜杏仁15克，牛奶250毫升，冰糖、枸杞子各適量。糯米洗淨，黑芝麻炒至微香，核桃仁搗碎。將所有材料放入鍋內，加入適量清水，大火燒開後轉小火熬至粥熟，加冰糖即可食用。

065. 龜甲

別　　名	龜板、烏龜殼、烏龜板、下甲、血板、燙板。
性味歸經	性寒，味甘，歸肝、腎、心經。
用法用量	一般用量 9~24 克，入湯劑煎，或經砂炒醋淬後用，可煎服、入丸、入散等。

功效主治

龜甲是烏龜的腹甲及背甲，具有滋陰潛陽、益腎強骨、養血補心的功效。可以用於治療陰虛潮熱、驚悸、失眠、健忘、骨蒸盜汗、頭暈目眩、虛風內動、筋骨痿軟等症。

治病配方

治陰虛火旺證：龜甲、熟地黃各 18 克，黃柏、知母各 12 克，豬脊髓適量。將以上四味中藥研成細末，豬脊髓蒸熟，煉蜜為丸，每服 70 丸，鹽湯送服。（出自《丹溪心法》補陰丸）

066. 鱉甲

別　　名	上甲、鱉殼、甲魚殼、團魚殼、團魚蓋、團魚甲、鱉蓋子。
性味歸經	性寒，味甘、鹹，歸肝、腎經。
用法用量	一般用量 9~24 克，入湯劑先煎；或經砂炒醋淬後用，煎服。

功效主治

鱉甲是中華鱉的背甲，具有滋陰潛陽、軟堅散結、退熱除蒸的功效。可以用於治療陰虛發熱、骨蒸勞熱、虛風內動、閉經、癥瘕、久瘧等症。

治病配方

1. 治溫病熱邪久羈下焦、熱深厥甚：鱉甲 24 克，龜甲 30 克，炙甘草、生地黃、白芍各 18 克，麥冬、牡蠣各 15 克，阿膠、麻仁各 9 克。水煎服。（出自《溫病條辨》三甲複脈湯）

2. 治產後受風、泄痢及帶下：鱉甲如手大，當歸、黃連、乾薑各 60 克，黃柏 30 克。將以上五味中藥細切，水煎，去渣，分 3 份，每日早、中、晚各 1 次。（出自《備急千金要方》鱉甲湯）

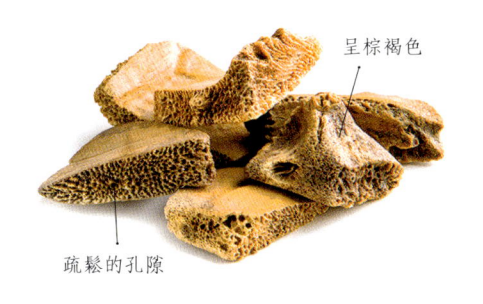

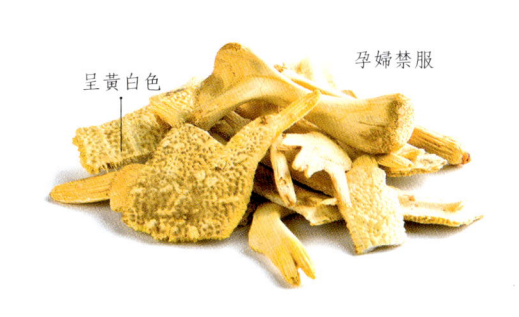

呈棕褐色

疏鬆的孔隙

呈黃白色

孕婦禁服

第一章 補虛藥

067. 黑豆

別　　名	櫓豆、烏豆、枝仔豆、黑大豆、馬料豆等。
性味歸經	性平，味甘，歸脾、腎經。
用法用量	一般用量9~30克，煎服、入丸、入散；外用適量，研末抹或煮汁塗。

功效主治

黑豆具有健脾利濕、補腎益陰、除熱解毒的功效。可以用於治療各種水腫、體虛、中風、腎虛等。凡食物中毒或藥物中毒，均可用黑豆汁與甘草煎湯喝。

治病配方

1 解百藥毒：黑豆30克，甘草10克。水煎，去渣，取汁，溫服。（出自《本草綱目》黑豆甘草湯）

2 治消渴症：黑豆（炒香）、天花粉各等分。研為細末，麵糊為丸。每次15克，每日2次。臨用時，另用黑豆15克，煎湯送服。（出自《普濟方》消渴救治丸）

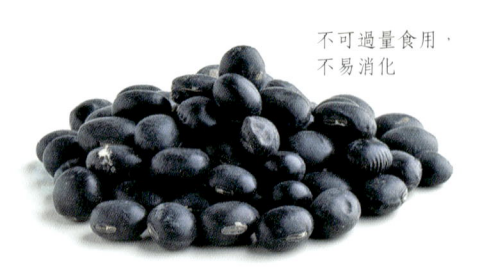

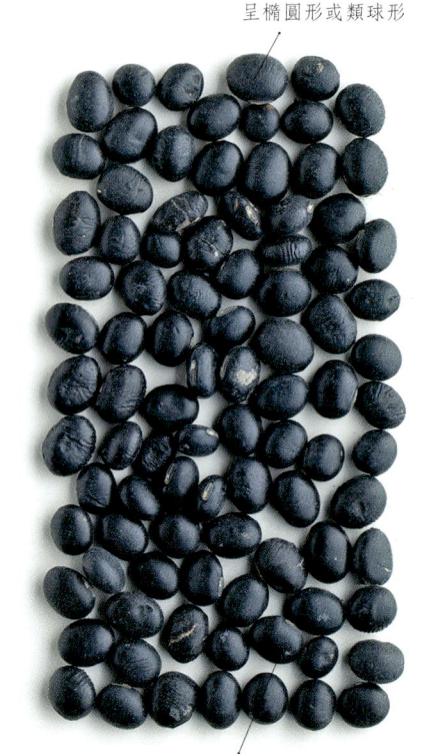

呈橢圓形或類球形

嚼之有豆腥味　　表面光滑或有皺紋

家用養生

泡酒：治眩暈頭痛、虛煩發熱

黑豆250克，黃酒1,000毫升。黑豆炒熟，放入密閉瓷罐中，倒入黃酒，浸泡7日後服用，每天飲一小杯。

打豆漿：降血脂、治風濕、抗衰老

黑豆50克，砂糖適量。先將黑豆浸泡8小時，撈出；接著把黑豆放入豆漿機，加入適量飲用水；啟動豆漿機，10分鐘即可煮熟。飲用前依個人口味添加適量砂糖。

不可過量食用，不易消化

第二章

解表藥

　　表證常見的症狀是惡寒、頭痛、發熱、鼻塞、咳嗽等，多見於一般感冒、流行性感冒、上呼吸道感染、支氣管炎、麻疹、哮喘等疾病。而解表藥能發汗、解熱、鎮痛，所以很多家庭都會備有解表中藥。

　　解表藥分為發散風寒藥與發散風熱藥兩種。如果出現發熱、無汗、惡寒等寒象特徵時，可服用麻黃湯；如果出現不惡風、口渴、咽痛、舌質紅等熱象特徵時，可服用菊花、桑葉、薄荷等做成的茶。解表藥一般不宜用於陰虛發熱、久病體虛及失血的患者，而且煎煮時不宜久煎以免降低藥效。

【發散風寒藥】

本類藥物性味多屬辛溫，辛可發散，溫以祛寒，所以具有發散肌表風寒邪氣的作用。主治風寒表證，症狀以惡寒發熱、無汗或汗出不暢、全身痠痛、鼻塞流涕、舌苔薄白、脈浮緊等為主要表現。

068. 麻黃

別名 龍沙、狗骨、卑相、卑鹽等。
性味歸經 性溫，味辛、微苦，歸肺、膀胱經。
用法用量 一般用量 2~9 克，煎服。

功效主治

麻黃具有發汗散寒、宣肺平喘、利水消腫的功效。可以用於治療風寒表實證，如胸悶咳喘、水腫、風濕痺痛、陰疽、痰核等。①蜜麻黃性溫偏潤，宣肺平喘止咳作用強，多用於表證已解，氣喘咳嗽；②麻黃絨*作用緩和，多用於老人、幼兒及體虛風寒感冒；③蜜麻黃絨作用更為緩和，多用於表證已解而喘咳未癒的老人、幼兒及體虛患者。

呈淡黃綠色

圓柱形

治病配方

1 治頭痛發熱、身疼腰痛、惡風無汗而咳喘：麻黃 9 克，桂枝 6 克，炙甘草 3 克，杏仁 12 克。水煎服。（出自《傷寒論》麻黃湯）

2 治感冒風邪、鼻塞聲重、傷風傷冷、頭痛目眩、咳嗽多痰、胸滿氣短：麻黃、杏仁、甘草各等分。將以上三味中藥研成細末，每次 25 克，水煎服。蓋好被子睡一覺，取微汗為度。（出自《局方》三拗湯）

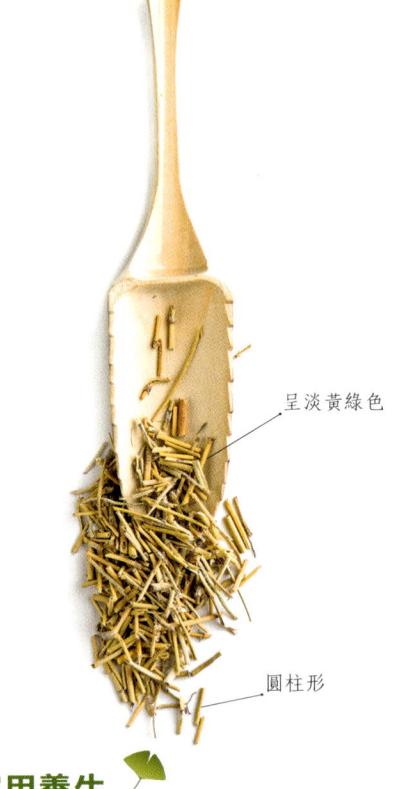

家用養生

製劑：治凍瘡

麻黃、附子、細辛各 25 克，大黃、生薑各 15 克，桂枝 10 克。製成酊劑，用棉花棒蘸藥塗抹患處。

煎服：治四肢疼痛

麻黃 250 克，桂心 100 克。將以上二味中藥研成細末，以酒 1,000 毫升，小火煎湯。不拘時服，以汗出為度。

* 麻黃絨即取麻黃段，碾絨，篩去粉末。

069. 桂枝

別　　名 柳桂。
性味歸經 性溫，味辛、甘，歸心、肺、膀胱經。
用法用量 一般用量 3~9 克，煎服。

功效主治

桂枝具有發汗解肌、溫經通脈、助陽化氣的功效。可以用於治療風寒引起的感冒、腰酸背痛、寒濕痺痛；陽氣不足引起的胸痛、心悸等，以及女子閉經、經痛。熱病高熱、陰虛火旺、血熱妄行者忌用桂枝。

治病配方

1 治風濕相搏、身體疼痛、不能自轉側、不嘔不渴：桂枝 20 克，附子 3 枚，生薑 15 克，大棗 12 枚，炙甘草 10 克。水煎，去渣，溫服，每日 3 服。（出自《傷寒論》桂枝附子湯）

2 治諸肢節疼痛、腳腫如脫、頭眩短氣、噁心欲吐：桂枝 9 克，芍藥 15 克，甘草、麻黃各 10 克，生薑、白朮各 25 克，知母、防風各 20 克，附子 1 枚。水煎，去渣，溫服，每日 3 服。（出自《金匱要略》桂枝芍藥知母湯）

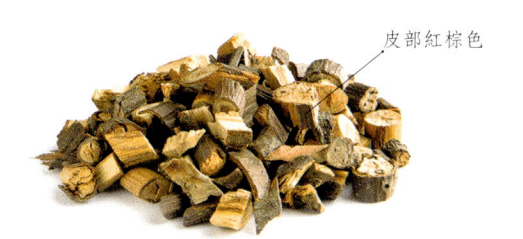

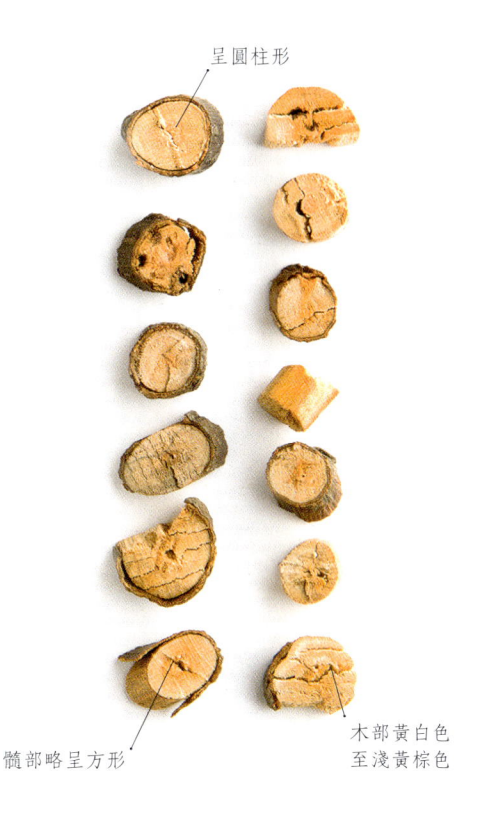

家用養生

煮粥：祛寒補血

桂枝、紅參各 6 克，當歸、甘草各 3 克，大棗 6 枚，白米 50 克，紅糖 20 克。先將中藥用水煎，取藥汁，再用藥汁煮粥，食用前加入紅糖。能祛寒補血。

泡茶：治原發性低血壓

桂枝、甘草、肉桂各 15 克。用開水沖泡，代茶飲。每日 1 劑，對治療原發性低血壓有幫助。

煮湯：治外感風寒，發熱頭痛

桂枝、芍藥、生薑各 9 克，大棗 3 枚，甘草 6 克。水煎，去渣，溫服。可以治療外感風寒、發熱頭痛等症。

070. 紫蘇

別　　名	赤蘇、紅蘇、紅紫蘇、皺紫蘇。
性味歸經	性溫，味辛，歸肺、脾經。
用法用量	一般用量 5~9 克，煎服。

功效主治

紫蘇具有解表散寒、行氣寬中、解魚蟹毒的功效。可以用於治療風寒感冒引起的噁心嘔逆、胸脘滿悶、咳喘痰多、脾胃氣滯、頭痛、魚蟹中毒等。脾虛大便稀薄、腹瀉、氣虛者忌用。陰虛喘咳者慎服。

治病配方

1 治外感風寒、氣郁不舒：紫蘇、香附子各 12 克，炙甘草 30 克，陳皮 60 克。水煎，去渣，熱服，不拘時服，每日 3 服。（出自《太平惠民和劑局方》香蘇散）

2 治七情鬱結、痰凝氣滯之梅核氣證：紫蘇 6 克，厚朴 9 克，茯苓、半夏各 12 克，生薑 15 克。水煎，去渣，分溫 4 服。具有行氣散結、降逆化痰的功效。（出自《金匱要略》半夏厚朴湯）

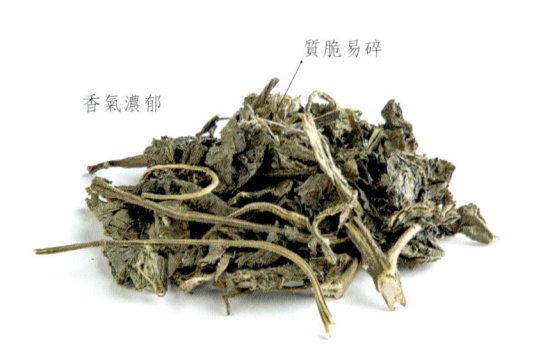

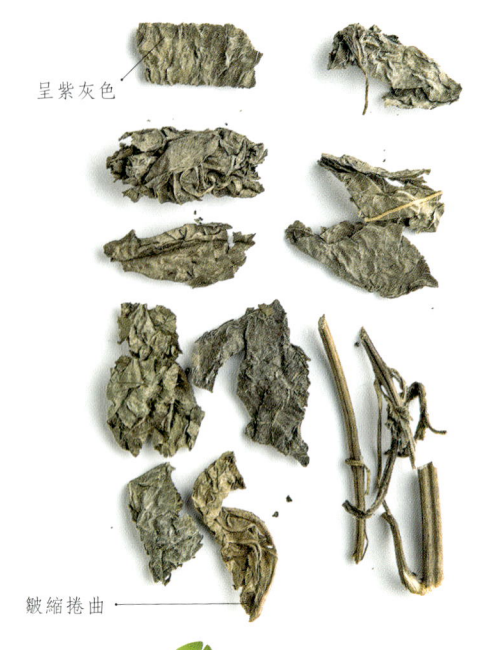

呈紫灰色

皺縮捲曲

香氣濃郁　　質脆易碎

家用養生

涼拌：治感冒、發熱

紫蘇嫩葉 300 克，鹽、醬油、麻油各適量。將紫蘇葉洗淨，用開水汆熟，撈出洗淨，擠乾水分，切段放盤內，加入調料拌勻即成。此菜適用於風寒感冒、惡寒發熱、咳嗽、胸腹脹滿等症。

煮粥：健胃解暑

白米 50 克，紫蘇 15 克，紅糖適量。白米煮稀粥，粥成入紫蘇稍煮，加入紅糖攪勻即成。適用於風寒感冒、咳嗽、胸悶不舒等病症。

代茶飲：增強食欲、助消化

鮮紫蘇葉 10 克，砂糖適量。將紫蘇葉洗淨瀝水，放入杯內用開水沖泡，放入砂糖代茶飲。可增強食欲、助消化、防暑降溫，還可預防感冒、胸腹脹滿等病症。

071. 生薑

別　　名　薑皮、薑、薑根、百辣雲。
性味歸經　性溫，味辛，歸肺、脾、胃經。
用法用量　一般用量3~9克，可煎服、搗汁等。

功效主治

生薑具有解表散寒、溫中止嘔、溫肺止咳的功效。可以用於治療脾胃虛寒、食欲減退、噁心嘔吐、痰飲嘔吐、胃氣不和嘔吐、風寒或寒痰咳嗽，以及風寒感冒、惡風發熱、鼻塞頭痛等症。

治病配方

1 治胃氣不和、嘔噦不安：半夏12克，生薑適量。半夏煎湯取汁，生薑榨汁，將兩種藥汁一起煎沸。分4次服用。有開胃和中的功效。（出自《金匱要略》生薑半夏湯）

2 治咳嗽痰多、噁心嘔吐、心悸：生薑10克，烏梅1個，半夏、化橘紅各15克，茯苓9克，炙甘草4.5克。水煎，去渣，溫服，不拘時服。（出自《太平惠民和劑局方》二陳湯）

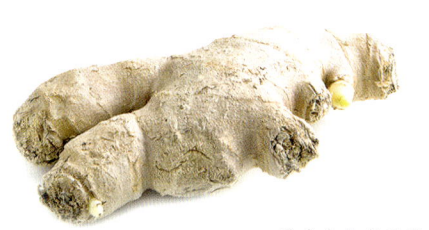

呈灰黃色
肉質肥厚
有辛辣味

陰虛內熱者忌服

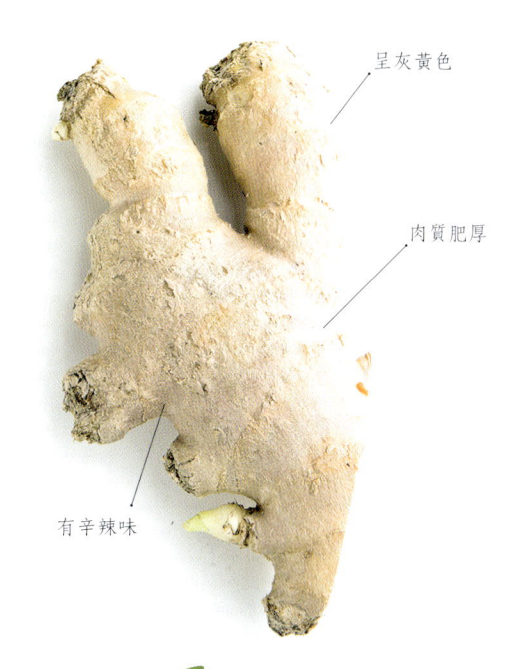

家用養生

泡茶：健脾、補血、助消化

大棗5枚，生薑10克，紅茶1克，蜂蜜適量。將大棗加清水煮熟晾乾，生薑切片炒乾，加入蜂蜜炒至微黃。再將大棗、生薑和紅茶用開水沖泡5分鐘即可。每日1劑，分3次，趁溫熱時服用，吃大棗。常飲有健脾、補血、助消化的功效。

煎服：治風寒咳嗽

生薑10克，杏仁6克，白蘿蔔100克。水煎，去渣，乘溫熱服用，每日1劑。

燉煮：能健脾胃、增進食欲

茯苓、白朮各10克，羊肚250克，蜜棗2枚，生薑、料酒、鹽各適量。加開水，隔水燉至熟爛，去藥渣，加入調料即可。

072. 香薷

別　　名 香茅、香絨、香茸、紫花香茅、蜜蜂草、香草、滿山香、香茹草、石艾等。
性味歸經 性溫，味辛，歸肺、脾、胃經。
用法用量 一般用量 3~9 克，煎服。

功效主治

香薷具有發汗解表、化濕和中、利水消腫的功效。可以用於治療風寒感冒導致的脾胃濕困、發熱、頭痛身重、嘔吐、腹瀉、水腫、小便不利等症。

治病配方

1 治惡寒發熱、頭重身痛、腹痛吐瀉：香薷 5 克，白扁豆、厚朴各 25 克。水煎服，或加酒少量同煎。連吃 2 服，不拘時服。具有祛暑解表、化濕和中的功效。（出自《太平惠民和劑局方》香薷散）

2 治水腫腳氣：香薷 500 克，白朮 210 克。白朮研成細末；香薷濃煎取汁，和朮為丸，如梧桐子大。每次 10 丸，不拘時服，每天 4 次。（出自《外台秘要》香薷朮丸）

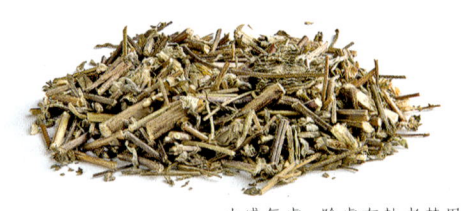

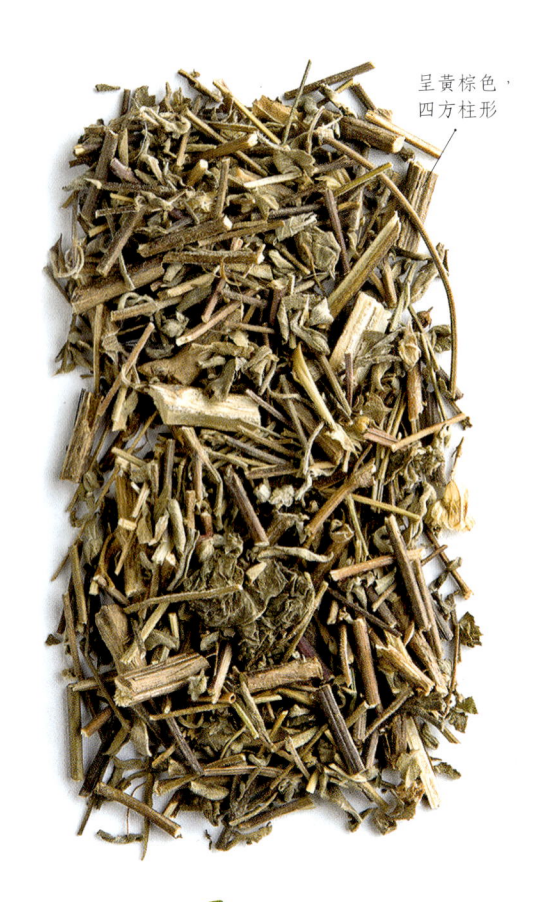

火盛氣虛、陰虛有熱者禁用

呈黃棕色，四方柱形

家用養生

代茶飲：解暑化濕和胃

白扁豆炒黃搗碎，香薷、厚朴剪碎，放入杯中，開水沖泡，蓋好蓋後泡 1 小時，代茶頻飲。

煎服：降血脂

刺五加、香薷各 10~15 克。煎服，每日 2 次，連用 10 天，能降血脂。

煮粥：治水腫、小便不利

香薷 10 克，白米 50 克，砂糖適量。香薷水煎取汁，加入白米煮粥，加砂糖調味即可。有發汗解表、祛暑化濕、利水消腫的功效。

073. 荊芥

別名	香荊薺、線薺、四棱杆蒿、假蘇。
性味歸經	性微溫，味辛，歸肺、肝經。
用法用量	一般用量 4.5~9 克，煎服，不宜久煎。

功效主治

荊芥具有祛風解表、透疹消瘡、止血的功效。可以用於治療感冒、頭痛、麻疹、風疹、瘡瘍初起；炒炭治便血、崩漏、產後血暈。表虛自汗、陰虛頭痛者忌服。

治病配方

1 治療風熱壅肺、咽喉腫痛、語聲不出、如有物哽：荊芥 15 克，桔梗 60 克，炙甘草 30 克。將以上三味中藥研成細末，水煎，去渣，飯後溫服。具有宣肺清熱、解毒消腫的功效。（出自《太平惠民和劑局方》荊芥湯）

2 治瘡腫初起、紅腫疼痛、惡寒發熱：荊芥、羌活、柴胡、前胡、獨活、枳殼、茯苓、防風、桔梗、川芎各 4.5 克，甘草 1.5 克。水煎，去渣，溫服。具有消瘡止痛、發汗解表的功效。（出自《攝生眾妙方》荊防敗毒散）

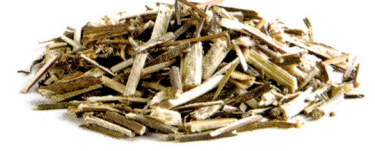

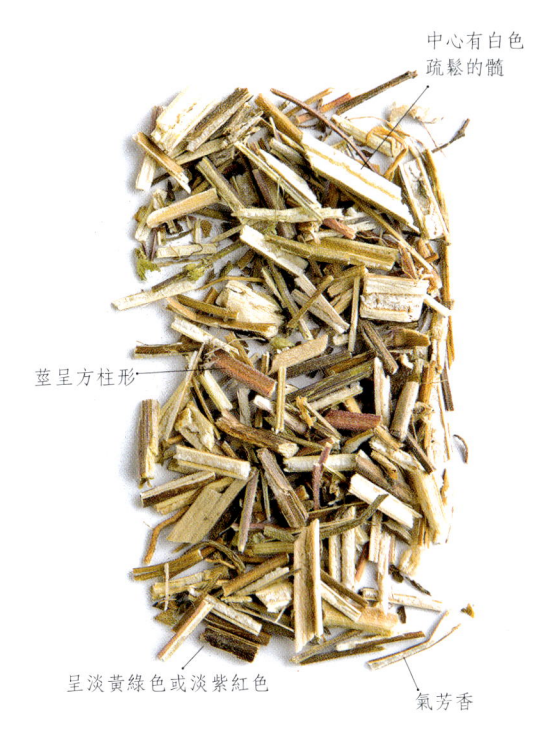

中心有白色疏鬆的髓
莖呈方柱形
呈淡黃綠色或淡紫紅色
氣芳香

家用養生

煎服：治風熱感冒

紫蘇、荊芥各 15 克，大青葉、四季青、鴨跖草各 30 克，水煎服，每日 3 次。

代茶飲：清熱解毒

連翹、牛蒡子各 9 克，荊芥 5 克，砂糖適量。牛蒡子、連翹、荊芥共裝入紗布袋內，加水適量，水煎取汁，加入適量砂糖調味。當茶飲，每日 1 劑。可以治療風疹。

外用：治足癬所致的腳丫濕爛

新鮮的荊芥葉適量。洗淨後搗爛，局部敷，每日 3 次，一般用藥 3~7 日見效。

表虛自汗、陰虛頭痛者忌服

074. 防風

別　　名	銅芸、回雲、回草、百枝、百種。
性味歸經	性微溫，味辛、甘，歸膀胱、肝、脾經。
用法用量	一般用量 4.5~9 克，煎服。

功效主治

防風具有祛風解表、勝濕止痛、止痙的功效。可以用於治療外感風寒、頭痛、目眩、項強、風寒濕痺、骨節酸痛、四肢攣急、破傷風等。

治病配方

1 治風熱拂鬱、筋脈拘倦、肢體焦痿、頭目昏眩：防風、川芎、當歸、白芍、大黃、薄荷葉、麻黃、連翹、芒硝各 9 克，石膏、黃芩、桔梗各 50 克，滑石 150 克，甘草 100 克，荊芥、白朮、梔子各 0.5 克。水煎，去渣，溫服。（出自《宣明論方》防風通聖散）

2 治破傷風及跌打損傷：天南星、防風各等分。將以上中藥研成細末。如破傷風以藥敷貼瘡口，然後以溫酒調下 5 克；如牙關急緊、角弓反張，用藥 6 克，童尿送服。（出自《本事方》玉真散）

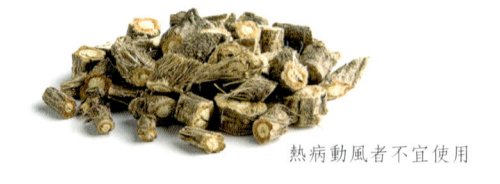

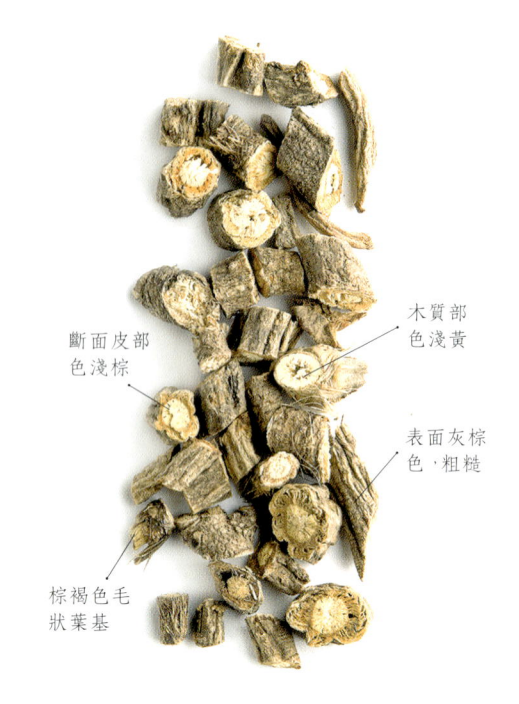

斷面皮部色淺棕
木質部色淺黃
表面灰棕色，粗糙
棕褐色毛狀葉基

熱病動風者不宜使用

家用養生

代茶飲：治過敏性鼻炎

烏梅 10 克，防風 5 克，甘草 1 克。每日 1 劑，開水泡 1 小時後代茶飲。

煮粥：瀉肝補脾、止痛止瀉

陳皮、防風各 6 克，山藥 120 克，白米 50 克，炒白芍 12 克，紅糖適量。將山藥研成粉末，放入炒白芍、陳皮、防風的煎液，再加白米煮粥，調入紅糖服食。

燉煮：固表益氣

防風、焦白朮各 15 克，黃耆 30 克，烏雞 1 隻，鹽適量。烏雞處理乾淨，將上述三味中藥用紗布袋裝好，裝入雞肚內，入鍋加水及鹽適量，燉至雞爛熟即可。

075. 羌活

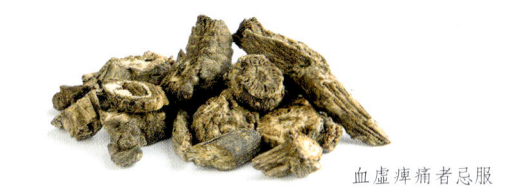

別名　羌青、護羌使者、胡王使者、羌滑、退風使者、黑藥。

性味歸經　性溫，味辛、苦，歸膀胱、腎經。

用法用量　一般用量3~9克，煎服。

血虛痺痛者忌服

功效主治

羌活具有解表散寒、祛風勝濕、止痛的功效。可以用於治療外感風寒、風濕、惡寒發熱無汗、頭痛項強、目昏鼻塞、肢體酸痛、風寒濕痺、水腫腳氣、瘡瘍腫毒、破傷風等症。

治病配方

1 治肩背痛不可轉身、脊痛項強：羌活、獨活各3克，藁本、防風、炙甘草、川芎各1.5克，蔓荊子0.9克。水煎，去渣，食前溫服。（出自《內外傷辨》羌活勝濕湯）

2 治療風濕相搏、身體疼煩、掣痛不可屈伸、身微腫不仁：羌活、附子、白朮、炙甘草各等分。每服20克，水煎，去渣，溫服，不拘時服。（出自《濟生方》羌附湯）

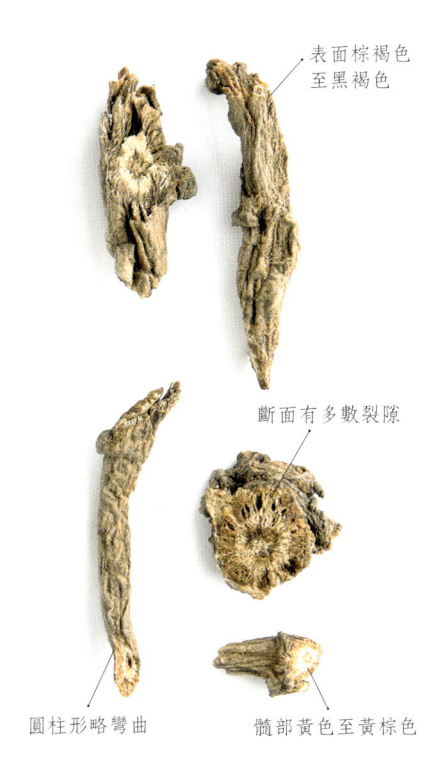

表面棕褐色至黑褐色

斷面有多數裂隙

圓柱形略彎曲

髓部黃色至黃棕色

家用養生

煎服：解表散風

荊芥、防風、人參、羌活、獨活、前胡、柴胡、桔梗、枳殼、茯苓、川芎、甘草各3克。水煎，去渣。飯後1小時服。

泡酒：祛風利濕

羌活、人參、苦參、沙參、丹參、蒼耳子各60克，石榴2,000克，白酒1,000毫升。將石榴搗爛，羌活、人參、苦參、沙參、丹參、蒼耳子切碎後一起裝入紗布袋置於容器中，加入白酒密封浸泡7~14天後，濾汁去渣即成。

煎服：益氣養血、活血通絡

羌活、赤芍、當歸各12克，丹參、葛根、黃耆各18克，桂枝、炙甘草各6克、白芷、地龍各9克，大棗5枚。水煎服，每日1劑。

076. 白芷

別　　名　澤芬、白臣、興安白芷、杭白芷、川白芷、香棒等。
性味歸經　性溫，味辛，歸肺、胃、大腸經。
用法用量　一般用量 3~9 克，可煎服、外用等。

功效主治

白芷具有解表散寒、祛風止痛、通鼻竅、燥濕止帶、消腫排膿的功效。可以用於治療頭痛、牙痛、鼻淵*、腸風痔漏、赤白帶下、癰疽瘡瘍、皮膚瘙癢等症。

治病配方

1 治頭痛及眼睛痛：白芷 20 克，烏頭 5 克。將白芷和烏頭研成細末，每服 10 克，茶調服。患眼睛痛者，先含水，再將藥液滴入鼻中，其效更速。（出自《朱氏集驗醫方》白芷散）

2 治鼻淵：白芷、辛夷、防風各 4 克，蒼耳子 5.1 克，川芎 2.5 克，細辛 3.5 克，甘草 1.5 克。水煎，去渣，連服 4 劑，不拘時服。（出自《瘍醫大全》）

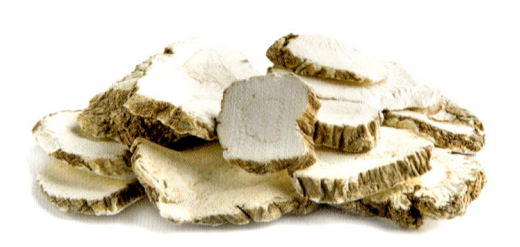

氣虛血熱、陰虛陽亢者禁服

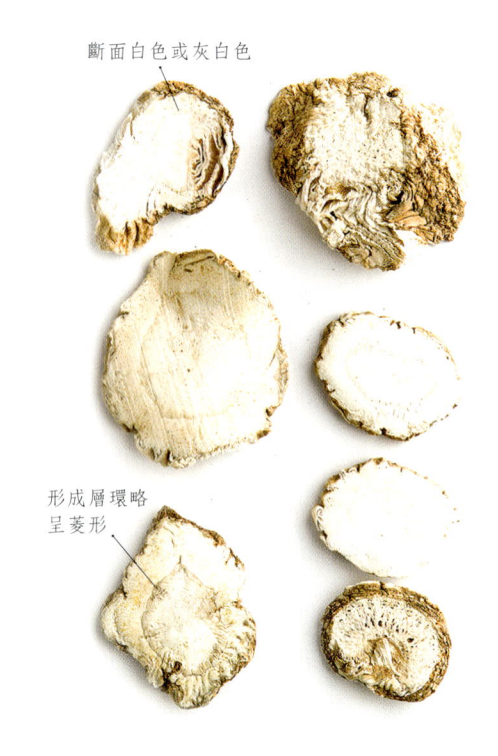

斷面白色或灰白色

形成層環略呈菱形

家用養生

研末：治便祕

當歸、白芷各等分。將當歸、白芷研成細末。每服 6 克，米湯送服。

煲湯：通經活血、滋補肝腎

白芷 15 克，黃耆 12 克，當歸、枸杞子各 8 克，大棗 4 枚，鯉魚 1 條，生薑 5 克。鯉魚處理乾淨，放入鍋中與上述中藥一起煲湯。

煎服：治風熱型頭痛

白芷 5 克，柴胡、升麻各 10 克，細辛 3 克。水煎服，時時飲之。

* 鼻淵是指以鼻流濁涕，如泉下滲，量多不止為主要特徵的鼻病。

92　第二章 解表藥

077. 辛夷

別　　名 林蘭、桂欄、杜蘭、木蘭、紫玉蘭、侯桃、房木、迎春、木筆花、薑樸花等。
性味歸經 性溫，味辛，歸肺、胃經。
用法用量 一般用量3~9克，可外用、煎服，因辛夷有毛易刺激咽喉，煎湯時最好用紗布袋裝好。

功效主治

辛夷是玉蘭花乾燥的花蕾，具有發散風寒、通鼻竅的功效。可以用於風寒頭痛、鼻塞、鼻淵、鼻流濁涕等。

治病配方

1 治鼻淵：辛夷15克，蒼耳子7.5克，白芷30克，薄荷1.5克。將以上四味中藥研成細末。每服6克，用蔥、茶水飯後調服。（出自《濟生方》蒼耳散）

2 治鼻漏、鼻孔中長出一塊：辛夷（去毛）、桑白皮（蜜炙）各12克，梔子3克，枳實、桔梗、白芷各6克。將以上六味中藥研成細末。每服6克，白蘿蔔湯調服。（出自《瘍醫大全》）

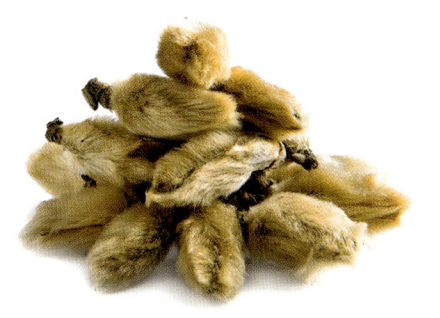

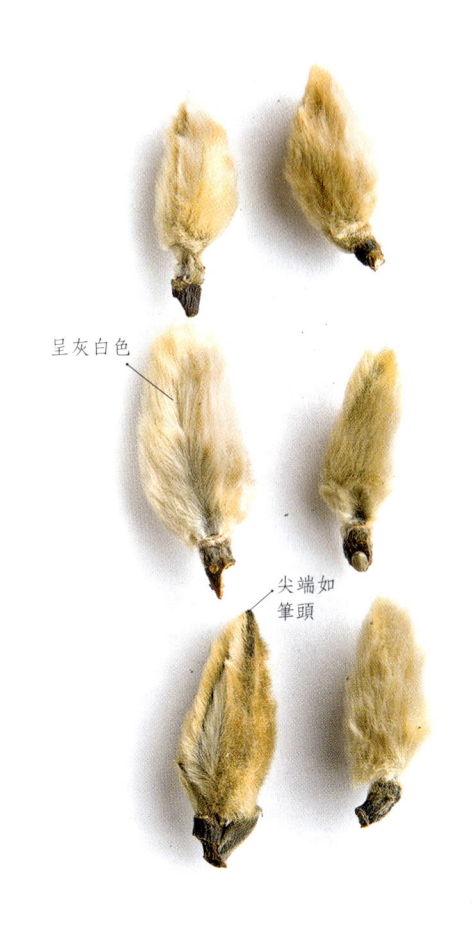

呈灰白色

尖端如筆頭

陰虛火旺者忌服

家用養生

研末：治牙痛

辛夷3克，蛇床子6克，大青鹽1.5克。將以上三味中藥研成細末，塗在疼痛的牙齦上，可以明顯緩解牙痛症狀。

代茶飲：治過敏性鼻炎

辛夷3克。風寒犯肺者，加藿香10克；偏風熱壅盛者，加槐花20克。用開水沖泡，代茶飲。

078. 細辛

別　　名 小辛、細草、少辛、獨葉草。
性味歸經 性溫，味辛，有小毒，歸肺、腎、心經。
用法用量 一般用量 1~3 克，可煎服、入散等。

功效主治

細辛具有解表散寒、祛風止痛、溫肺化飲、通竅的功效。可以用於治療風寒表證、頭痛、牙痛、風濕痺痛、痰飲咳喘、鼻塞、鼻淵、口瘡等症。陰虛陽亢頭痛、肺燥傷陰乾咳者忌用。

治病配方

1 治風寒感冒：細辛、麻黃各 6 克，附子 15 克。附子先下，大火燒開，小火持續 30 分鐘，入細辛，持續 20 分鐘，入麻黃，持續 5 分鐘，去沫取汁。（出自《傷寒論》麻黃附子細辛湯）

2 治頭痛、牙痛、風濕痺痛：獨活、細辛、川芎、秦艽、生地黃、羌活、防風、甘草各適量。水煎服。有風，加荊芥；有寒，加麻黃、桂枝；有暑，加黃芩、石膏；有濕，加蒼朮、白芷；有燥，加石膏、竹葉；火旺，加知母、黃柏。（出自《症因脈治》獨活細辛湯）

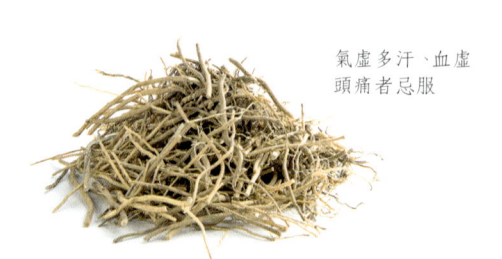

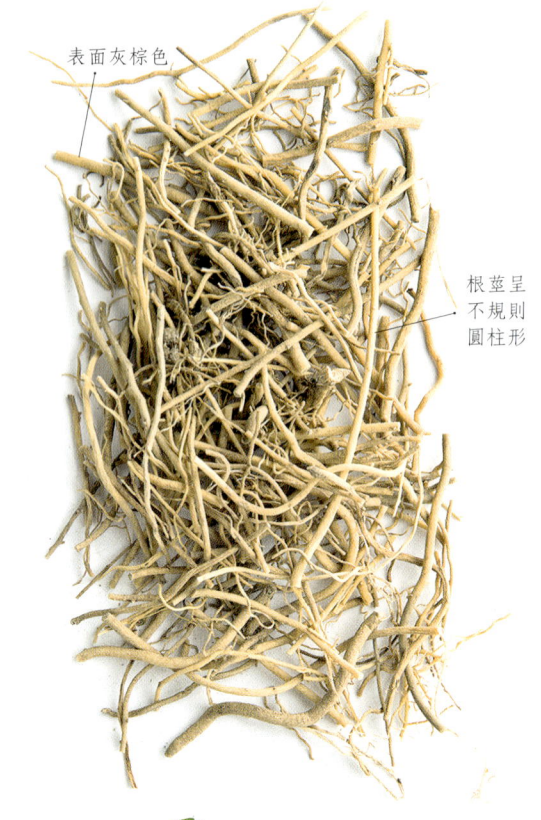

表面灰棕色

根莖呈不規則圓柱形

氣虛多汗、血虛頭痛者忌服

家用養生

泡酒：行氣開鬱、祛風燥濕

細辛、白芍、桑寄生、橘核、川芎、當歸、杜仲、地黃、牛膝、茯苓、防風、甘草各適量，白酒 1,000 毫升。將中藥浸於白酒中，密封浸泡 60 天即可服用。適用於腰酸背痛、老年慢性骨關節炎、關節變形等。

泡茶：治風寒感冒、頭痛鼻塞

細辛、川芎、白芷、羌活、防風、薄荷、荊芥、甘草各等分。將以上八味中藥研成細末。每次 6~10 克，開水沖泡或水煎代茶飲用，每日 3 次。

079. 藁本

別　　名 鬼卿、地新、山芷、蔚香、微莖、蒿板等。
性味歸經 性溫，味辛，歸膀胱經。
用法用量 一般用量3~9克，可煎服、入丸、外用等。

功效主治

藁本具有祛風散寒、除濕止痛的功效。可以用於治療風寒感冒、風寒濕之肢節痺痛等症。因藁本辛溫香燥，凡陰血虧虛、肝陽上亢、火熱內盛之頭痛者忌服。

治病配方

1 治偏正頭痛、鼻塞、頭風、遍身瘡癬、手足頑麻：藁本、川芎、細辛、白芷、甘草各3克。將以上五味中藥研成細末，入煆*好的石膏末500克，水和為丸，如梧桐子大。每服10丸，飯後薄荷茶送服。（出自《普濟方》白龍丸）

2 治胃痙攣、腹痛：藁本15克，蒼朮9克。水煎，去渣，早、晚2次服用。（出自《新疆中草藥手冊》）

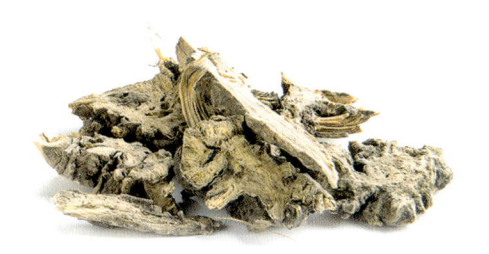

呈黃白色至淺棕色
斷面略呈纖維狀
下陷呈空洞狀

血虛頭痛忌服

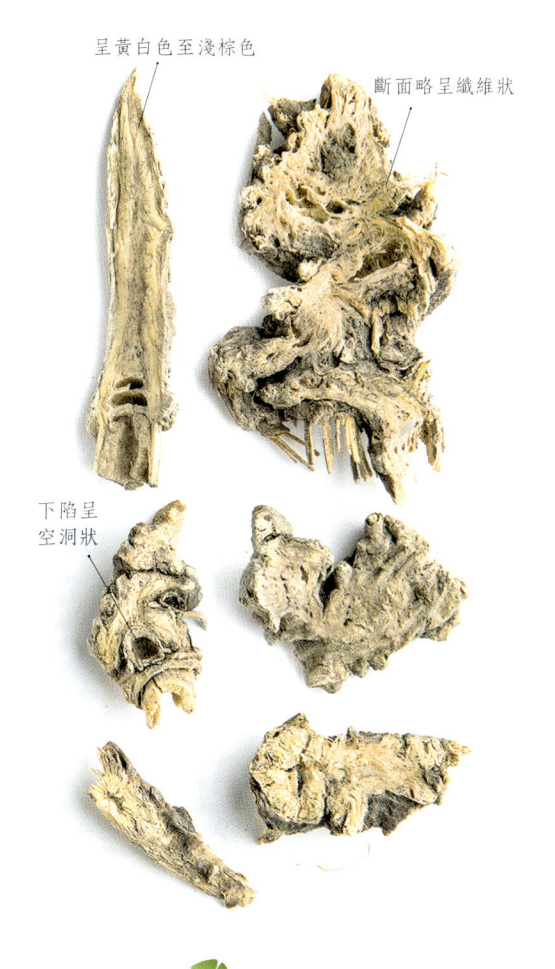

家用養生

泡澡：治疥癬

藁本適量。煎湯，去渣，用藥汁泡澡，每天1次。

乾洗：去頭皮屑

藁本、白芷各等分。將以上中藥研成細末，睡前摻進頭髮內，次日梳洗，可明顯減少頭皮屑。

* 煆是指將藥物用猛火直接或間接煆燒，使質地鬆脆，易於粉碎，便於有效成分的煎出，以充分發揮療效。

080. 蒼耳子

別　　名 牛蝨子、胡寢子、棉螳螂、蒼子、餓蝨子、蒼棵子、蒼浪子、老蒼子等。

性味歸經 性溫，味辛、苦，歸肺經。

用法用量 一般用量3~9克，可煎服、入丸、入散等。

功效主治

蒼耳子具有發散風寒、通鼻竅、祛風濕、止痛的功效。可以用於治療風寒頭痛、鼻淵流涕、風疹瘙癢、濕痺拘攣等症。血虛頭痛者不宜服用。過量服用易致中毒。

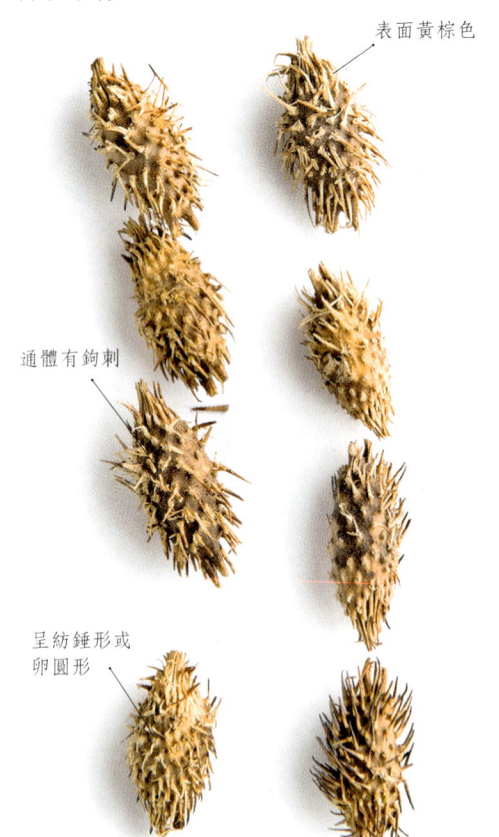

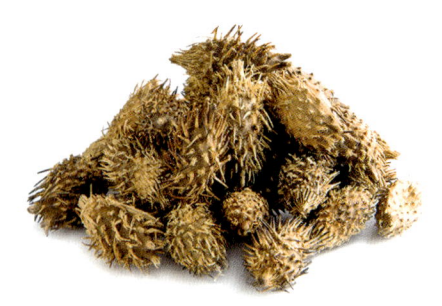

血虛頭痛、痺痛者忌服

表面黃棕色
通體有鉤刺
呈紡錘形或卵圓形

治病配方

1 治風濕痺、四肢拘攣：蒼耳子9克。將蒼耳子研成細末，水煎，去渣，溫服。（出自《食醫心鏡》）

2 治鼻流濁涕不止：辛夷15克，蒼耳子7.5克，白芷30克，薄荷葉1.5克。將以上四味中藥研成細末。每服6克，用蔥、茶水飯後調服。（出自《濟生方》蒼耳散）

3 治大麻風：蒼朮500克，蒼耳子120克。將以上中藥研成細末，和米飯搓為丸。每日3次，每服6丸。忌房事3月。（出自《洞天奧旨》）

家用養生

研末：治疗瘡惡毒

蒼耳子15克，黃酒適量，雞蛋1個。蒼耳子微炒為末，黃酒沖服；並用雞蛋液清塗患處，疔根拔出。

煮粥：治目睹、耳鳴

蒼耳子3克，白米50克。蒼耳子搗爛，水煎，取汁，和白米一起煮粥食用。

081. 蔥白

別　　名	鹿胎、萊伯、四季蔥、和事草、大蔥等。
性味歸經	性溫，味辛，歸肺、胃經。
用法用量	一般用量3~9克，可煎服、外用等。

白色半透明

呈圓柱狀

功效主治

蔥白具有發汗解表、散寒通陽的功效。可以用於治療風寒感冒輕症、癰腫瘡毒、痢疾脈微、寒凝腹痛、小便不利，以及陰盛格陽等病症。對感冒、風寒、頭痛、陰寒腹痛、蟲積內阻、痢疾等有較好的治療作用。

治病配方

1 治外感風寒、惡寒發熱、頭痛、鼻塞、咳嗽：蔥白15克，淡豆豉30克。煎湯，趁熱服。蔥白配以宣散解表的豆豉，能增強發汗解表作用。（出自《補缺肘後方》蔥豉湯）

2 治手足厥逆、下利、脈微、面赤：附子15克，乾薑6克，蔥白50克。水煎，去渣，溫服。白通湯具有破陰回陽、宣通上下的功效。（出自《傷寒論》白通湯）

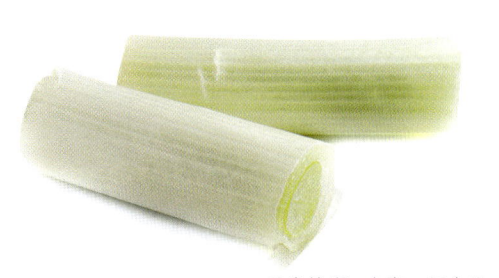

忌與蜂蜜、大棗一起食用

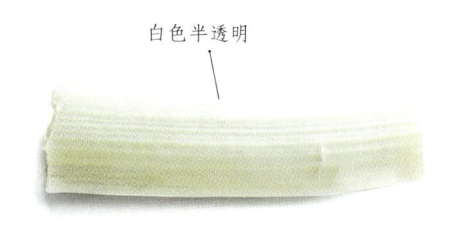

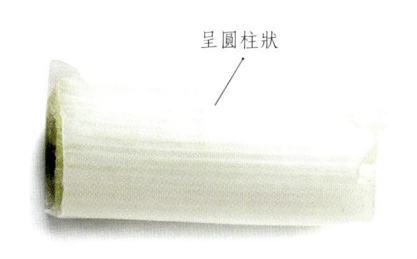

家用養生

搗汁：治乳癰初起

蔥白120克，紅糖適量。搗爛取汁，每次服2~3勺，也可加適量紅糖，用開水溶化，攪拌均勻服用。

煮粥：治赤白下痢

蔥白25克，薤白15克，白米50克。加水煮粥，空腹食用。

燉煮：補血消腫、通乳

蔥白120克，豬蹄1隻，鹽適量。豬蹄處理乾淨，斬塊，放入砂鍋，加入適量清水和蔥白一起燉煮2小時，食用前加鹽調味即可。適用於血虛體弱、形體浮腫、瘡瘍腫痛、女性產後乳少等症。

082. 鵝不食草

別　　名	石胡荽、野園荽、地芫荽、雞腸草、沙飛草、大救駕、三節劍、通天竅、地楊梅、三牙鑽、蚊子草等。
性味歸經	性溫，味辛，歸肺、肝經。
用法用量	一般用量 6~10 克，可煎服、外用等。

功效主治

鵝不食草具有發散風寒、通鼻竅、止咳、解毒的功效。可以用於治療風寒感冒、頭痛、鼻淵、鼻息肉、咳嗽、喉痺、耳聾、目赤翳障、瘧疾、風濕痺痛、跌打損傷、腫毒、疥癬等症。

治病配方

1 治目病腫脹紅赤、鼻塞、頭痛：鵝不食草 10 克，青黛、川芎各 5 克。將以上三味中藥研成細末。嘴裡噙滿水不下嚥，吸少許藥末入鼻內，以淚出為度。（出自《原機啟微》搐鼻碧雲散）

2 治脾寒瘧疾：鵝不食草適量。搗汁半碗，入酒半碗，一起食用。（出自《瀕湖集簡方》）

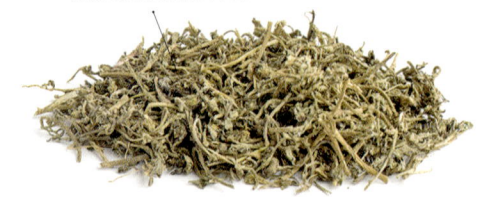

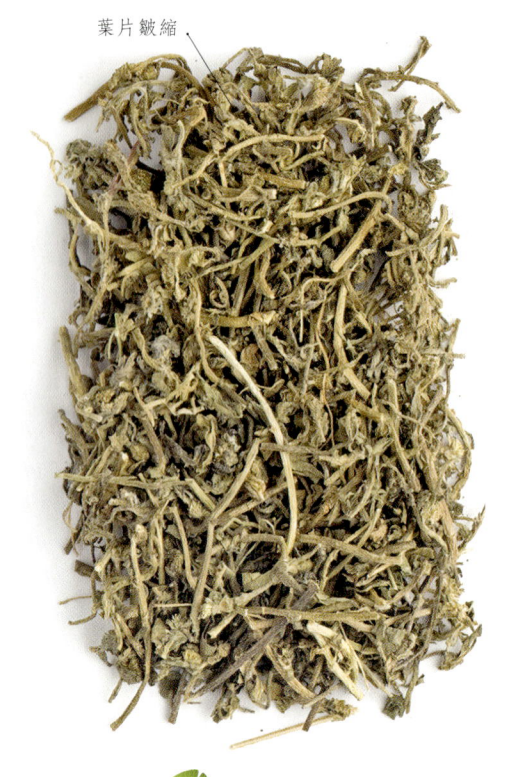

葉片皺縮

表面灰綠色或棕褐色

家用養生

取汁：治單雙喉蛾 *

鵝不食草、糯米各 50 克。將鵝不食草搗爛，取汁浸糯米磨漿，給患者徐徐含咽。

研末：治鼻炎

鵝不食草適量。研成細末，用棉花浸濕擰開，包藥末少許，卷成細條塞入鼻腔，20~30 分鐘後取出，每日 1 次。

煎服：治疳積腹瀉

鵝不食草 15 克。水煎，去渣，溫服。

* 喉蛾也叫乳蛾，發病時表現為咽部兩側咽弓、扁桃體腫脹、疼痛、糜爛，有黃白色膿樣分泌物。

083. 胡荽子

別　　名	芫荽子。
性味歸經	性平，味辛、酸，歸胃、大腸經。
用法用量	煎湯，每次 6~12 克；入散劑；煎水含漱或熏洗。

功效主治

胡荽子具有發表散寒、透疹、健胃的功效。可以用於治療痘疹透發不暢、飲食乏味、痢疾、痔瘡等。

治病配方

1 治腸風下血不止，變成痔疾：胡荽子、補骨脂各 15 克。將以上中藥研成細末。每服 6 克，飯前，米湯送服。（出自《聖濟總錄》胡荽子散）

2 治痢疾、瀉血：胡荽子 12 克。將胡荽子搗碎。用溫酒、糖水或生薑水送服。（出自《普濟方》）

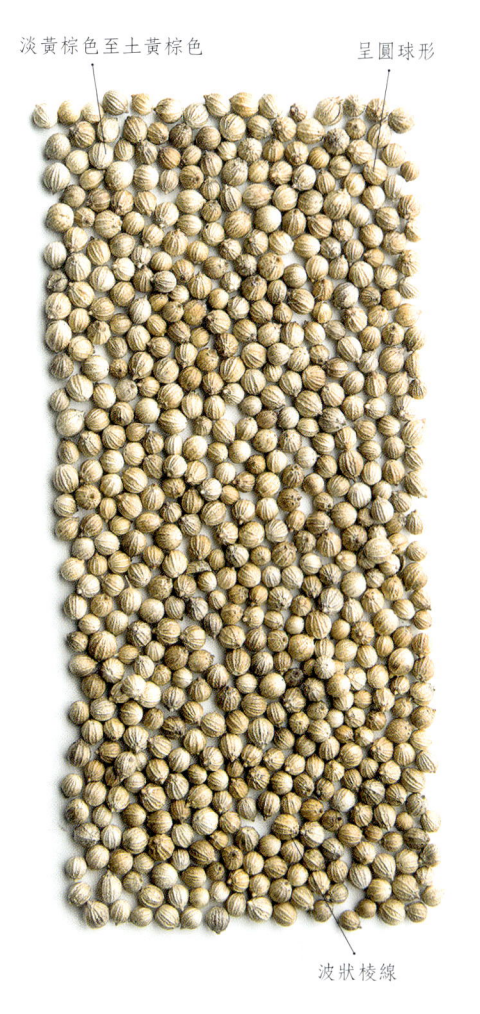

淡黃棕色至土黃棕色
呈圓球形
波狀棱線

有特殊而濃烈的香氣

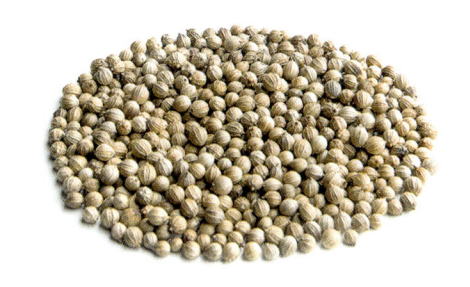

家用養生

外塗：治腸頭出

胡荽子、醋各適量。先將胡荽子搗碎，再用醋煮至糊狀，睡前取適量塗抹於患處，每日 1 次。

口含：治牙痛

胡荽子 15 克。水煎，取藥汁，時時含於口中，吐之，再含至牙痛緩解。

084. 胡荽

別　　名	香菜、香荽、胡菜、原荽、園荽、芫荽、芫茜、莞荽等。
性味歸經	性溫，味辛，歸肺、胃經。
用法用量	一般用量3~6克，鮮品加倍，可煎服、外用等。

功效主治

胡荽具有健胃消食、發汗透疹、利尿通便、驅風解毒的功效。可以用於治療麻疹不透及食物積滯、胃口不開、脫肛等病症。熱毒壅盛而疹出不暢者忌服。

治病配方

1 治消化不良、食欲不振：胡荽6克，陳皮、酒麴各9克，生薑10克。水煎服。

2 治高血壓：鮮胡荽、葛根各10克。水煎服，早、晚各1次，每次服50毫升，服10天為一個療程，對高血壓有輔助治療作用。

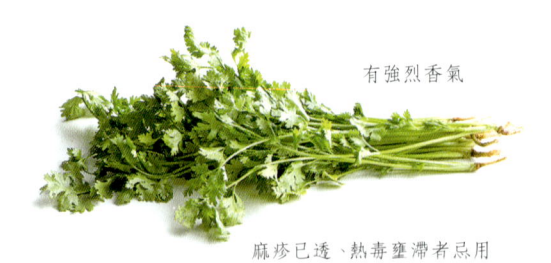

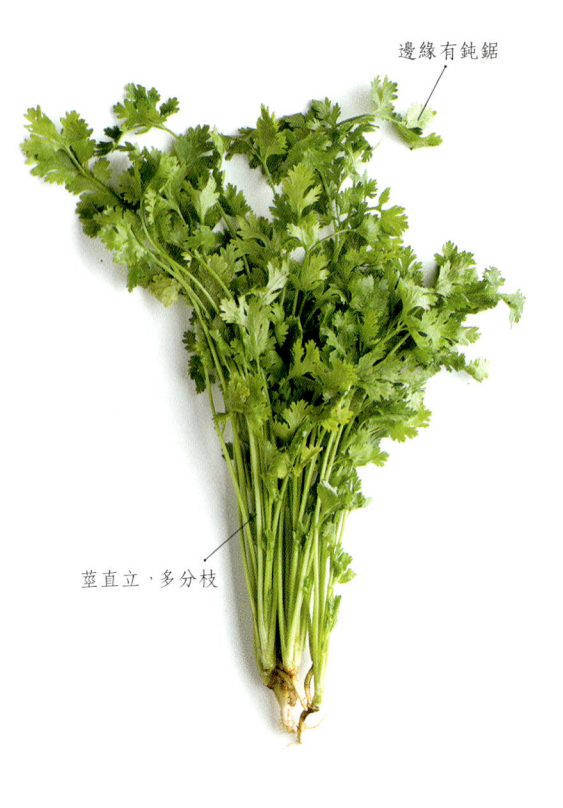

邊緣有鈍鋸

莖直立，多分枝

有強烈香氣

麻疹已透、熱毒壅滯者忌用

家用養生

泡酒：治胃寒、胃痛

鮮胡荽1,000克，葡萄酒500毫升。將鮮胡荽葉浸入葡萄酒中，3日後去葉飲酒，痛時飲用15毫升。

薰洗：治痔瘡腫疼與脫肛

胡荽適量。水煎，去渣，取汁，用藥液薰洗患處。

泡茶：治呃逆

胡荽6克（鮮品加倍），生薑10克。開水沖泡，趁熱服。

【發散風熱藥】

本類藥物性味多辛、苦而偏寒、涼，辛可發散，涼可祛熱，所以具有發散風熱的作用。可以用於治療風熱感冒及溫病初起邪在衛分，症狀以發熱、風寒、咽乾口渴、頭痛目赤、舌尖紅腫、苔薄黃為主要表現。

085. 薄荷

別　　名　魚香草、人丹草、夜息香、魚香菜、狗肉香、水益母、接骨草、土薄荷、人丹草、野仁丹草、蘇薄荷、五香等。

性味歸經　性涼，味辛，歸肺、肝經。

用法用量　一般用量3~6克，煎服（後下），做菜不限量。

功效主治

薄荷具有疏散風熱、清利頭目、利咽透疹、疏肝行氣的功效。可以用於治療風熱感冒、頭痛目赤、咽喉腫痛、麻疹不透、風疹瘙癢等。薄荷芳香辛散、發汗耗氣，所以體虛多汗者不宜使用。

治病配方

1 治失音：薄荷適量，胖大海5個，石菖蒲5克。放入保溫杯中，用開水沖泡，悶10分鐘，不拘時服。

2 治風熱型咳嗽：薄荷2~5克，甘草1~3克。用開水沖泡即可，常飲此茶，對咽喉癢痛有防治作用。

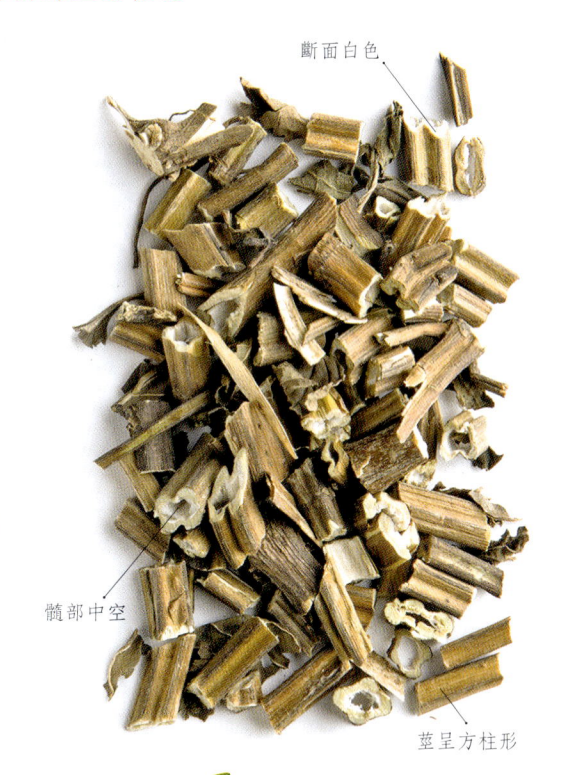

斷面白色
髓部中空
莖呈方柱形

家用養生

涼拌：開胃解乏

鮮薄荷200克，彩椒2個，醬油、醋各適量。薄荷洗淨，焯水，用涼開水沖涼，裝盤待用。將醬油、醋澆在薄荷上，拌勻即可。

煮粥：補脾益胃

薄荷、砂糖各適量，芋頭90克，白米50克。芋頭、白米一起放入鍋中，加適量清水煮粥。粥將熟時，加入薄荷葉再煮片刻，加入砂糖調味即可。

086. 牛蒡子

別　　名 惡實、大力子、毛然然子、黑風子、毛錐子。
性味歸經 性寒，味辛、苦，歸肺、胃經。
用法用量 一般用量 6~12 克，可煎服、炒服等。

功效主治

牛蒡子是牛蒡的乾燥成熟果實，具有疏散風熱、宣肺祛痰、利咽透疹、解毒消腫的功效。可以用於治療風熱感冒、肺熱咳嗽、咯痰不暢、咽喉腫痛、斑疹不透、風疹瘙癢、瘡瘍腫毒等。

治病配方

1. 治痰厥頭痛：旋覆花、牛蒡子各 30 克（微炒）。將旋覆花和牛蒡子研成細末，不拘時候，每次 3 克，白湯送服。（出自《太平聖惠方》）

2. 治風疹不透：牛蒡子（研細）15 克，檉柳適量。水煎，去渣，溫服。（出自《本草匯言》）

087. 蟬蛻

別　　名 蟬退、蟬衣、蟲蛻、蟬殼、知了皮、金牛兒、蟲衣等。
性味歸經 性寒，味甘，歸肺、肝經。
用法用量 一般用量 3~6 克，可煎服、研末等。

功效主治

蟬蛻是黑蚱的幼蟲羽化時脫落的皮殼，具有疏散風熱、利咽開音、透疹、明目退翳、熄風止痙的功效。可以用於治療風熱感冒、咽痛、音啞、麻疹不透、風疹瘙癢、目赤翳障、驚風抽搐、破傷風等。

治病配方

1. 治風溫初起、冬溫襲肺、咳嗽：前胡、牛蒡子、薄荷各 7.5 克，蟬蛻 3 克（去足、翅），淡豆豉 20 克。水煎服。（出自《時病論》）

2. 治咳嗽、肺氣壅滯不利：蟬蛻、人參、五味子各 50 克，陳皮、炙甘草各 25 克。將以上五味中藥研成細末。每服 25 克，生薑湯下，不拘時服。（出自《小兒衛生總微論方》蟬殼湯）

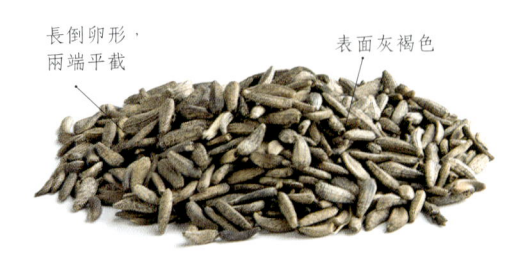

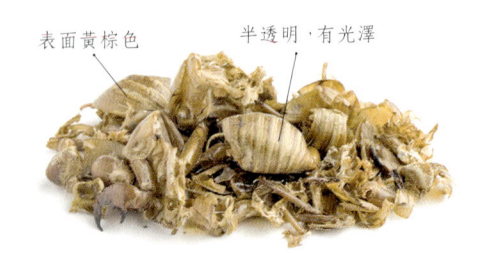

長倒卵形，兩端平截　　表面灰褐色

表面黃棕色　　半透明，有光澤

088. 柴胡

別　　名	地熏、茈胡、山菜、茹草、柴草。
性味歸經	性微寒，味苦，歸肝、膽經。
用法用量	一般用量 3~10 克，煎服。

表面黑褐色或淺棕色

呈圓柱形

功效主治

柴胡是傘形科植物柴胡的乾燥根，具有解表退熱、疏肝解鬱、升舉陽氣的功效。可以用於治療感冒發熱、寒熱往來、瘧疾，以及肝氣不疏、陽氣不升引起的胸脅脹痛、月經失調、子宮脫垂、脫肛等。

治病配方

1 治傷寒少陽證：柴胡 24 克，黃芩、人參、炙甘草、半夏、生薑各 9 克，大棗 4 枚。水煎，去渣，溫服，每日 3 服。（出自《傷寒論》小柴胡湯）

2 治脾虛氣陷證：黃耆 18 克，炙甘草、白朮各 9 克，柴胡、人參、陳皮、升麻各 6 克，當歸 3 克。水煎服。（出自《內外傷辨惑論》補中益氣湯）

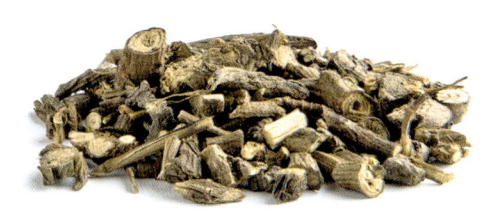

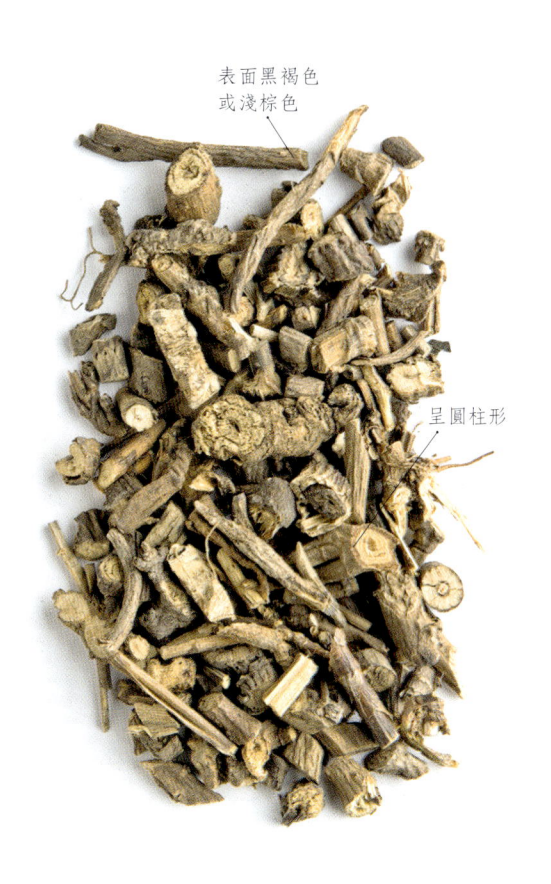

家用養生

煲湯：清熱養肝

柴胡 15 克，豬肝 200 克，菠菜 1 株，鹽、澱粉各適量。菠菜洗淨，切段。豬肝洗淨切片，加澱粉拌勻。水煎柴胡，去渣，取汁。將豬肝加入柴胡湯中，轉大火，並下菠菜煮熟，加鹽調味即可。

代茶飲：治慢性肝炎

柴胡、丹參各 5 克，五味子、靈芝各 10 克，大棗 5 枚。水煎代茶飲。

肝陽上亢、陰虛火旺者忌用

089. 桑葉

別　　名	霜桑葉、雙葉、雙桑葉、童桑葉、神仙葉等。
性味歸經	性寒,味苦、甘,歸肺、肝經。
用法用量	桑葉鮮用或乾製後使用皆可,鮮桑葉用量可到60克,乾桑葉一般用量5~9克,煎服。

功效主治

桑葉是桑科植物桑的乾燥葉,具有疏散風熱、清肺潤燥、平抑肝陽、清肝明目、涼血止血的功效。可以用於治療風熱感冒、風熱犯肺引起的肺熱咳嗽、風熱引起的目赤澀痛等。

治病配方

1 治風熱感冒、溫病初起:杏仁、桔梗、葦根10克,連翹7.5克,薄荷、甘草各4克,桑葉12.5克,菊花5克。水煎,去渣,分2次服用。(出自《溫病條辨》桑菊飲)

2 治肺熱咳嗽、口渴、咽乾鼻燥:杏仁4.5克,沙參6克,桑葉、象貝、豆豉、梔皮、梨皮各3克。水煎,去渣,溫服。(出自《溫病條辨》桑杏飲)

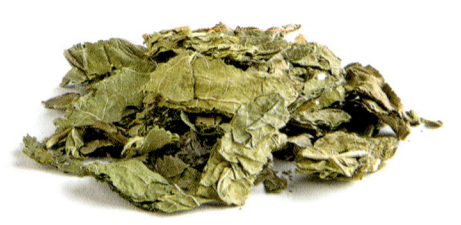

女性經期、孕婦不宜使用

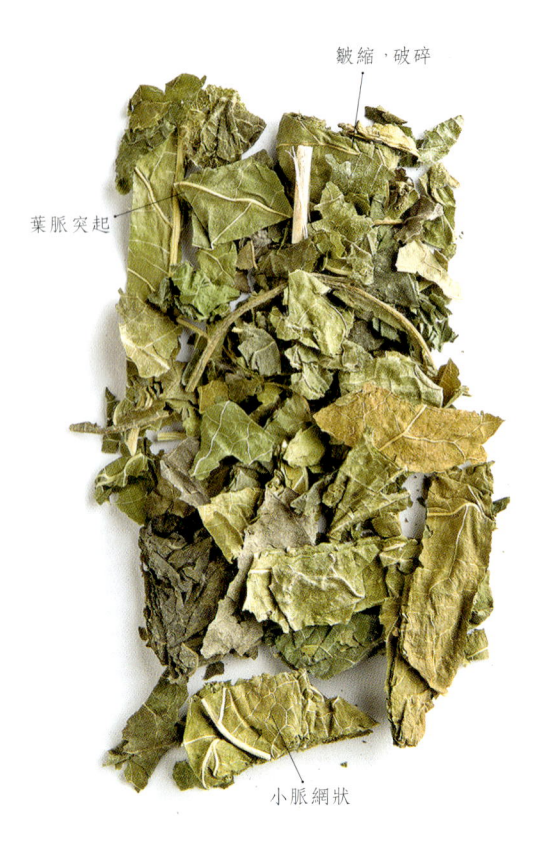

皺縮,破碎
葉脈突起
小脈網狀

家用養生

泡茶:治風熱頭痛、目赤

桑葉、菊花各10克。用清水煎煮,分幾次服用,或沸水沖泡茶服用,也可加適量蜂蜜或砂糖調味。適用於風熱頭痛、目赤。

煎服:養陰解表

桑葉12克,百合30克,麥冬9克,杏仁10克。加水煎煮服用。

研末:防秋燥

菊花10克,桑葉、枇杷葉各5克。研成粗末,用開水沖泡代茶飲。

090. 菊花

別　　名	壽客、金英、黃華、秋菊、陶菊等。
性味歸經	性微寒，味辛、甘、苦，歸肺、肝經。
用法用量	一般用量5~9克，可煎服、泡茶等。

呈黃白色

呈圓盤或扁扇形

氣味清香

功效主治

菊花是菊科植物菊的乾燥頭狀花序，具有疏散風熱、平抑肝陽、清肝明目、清熱解毒的功效。可以用於治療用於風熱感冒、頭痛眩暈、目赤腫痛、眼目昏花、瘡癰腫毒等症。

治病配方

1 治麥粒腫：菊花9克。加水煎煮。頭煎內服，二煎放涼後洗患處，每日2次。

2 治急性結膜炎：菊花、蒲公英各30克。水煎服，每日1次。

3 治產後腹痛：菊花根3個。洗淨搗汁，開水泡服，或加紅糖及適量開水沖服。

4 治面肌痙攣：菊花、鉤藤各10克。水煎服，每日1次。

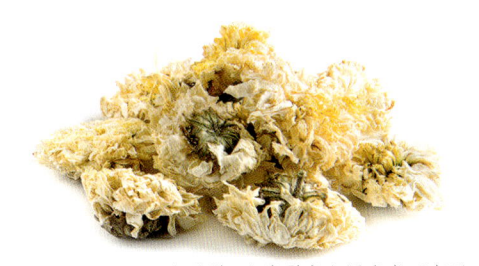

痰濕型、血瘀型高血壓患者不宜用

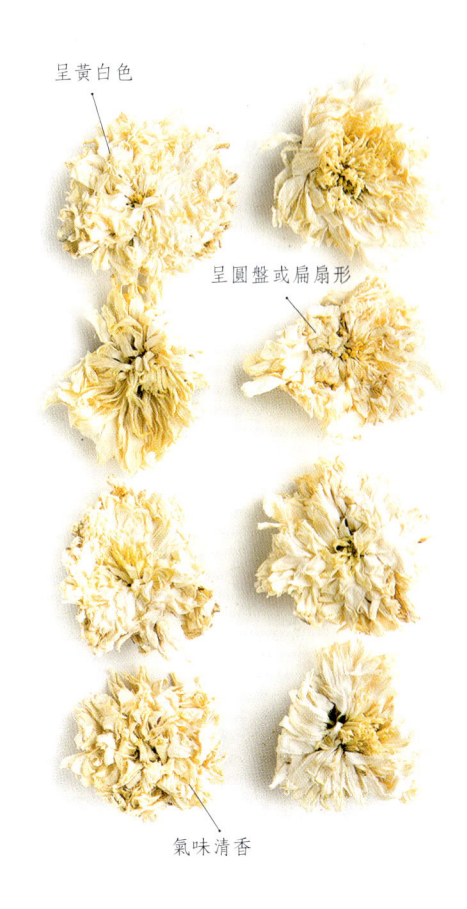

家用養生

泡酒：治感冒、頭痛、鼻塞

菊花20克。菊花裝入紗布袋中，與白酒同置入酒罈內，密封，浸10日後服用。適用於感冒、頭痛、鼻塞，以及視物昏花。

代茶飲：散風清熱、清肝明目、解毒消炎

菊花適量。用開水沖泡，加蓋悶10分鐘，即可服用。可以散風清熱、清肝明目、解毒消炎。

第二章 解表藥

091. 蔓荊子

別名 蔓荊實、荊子、萬荊子、蔓青子、白背木耳、小刀豆藤、白背風、白背草。

性味歸經 性微寒，味辛、苦，歸膀胱、肝、胃經。

用法用量 一般用量 5~9 克，煎服。

功效主治

蔓荊子具有疏散風熱、清利頭目的功效。可以用於治療風熱感冒、頭痛、齒齦腫痛、目赤多淚、目暗不明、頭暈目眩等症。

治病配方

1. 治肩背痛不可回顧、頭痛身重、風濕痹痛：蔓荊子 2 克，川芎 1.5 克，藁本、炙甘草、防風各 3 克，羌活、獨活各 6 克。水煎，去渣，飯後溫服。若濕邪較重，肢體酸楚甚者，可加蒼朮、細辛以助祛濕通絡；鬱久化熱者，宜加黃芩、黃柏、知母等以清裡熱。（出自《脾胃論》羌活勝濕湯）

2. 治內障目昏、耳鳴耳聾：蔓荊子、葛根各 9 克，黃耆、人參各 15 克，白芍、黃柏各 6 克，升麻 4.5 克，炙甘草 3 克。水煎，去渣，臨睡前服用。（出自《醫方集解》益氣聰明湯）

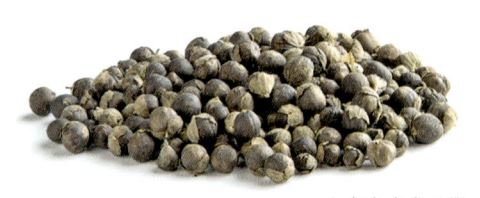

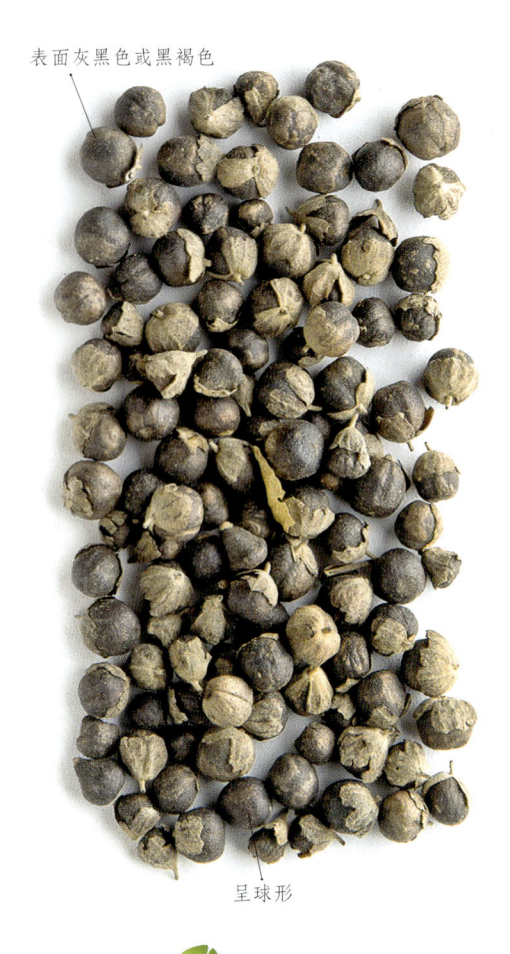

血虛有火者忌服

表面灰黑色或黑褐色

呈球形

家用養生

研末：延年益壽

黃精 500 克，蔓荊子 100 克。將黃精和蔓荊子淘洗乾淨，放在一起，九蒸九晒，搗為末，空腹每服 6 克，每日 2 次，可延年益壽。

酒煮：補肝明目

決明子 100 克，蔓荊子 200 克，白酒 100 毫升。將決明子和蔓荊子放入白酒中燒開，曝乾為末。每服 6 克，一天 2 次。可補肝明目。

092. 升麻

別名 莽牛卡架、桂圓根、窟窿牙根。
性味歸經 性微寒，味辛、微甘，歸肺、脾、胃、大腸經。
用法用量 一般用量3~9克，煎服。

功效主治

升麻具有發表透疹、清熱解毒、升陽舉陷的功效。可以用於風熱頭痛、齒痛、口瘡、咽喉腫痛、麻疹不透、陽毒發斑、脫肛、子宮脫垂等症。發表透疹、清熱解毒宜生用，升陽舉陷宜炙用。麻疹已透、陰虛火旺，以及陰虛陽亢者忌用。

表面黑棕色
有圓形空洞
網狀紋理

治病配方

1 治乾渴不止、胸膈尚悶、腳疼：升麻、茯苓、麥冬、桑白皮各60克，青竹茹、木香各30克，黃芩45克，石膏90克。將以上八味中藥研成細末，每服9克，加生薑和大棗共煎，去渣，溫服，每日2次。（出自《聖濟總錄》升麻湯）

2 治麻疹初起、疹發不出、身熱頭痛、咳嗽：升麻、芍藥、炙甘草各300克，葛根450克。將以上四味中藥研成細末，每服9克，水煎，去渣，熱服，不拘時服，每日3次。（出自《太平惠民和劑局方》升麻葛根湯）

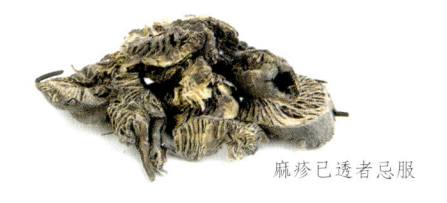

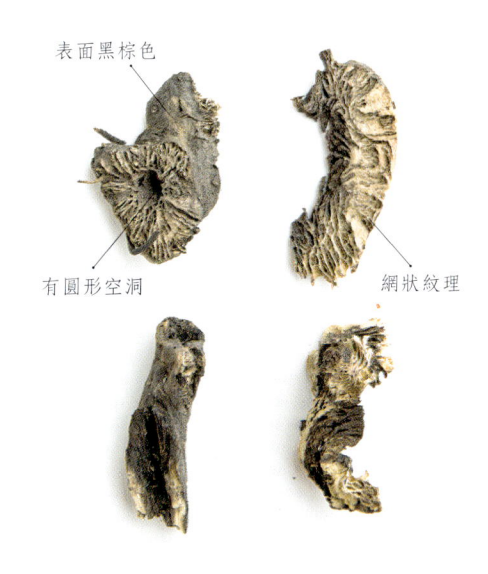

麻疹已透者忌服

🍃 家用養生

煲湯：健胃益氣

升麻、枳實各15克，黃耆30克，兔肉250克，蔥、生薑、料酒、鹽各適量。將洗淨的兔肉切塊，將藥材裝入紗布袋中，放於鍋內，加清水煮熟，去除藥渣。加蔥、生薑、料酒、鹽燜酥兔肉即可。

代茶飲：治便祕

升麻3克，肉蓯蓉、瓜蔞仁各15克，炒枳殼9克，郁李仁6克，懷牛膝、火麻仁各12克。用清水煎煮，趁溫飲服，每日2次，有潤腸通便作用。

煎服：治胃下垂

升麻、柴胡各5克，黨參20克，黃耆30克，生薑10克，大棗5枚。用清水煎煮2次，將2次藥汁合併，每日早、中、晚各1次。

093. 葛根

別　　名	甘葛。
性味歸經	性涼，味甘、辛，歸脾、胃經。
用法用量	一般用量 9~15 克，大劑量可用到 60 克，煎服。

白色，粉性

功效主治

葛根是豆科植物野葛的乾燥根，具有解肌退熱、透疹、生津止渴、升陽止瀉的功效。可以用於治療外感發熱頭痛及高血壓頸項強痛；中氣下陷導致的腹痛、腹瀉，麻疹。

治病配方

1 治外感風熱：葛根、柴胡、黃芩、赤芍、貝母各 6 克，甘草、丹皮各 3 克，知母 5 克，生地黃 9 克。水煎服。心煩加淡葉竹 3 克。（出自《醫學心悟》柴葛解肌湯）

2 治助熱下利、身熱、胸脘煩熱、氣喘汗出：葛根 15 克，炙甘草 6 克，黃芩、黃連各 9 克。水煎，去渣，放溫再服。（出自《傷寒論》葛根芩連湯）

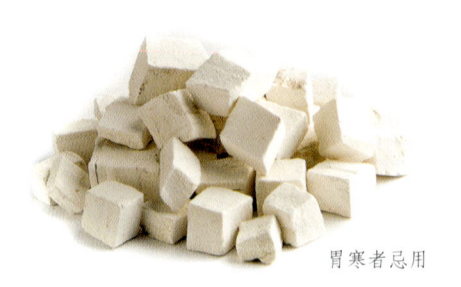

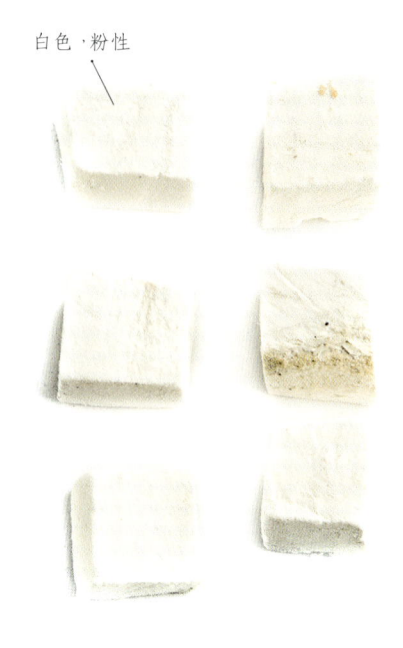

胃寒者忌用

家用養生

煮粥：溫經散寒

葛根、薏仁各 30 克，桂枝 15 克，白米 60 克，鹽適量。先將葛根、桂枝用水洗淨後放鍋內，加適量清水煎煮取汁，再將薏仁、白米分別淘洗乾淨，放入上述藥汁中，燒開後用小火慢煮，至米爛粥熟時加鹽調味即可。

代茶飲：治氣滯血瘀型高血脂症

葛根 10 克，山楂 15 克。用適量水煎煮山楂和葛根，每日當茶飲。適用於氣滯血瘀型高血脂症患者。

做羹：清熱宣肺

葛根粉 10 克，葡萄乾 10 粒。將以上材料放入碗中，用開水沖泡，攪拌成糊狀，加適量蜂蜜或砂糖，拌勻即可。

094. 淡豆豉

別　　名　香豉、淡豉、大豆豉。
性味歸經　性涼，味苦、辛，歸肺、胃經。
用法用量　一般用量 6~12 克，可煎服、炒焦研末、外敷、入丸等。

功效主治

淡豆豉是植物大豆的成熟種子的發酵加工品，具有解肌發表、宣鬱除煩的功效。可以用於治療風熱感冒、寒熱頭痛、心煩、胸悶、虛煩不眠等症。

治病配方

1 治發汗吐下後、餘熱鬱於胸膈、身熱、虛煩不得眠、胸脘痞悶：梔子 9 克，淡豆豉 4 克。水煎梔子，取汁，把淡豆豉放入藥汁中煎煮，去渣，分為 2 服，溫進 1 服，得吐，止後服。（出自《傷寒論》梔子豉湯）

2 治風熱感冒、頭痛口渴、咽喉腫痛：淡豆豉、甘草各 15 克，連翹、金銀花各 30 克，桔梗、牛蒡子、薄荷 18 克，竹葉、荊芥穗各 12 克。將以上九味藥研成細末，每服 18 克，水煎，去渣，每日 3 次，溫服。（出自《溫病條辨》銀翹散）

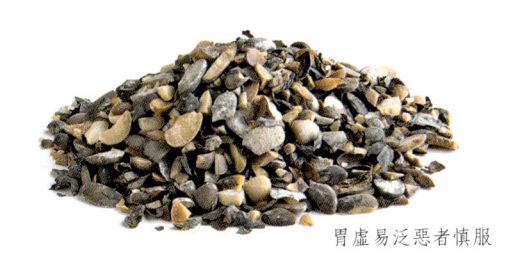

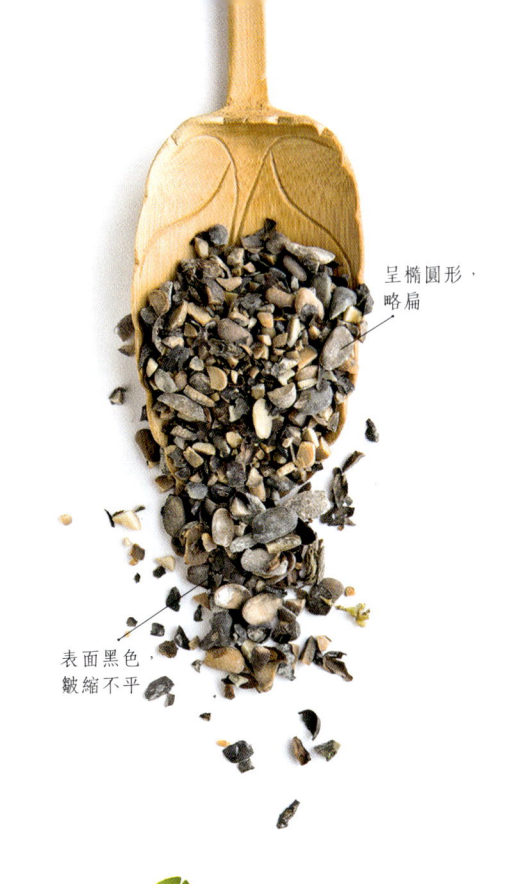

呈橢圓形，略扁

表面黑色，皺縮不平

家用養生

煮粥：治風寒發熱

淡豆豉、麻黃各 2 克，桑葉 5 克，生石膏 20 克，白米 50 克，生薑 15 克，冰糖適量。將桑葉、石膏、豆豉、麻黃、生薑洗淨，加清水煎煮，取汁去渣。將洗淨的白米加清水燒開後，加藥汁煮成粥，再加冰糖調味即可。

煲湯：治女子不孕、赤白帶下

羊肉 500 克，淡豆豉、大蒜各 90 克，酥油適量。羊肉洗淨，汆水，洗淨，放入砂鍋中，加入清水、淡豆豉、大蒜和酥油一起煲湯，趁熱食用。

胃虛易泛惡者慎服

095. 木賊

別名 木賊草、銼草、節骨草、無心草、節節草、擦草、擦桌草。
性味歸經 性平，味甘、苦，歸肺、肝經。
用法用量 一般用量 3～9 克，煎服。

功效主治

木賊具有疏散風熱、明目退翳、止血的功效。可以用於治療風熱目赤、迎風流淚、目生翳障、痔瘡出血等。氣虛、血虛目疾者應慎服。

治病配方

1 治腸風下血：木賊 30 克，木饅、枳殼、槐角、茯苓、荊芥各 15 克。將以上六味中藥研成細末，每服 6 克，濃煎，棗湯送服。（出自《仁齋直指方》木賊散）

2 治胎動不安：木賊、川芎各等分，金銀花 3 克。將木賊和川芎研成細末，每服 9 克，水煎，去渣，取汁，入金銀花煎服。（出自《聖濟總錄》）

096. 浮萍

別名 水萍、水花、水白、水簾、九子萍等。
性味歸經 性寒，味辛，歸肺、膀胱經。
用法用量 一般用量 3～9 克，可煎服、煎湯浸洗等。

功效主治

浮萍是植物紫萍的乾燥全草，具有發汗解表、透疹止癢、利尿消腫的功效。可以用於治療風熱感冒、麻疹不透、風疹瘙癢、水腫尿少等症。表虛自汗者不宜使用。

治病配方

1 治消渴、虛熱：浮萍、天花粉各等分。將浮萍和天花粉研成細末，以人乳汁和丸，如梧桐子大。每服 20 丸，空腹時溫水送服，每日 3 次。（出自《備急千金要方》浮萍丸）

2 治熱毒：浮萍適量。浮萍搗汁，敷在傷口上。（出自《子母秘錄》）

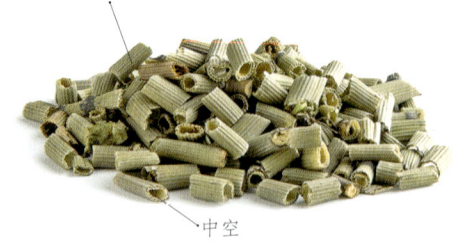

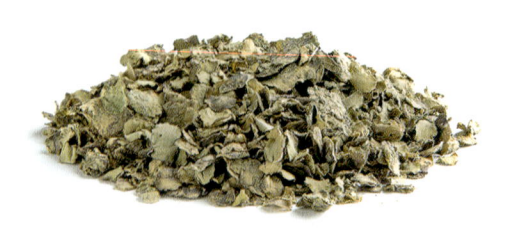

表面灰綠色或黃綠色
中空

血虛膚燥、氣虛風痛者忌用

第三章

清熱藥

　　《黃帝內經》記載「熱者寒之」,《神農本草經》也說「療熱以寒之」,足以說明清熱藥的藥性寒涼,它們能沉降入里,通過清熱瀉火、涼血、解毒及清虛熱等不同作用,使得裡熱得到清解。

　　因為這類藥物多寒涼,易傷脾胃,所以脾胃氣虛、食少便溏者慎用。另外,據現代藥理研究證明,部分清熱藥物有抗腫瘤、抗變態反應及鎮靜、降血壓等作用。

【清熱瀉火藥】

熱為火之漸，火為熱之極。本類藥物性味多屬苦寒或甘寒，具有清熱瀉火、涼血、解毒及清虛熱等作用。可以用於治療火熱較盛的病證，症狀以高熱、口渴、汗出、煩躁、神昏、舌紅苔黃等為主要表現。

097. 知母

別　　名　連母、水須、穿地龍、蟲氏母、地參。
性味歸經　性寒，味苦、甘，歸肺、胃、腎經。
用法用量　一般用量為6～15克，煎服。

功效主治

知母具有清熱瀉火、滋陰潤燥的功效。可以用於治療熱病高熱、煩躁、口渴等症；肺熱燥咳、痰黃、發熱等；虛勞發熱、陰虛內熱和消渴等。知母性寒質潤，有滑腸作用，故脾虛便溏者不宜服用。

呈長條狀，微彎曲
斷面黃白色

治病配方

1 治高熱煩渴：知母18克，石膏50克，炙甘草6克，白米9克。水煎，去渣，溫服，每日3次。（出自《傷寒論》白虎湯）

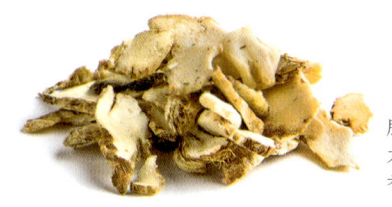

2 治肺燥、咳嗽氣逆：知母、石膏、桔梗、甘草、地骨皮各等分。水煎服。（出自《症因脈治》知母甘桔湯）

脾胃虛寒、大便溏泄者忌服

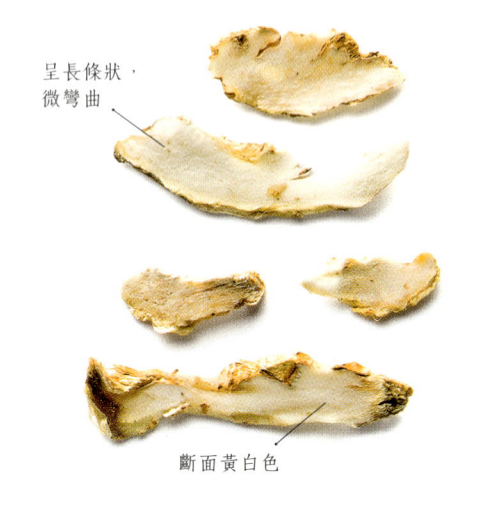

家用養生

煮湯：滋陰涼血

知母、百部、地骨皮各9克，生地黃24克，甲魚1隻，鹽適量。將甲魚先用開水氽1～2分鐘，洗淨斬小塊。將百部、知母、地骨皮、生地黃分別洗淨，全部材料放入砂鍋內，加適量清水，用大火燒開，再轉用小火煮2小時，加鹽調味即可。

煎服：治陰虛熱盛型糖尿病

知母、麥冬、黨參各10克，石膏30克，元參12克，生地黃18克。水煎服，每日1劑。

098. 石膏

- **別名** 細石、白虎等。
- **性味歸經** 性大寒，味甘、辛，歸肺、胃經。
- **用法用量** 一般用量15~60克，生石膏煎服，煅石膏適合外用。

功效主治

①生石膏具有清熱瀉火、除煩止渴的功效，可以用於治療熱病壯熱不退、心煩神昏、譫語發狂、口渴咽乾、肺熱喘急、中暑自汗、胃火頭痛、牙痛、熱毒壅盛、發斑發疹、口舌生瘡等。②煅石膏具有斂瘡生肌、收濕、止血的功效，可以用於治療癰疽瘡瘍、潰不收口、火熱灼傷或開水燙傷等。

治病配方

治發熱、外透斑疹、口渴：石膏30克，知母12克，甘草、玄參各10克，犀牛角60克，白米9克。水煎，去渣，每日3次。（出自《溫病條辨》化斑湯）

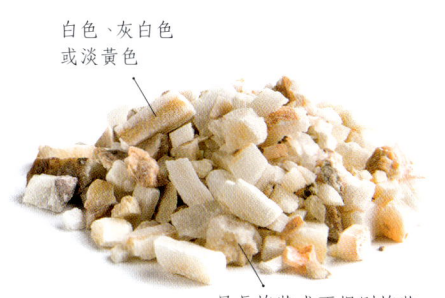

白色、灰白色或淡黃色

呈長塊狀或不規則塊狀

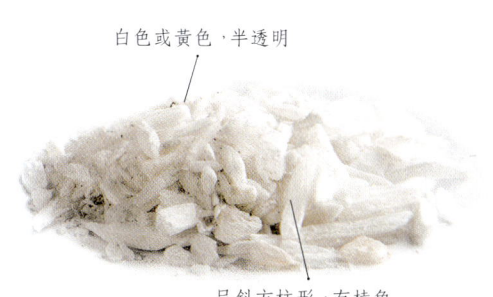

099. 寒水石

- **別名** 凝水石、水石、白水石、凌水石、鹽精、冰石、鵲石、鹽精石、泥精等。
- **性味歸經** 性寒，味辛、鹹，歸心、胃、腎經。
- **用法用量** 一般用量10~15克，可煎服、外用等。

功效主治

寒水石具有清熱瀉火、利竅、消腫的功效。可以用於治療熱病煩渴、癲狂、口瘡、熱毒瘡腫、丹毒燙傷等。脾胃虛寒者忌服。

治病配方

治癱癇風癱：大黃、乾薑、龍骨各56克，桂枝42克，甘草、牡蠣各28克，寒水石、滑石、赤石脂、白石脂、紫石英、石膏各84克。將以上十二味中藥研成細末，每服6~9克，水煎，去渣，溫服。（出自《金匱要略》風引湯）

白色或黃色，半透明

呈斜方柱形，有稜角

第三章 清熱藥 113

100. 蘆根

別　　名	蘆茅根、葦根、蘆頭、蘆柴根、蘆菇根、順江龍、蘆通、葦子根、蘆芽根等。
性味歸經	性寒，味甘，歸肺、胃經。
用法用量	一般用量 15~30 克，可煎服、外敷等。

功效主治

蘆根為禾本科植物蘆葦的根莖，具有清熱瀉火、生津止渴、除煩、止嘔、利尿的功效。可以用於治療熱病傷津、煩熱口渴、胃熱嘔噦、肺熱咳嗽、肺癰吐膿、熱淋澀痛、小便短赤等。

治病配方

1 治脾胃積熱、耗氣傷陰、胸膈煩壅、嘔噦不下食：蘆根 60 克，麥冬 90 克，人參、黃耆、陳皮、竹茹各 30 克。將以上六味中藥研成細末，每服 30 克，加適量生薑煎汁，去渣，入蜜 10 克，生地黃汁 18 毫升，再煎，分 2 次服，不拘時服。（出自《太平聖惠方》蘆根飲子）

2 治大葉性肺炎：蘆根 30 克，麻黃 3 克，甘草 6 克，杏仁 9 克，石膏 15 克。水煎服，每日 1 次。

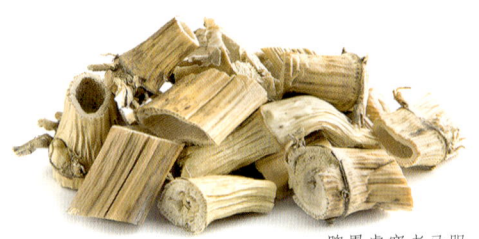

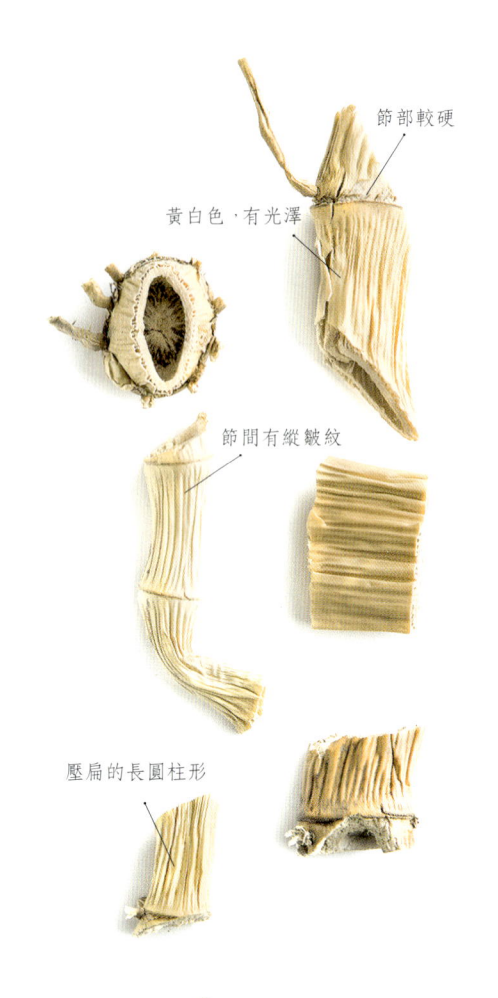

脾胃虛寒者忌服

節部較硬
黃白色，有光澤
節間有縱皺紋
壓扁的長圓柱形

家用養生

做飲品：利尿消腫、解表發汗

蘆根 30 克，薄荷 5 克。蘆根、薄荷葉用清水洗淨，蘆根切成段。蘆根先放入鍋內，再放入適量清水，蓋好鍋蓋，煎沸 10 分鐘後，再將薄荷投入，片刻即成。

煮粥：清熱、除煩

蘆根 30 克，白米 50 克。蘆根洗淨，加水煮取汁備用。白米熬粥至八成熟時，倒入藥汁至熟即可。

101. 決明子

別　　名 羊明、羊角、還瞳子、狗屎豆、假綠豆、馬蹄子、芹決、羊角豆、野青豆、豬骨明、夜拉子、羊尾豆等。

性味歸經 性微寒，味甘、苦、鹹，歸肝、大腸經。

用法用量 一般用量10~15克，大劑量可用到30克，煎服。

綠棕色或暗棕色
平滑有光澤
呈四方形或短圓柱形

功效主治

決明子具有清熱明目、潤腸通便的功效。可以用於治療肝熱或風熱上攻所致目赤腫痛；熱結腸內所致大便乾結、習慣性便祕。

治病配方

1 治習慣性便祕：決明子、郁李仁各18克。開水沖泡代茶服用。（出自《安徽中草藥》）

2 治風熱偏頭痛：決明子、野菊花各9克，川芎、蔓荊子、全蠍各6克。水煎，去渣，溫服。（出自《浙江藥用植物志》）

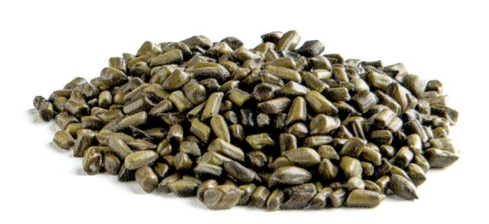

氣虛便溏者不宜用

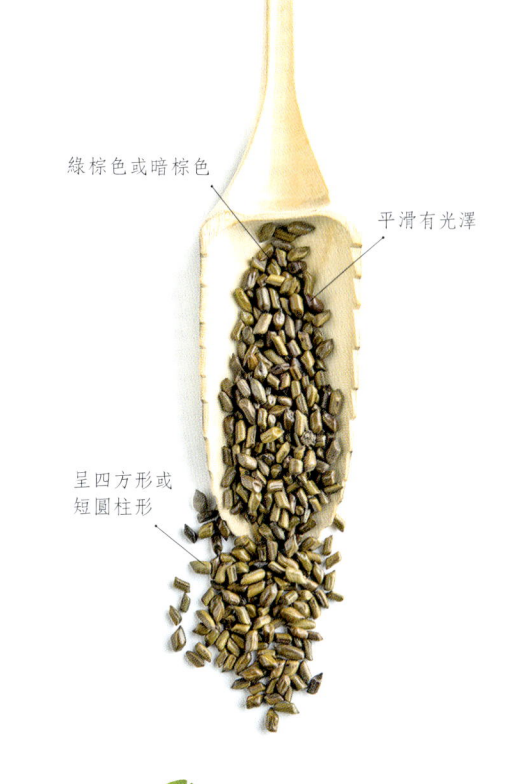

家用養生

代茶飲：清肝瀉火

決明子、山楂各10克，槐花5克，荷葉3克。用開水沖泡15分鐘即可，代茶飲。

煎服：治氣管炎

決明子25克，紫菜30克。加清水適量，煎煮20分鐘，取汁服用。

煮粥：治便祕

決明子15克，白米50克，菊花10克，冰糖少許。先將決明子放入鍋內炒至微有香氣時取出，待冷後與菊花同煎取汁，去渣，放入白米煮粥，粥將熟時加入冰糖，再煮5分鐘即成。每天食用1次。

第三章 清熱藥 115

102. 夏枯草

別　　名 夕句、乃東、燕面、麥夏枯、燈籠頭、羊腸菜、棒頭草、東風、鑼錘草等。

性味歸經 性寒，味辛、苦，歸肝、膽經。

用法用量 一般用量為 9~20 克，煎服。

功效主治

夏枯草具有清熱瀉火、明目、散結消腫的功效。可以用於治療肝火上炎引起的目赤腫痛、頭痛；肝陽上亢引起的高血壓、瘰癧、癭瘤、乳癰腫痛等。

治病配方

1 治肝陽上亢型高血壓：夏枯草、女貞子各 10 克，菊花 5 克。水煎服，每日 1 劑。

2 治肝虛目疼、冷淚不止、筋脈痛：夏枯草 25 克，香附子 50 克。將夏枯草和香附子研成細末，每服 5 克，茶水調下，不拘時服。（出自《簡要濟眾方》補肝散）

3 治口眼歪斜：天南星 2.5 克，防風、鉤藤、夏枯草各 5 克。水煎，去渣，臨睡前服。（出自《滇南本草》）

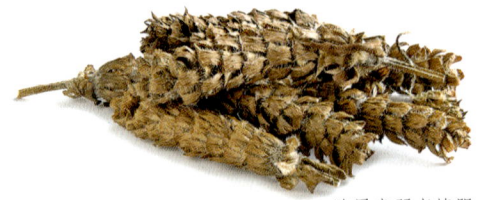

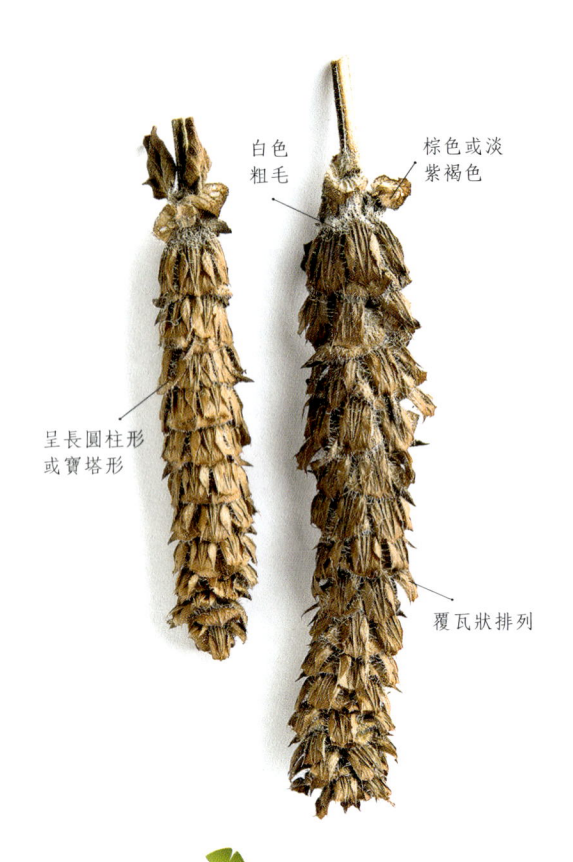

脾胃虛弱者慎服

白色粗毛
棕色或淡紫褐色
呈長圓柱形或寶塔形
覆瓦狀排列

家用養生

煲湯：清熱散結

夏枯草 20 克，豬瘦肉 50 克。將夏枯草、豬瘦肉小火共煲湯，食肉喝湯。

代茶飲：清熱降脂

夏枯草 30 克，絲瓜絡 10 克，冰糖適量。水煎藥材，取汁，再將冰糖熬化，加入藥汁煮 10~15 分鐘，代茶飲，時時飲之。

煮粥：理氣散瘀

夏枯草、當歸、香附各 10 克，白米 50 克。加清水適量煎 20 分鐘，取汁加入白米，共煮成粥，加紅糖調味，每週 2 次。

103. 青葙子

別　　名　野雞冠花、雞冠莧、狼尾花、大尾雞冠花、草決明、牛尾花子、狗尾巴子。
性味歸經　性微寒，味苦，歸肝經。
用法用量　一般用量 10~15 克，煎服。

功效主治

青葙子具有清熱瀉火、明目退翳的功效。可以用於治療肝熱目赤、眼生翳膜、視物昏花、肝火眩暈等。

治病配方

1 治肝心毒熱、眼病：青葙子、藍實、枳實、炒大黃、菊花、炙甘草各 60 克，黃連、蕪蔚子、細辛、麻黃、車前子各 45 克，鯉魚膽、雞膽各 1 枚，羚羊角 90 克。將以上中藥研成細末，煉蜜為丸，如梧桐子大，每服 20 丸，飯後茶水送服，每日 3 次。（出自《證治準繩》青葙子丸）

2 治風毒氣眼、翳膜遮睛：青葙子、車前子、五味子、枸杞子、地膚子、蕪蔚子、決明子、葶藶子、麥冬、細辛、桂枝、生地黃、茯苓、澤瀉、防風、黃芩各 30 克。將以上中藥研成細末，煉蜜為丸，如梧桐子大，每服 20 丸，茶水送服，每日 3 次。（出自《醫部全錄》八子丸）

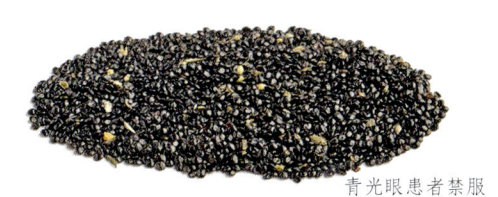

青光眼患者禁服

黑色或紅黑色，光亮

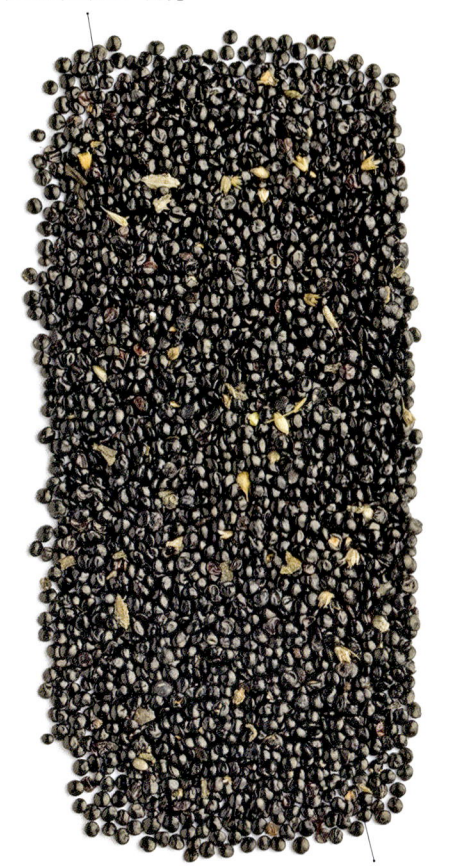

扁圓形，少數圓腎形

家用養生

燉服：**治目赤腫痛、目生翳障**

青葙子 15 克，雞肝 100 克。雞肝洗好備用。水煎青葙子，去渣取汁，用藥汁燉雞肝，加鹽調味即可。

煎服：**治青春痘**

玫瑰花、生槐花、月季花、金銀花、青葙子各 10 克，石膏 30 克（先煎半小時），紅糖、蜂蜜各適量。用清水煎煮，再放入蜂蜜適量調勻，放涼、裝瓶，每次 1 茶匙，每日 3 次，溫水沖服。

第三章 清熱藥　117

104. 鴨跖草

別　　名	雞舌草、鴨仔草、竹夾菜、三角菜、牛耳朵草、鴨食草，水浮草等。
性味歸經	性寒，味甘、淡，歸肺、胃、小腸經。
用法用量	一般用量 15~30 克，鮮品 60~90 克，可煎服、外敷等。

功效主治

鴨跖草具有清熱瀉火、解毒、利水消腫的功效。可以用於治療風熱感冒、高熱煩渴、咽喉腫痛、癰瘡疔毒、水腫尿少、熱淋澀痛等。

治病配方

1 治濕熱小便不利、熱淋、小便短赤：鮮鴨跖草、車前草各 100 克。搗爛，絞取汁液，加蜂蜜調服。有清熱利尿、通淋的作用。（出自《瀕湖集簡方》）

2 治關節腫痛、癰疽腫毒、瘡癤膿瘍：鮮鴨跖草 100 克，白酒適量。鴨跖草搗爛，加燒酒少許敷患處，每日 1 劑。（出自《浙江民間常用草藥》）

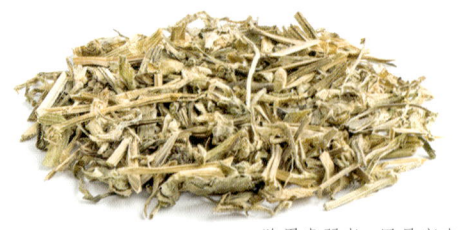

質薄脆，易碎

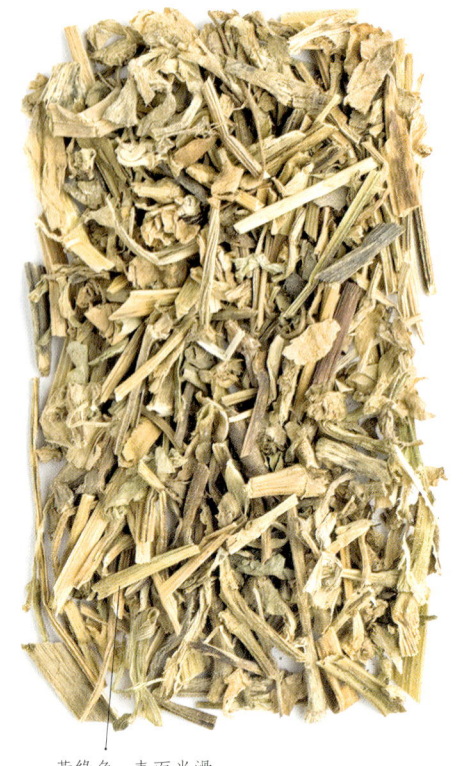

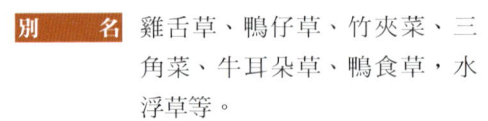

黃綠色，表面光滑

脾胃虛弱者，用量宜少

家用養生

燉服：治黃疸性肝炎

鴨跖草 30 克，豬瘦肉 200 克。豬瘦肉洗淨，切塊備用。水煎鴨跖草，去渣取汁，用藥汁燉豬瘦肉，服湯食肉，每日 1 劑。

代茶飲：治高血壓

鴨跖草 30 克，蠶豆花 9 克。水煎，當茶飲。

搗汁：治咽喉腫痛、梗塞不利

鮮鴨跖草 120 克，鮮薄荷 60 克。搗爛，絞取汁液，每次服 1 杯。

105. 梔子

別名 木丹、鮮支、卮子、支子、越桃、山梔子、枝子、黃雞子等。

性味歸經 性寒，味甘、苦，歸肺、肝、三焦經。

用法用量 一般用量 5~10 克，煎服或研末外敷。

功效主治

梔子具有瀉火除煩、清熱利濕、涼血解毒的功效。可以用於治療外感熱病引起的心胸煩悶不眠、高熱煩躁，甚至譫語；血熱妄行引起的鼻出血、尿血；肝膽及下焦濕熱證引起的心煩易怒、脅痛口苦、濕熱黃疸、熱淋澀痛等。

治病配方

1 治熱病心煩、煩躁不安：梔子 9 克，淡豆豉 4 克。先煎梔子，再入淡豆豉，再煎，去渣，分 2 次服用。（出自《傷寒論》梔子豉湯）

2 治身熱、發黃、心煩、口渴、苔黃：梔子 10 克，炙甘草 3 克，黃柏 6 克。水煎，去渣，溫服。具有清熱利濕的功效。（出自《傷寒論》梔子柏皮湯）

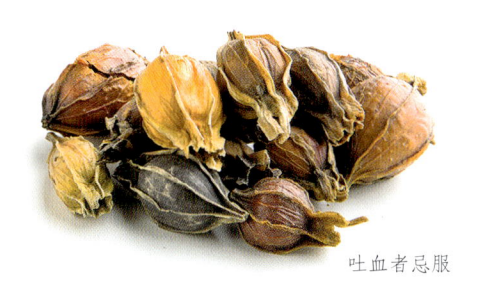

吐血者忌服

表面紅黃色或棕紅色

具 6 條翅狀縱棱

呈長卵圓形或橢圓形

殘留果梗

家用養生

煮粥：治急性乳腺炎、急性扁桃體炎、傳染性肝炎

梔子 3 克，白米 50 克，砂糖適量。梔子洗淨，研為細末；白米洗淨，放入鍋中，加水適量煮粥。粥快熟時調入梔子末、砂糖等，煮至粥熟服食，每日 1 劑，連續 3~5 天。

煮湯：養胃補中、清熱利腸

梔子 150 克，豬瘦肉 100 克，榨菜絲 30 克，蔥花、薑絲各適量。梔子去雜洗淨，汆一遍水；豬瘦肉切絲。鍋中加水，燒開後投入梔子、豬瘦肉、榨菜絲，煮至豬瘦肉漂起，撇去浮沫，加蔥花、薑絲調味即可。

第三章 清熱藥

106. 竹葉

別　　名	無。
性味歸經	性寒，味甘、辛、淡，歸心、胃、小腸經。
用法用量	一般用量 6~15 克，鮮品 15~30 克，煎服。

功效主治

竹葉是禾本科植物淡竹（毛金竹）的葉，具有清熱瀉火、除煩、生津、利尿的功效。可以用於治療熱病煩渴、風熱感冒發熱、口瘡尿赤、熱淋等。

治病配方

1 治五心熱、手足煩、口乾唇燥、胸中熱：竹葉 10 克，小麥 18 克，知母、石膏各 9 克，黃芩、麥冬、茯苓各 6 克，人參 4.5 克，生薑 15 克，甘草、天花粉、半夏各 3 克。水煎，去渣，溫服。（出自《備急千金要方》竹葉湯）

2 治眼視無明、齒焦發落、形衰體痛、通身虛熱：竹葉 30 克，茯苓 9 克，甘草、麥冬、大黃、黃芩各 6 克，生地黃 15 克，生薑 18 克，芍藥 12 克。水煎，去渣，分 2 次服用。（出自《備急千金要方》竹葉黃芩湯）

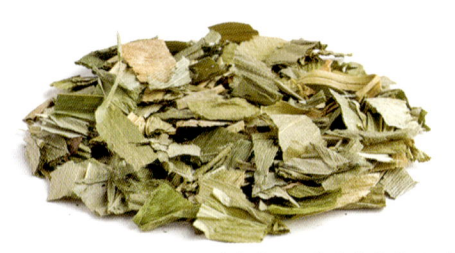

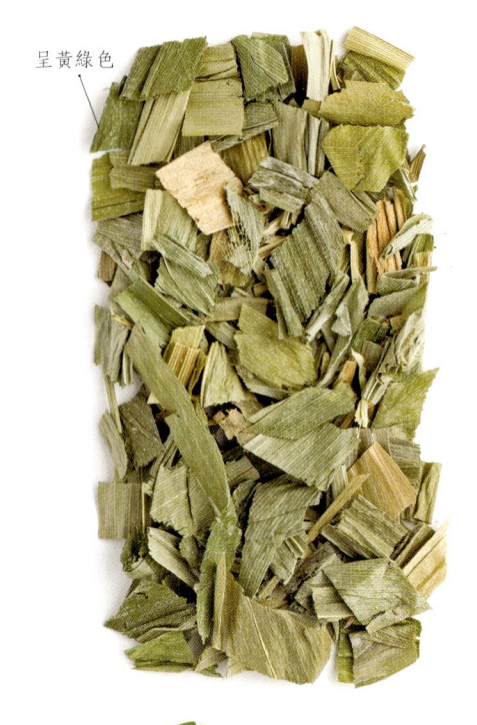

陰虛火旺、骨蒸潮熱者忌用

呈黃綠色

家用養生

做飲品：清暑益氣

竹葉 6 克，甘草、西洋參各 3 克，石斛、麥冬各 10 克，鮮西瓜皮 500 克，砂糖適量。水煎，去渣，代替飲品，服用前加砂糖調味即可。

煮粥：清熱消炎

竹葉、蓮子心各 10 克，板藍根 20 克，糯米 50 克，砂糖適量。將糯米淘洗後放入砂鍋中，放入清水煮粥，把洗淨搗爛的板藍根、竹葉、蓮子心放入粥中煮熟。喝粥時可加入砂糖調味。

煎服：治風熱感冒

杏仁、連翹各 10 克，竹葉 12 克，薄荷 3 克（後下）。水煎服，每日 1 劑。

107. 淡竹葉

別　　名 竹葉門冬青、迷身草、山雞米、竹葉麥冬、金竹葉、長竹葉、山冬、地竹、野麥冬、淡竹米、林下竹、土麥冬等。

性味歸經 性寒，味甘、淡，歸心、胃、小腸經。

用法用量 一般用量6~9克，煎服。

葉脈平行

淺黃綠色

功效主治

淡竹葉是禾本科植物淡竹葉的葉，具有清熱瀉火、除煩、利尿的功效。可以用於治療熱病口渴、心煩、小便赤澀、淋濁、口糜舌瘡、牙齦腫痛等。孕婦忌用。

治病配方

1 治傷寒、溫病、身熱多汗、心胸煩悶、氣逆欲嘔、口乾喜飲、虛煩不寐：淡竹葉、人參、炙甘草各6克，石膏50克，半夏9克，麥冬20克，白米10克。水煎中藥，去渣取汁，將白米放入藥汁中煮熟，溫服，每日3次。（出自《傷寒論》竹葉石膏湯）

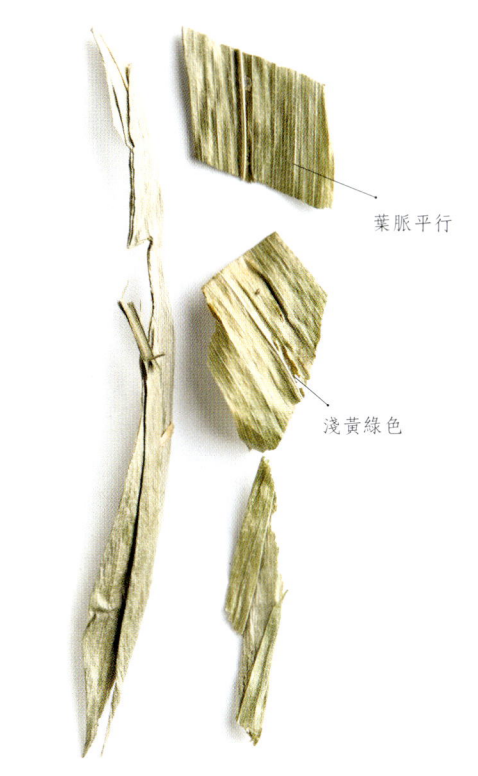

2 治氣陰兩虛、心煩喘悶：淡竹葉、麥冬、小麥、茯苓各30克，炙甘草、人參各15克。將以上六味中藥研成細末，每服6克，加生薑15克，水煎，去渣，溫服，中午、臨睡空腹各服1次。（出自《聖濟總錄》淡竹葉湯）

鑑別用藥

中藥	入藥材質	功效	主治
黃連	毛茛科植物黃連的乾燥根莖	善清心火、瀉胃火，為解毒要藥	治療濕熱內蘊、腸胃濕熱導致的嘔吐、瀉痢等；溫病高熱、口渴煩躁、血熱妄行，以及熱毒瘡瘍等
胡黃連	玄參科植物胡黃連的乾燥根莖	善退虛熱、除疳熱	治療骨蒸勞熱、小兒疳熱、濕熱瀉痢等

108. 穀精草

別　　名　文星草、穀精珠、珍珠草、佛頂珠等。
性味歸經　性平，味辛、甘，歸肝、肺經。
用法用量　一般用量 5~10 克，煎服。

功效主治

穀精草具有疏散風熱、明目、退翳的功效。可以用於治療目翳、雀盲、頭痛、齒痛、喉痺、鼻出血等。

治病配方

1 治風熱目赤、目生翳膜：穀精草、龍膽草、赤芍各 12 克。水煎，去渣，溫服。

2 治風熱上攻而頭痛、咽痛：穀精草 15 克，薄荷 6 克，牛蒡子 12 克。水煎，去渣，溫服，每天 2 次。

質柔，不易折斷
黃綠色，有光澤

109. 密蒙花

別　　名　蒙花、小錦花、黃飯花、雞骨頭花、羊耳朵。
性味歸經　性微寒，味甘，歸肝、膽經。
用法用量　一般用量 9~15 克，煎服。

功效主治

密蒙花具有清熱瀉火、養肝明目、退翳的功效。可以用於治療目赤腫痛、多淚羞明、眼生翳膜、肝虛目暗、視物昏花等。

治病配方

1 治眼羞明、肝膽虛損、瞳仁不清：密蒙花、羌活、菊花、蔓荊子、青葙子、木賊、石決明、蒺藜、枸杞子各等分。將以上九味中藥研成細末，每服 9 克，飯後茶水送服。（出自《銀海精微》密蒙花散）

2 治眼障翳：密蒙花、黃柏根各 30 克。將以上二味中藥研成細末，煉蜜為丸，如梧桐子大。每服 3 丸，飯後和臨睡前服用。（出自《聖濟總錄》密蒙花丸）

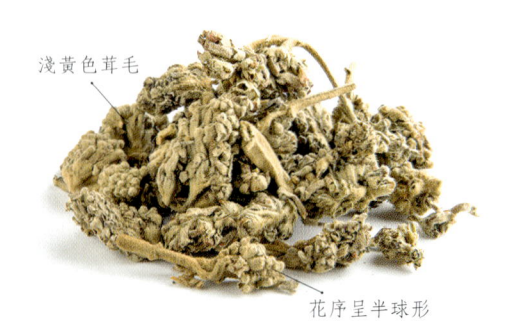

淺黃色茸毛
花序呈半球形

110. 天花粉

別　　名 栝樓根、花粉、樓根、白藥、瑞雪、天瓜粉、屎瓜根、栝蔞粉、蔞粉。

性味歸經 性微寒，味甘、微苦，歸肺、胃經。

用法用量 一般用量 10~15 克，煎服。

功效主治

天花粉為葫蘆科植物栝樓的根，具有清熱瀉火、生津止渴、消腫排膿的功效。可以用於治療熱病煩渴、肺熱燥咳、內熱消渴、瘡瘍腫毒等。

治病配方

1 治瘡瘍腫毒初起而屬陽證：白芷 3 克，貝母、防風、赤芍、當歸尾、甘草、皂角刺、穿山甲、天花粉、乳香、沒藥各 6 克，金銀花、陳皮各 9 克。水和白酒各一半，煎服，去渣，溫服。具有清熱解毒、消腫潰堅、活血止痛的功效。（出自《校注女性良方》仙方活命飲）

2 治虛熱咳嗽：天花粉 50 克，人參 15 克。將天花粉和人參研成細末，每服 5 克，米湯送服。（出自《瀕湖集簡方》）

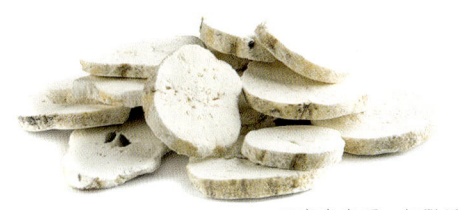

不宜與烏頭一起服用

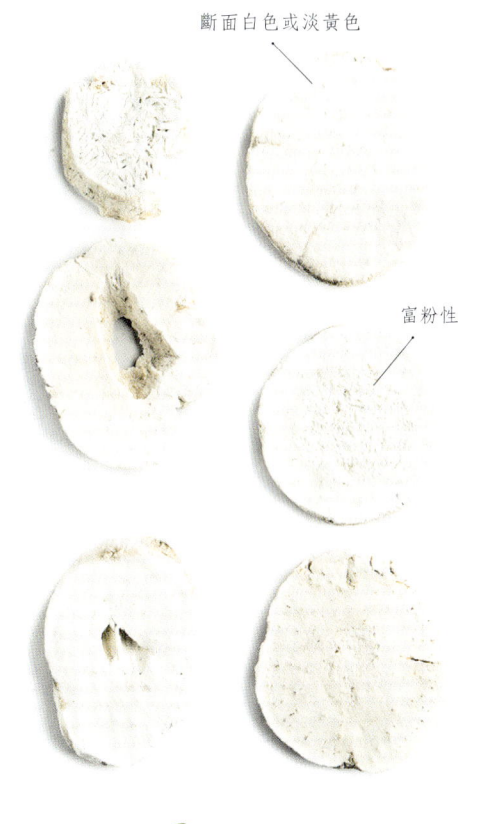

斷面白色或淡黃色

富粉性

家用養生

煮粥：治陰虛熱盛型糖尿病

天花粉、天門冬、麥冬各 20 克，地骨皮、知母各 15 克，甘草 8 克，白米 50 克。水煎中藥，去渣，取汁，把白米放進藥汁中煮熟。每日 1 劑。

研末：治癰未潰

天花粉、紅豆各等分。把天花粉和紅豆研成細末，醋調，塗於患處。

外敷：治乳頭潰瘍

天花粉 100 克。將天花粉研成細末，用雞蛋清調敷患處。

第三章 清熱藥 123

【清熱燥濕藥】

本類藥物性寒味苦，不僅可以清熱，而且燥濕力強，具有清熱瀉火、燥濕的作用。可以用於治療臟腑火熱證。因濕熱所侵肌體部位的不同，症狀表現各有不同：若濕熱壅結、氣機不暢，則身熱不揚、胸脘痞悶、小便短赤；若濕熱蘊結脾胃，則腹脘痛、吐瀉；若濕熱侵襲肌膚，則出現濕疹等。

111. 黃芩

別名 山茶根、土金茶根、下巴子、元芩、子芩、宿芩、腐腸等。

性味歸經 性寒，味苦，歸肺、膽、脾、大腸、小腸經。

用法用量 一般用量 3~10 克，煎服。

斷面黃色
表面棕黃色
中間紅棕色

功效主治

黃芩有清熱燥濕、涼血安胎、解毒止血的功效。可以用於治療濕溫發熱、胸悶、口渴不欲飲，以及濕熱瀉痢、黃疸等症；高熱煩渴，肺熱咳嗽，熱盛迫血外溢，以及熱毒瘡瘍等；清熱安胎，可用於胎動不安。脾胃虛寒、食少便溏者禁服。

治病配方

1 治熱瀉熱痢、瀉下赤白、腹痛裡急、肛門灼熱：黃芩、芍藥各 9 克，炙甘草 3 克，大棗 4 枚。水煎，去渣，溫服，早、晚各 1 服。具有清熱止利、和中止痛的作用。（出自《傷寒論》黃芩湯）

2 治濕溫邪在中焦、發熱身體痛、汗出熱解繼而復熱：黃芩、滑石、茯苓、豬苓各 9 克，大腹皮 6 克，白蔻仁、通草各 3 克。水煎服。具有清熱利濕的作用。（出自《溫病條辨》黃芩滑石湯）

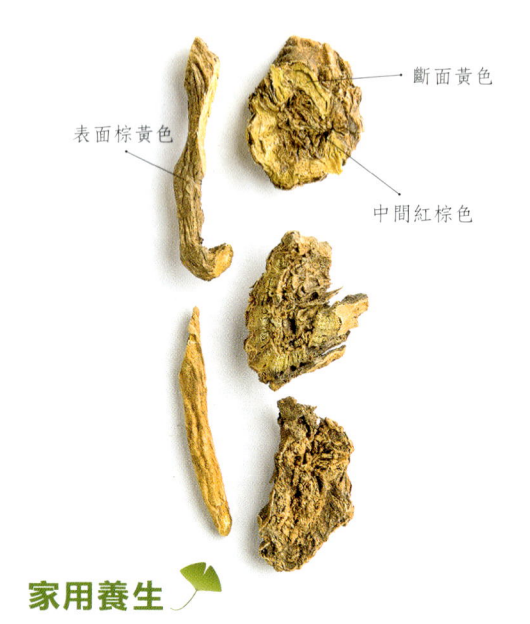

家用養生

煮粥：治發熱頭痛、全身酸痛

黃芩、柴胡各 10 克，白米 50 克，白砂糖適量。黃芩、柴胡水煎取汁，加白米煮為稀粥，待熟時調入砂糖，再煮一二沸服食。每日 1 劑，連續 5~7 日。對發熱頭痛、全身酸痛有明顯療效。

代茶飲：清熱除煩、降壓利尿

黃芩 6 克，綠茶 3 克。黃芩用適量水煎沸後取汁，沖泡綠茶 5~10 分鐘即可，沖飲至味淡，也可直接沖泡服用。有清熱除煩、降壓利尿作用。

煎服：治頜竇炎

黃芩、白芷各 30 克。水煎服，每日 1 劑。

112. 黃連

別　　名 川連、薑連、薑川連、薑製黃連、芎連、芎黃連等。
性味歸經 性寒，味苦，歸心、脾、胃、肝、膽、大腸經。
用法用量 一般用量2~5克，可煎服、外用等。

功效主治

黃連是毛茛科植物黃連的乾燥根莖，具有清熱燥濕、瀉火解毒的功效。可以用於治療濕熱內蘊、腸胃濕熱導致的嘔吐、瀉痢等；溫病高熱、口渴煩躁、血熱妄行，以及熱毒瘡瘍等。

治病配方

1 治傷寒胸中有熱、胃中有邪氣、腹中痛、欲嘔吐：黃連、乾薑、炙甘草、半夏、桂枝各9克，人參6克，大棗4枚。水煎，去渣，分5次溫服，白天3服，晚上2服。（出自《傷寒論》黃連湯）

2 治大熱煩躁、濕熱黃疸、痢疾：黃連、梔子各9克，黃芩、黃柏各6克。水煎，去渣，分2次服用。具有瀉火解毒的作用。（出自《肘後備急方》黃連解毒湯）

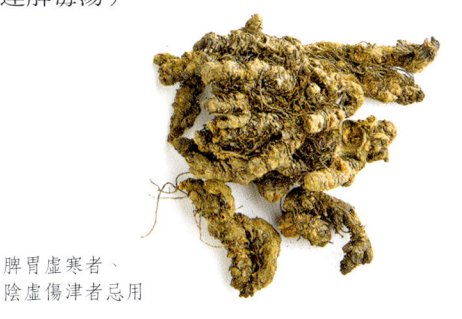

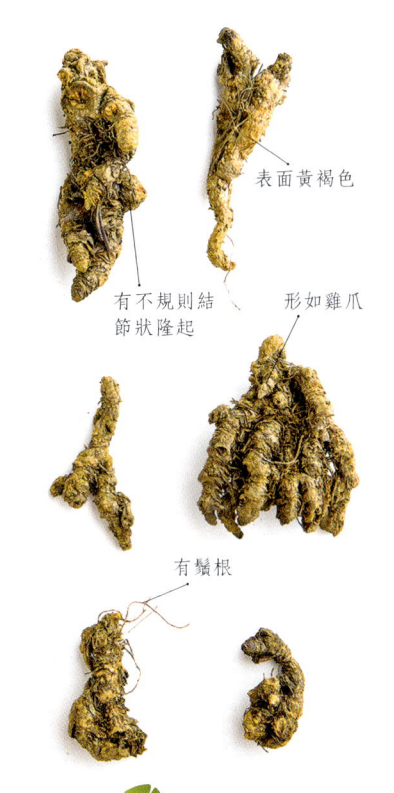

脾胃虛寒者、陰虛傷津者忌用

表面黃褐色
有不規則結節狀隆起
形如雞爪
有鬚根

家用養生

蒸服：潤肺止咳

黃連2克，杏仁20克，白蘿蔔500克，鹽適量。黃連洗淨，杏仁浸泡去皮。白蘿蔔切塊後與杏仁、黃連一起放入碗中，移入蒸鍋，隔水燉，待白蘿蔔燉熟後加入鹽即可。有潤肺止咳的作用。

煮粥：清熱解毒

黃連5克，白頭翁50克，白米30克。水煎中藥，取汁，另取一鍋，加清水和白米，煮至米開花，加入藥汁，再煮成粥即可。能清熱解毒。

煎服：治陰虛火旺型失眠

黃連1克，合歡花、夜交藤各5克，鬱金3克。水煎服，每日睡前服。

113. 黃柏

別　　名　黃檗、元柏、檗木、檗皮。
性味歸經　性寒，味苦，歸腎、膀胱、大腸經。
用法用量　一般用量 3~12 克，可煎服、外用等。

功效主治

黃柏為芸香科植物黃皮樹或黃檗的乾燥樹皮，具有清熱燥濕、瀉火除蒸、解毒療瘡的功效。可以用於治療濕熱瀉痢、黃疸、白帶異常、熱痺、熱淋等。

治病配方

1 治痢疾：黃柏 50 克，黃連 10 克。共研細末混勻，水泛為丸。每次 6 克，每日服 2 次。

2 治脫髮：黃柏、當歸各 60 克，側柏葉、桑椹各 12 克。焙乾研細末，煉蜜為丸，如梧桐子大。每次 9 丸，早、晚各服 1 次，20 天為一個療程。

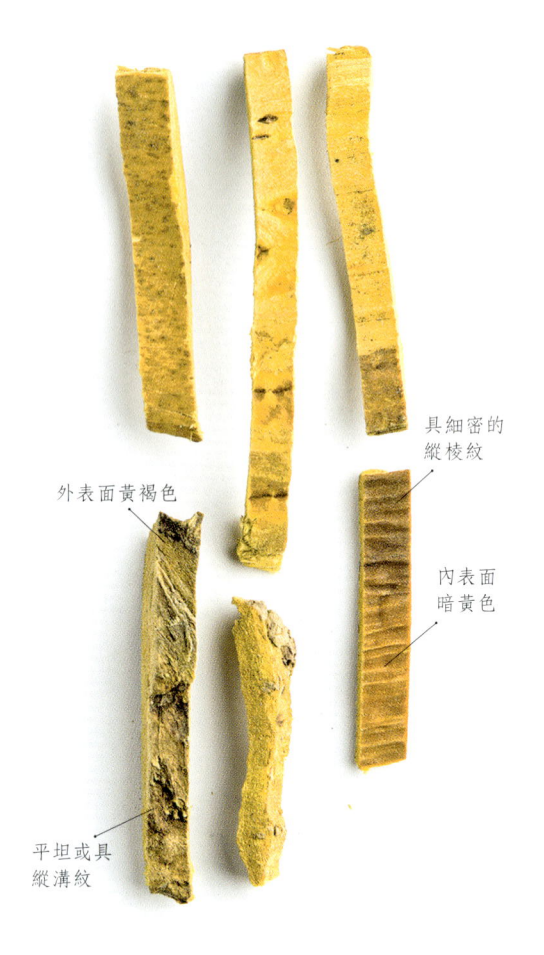

外表面黃褐色
具細密的縱棱紋
內表面暗黃色
平坦或具縱溝紋

鑑別用藥

中藥	藥性區別
黃芩	有清熱燥濕、瀉火解毒的功效，但偏瀉上焦*肺火，肺熱咳嗽者多用
黃連	黃連為苦寒之最，偏瀉中焦**胃火，並長於瀉中焦濕熱、痞滿嘔逆及高熱心煩者多用
黃柏	有清熱燥濕、瀉火解毒的功效，偏瀉下焦***相火，除骨蒸，濕熱下注、骨蒸勞熱者多用

*　　橫膈以上內臟器官為上焦，包括心、肺。
**　　橫膈以下至臍內臟器官為中焦，包括脾、胃、肝、膽等內臟。
***　臍以下內臟器官為下焦，包括腎、大腸、小腸、膀胱。

114. 龍膽

別名 苦地膽、地膽頭、磨地膽、鹿耳草。
性味歸經 性寒，味苦，歸肝、膽經。
用法用量 一般用量 3~6 克，煎服。

功效主治

龍膽具有清熱燥濕、瀉肝膽火的功效。可以用於治療肝膽濕熱引起的濕熱黃疸、陰腫陰癢、帶下、濕疹瘙癢、目赤、耳聾、脅痛、口苦、驚風抽搐等。

治病配方

1 治肝膽實火上炎證、肝膽濕熱下注證：龍膽、木通、甘草、柴胡各 6 克，黃芩、梔子、車前子、生地黃各 9 克，澤瀉 12 克，當歸 3 克。水煎服，去渣，溫服；或者製成藥丸，每服 6~9 克，每日 2 次，溫水送服。（出自《醫方集解》龍膽瀉肝湯）

2 治傷寒發黃煩熱、皮肉皆黃、小便不利：龍膽、枳殼、柴胡、梔子仁、知母、地骨皮、木通、白芍、炙甘草、羚羊角、麥冬、升麻各 15 克。水煎，去渣，溫服，不拘時服。（出自《聖濟總錄》龍膽湯）

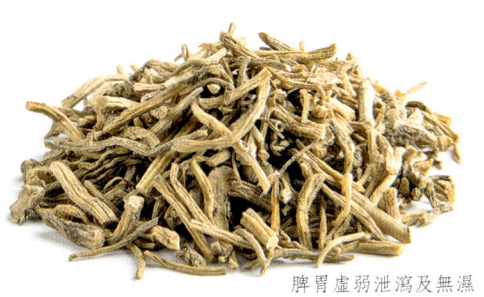

表面深棕色

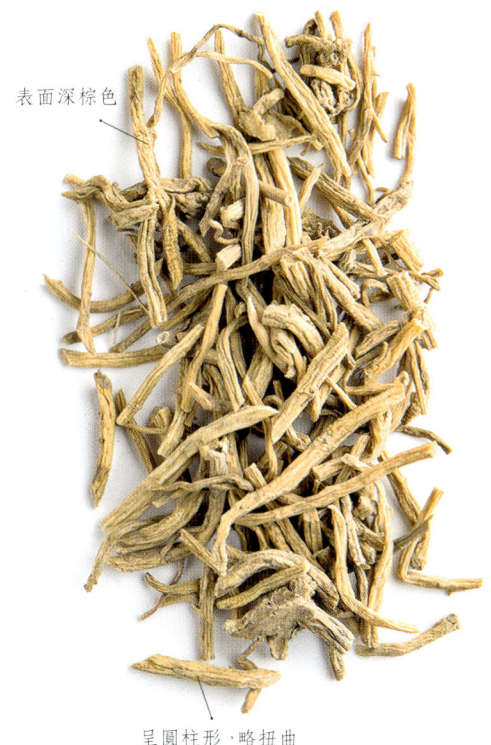

呈圓柱形，略扭曲

脾胃虛弱泄瀉及無濕熱實火者忌服

家用養生

做飲品：治肝火上逆型鼻出血

龍膽 6 克，蜂蜜 30 克。先將龍膽洗淨、晒乾，切成碎小段，加水浸泡片刻，煎煮 30 分鐘，用潔淨紗布過濾取汁，放入容器。趁溫熱加入蜂蜜，拌勻即成。早、晚 2 次分服。本方對肝火上逆型鼻出血尤為適宜。

煎服：治帶狀皰疹

龍膽、車前子、木通、生地黃、梔子、黃芩各 5 克，澤瀉 12 克，當歸 3 克，柴胡、甘草各 6 克。水煎，去渣，溫服，每日 1 劑。

115. 秦皮

- **別名** 岑皮、梣皮、秦白皮、蠟樹皮、苦榴皮。
- **性味歸經** 性寒，味苦、澀，歸肝、膽、大腸經。
- **用法用量** 一般用量6~12克，可煎服、煎洗患處等。

功效主治

秦皮是犀科植物苦櫪白蠟樹的乾燥枝皮或乾皮，具有清熱燥濕、收澀止痢、止帶、明目的功效。可以用於治療熱毒瀉痢、帶下陰癢、肝熱目赤腫痛、目生翳障等。

治病配方

1 治熱痢下重：秦皮、黃柏各12克，黃連6克，白頭翁15克。水煎，去渣，溫服。具有清熱解毒、涼血止痢的作用。（出自《傷寒論》白頭翁湯）

2 治麥粒腫、大便乾燥：秦皮15克，大黃10克。水煎服。孕婦忌服。（出自《河北中藥手冊》）

3 治女性赤白帶下、血崩不止：秦皮150克，丹皮100克，當歸50克。三味中藥酒洗，炒研為末，煉蜜為丸，如梧桐子大。每早服10丸，白湯送服。（出自《本草匯言》）

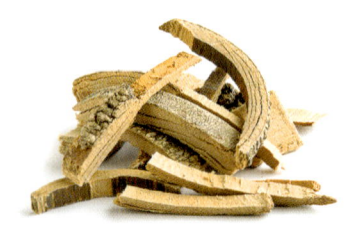

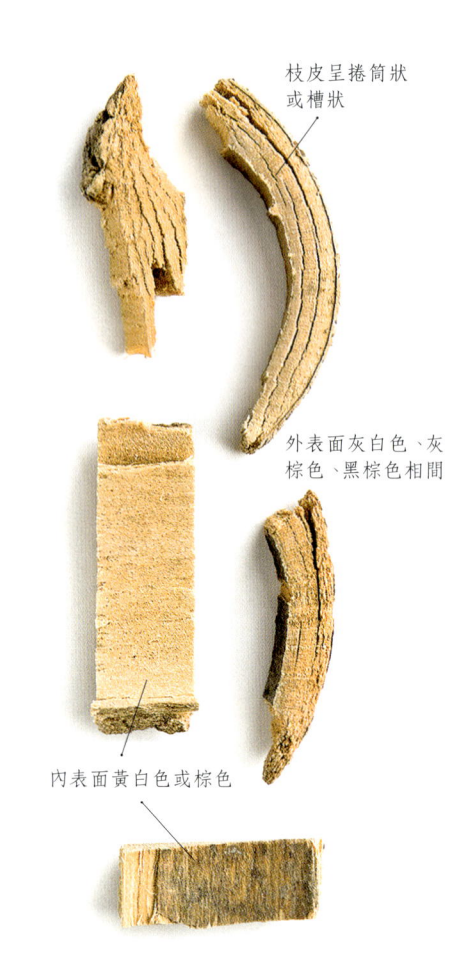

胃虛少食者禁服

枝皮呈捲筒狀或槽狀

外表面灰白色、灰棕色、黑棕色相間

內表面黃白色或棕色

家用養生

煎服：治腹瀉

秦皮15克，砂糖適量。水煎，加糖，溫服。

煎服：治急性肝炎

秦皮、黃柏、大黃各9克，茵陳、蒲公英各30克。水煎，去渣，溫服。

煎服：治牛皮癬

秦皮50克。水煎，去渣，用煎液清洗患處，每天或隔2~3天洗一次。

116. 苦參

別　　名　野槐、好漢枝、苦骨、地骨。
性味歸經　性寒，味苦，歸心、肝、胃、大腸、膀胱經。
用法用量　一般用量 5~10 克，可煎服、外用等。

功效主治

苦參具有清熱燥濕、殺蟲、利尿的功效。可以用於治療熱痢、便血、黃疸尿閉、赤白帶下、陰腫陰癢、濕疹、濕瘡、皮膚瘙癢、疥癬麻風、滴蟲性陰道炎等。

治病配方

1 治痔漏出血、腸風下血、酒毒下血：苦參 500 克，熟地黃 200 克。將苦參和熟地黃研成細末，煉蜜為丸。每服 10 克，白湯或酒送服，每日 2 次。（出自《外科大成》苦參地黃丸）

2 治妊娠小便刺痛：當歸、貝母、苦參各 200 克。將以上三味中藥研成細末，煉蜜為丸，如紅豆大，每服 3 丸。（出自《金匱要略》當歸貝母苦參）

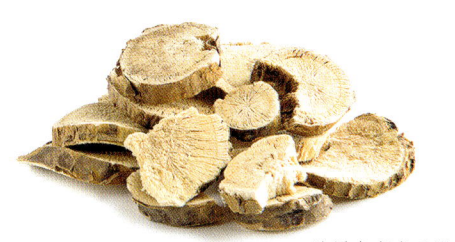

斷面黃白色

斷面纖維性

具放射狀紋理

脾胃虛寒者忌服

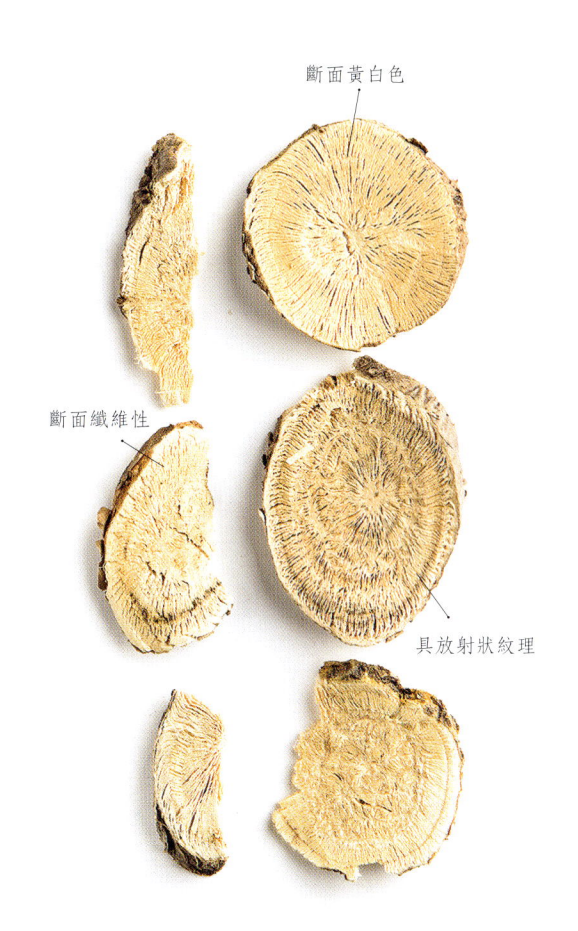

家用養生

泡酒：祛風利濕

石榴 2,000 克，苦參、人參、沙參、丹參、蒼耳子、羌活各 60 克，白酒 1,000 毫升。將石榴搗爛，人參、苦參、沙參、丹參、蒼耳子、羌活切碎後一起裝入紗布袋置於容器中，加入白酒密封浸泡 7~14 天後，去渣即成。適於風濕諸症患者服用。

煎服：治心脾兩虛型失眠

苦參 30 克，酸棗仁 20 克。水煎，去渣取汁。睡前服用，堅持 10~15 天。

117. 白鮮皮

別　　名 白蘚皮、八股牛、山牡丹、羊鮮草。
性味歸經 性寒，味苦，歸脾、胃、膀胱經。
用法用量 一般用量5~10克，可煎服、外用等。

功效主治

白鮮皮是香科植物白鮮的乾燥根皮，具有清熱燥濕、祛風止癢、解毒的功效。可以用於治療風熱濕毒所致的風疹、濕疹、疥癬、黃疸、濕熱痺等。脾胃虛寒者慎服。

治病配方

治肺受風、面色枯白、皮膚乾燥、鼻塞乾痛：白鮮皮、麥冬、茯苓、白芷、細辛、杏仁各45克，桑白皮、石膏各60克。將以上八味中藥研成細末，每服10克，水煎，去渣，早、晚飯後，臨睡前溫服。（出自《聖濟總錄》白鮮皮湯）

呈淡灰黃色
有羊膻氣

118. 苦豆子

別　　名 布亞。
性味歸經 性寒，味苦，歸胃、大腸經。
用法用量 一般用量1.5~3克，全草煎服；種子炒用，研末服用。

功效主治

苦豆子是豆科植物苦豆子的乾燥全草及種子，具有清熱燥濕、止痛、殺蟲的功效。可以用於治療濕熱瀉痢、胃脘痛、吞酸、濕疹、頑癬、白帶過多、瘡癤、潰瘍等。苦豆子有毒，內服不宜過量。

治病配方

1. 治白帶過多：苦豆子種子15粒。生服（服時不咬破，否則有頭暈、頭疼之感），每日1次。（出自《中國沙漠地區藥用植物》）

2. 治癤瘡、外傷化膿、潰瘍：苦豆子適量。煎湯，取汁，用藥汁清洗患處，洗後用紗布包紮。

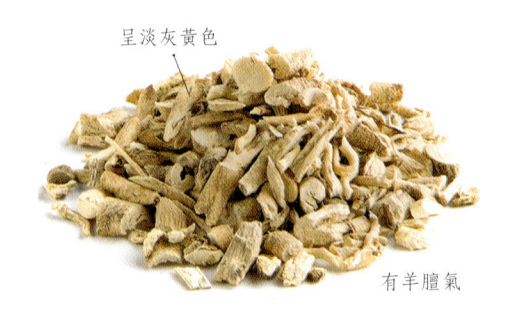

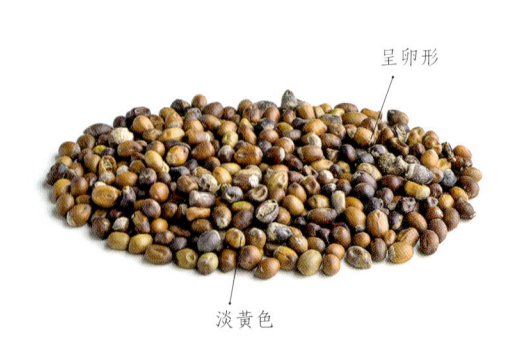

呈卵形
淡黃色

119. 三棵針

別　　名 小柏、刺黃連、刺黃柏。
性味歸經 性寒，味苦，有毒，歸肝、胃、大腸經。
用法用量 一般用量 10~15 克，可煎服、外用等。

功效主治

三棵針是小檗科植物擬豬刺、九連小檗、細葉小檗等的根和根莖，具有清熱燥濕、瀉火解毒的功效。可以用於治療濕熱瀉痢、黃疸、濕疹、癰腫瘡毒、咽喉腫痛、目赤腫痛等。

治病配方

1 治痢疾、腸炎、腹瀉：三棵針、秦皮、白頭翁、黃連各 9 克，木香、陳皮各 6 克。水煎服。

2 治風火目赤、咽喉腫痛：三棵針 15 克。水煎，代茶飲。

3 治癰腫瘡毒：三棵針、紫花地丁、雙花、蒲公英各 12 克。水煎服。

120. 馬尾連

別　　名 馬尾黃連。
性味歸經 性寒，味苦，歸心、肺、肝、膽、大腸經。
用法用量 一般用量 6~12 克，全草 15~30 克，煎服。

功效主治

馬尾連具有清熱燥濕、瀉火解毒的功效。可以用於治療濕熱瀉痢、黃疸、熱病煩躁、肺熱咳嗽、癰瘡腫毒、目赤腫痛等。

治病配方

1 治痢疾、腸炎：馬尾連、木香各 9 克。將馬尾連和木香研成細末，每次 3 克，每日 3 次。（出自《新疆中草藥手冊》）

2 治腳癬：馬尾連 15 克，黃柏 30 克，新鮮豬膽 1 個，冰片 0.9 克。先將馬尾連、黃柏水煎成糊狀，去渣，再下豬膽汁，小火煎 1~2 分鐘，離火，待溫加冰片攪勻，每晚擦患處。

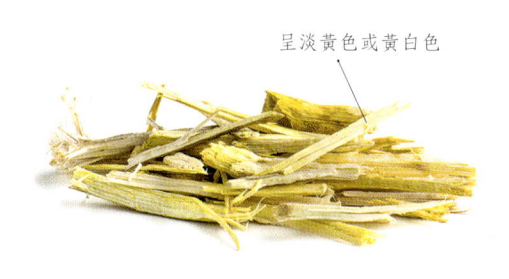

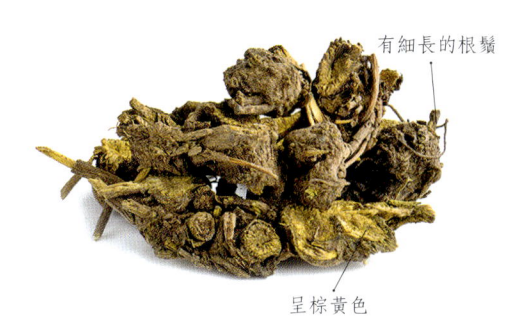

呈淡黃色或黃白色

有細長的根鬚

呈棕黃色

第三章 清熱藥

121. 鳳眼草

別　　名 椿莢、樗莢、鳳眼子、樗樹子、臭椿子、春鈴子等。
性味歸經 性涼，味苦、澀，歸胃、大腸經。
用法用量 一般用量 3~9 克，可煎服、研末或外用。

功效主治

鳳眼草具有清熱燥濕、止痢、止血的功效。可以用於治療痢疾、白濁、帶下、便血、尿血、崩漏等。

治病配方

1. 治腸風下血：鳳眼草 50 克。一半生用，一半燒灰存性，搗羅為散，每服 3 克，溫米湯送服，不拘時服。（出自《聖濟總錄》椿莢散）

2. 治白帶異常、尿道炎：鳳眼草 30 克。炒黃研面，每服 6 克，白開水送服。（出自《遼寧常用中草藥手冊》）

122. 薔薇根

別　　名 倒鉤刺根。
性味歸經 性涼，味苦、澀，歸脾、胃經。
用法用量 一般用量 4.5~12 克，外用適量，煎服；外敷或煎湯含漱。

功效主治

薔薇根具有清熱利濕、祛風、活血、解毒的功效。可以用於治療肺癰、痢疾、關節炎、癱瘓、嘔吐、鼻出血、便血、尿頻、遺尿、月經失調、跌打損傷、瘡癤疥癬等。

治病配方

1. 治關節炎、半身癱瘓、月經失調、小便失禁：薔薇根 12 克。水煎服。（出自《上海常用中草藥》）

2. 治燙傷（未破者）：薔薇根、斑鳩毛各等分。水煎，去渣，取汁，用藥汁清洗傷口。（出自《江西草藥手冊》）

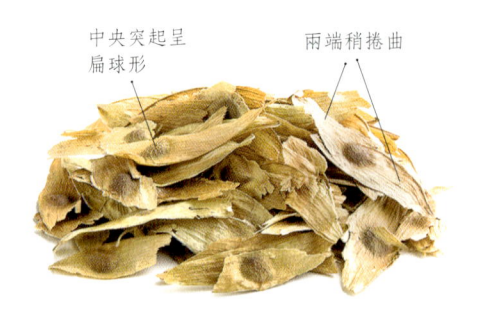

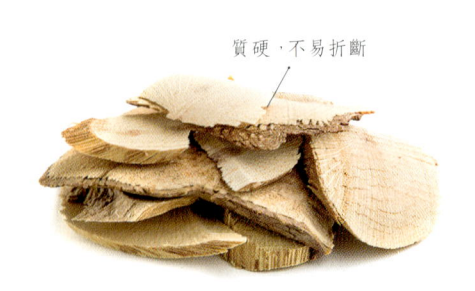

中央突起呈扁球形　　兩端稍捲曲

質硬，不易折斷

【清熱解毒藥】

本類藥物性味多屬寒涼，清熱之中更長於解毒，具有清解火熱毒邪的作用。可以用於治療急性熱病，如瘡毒、丹毒、痄腮、咽喉腫痛、熱毒下痢、癰腫瘡毒、溫毒發斑、蟲蛇咬傷、癌腫、水火燙傷等。本類藥物易傷脾胃，病情緩解即可停藥，不可過量服用。

123. 金銀花

別名 忍冬、忍冬花、金花、銀花、雙苞花、二寶花、金藤花、蘇花、鷺鷥花。

性味歸經 性寒，味甘，歸肺、心、胃經。

用法用量 一般用量6~15克，煎服。

黃白色或綠白色

呈棒狀，上粗下細

功效主治

金銀花具有清熱解毒、疏散風熱的功效。可以用於治療外感風熱或溫病初起的表證未解，裡熱又盛、瘡癰腫毒、咽喉腫痛；熱毒引起的瀉痢便血。

治病配方

1. 治大腸生癰、手不可按、右足屈而不伸：金銀花9克，地榆、麥冬、玄參各30克，甘草10克，薏仁15克，黃芩、當歸各6克。水煎服。（出自《洞天奧旨》清腸飲）

2. 治熱淋：金銀花、海金沙藤、胡荽、金櫻子根、白茅根各50克。水煎服，每日1劑，5~7天為一個療程。（出自《江西中草藥學》）

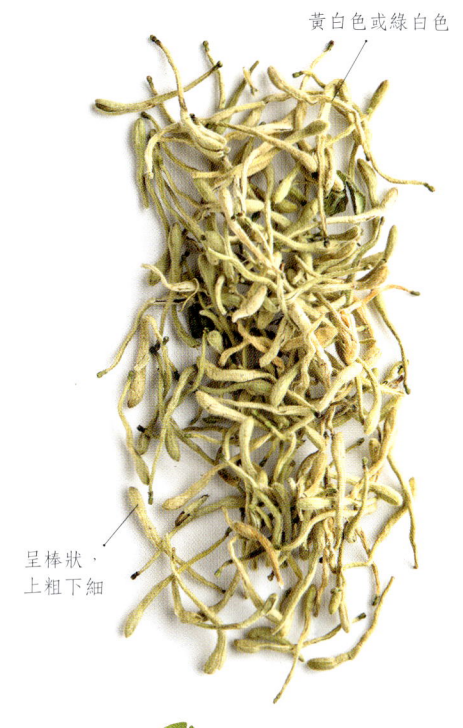

家用養生

煮粥：治嬰幼兒濕疹

金銀花、杏仁、綠豆、糯米、蜂蜜各適量。一起煮粥。能祛瘙癢、燥濕、瀉火、解毒、殺蟲止痛。特別對嬰幼兒濕疹有較好的療效。

代茶飲：治慢性咽炎

金銀花30克，玄參15克，知母、黃芩、桔梗、甘草各10克，蜂蜜適量。水煎，去渣，代茶飲，時時飲之。

124. 連翹

別　　名 黃花條、連殼、青翹、落翹、黃奇丹等。
性味歸經 性微寒，味苦，歸肺、心、小腸經。
用法用量 一般用量6~15克，水煎服。

功效主治

連翹具有清熱解毒、消腫散結、疏散風熱的功效。可以用於治療風熱感冒、發熱、心煩、咽喉腫痛、斑疹、丹毒、瘰癧、癰瘡腫毒、急性腎炎、熱淋等。

治病配方

1 治溫病初起、發熱、微惡風寒，頭痛口渴：連翹、金銀花各30克，苦桔梗、薄荷、牛蒡子各18克，竹葉、荊芥各12克，淡豆豉、甘草各15克。將以上九味中藥研成細末，每服18克，鮮葦根湯煎服。（出自《溫病條辨》銀翹散）

2 治小兒一切熱：連翹、防風、炙甘草、山梔子各等分。將以上四味中藥研成細末，每服10克，水煎，去渣，溫服。（出自《類證活人書》連翹飲）

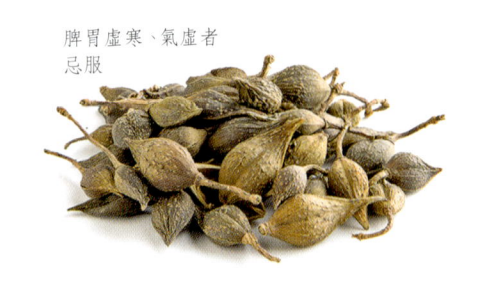

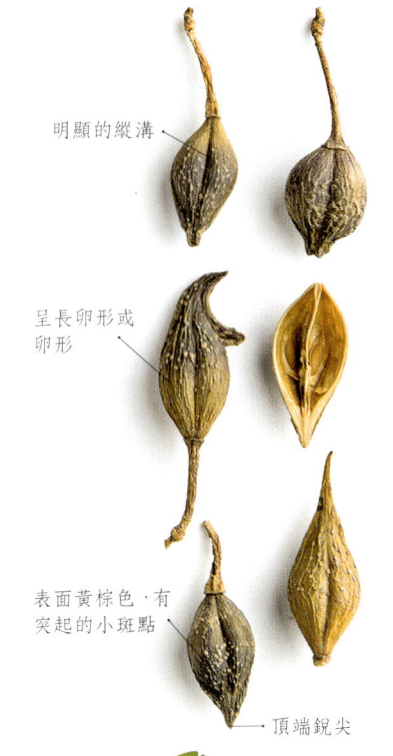

脾胃虛寒、氣虛者忌服

明顯的縱溝
呈長卵形或卵形
表面黃棕色，有突起的小斑點
頂端銳尖

家用養生

代茶飲：清熱解毒

連翹、牛蒡子各9克，荊芥5克，砂糖適量。牛蒡子、連翹、荊芥共裝入紗布袋內，加水適量，水煎，取汁，加入適量砂糖調味。代茶飲，每日1劑。有清熱解毒的作用，可治風疹。

水煎：治小兒腦膜炎

連翹、菊花各12克，甘草5克。以上中藥加水適量煮20分鐘，每日1劑。對腦膜炎，特別是小兒腦膜炎早期有一定治療作用。

煎服：治乳腺炎

連翹、野菊花各15克，蒲公英30克，王不留行9克。水煎服，每日1劑。

125. 穿心蓮

別名 春蓮秋柳、一見喜、欖核蓮、苦膽草、金香草、金耳鉤、印度草、苦草等。

性味歸經 性寒，味苦，歸心、肺、大腸、膀胱經。

用法用量 一般用量6~9克，可煎服，易致嘔吐故多作丸、散、片；也可外用。

功效主治

穿心蓮具有清熱解毒、涼血消腫燥濕的功效。可以用於治療感冒發熱、咽喉腫痛、口舌生瘡、頓咳勞嗽、泄瀉痢疾、熱淋澀痛、癰瘡腫瘍、毒蛇咬傷等。

治病配方

1 治感冒發熱頭痛及熱瀉：穿心蓮適量。穿心蓮研成細末，每次9克，日服3次，白湯送服。（出自《泉州本草》）

2 治陰囊濕疹：穿心蓮30克，甘油適量。穿心蓮研成細末，與甘油調和，塗抹於患處。（出自《江西草藥手冊》）

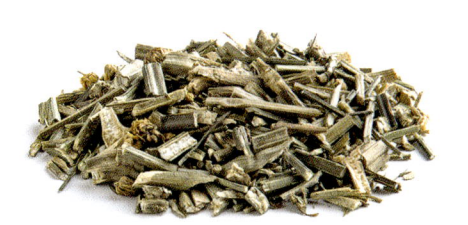

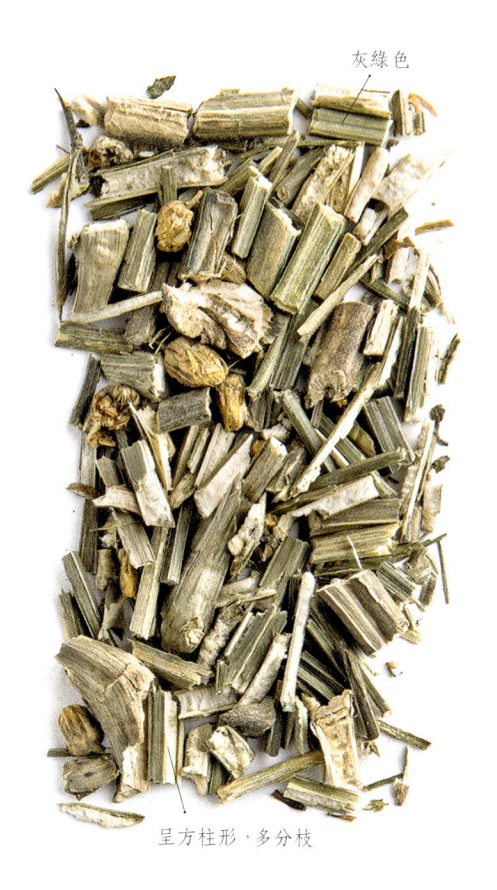

灰綠色

呈方柱形，多分枝

脾胃虛寒者忌服

家用養生

代茶飲：治細菌性痢疾

穿心蓮15克，木香、甘草各10克。用清水煎煮後當茶服用。

塗抹：治濕疹、燒燙傷

穿心蓮60克，茶油適量。穿心蓮研成細末，與茶油調和，塗抹於患處。

煎服：治尿頻赤澀疼痛

穿心蓮、車前子各10克。水煎，去渣，溫服。

第三章 清熱藥

126. 大青葉

別　　名 菘藍葉。
性味歸經 性寒，味苦，入心、肝、脾、胃經。
用法用量 一般用量 9~15 克，鮮品 30~60 克，可煎服、外用等。

功效主治

大青葉是十字花科植物菘藍的乾燥葉片，具有清熱解毒、涼血消斑的功效。可以用於治療溫熱病熱入營血、熱盛火熾引起的高熱、神昏等，可代替犀牛角使用；也可以治療血熱妄行引起的發斑、鼻出血等。

治病配方

1 **治咽喉唇腫、口舌糜爛、口乾面熱**：大青葉、升麻、大黃各 100 克，生地黃 150 克。將以上四味中藥研成細末，每服 10 克，水煎，去渣，溫服。（出自《聖濟總錄》大青湯）

2 **治腦熱耳聾**：大青葉、大黃、梔子、黃耆、升麻、黃連各 50 克，芒硝 100 克。將以上七味中藥研成細末，煉蜜為丸，如梧桐子大。每服 30 丸，溫水送服。（出自《聖濟總錄》大青丸）

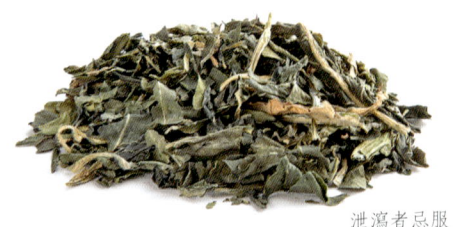

呈灰綠色或黃棕色

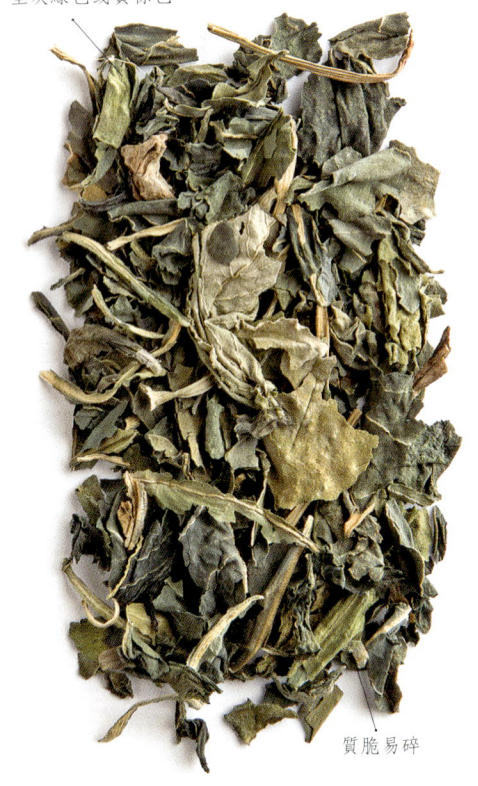

質脆易碎

泄瀉者忌服

家用養生

研末：治小兒高熱

大青葉適量。大青葉研成細末，每次 1.5 克，每日 3 次。對小兒高熱具有療效。

外洗：治疔、癤、痱子

大青葉、薄荷油各適量。水煎大青葉，取汁，加薄荷油適量，洗患處，每日 3 次。

127. 板藍根

別　　名 靛青根、藍靛根、大青根等。
性味歸經 性寒，味苦，歸心、胃經。
用法用量 一般用量為 9~15 克，煎服。

功效主治

　　板藍根為十字花科植物菘藍的乾燥根，具有清熱解毒、涼血、利咽的功效。可以用於治療肺胃熱盛所致的咽喉腫痛、口咽乾燥、腮部腫脹、急性扁桃體炎、腮腺炎等。板藍根性寒，脾胃虛寒者忌用。服用板藍根可能會出現過敏反應：皮疹瘙癢、頭昏眼花、胸悶氣短、煩躁、抽搐、噁心嘔吐等。如有上述現象要停用。

有縱皺紋
表面淺灰黃色
呈細長圓柱形

治病配方

1 治惡寒發熱、頭面紅腫、目不能開、咽喉不利：板藍根、連翹、馬勃、牛蒡子、薄荷各 3 克，黃芩、黃連各 15 克，陳皮、甘草、玄參、柴胡、桔梗各 6 克，僵蠶、升麻各 2 克。將以上十四味中藥研成細末，水煎，去渣，溫服。（出自《東垣試效方》普濟消毒飲）

2 治肝炎：板藍根 50 克。水煎服。（出自《遼寧常用中草藥手冊》）

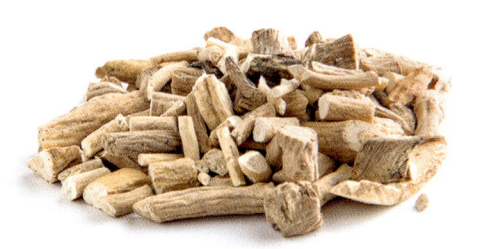

體虛而無實火熱毒者忌服

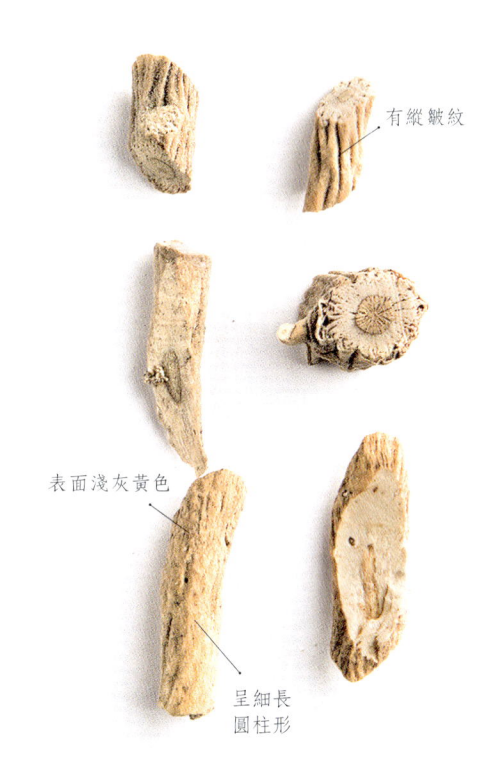

燉煮：增強免疫力

　　板藍根 8 克，豬腱子 60 克，大棗數枚，鹽適量。小火煮 3 個小時，加鹽調味即可。

煮粥：清熱消炎

　　板藍根 20 克，竹葉、蓮子心各 10 克，糯米 50 克，砂糖適量。糯米煮粥至半熟，加入洗淨搗爛的板藍根、竹葉、蓮子心，繼續煮至糯米爛熟為止。喝粥時可加入砂糖調味即可。

煎服：治流行性感冒

　　板藍根 20 克，綠茶 5 克，冰糖適量。板藍根搗碎，倒入砂鍋，加清水和茶葉煎煮，去渣，取汁，倒入冰糖拌勻即可。

第三章 清熱藥 137

128. 青黛

別　　名 靛花、青蛤粉、青缸花、藍露、澱花、靛沫花。
性味歸經 性寒，味鹹，歸肝、肺經。
用法用量 一般用量 1.5~3 克，可散劑沖服、入丸等。

功效主治

青黛是十字科菘藍的莖葉加工製成的粉末或團塊，具有清熱解毒、涼血消斑、清肝瀉火、定驚的功效。可以用於治療溫病熱盛、斑疹、吐血、咯血、小兒驚癇、瘡腫、丹毒、蛇蟲咬傷等。

治病配方

1 治咳嗽吐痰、面鼻發紅：青黛 20 克，蛤粉 15 克。將青黛和蛤粉攪拌均勻，煉蜜為丸，如指頭大。臨睡前服用 3 丸。（出自《醫學從眾錄》青黛蛤粉丸）

2 治一切熱毒、臁窩瘡：青黛、寒水石（煅）各 50 克。將青黛和寒水石研成細末，用香油攪拌均勻，塗抹於患處。（出自《普濟方》青金散）

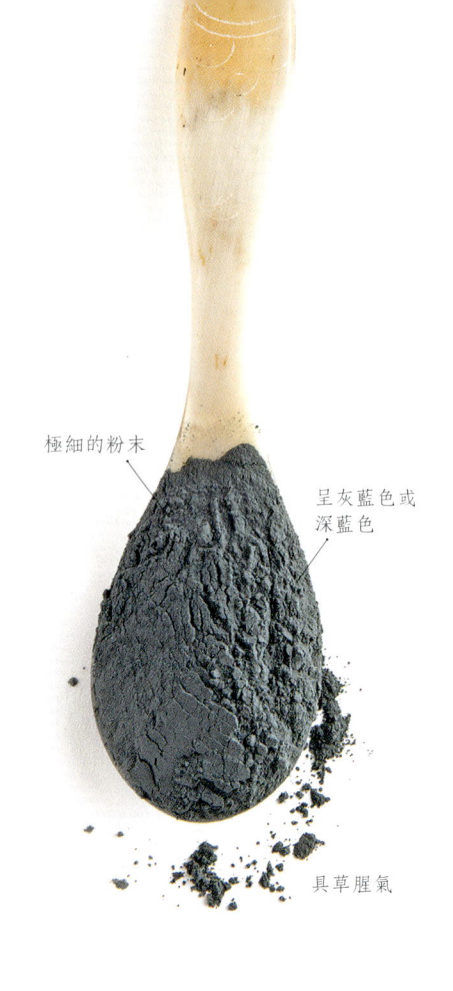

3 治新生兒臍炎：青黛適量，外敷於臍部，用紗布固定，每日 2 次。

鑑別用藥

中藥	入藥材質	功效	主治
大青葉	菘藍的乾燥葉片	清熱解毒、涼血消斑	溫熱病熱入營血、熱盛火熾引起的高熱、神昏，血熱妄行引起的發斑、鼻出血等
板藍根	菘藍的乾燥根	清熱解毒、涼血、利咽	肺胃熱盛所致的咽喉腫痛、口咽乾燥、腮部腫脹等
青黛	菘藍的莖葉加工製成的粉末或團塊	清熱解毒、涼血消斑、清肝瀉火、定驚	溫病熱盛、斑疹、咯血、小兒驚癇、瘡腫、丹毒、蛇蟲咬傷等

129. 貫眾

別名 貫節、貫渠、百頭、虎卷、扁符、貫鐘、貫來、渠母、伯芹、藥渠、黃鐘等。

性味歸經 性微寒，味苦，有小毒，歸肝、脾經。

用法用量 一般用量 4.5~9 克，煎服。

功效主治

貫眾具有清熱解毒、涼血止血、殺蟲的功效。可以用於治療風熱感冒、乙型腦炎、痄腮、血痢、腸風便血、血崩、帶下、產後血氣脹痛、熱毒瘡瘍等。貫眾有小毒，用量不宜過大。

治病配方

1 治療一切熱毒、食毒、酒毒、藥毒等：貫眾、黃連、甘草各 9 克，駱駝峰 15 克。將以上四味中藥研成細末，每服 9 克，冷水送服。（出自《普濟方》貫眾散）

2 治蛔蟲攻心、吐如醋水、痛不能止：貫眾、鶴虱、蕪荑、龍膽、狼牙各 30 克，麝香 3 克。將以上六味中藥研成細末，每服 6 克，食前以淡醋湯送服。（出自《太平聖惠方》貫眾散）

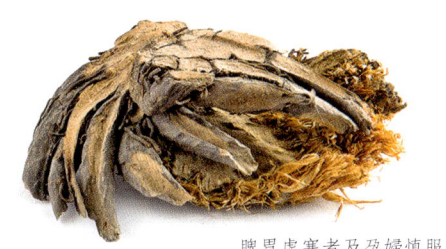

脾胃虛寒者及孕婦慎服

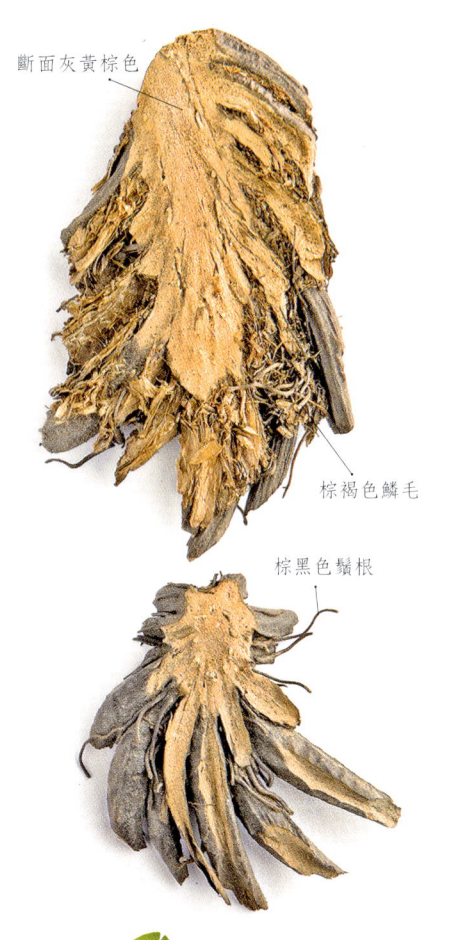

斷面灰黃棕色
棕褐色鱗毛
棕黑色鬚根

家用養生

煎服：治宮頸炎

貫眾、益母草各 20 克，烏賊骨、苦參、黨參、白芍、生地黃各 10 克，茯苓 15 克。水煎，去渣，取汁，每日 1 劑，分 3 次服用。

塗抹：治火燒瘡

貫眾、香油各適量。貫眾煅灰，和香油塗抹於患處，有止痛的作用。

研末：治鼻出血

貫眾 20 克。研成細末，溫水送服。

130. 野菊花

別　　名 野黃菊花、苦薏、山菊花、甘菊花。
性味歸經 性微寒，味苦、辛，歸肝、心經。
用法用量 一般用量 10~15 克，可煎服、外用等。

皺縮捲曲，類球形

呈棕黃色

功效主治

野菊花是菊科植物野菊的乾燥頭狀花序，具有清熱瀉火、解毒利咽、消腫止痛的功效。可以用於治療疔瘡、癰疽、丹毒、濕疹、皮炎、風熱感冒、咽喉腫痛、高血壓等。

治病配方

1　治頭癬、濕疹、天泡瘡：野菊花、苦楝根皮、苦參根各適量。水煎外洗。（出自《江西中草藥學》）

2　治泌尿系統感染：野菊花 10 克，海金沙 15 克。水煎服，每日 2 劑。（出自《江西草藥》）

3　治一切癰疽膿瘍：野菊花、蒲公英各 30 克，紫花地丁、連翹、石斛各 50 克。水煎，去渣，分成 3 份，早、中、晚各 1 次。（出自《本草推陳》）

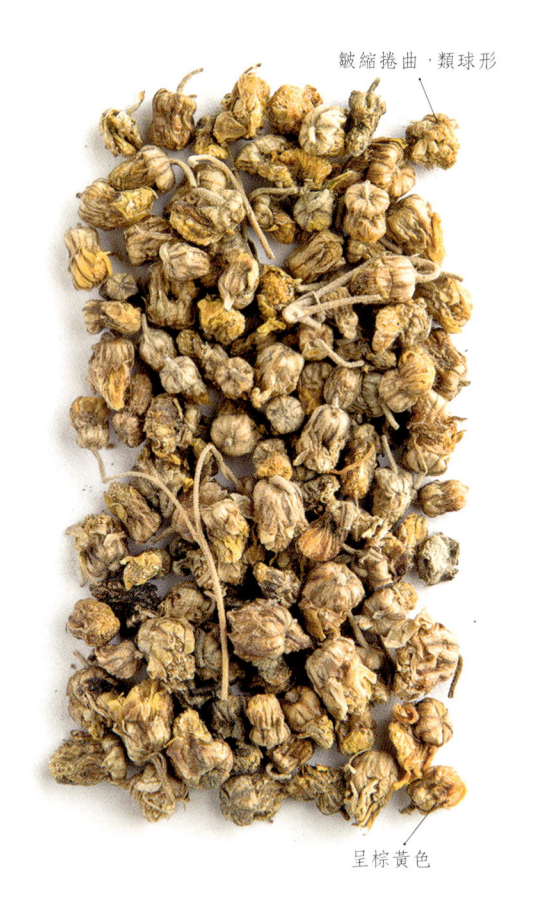

鑑別用藥

中藥	入藥材質	功效	主治
菊花	菊的乾燥頭狀花序	清熱疏風	多用於上焦頭目風熱
野菊花	野菊的乾燥頭狀花序	解毒消癰	多用於瘡癰疔毒、腫痛

131. 土茯苓

別　　名　禹余糧、白余糧、刺豬苓、過山龍、仙遺糧、冷飯團、山豬糞、過岡尤等。
性味歸經　性平，味甘、淡，歸肝、胃經。
用法用量　一般用量15~60克，可煎服、外用等。

功效主治

土茯苓是百合科植物光葉菝葜的乾燥塊莖，具有解毒、除濕、通利關節的功效。可以用於治療梅毒、淋濁、筋骨攣痛、腳氣、疔瘡、癰腫、瘰癧及汞中毒所致的肢體拘攣、筋骨疼痛等。肝腎陰虛者慎服。

治病配方

1 治楊梅瘡毒：土茯苓30克，水和白酒各等分。煎服。（出自《滇南本草》）

2 治風氣痛及風毒瘡癬：土茯苓240克，糯米1,000克。土茯苓在石臼內搗為細末，與糯米攪拌均勻，蒸熟，放涼後，置於瓷罐中，放入涼白開水，密封15天即成。（出自《萬氏家抄方》土茯苓酒）

3 治皮炎：土茯苓60克。水煎，當茶飲。（出自《江西中草藥學》）

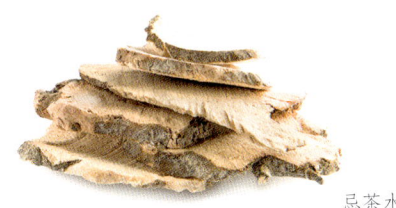

忌茶水

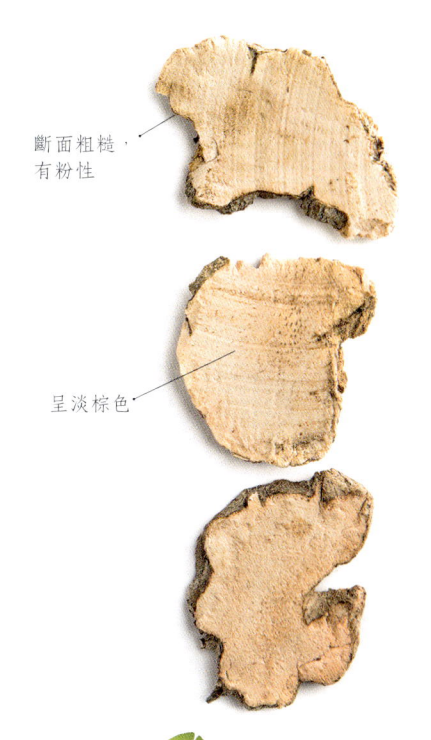

斷面粗糙，有粉性

呈淡棕色

家用養生

煮粥：祛濕熱、解毒涼血

土茯苓50克，綠豆30克，紅糖適量。綠豆和土茯苓洗淨，一起煮粥，食用前加紅糖調味即可。

煲湯：解毒消腫、祛濕通絡

土茯苓50克，茶樹菇、薏仁各15克，排骨500克。排骨氽水，洗淨，放入砂鍋中，加入清水、土茯苓、茶樹菇和薏仁一起煲湯，排骨軟爛後加鹽調味即可。

煎服：治腎虛白帶多

海馬20克，杜仲15克，當歸12克，白果、白芷各10克，黃耆、土茯苓各30克。水煎2次，分2次服，每日1劑。

132. 金蕎麥

別　　名	苦蕎麥、野橋蕎麥、天蕎麥。
性味歸經	性涼，味辛、澀，歸肺經。
用法用量	一般用量 15~45 克，可煎服、燉服等。

功效主治

金蕎麥具有清熱解毒、排膿祛瘀的功效。可以用於治療瘡毒、蛇蟲咬傷、肺癰、肺熱咳喘、咽喉腫痛、痢疾、風濕痺證、跌打損傷、癰腫、胃痛等。

治病配方

1. 治肺癰咳吐膿血：金蕎麥、魚腥草各 30 克，薏仁 20 克。水煎服。

2. 治消化不良、胃脘脹痛：金蕎麥、神曲各 10 克，陳皮 6 克。水煎服。

3. 治痺證關節腫痛：金蕎麥、防己、獨活各 10 克。水煎服。

4. 治咽喉腫痛：金蕎麥、牛蒡子各 15 克。水煎服。

133. 漏蘆

別　　名	狼頭花、野蘭、鬼油麻、和尚頭、華州漏蘆、禹州漏蘆、琉璃玉薊。
性味歸經	性寒，味苦，歸胃經。
用法用量	一般用量 5~9 克，可煎服、研末調敷、煎水洗等。

功效主治

漏蘆具有清熱解毒、消癰散結、通經下乳、舒筋通脈的功效。可以用於治療乳癰腫痛、癰疽發背、瘰癧、瘡毒、乳汁不通、濕痺拘攣、骨節疼痛、熱毒血痢、痔瘡出血等。

治病配方

治乳婦氣脈壅塞、乳汁不行、經絡凝滯、乳內脹痛：漏蘆 75 克，瓜蔞 10 個，炙蛇蛻 10 條。將以上三味中藥研成細末，每服 6 克，溫酒調服，不拘時服。（出自《太平惠民和劑局方》漏蘆散）

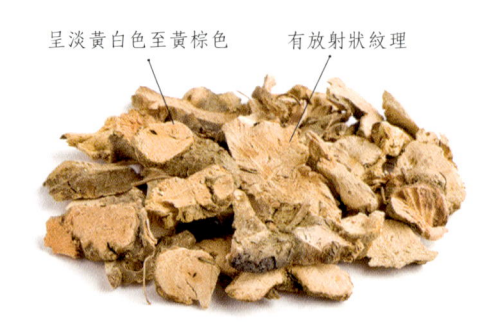

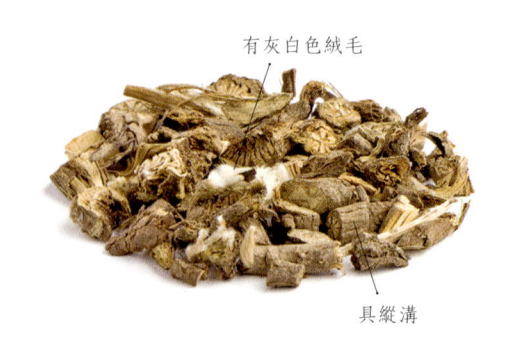

呈淡黃白色至黃棕色　　有放射狀紋理

有灰白色絨毛

具縱溝

134. 魚腥草

別　　名　折耳根、臭菜、側耳根、臭根草、臭靈丹、朱皮拱。
性味歸經　性微寒，味辛，歸肺經。
用法用量　一般用量15~25克，可煎服、搗汁、煎水洗等。

功效主治

魚腥草具有清熱解毒、消癰排膿、利尿通淋的功效。可以用於治療肺癰吐膿、痰熱喘咳、熱痢、癰腫瘡毒、熱淋、肺炎、瘧疾、水腫、淋病、痔瘡、脫肛、濕疹、禿瘡、疥癬等。

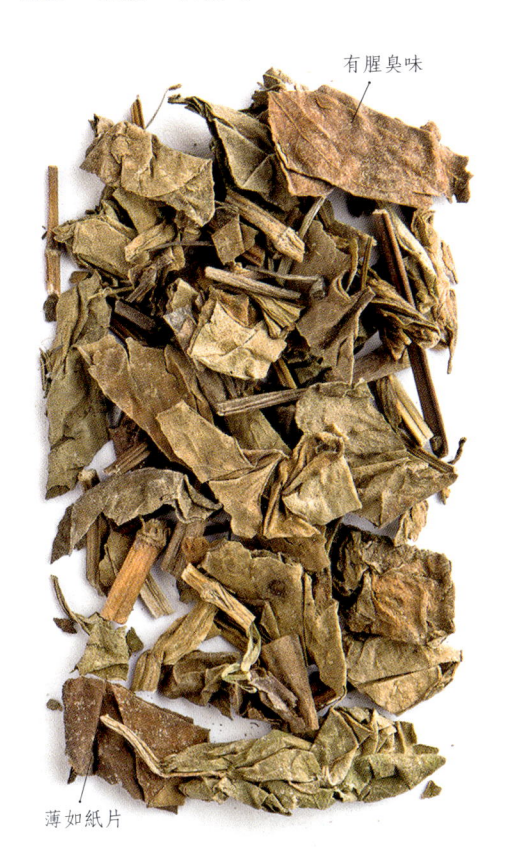

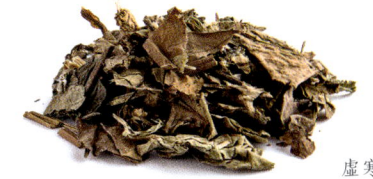

有腥臭味

薄如紙片

虛寒症者忌服

治病配方

1 治痢疾：魚腥草30克，山楂炭10克。水煎加蜜糖服。（出自《嶺南草藥志》）

2 治熱淋、白濁、白帶：魚腥草40~50克。水煎服。（出自《江西民間草藥》）

3 治慢性鼻竇炎：鮮魚腥草適量。洗淨，晾乾，搗爛，絞取汁液，每日滴鼻數次；也可以用魚腥草煎水服用。（出自《陝西草藥》）

家用養生

煎服：治燥火型咳嗽

魚腥草、百部、桔梗、沙參、桑白皮各10克，甘草12克，陳皮5克。水煎取汁，每日1劑，時時飲之。

涼拌、炒菜：治尿路炎症、乳腺炎

鮮魚腥草250克，鹽、花椒粉、辣椒油、砂糖各適量。魚腥草去雜洗淨，切成段，再用鹽水泡幾分鐘，放鹽、花椒粉、辣椒油、砂糖拌勻即可。

鮮魚腥草150克，雞蛋4個，鹽、蔥花、食用油各適量。魚腥草去雜洗淨切小段，雞蛋磕入碗內攪勻。鍋內油燒熱，投入蔥花煸香，放入魚腥草煸炒幾下，倒入雞蛋一起煸炒至成塊，加鹽調味。

第三章　清熱藥　143

135. 重樓

- **別　　名** 蚤休、七葉一枝花、草河車、獨腳蓮等。
- **性味歸經** 性微寒，味苦，有小毒，歸肝經。
- **用法用量** 一般用量 3~9 克，可煎服、搗汁、研末等。

功效主治

重樓具有清熱解毒、消腫止痛、涼肝定驚的功效。可以用於治療疔腫癰腫、咽喉腫痛、毒蛇咬傷、跌打損傷、驚風抽搐等。

治病配方

1 治瘡癰疔毒：重樓 10 克，蒲公英、金銀花各 15 克。水煎服。

2 治咽喉腫痛：重樓 8 克，熊膽粉 3 克，冰片 6 克。將以上三味中藥研成細末，裝入瓶子，用藥末噴喉。

3 治熱盛動風抽搐：重樓 10 克，鉤藤、大青葉各 15 克。水煎服。

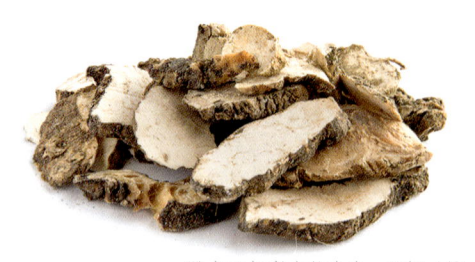

體虛而無實火熱毒者、孕婦忌服

質堅硬，不易折斷

莖痕半圓形或扁圓形

家用養生

燉服：治肺癆久咳及哮喘

重樓 25 克，豬肺 500 克，鹽適量。豬肺洗淨，切片，放入砂鍋中，加清水和重樓一起燉煮，去渣，食豬肺，喝湯。

塗抹：治帶狀皰疹

重樓、朱砂各適量，雄黃少許，白酒少量。將重樓、朱砂和雄黃研成細末，用白酒攪拌均勻，塗抹於患處。

研末：治蛇咬傷

重樓 10 克。研成細末，溫水送服，每日 3 次；另取鮮重樓搗爛，或加酒糟搗爛塗抹於患處。

136. 蒲公英

別　　名 蒲公草、尿床草、地丁、婆婆丁、黃狗頭、尿床草等。
性味歸經 性寒，味苦、甘，歸肝、胃經。
用法用量 一般用量9~15克，可煎服、外敷、煎水洗等。

功效主治

蒲公英具有清熱解毒、消腫散結、利濕通淋的功效。可以用於治療乳癰腫痛、胃炎、痢疾、肝炎、膽囊炎、急性闌尾炎、泌尿系統感染、盆腔炎、癰癤疔瘡、咽炎、急性乳腺炎、感冒發熱、急性扁桃體炎、急性支氣管炎等。

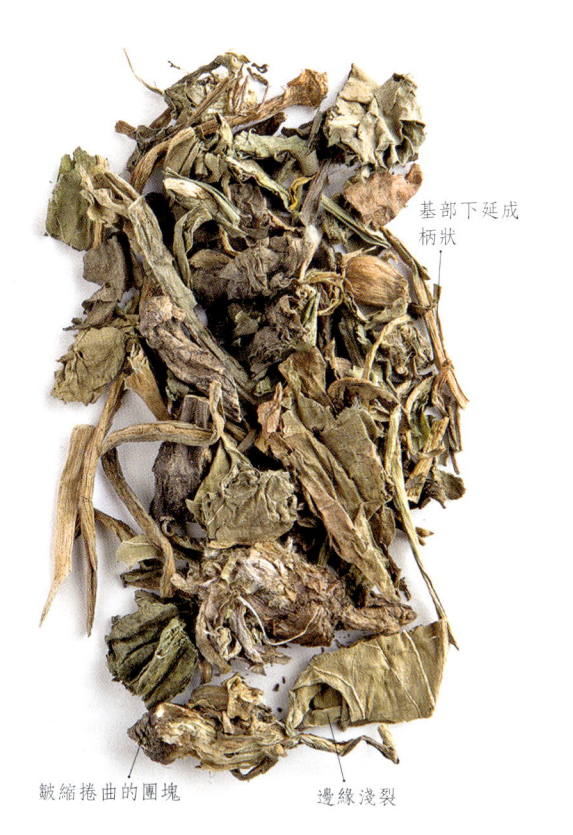

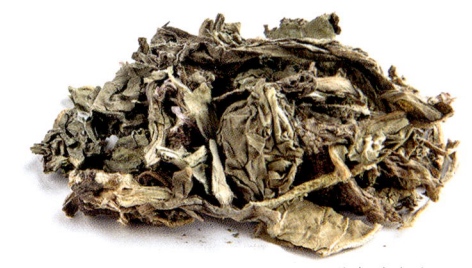

陽虛外寒者忌服

治病配方

1 治乳癰初起：蒲公英30克，忍冬藤60克，甘草6克。水煎，去渣，食前服用。（出自《洞天奧旨》英藤湯）

2 治急性胃炎：蒲公英15克，砂仁、陳皮各6克。水煎服。

3 治眼結膜炎：蒲公英15克，黃連3克，夏枯草12克。水煎服。

家用養生

煮粥：治慢性扁桃體炎

蒲公英15克，橄欖50克，白蘿蔔100克，白米40克。蒲公英、橄欖和白蘿蔔共煎取汁，將白米放入藥汁中煮粥食用。

煎服：治急性黃疸型肝炎

蒲公英、茵陳各50克，大棗10枚，砂糖適量。水煎，去渣，取汁，服用前加砂糖調味。

代茶飲：治熱淋、小便短赤

蒲公英、玉米鬚各60克。水煎，去渣，代茶飲。

基部下延成柄狀
皺縮捲曲的團塊
邊緣淺裂

137. 紫花地丁

別　　名 鏟頭草、光瓣菫菜。
性味歸經 性寒，味苦、辛，歸心、肝經。
用法用量 一般用量15~30克，可煎服、外用等。

功效主治

紫花地丁具有清熱解毒、涼血消腫的功效。可以用於治療黃疸、痢疾、乳腺炎、目赤腫痛、咽炎；外敷可治跌打損傷、癰腫、毒蛇咬傷等。

治病配方

1 治疗疔、癰瘍癤腫：紫花地丁、野菊花、蒲公英、紫背天葵子各6克，金銀花15克。水煎，去渣，熱服，蓋上被子出汗。具有清熱解毒、消散疔瘡的作用。（出自《醫宗金鑒》五味消毒飲）

2 治乳癰、一切毒：紫花地丁、蒲公英各8克。以流水洗淨，水煎，去渣，將藥汁接著熬成膏，敷貼於患處。每日1貼。（出自《惠直堂經驗方》地丁膏）

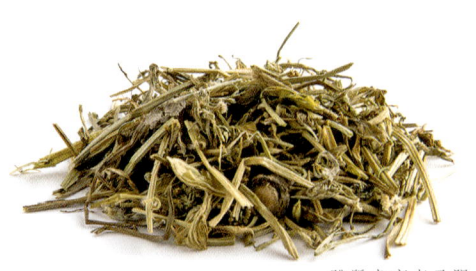

氣味微臭而澀
葉柄細長，扭曲
全體被毛
具有鬚根痕

體質虛寒者忌服

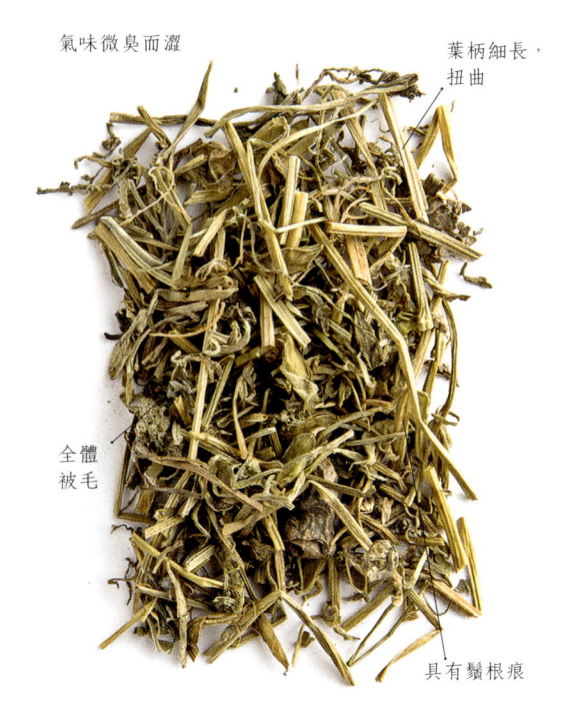

家用養生

煎服：治麥粒腫

紫花地丁、金銀花、大青葉、蒲公英各25克，板藍根50克。水煎服，每日1劑。

外敷：治疗毒癰瘡、紅腫熱痛

鮮紫花地丁適量。搗汁，濾渣，服用藥汁，並將藥渣敷貼於患處；或與金銀花、蒲公英、野菊花配伍。

研末：治黃疸內熱

紫花地丁適量。研末，每服15克，白酒送服。

138. 拳參

別　　名　紫參、山蝦、倒根草、破傷藥、刀剪藥、疙瘩參、蝦參、回頭參、山柳柳、石蠶等。

性味歸經　性微寒，味苦、澀，歸肺、肝、大腸經。

用法用量　一般用量 4.5~9 克，可煎服、外用等。

功效主治

拳參具有清熱解毒、涼血止血、鎮驚熄風的功效。可以用於治療熱病驚搐、破傷風、赤痢、熱瀉、癰腫、瘰癧、痔瘡出血等。

治病配方

1 治熱感動風、神昏抽搐：拳參 12 克，大青葉 30 克，鉤藤 15 克。水煎服。

2 治風熱感冒、發熱、咽痛：拳參、板藍根各 12 克，金銀花、薄荷各 10 克。水煎服。

3 治下痢膿血：拳參、白頭翁各 12 克，黃連 6 克。水煎服。

4 治瘰癧腫痛：拳參、重樓各 10 克，夏枯草 15 克。水煎服。

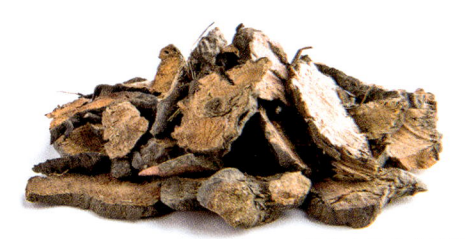

無實火熱毒者忌服

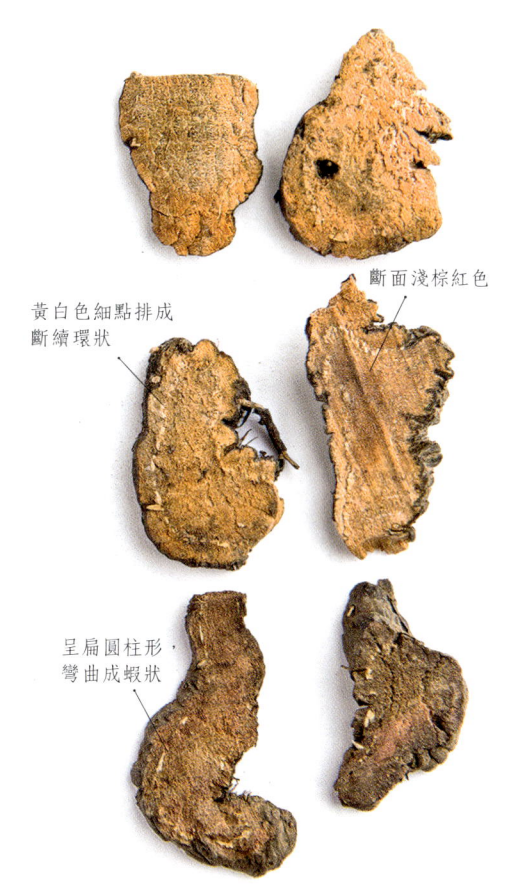

斷面淺棕紅色

黃白色細點排成斷續環狀

呈扁圓柱形，彎曲成蝦狀

家用養生

研末：治外傷出血

拳參、白及各 15 克。將拳參和白及研成細末，塗抹於出血位置。

水煎：治瘡癰腫痛

拳參、金銀花各 10 克，紫花地丁 15 克。水煎，去渣，溫服。

外敷：治毒蛇咬傷

鮮拳參適量。將拳參搗爛，敷貼在傷口上，包紮好。

第三章 清熱藥

139. 射干

別　　名 烏扇、烏蒲、黃遠、夜乾、烏吹、草薑、鬼扇、鳳翼等。
性味歸經 性寒，味苦，歸肺經。
用法用量 一般用量 3~9 克，煎服。

功效主治

射干具有清熱解毒、消痰、利咽的功效。可以用於治療喉痹咽痛、咳逆上氣、痰涎壅盛、瘰癧結核、女性閉經、癰腫瘡毒等。射干苦、寒，脾虛便溏者不宜使用。

治病配方

1 治咳而上氣：射干、細辛、紫菀、款冬花各 9 克，麻黃、生薑各 12 克，五味子 6 克，大棗 7 枚，半夏 25 克。先煮麻黃兩沸，去浮沫，再放入其餘中藥，煎煮取汁，分成 3 份，溫服。（出自《金匱要略》射干麻黃湯）

2 治喉痹腫痛：射干、生地黃各 5 克，桔梗、連翹、黃芩、貝母、玄參、甘草、牛蒡子各 3.5 克，荊芥 2.5 克。水煎服。（加味射干湯）

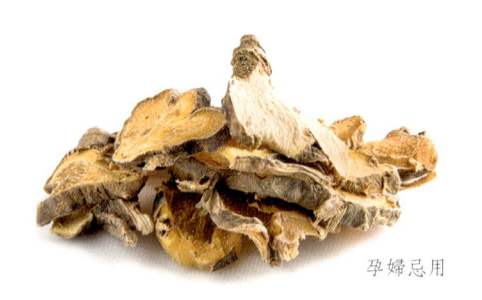

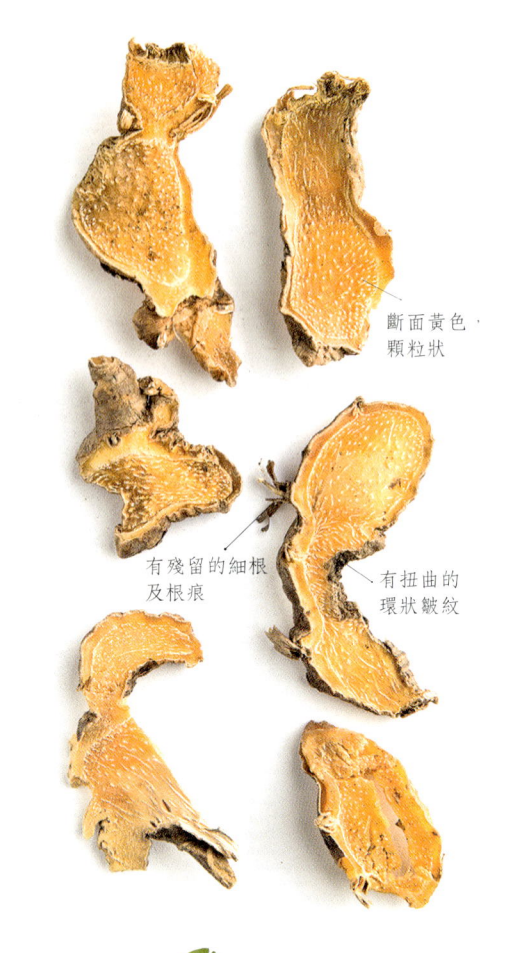

斷面黃色，顆粒狀

有殘留的細根及根痕

有扭曲的環狀皺紋

孕婦忌用

家用養生

研末：治乳癰初腫

射干、萱草各適量。將射干和萱草研成細末，用蜂蜜攪拌均勻，每次服用 10 克，每日 3 次。

煎服：宣肺透疹、清熱利咽

射干、黑參、連翹、荊芥、鼠黏子各等分，甘草減半。水煎，去渣，溫服。

搗汁：治腹部積水、皮膚發黑

射干適量。射干搗汁，服一杯，溫水送服。

140. 山豆根

別　　名	胡豆蓮、豆根、廣豆根、南豆根、北豆根、苦豆根等。
性味歸經	性寒，味苦，歸肺、胃經。
用法用量	一般用量 3~6 克，可煎服、外用等。

功效主治

山豆根是豆科植物越南槐的乾燥根及根莖。具有清熱解毒、利咽消腫的功效。可以用於治療喉癰、喉風、喉痺、牙齦腫痛、喘滿熱咳、黃疸、下痢、痔瘡、熱腫、禿瘡、疥癬、蛇咬傷、蟲咬傷等。

治病配方

1　治喉癬、滿喉白色：山豆根、桔梗、玄參、射干、陳皮、麥冬、連翹各 3 克，甘草、薄荷各 1.5 克。水煎服。（出自《喉科紫珍集》山豆根湯）

2　治咽喉腫痛、牙齦腫痛：山豆根、射干各 9 克，桔梗、牛蒡子各 6 克，甘草 3 克。水煎服。（出自《中藥臨床應用》喉痛方）

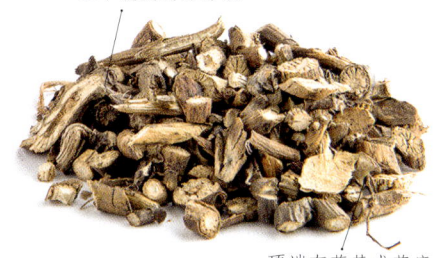

呈不規則的結節狀

頂端有莖基或莖痕

141. 馬勃

別　　名	馬屁勃、灰菇、馬屁包、牛屎菇、灰包菌、藥苞、人頭菌、牛屎菌、大氣菌、灰菌、雞腎菌、地煙等。
性味歸經	性平，味辛，歸肺經。
用法用量	一般用量 1.5~6 克，可煎服（包煎）、入丸、入散、外敷等。

功效主治

馬勃具有清熱解毒、利咽、止血的功效。可以用於治療咽喉腫痛、吐血、鼻出血、外傷出血、凍瘡、癰疽瘡癤等。風寒伏肺、咳嗽失音者禁服。

治病配方

1　治咳嗽失音：馬勃、馬牙硝各等分，砂糖適量。研末，砂糖和丸，如梧桐子大，每服 3 丸。（出自《摘元方》）

2　治癰疽：馬勃 10 克，醋適量。研成細末，用醋攪拌均勻，敷貼於患處。（出自《外科良方》）

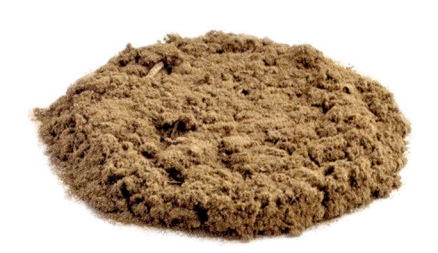

風寒伏肺、咳嗽失音者忌服

142. 大血藤

別　　名 血藤、紅皮藤、大活血、赤沙藤、蕨心藤、活血藤、血通、穿尖龍、半血蓮等。

性味歸經 性平，味苦，歸大腸、肝經。

用法用量 一般用量9~15克，可煎服、外用等。

功效主治

大血藤具有清熱解毒、活血、祛風、止痛的功效。可以用於治療腸癰腹痛、熱毒瘡瘍、跌打損傷、閉經、經痛、風濕痺痛、關節不利、腰腿疼痛等。孕婦慎服。

治病配方

1 治血虛閉經：大血藤15克，益母草9克，葉下紅12克，香附6克。水煎，配紅砂糖適量調服。（出自《閩東本草》）

2 治腸癰腹痛：大血藤24克，連翹21克，金銀花、貝母、蒲公英、夏枯草各9克。水煎，去渣，連服數次；病情嚴重患者可用白酒煎服。（出自《景嶽全書》連翹金貝煎）

3 治風濕筋骨疼痛、閉經腰痛：大血藤30克。水煎服。（出自《湖南農村常用中草藥手冊》）

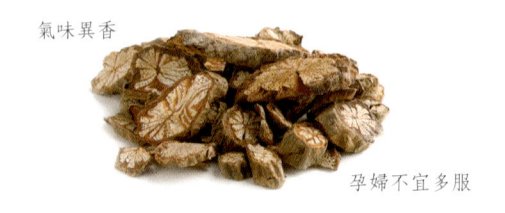

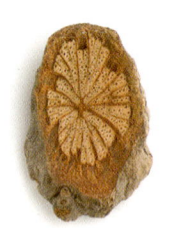

髓射線棕紅色，放射狀排列

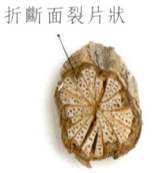

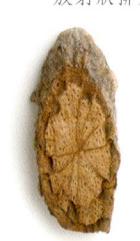

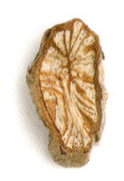

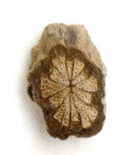

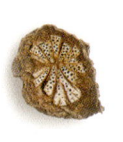

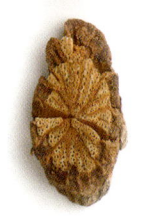

折斷面裂片狀

氣味異香

孕婦不宜多服

家用養生

煎服：治風濕性關節炎

大血藤、透骨香、香樟根各30克。水煎，去渣，2次分服，每日1劑。連服數天可見關節紅腫消退、疼痛減輕。

濕敷：治灼傷

大血藤、金櫻子根各500克。水煎，去渣，取汁。將乾淨紗布浸泡於藥汁中，對已發生感染的創面進行濕敷，能促使創面清潔，加速癒合。

143. 敗醬草

別　　名 黃花敗醬、龍芽敗醬、黃花龍牙、曲菜。

性味歸經 性微寒，味辛、苦，歸胃、大腸、肝經。

用法用量 一般用量6~15克，可煎服、外用等。

功效主治

敗醬草具有清熱解毒、消癰排膿、祛瘀止痛的功效。可以用於治療腸癰、肺癰及瘡癰腫毒；實熱瘀滯所致的胸腹疼痛；產後瘀滯腹痛等症。

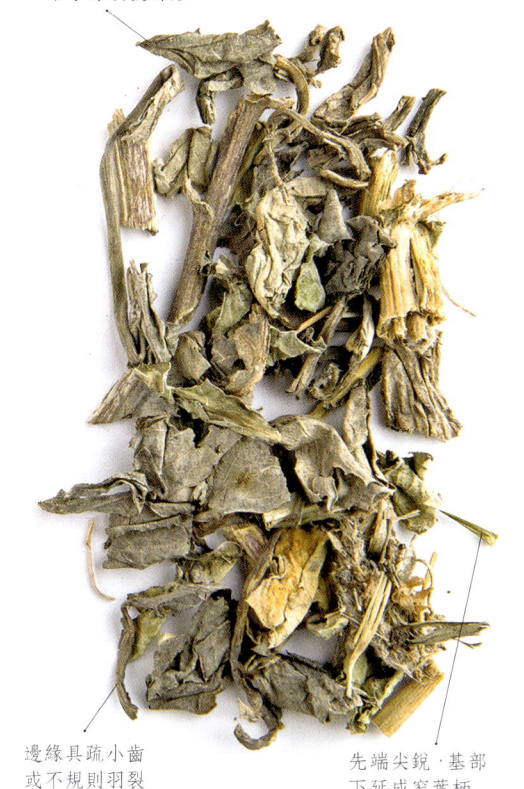

脾胃虛弱、食少泄瀉者忌服

治病配方

1 治腸癰內已成膿、身無熱、腹皮急、如腫狀、按之軟：敗醬草15克，薏仁30克，附子6克。將以上三味中藥杵為粗末，水煎，頓服。（出自《金匱要略》薏苡附子敗醬散）

2 治療產後惡露不止：敗醬草、當歸各1.8克，續斷、芍藥各2.4克，川芎、竹茹各1.2克，生地黃3.6克。水煎，去渣，分成2份，早、晚各1服。（出自《外台秘要》）

3 治療產後腰痛：敗醬草、當歸各2.4克，川芎、芍藥、桂心各1.8克。水煎，去渣，分成2份，早、晚各1服。（出自《廣濟方》）

家用養生

代茶飲：治神經衰弱

敗醬草30克。水煎，去渣，代茶飲，每次50毫升，7天為一個療程，連服三個療程。

煎水擦洗：治皮膚瘙癢

敗醬草50克，白鮮皮、地膚子、百部、蛇床子、苦參各30克。水煎，去渣，取汁，用藥汁擦洗全身，每日1次。

144. 金果欖

別　　名 金牛膽、地苦膽、金獅藤、九牛膽、九蓮子、青牛膽、金線吊葫蘆等。

性味歸經 性寒，味苦，歸肺、大腸經。

用法用量 一般用量3~9克，可煎服、外用等。

功效主治

金果欖具有清熱解毒、利咽、止痛的功效。可以用於治療咽喉腫痛、口腔炎、腮腺炎、乳腺炎、闌尾炎、癰疽疔毒、泄瀉、痢疾、脘腹熱痛、熱嗽失音等。

治病配方

1 治癰疽、疔毒、惡瘡：金果欖、蒼耳子各適量。將金果欖和蒼耳子一起搗爛，加白酒稀釋，濾汁，溫服。（出自《四川中藥志》）

2 治療急、慢性腸炎，菌痢：金果欖適量。切片晒乾，研成細末，口服，每次2克，每日3次。（出自《廣西中草藥新醫療法處方集》）

3 治咽喉腫痛：金果欖6克。水煎，去渣，溫服。（出自《百草鏡》）

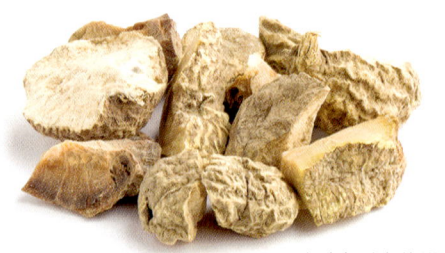

呈不規則長圓形或陀螺形

表面棕黃色，有縱橫的皺紋

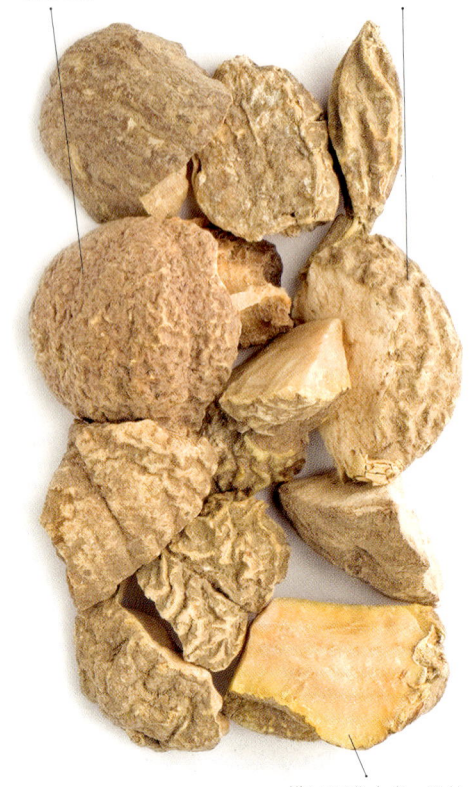

橫切面黃白色，粉性

脾胃虛弱者慎服

家用養生

塗抹：治腫毒初起

金果欖適量。研成細末，用醋攪拌均勻，塗抹於患處。初起者消，已成者潰。

搗汁：治跌打損傷、蛇咬傷

金果欖適量。將金果欖搗爛，去渣取汁，將藥汁塗抹於患處。

145. 青果

別　　名 橄欖、忠果、青青果、白欖、黃欖、甘欖等。
性味歸經 性平，味甘、酸，歸肺、胃經。
用法用量 一般用量 4.5~9 克，煎服，鮮品可用至 30~50 克。

功效主治

青果是橄欖科植物橄欖的成熟果實，具有清熱解毒、利咽、生津、止咳化痰的功效。可以用於治療咽喉腫痛，煩渴，咳嗽吐血，菌痢，癲癇，解魚蟹中毒、酒毒等。

治病配方

1. **治療嘔吐**：青果適量。搗爛，水煎服。

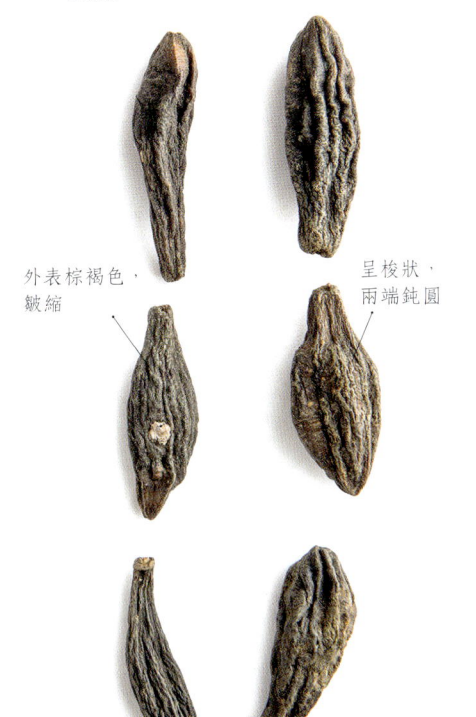

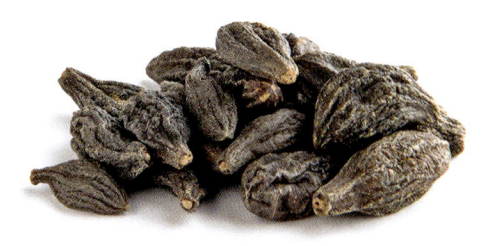

脾胃虛寒、大便祕結者慎服

2. **治咽喉炎**：青果 2 個。含在口中嚼，慢慢嚥其汁，每日 3 次。

3. **治腹瀉**：青果核 4 個。研末，溫開水送服。

4. **治癲癇**：青果 20 個。加水燒開，撈起青果去核搗爛，再入原汁煎熬成糊狀，裝瓶備用。每次 15 毫升，加砂糖調味，開水沖服，早、晚各 1 次。

家用養生

泡茶：潤喉止咳

青果 6 個，綠茶 6 克，胖大海 3 個，蜂蜜適量。先將橄欖放入適量水中煎沸片刻，然後沖泡綠茶、胖大海悶蓋片刻，加入蜂蜜攪拌均勻，徐徐飲之。每日 2 次。

煲湯：清熱解暑

青果 5 個，白蘿蔔 200 克。煲湯服用。

燉煮：清肺利咽、生津止渴

青果 5 個，豬肺 500 克，雪梨 1 個，川貝母 15 克，砂糖適量。豬肺洗淨，切平片；橄欖洗淨；梨洗淨，切塊；把豬肺、橄欖、雪梨、川貝母放入開水鍋內，大火燒開，小火煲 2 小時，調味食用。

外表棕褐色，皺縮
呈梭狀，兩端鈍圓

146. 錦燈籠

別　　名 掛金燈、燈籠果、紅燈籠、姑娘、花姑娘、姑碾兒等。
性味歸經 性寒，味苦，歸肺經。
用法用量 一般用量5~9克，可煎服、外敷等。

功效主治

錦燈籠是茄科植物酸漿的乾燥宿萼*或帶果實的宿萼，具有清熱解毒、利咽化痰、利尿通淋的功效。可用於治療咽痛音啞、痰熱咳嗽、小便不利、熱淋澀痛等。脾虛泄瀉者及孕婦忌用。

有5條明顯的縱棱

宿萼呈燈籠狀

棱間有網狀的細脈紋

治病配方

1. **治肺熱咳嗽：** 錦燈籠6克，瓜蔞仁12克，球蘭、知母、桔梗各10克，玄參8克，三叉苦20克。水煎，去渣，溫服。

2. **治急性扁桃體腫大：** 錦燈籠6克，射干8克，蟛蜞菊12克，黃芩、玄參各10克。水煎，去渣，溫服。

3. **治糖尿病：** 錦燈籠10克，白絨草、金絲苦楝、爵床各15克，菝葜30克。水煎，去渣，溫服。

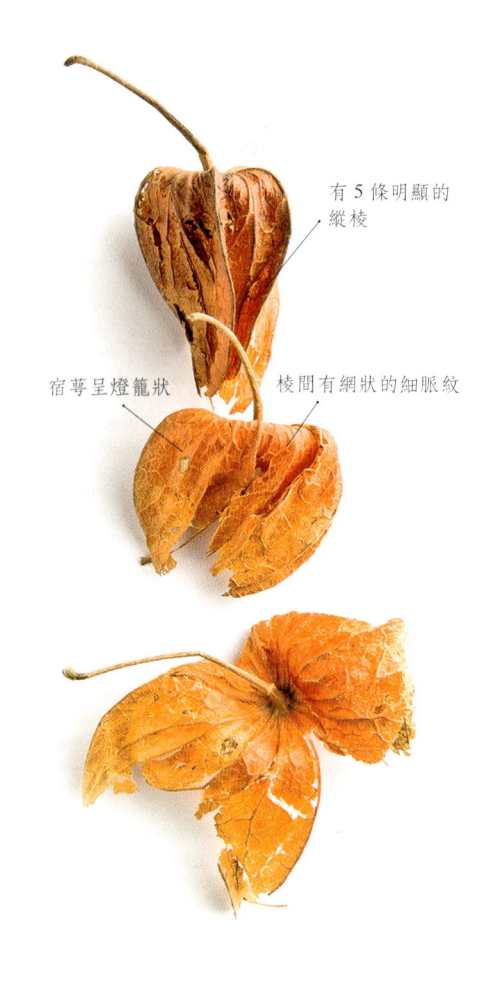

鑑別用藥

中藥	入藥材質	功效	主治
青果	橄欖的果實	清熱解毒、利咽、生津、止咳化痰	咽乾口燥、煩渴音啞
錦燈籠	酸漿的宿萼或帶果實的宿萼	清熱解毒、利咽化痰、利尿通淋	痰熱咳嗽、咽痛音啞

* 宿萼指果實外部呈燈籠狀的果皮。

147. 白頭翁

別　　名 毛姑朵花、老婆子花、老公花等。
性味歸經 性寒，味苦，歸胃、大腸經。
用法用量 一般用量 9~15 克，鮮品 15~30 克，可煎服、外用等。

功效主治

白頭翁具有清熱解毒、涼血止痢的功效。可以用於治療熱毒痢疾、瘡癰腫毒、鼻出血、血痔、帶下、陰癢、癰瘡、瘰癧等。虛寒瀉痢者忌服。

治病配方

1 治熱毒痢疾、腹痛、裡急後重、肛門灼熱、下痢膿血：白頭翁 15 克，黃柏、秦皮各 12 克，黃連 6 克。水煎，去渣，溫服。有清熱解毒、涼血止痢的作用。（出自《傷寒論》白頭翁湯）

2 治冷勞泄痢及女性產後帶下：白頭翁 15 克，艾葉 30 克。將以上二味中藥研成細末，用醋和丸，如梧桐子大，每服 3 丸，食前米湯送服。（出自《聖濟總錄》白頭翁丸）

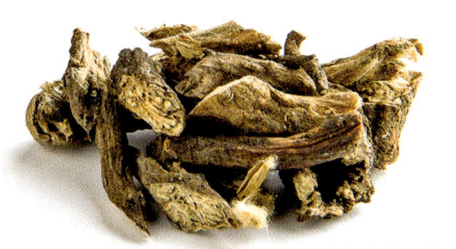

不規則的縱皺紋或縱溝

皮部與木部間有空隙

呈圓柱形，稍彎曲

血分無熱者忌服

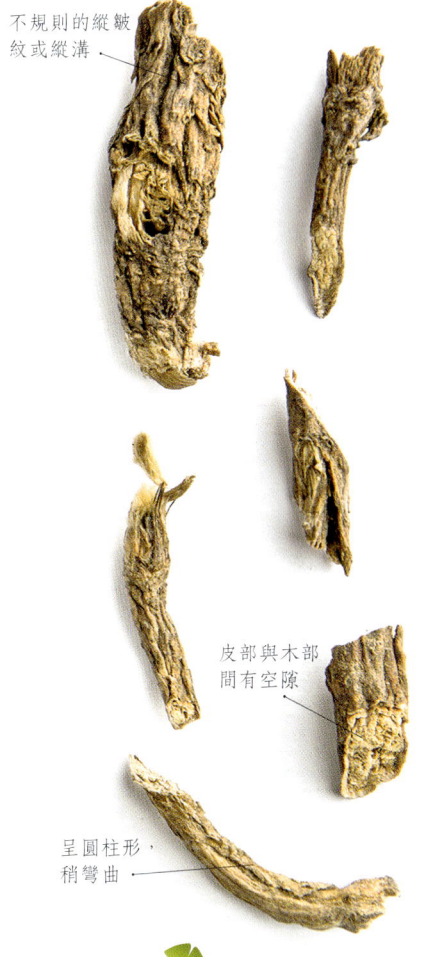

家用養生

煮粥：清熱解毒

白頭翁 50 克，黃連 10 克，白米 30 克。水煎白頭翁和黃蓮，去渣，取汁，將白米放入藥汁中煮粥，每天 1 次。

煎服：治溫瘧發作、昏迷

白頭翁 30 克，柴胡、半夏、黃芩、檳榔各 6 克，甘草 2.1 克。水煎服。

外敷：治外痔腫痛

白頭翁根適量。搗爛，敷貼於患處，每日 1 換。

第三章 清熱藥 155

148. 木蝴蝶

- **別　　名** 千張紙、兜鈴、磊刀樹、三百兩銀藥、玉蝴蝶、雲故紙、破布子、白故紙、海船果心、白玉紙、白千層、紙肉、故紙、洋故紙、鴨船層紙、千紙肉、海船皮、滿天飛等。
- **性味歸經** 性涼，味苦、甘，歸肺、肝、胃經。
- **用法用量** 一般用量1.5~3克，可煎服、研末、敷貼等。

功效主治

木蝴蝶具有清肺利咽、疏肝和胃、斂瘡生肌的功效。可以用於治療咽痛喉痺、聲音嘶啞、肺熱咳嗽、肝胃氣痛、脅肋脹痛、瘡瘍久潰不斂等。

治病配方

1 治急性咽喉炎：木蝴蝶、大薊、小薊、麥冬、金錢草各10克。水煎，去渣，溫服。

2 治肝炎：木蝴蝶、梔子各20克，馬蹄蓮、茵陳各10克。水煎，去渣，溫服。

3 治膀胱炎：木蝴蝶、玉葉金花、淡竹葉各20克，車前草10克。水煎，去渣，溫服。

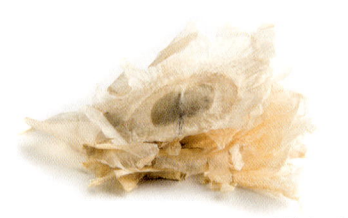

脾胃虛弱者慎服

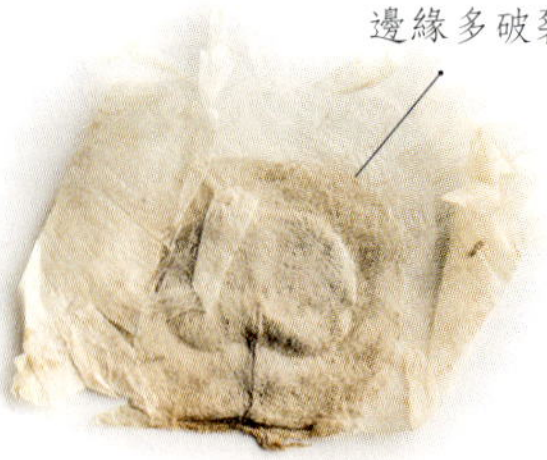

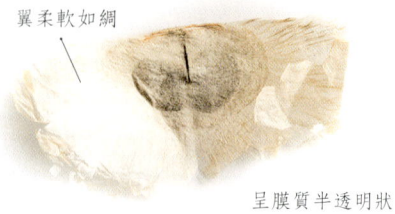

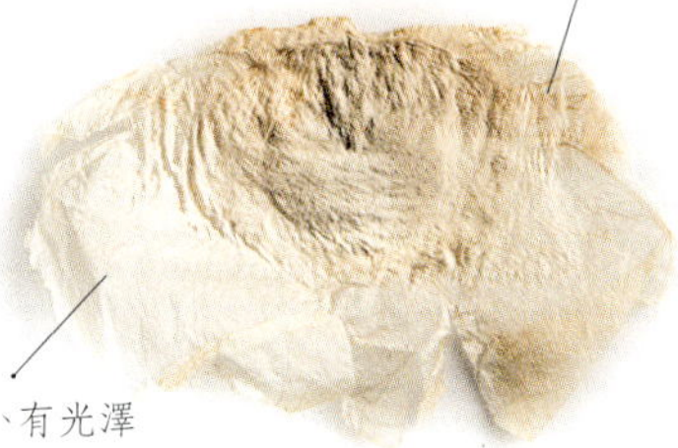

邊緣多破裂
翼柔軟如綢
呈膜質半透明狀
色白、有光澤

家用養生

燉煮：治腎炎

木蝴蝶10克，桑白皮15克，豬腎1副，鹽、生薑各適量。豬腎洗淨，去外膜，切片，放入砂鍋中，加入清水、生薑、木蝴蝶和桑白皮一起煲湯，豬腎爛熟後，去藥渣，加入鹽調味，吃豬腎，喝湯。

煎服：治聲音嘶啞

木蝴蝶、訶子各10克。水煎，去渣，溫服。

代茶飲：清熱利咽、養陰生津

薄荷3克，木蝴蝶、玄參、麥冬各10克，蜂蜜20克。水煎，去渣，兌入蜂蜜，代茶飲，不拘時服。

149. 馬齒莧

別　　名	馬莧、五行草、長命菜、五方草、瓜子菜、麻繩菜、馬齒菜、馬生菜等。
性味歸經	性寒，味酸，歸肝、大腸經。
用法用量	一般用量9~15克，鮮品30~60克，可煎服、外敷等。

功效主治

馬齒莧具有清熱解毒、涼血止血、止痢的功效。可以用於治療痢疾、腸炎、腎炎、產後子宮出血、便血、乳腺炎等。脾胃虛寒、腸滑泄瀉者忌服。

治病配方

1 **治肛門腫痛**：馬齒莧、三葉酸草各等分。水煎，去渣，取汁，用藥液熏洗患處，每日2次。（出自《瀕湖集簡方》）

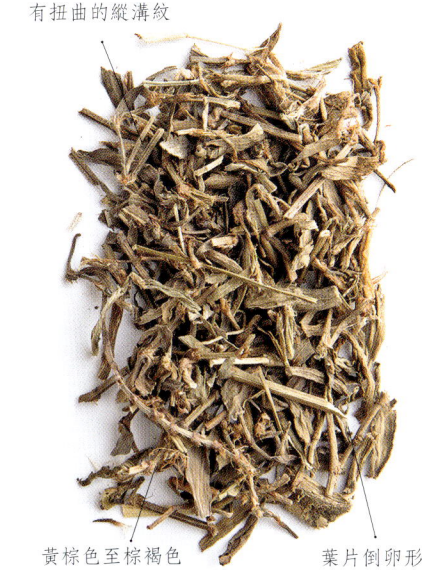

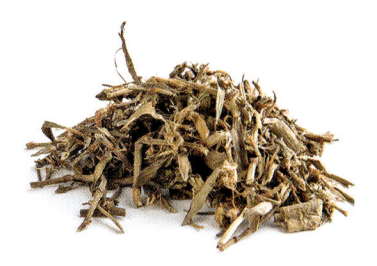

有扭曲的縱溝紋

黃棕色至棕褐色　　葉片倒卵形

脾胃虛寒、腸滑泄瀉者忌服

2 **治產後血痢、小便不通、臍腹痛**：鮮馬齒莧，搗爛，取汁，水煎，蜂蜜調服。（出自《經效產寶》）

家用養生

煮粥：清熱除濕

馬齒莧25克，柴胡、赤芍、延胡索、山楂各10克，大棗5枚，白米50克，砂糖適量。馬齒莧、柴胡、赤芍、延胡索、山楂放入鍋內，水煎，取汁，用藥汁煮白米、大棗至粥熟，加砂糖拌勻即可。

煲湯：清熱解毒、祛濕止帶

馬齒莧50克，芡米60克，豬瘦肉150克，鹽適量。豬瘦肉切成丁。把馬齒莧、芡米、豬瘦肉同放入砂鍋內，加入適量清水，先用大火燒開，再用小火煲2小時，食用時加入鹽調味即可。

煎服：治小兒鉤蟲病 *

馬齒莧200克，醋、砂糖各適量。馬齒莧洗淨，水煎，去渣，取汁，加入醋和砂糖調味。溫熱服用，連服3天為一個療程。

* 鉤蟲病是由鉤蟲寄生於人體小腸所致的疾病，以貧血、營養不良、胃腸功能失調為主要表現。

第三章 清熱藥 157

150. 鴉膽子

別　　名	老鴉膽、鴨蛋子、雅旦子。
性味歸經	性寒，味苦，有小毒，歸大腸、肝經。
用法用量	一般用量 0.5~2 克，可裝入膠囊包裹吞服，製成丸劑、片劑，也可以外敷，不宜煎服。

功效主治

鴉膽子具有清熱解毒、止痢、截瘧、腐蝕贅疣的功效。可以用於治療熱毒血痢、冷積久痢、瘧疾、贅疣、雞眼等。鴉膽子有毒，不宜多用、久服。孕婦及小兒慎服。胃腸出血及肝腎病患者應忌用或慎服。

治病配方

1 治痢久、膿血腥臭、腸中欲腐、下焦虛憊、氣虛滑脫：山藥 50 克，三七 10 克，鴨膽子 50 粒。山藥煮成粥；三七研成細末；鴉膽子去皮。用山藥粥送服三七末和鴉膽子。（出自《衷中參西錄》三寶粥）

2 治疣：鴉膽子、白酒各適量。鴉膽子去皮，研成細末，白酒攪拌均勻，塗抹於患處即可。（出自《衷中參西錄》）

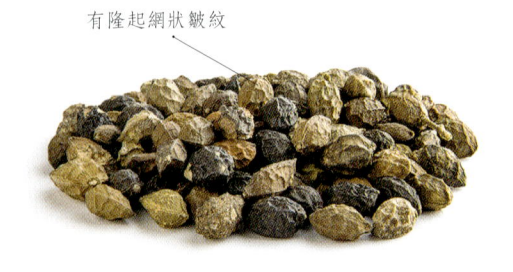

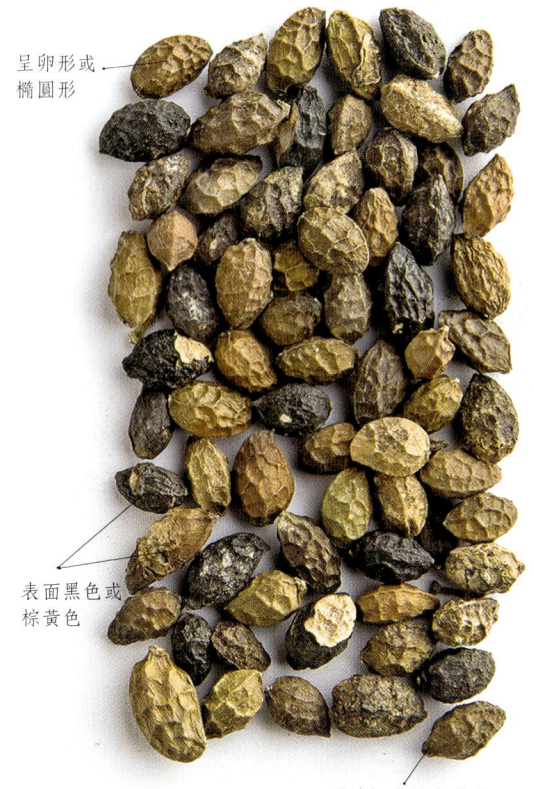

呈卵形或橢圓形

表面黑色或棕黃色

頂端短尖呈鳥嘴狀

家用養生

外敷：治雞眼、胼胝

鴉膽子適量。先用溫水燙洗患處，發軟後用刀削去隆起處及表面硬皮部分，貼上剪孔的膠布，孔的大小與病變部位相等，然後將搗爛的鴉膽子蓋滿患處，貼上膠布，每隔 6 小時換藥，連貼 3 次。

吞服：治熱性赤痢、便血

鴉膽子 25 粒，砂糖適量。鴉膽子去皮，砂糖用溫水溶化。用砂糖水送服鴉膽子。每日 1 次。

有隆起網狀皺紋

151. 地錦草

別名 血見愁、奶汁草、紅蓮草、鐵線馬齒莧、小紅筋草、蓮子草、血經基等。
性味歸經 性平，味辛，歸肝、大腸經。
用法用量 一般用量 9~20 克，鮮品 30~60 克，可煎服、外用等。

功效主治

地錦草具有清熱解毒、利濕退黃、涼血止血的功效。可以用於治療痢疾、泄瀉、黃疸、咯血、吐血、尿血、便血、崩漏、乳汁不下、跌打腫痛、熱毒瘡瘍及毒蛇咬傷等。

治病配方

1 治脾勞黃疸：地錦草、羊紅膻、桔梗、蒼朮各 50 克，甘草 25 克，皂礬 200 克，白麵、陳醋適量。將前五味中藥研成細末。陳醋和皂礬放入砂鍋中煎 30 分鐘，下藥末，再入白麵，不拘多少，和成一塊，丸如紅豆大，每服 30 丸，空腹醋湯送服，每日 2 服。（出自《乾坤生意祕韞》如聖丸）

2 治毒蛇咬傷：鮮地錦草適量。外敷。（出自《湖南藥物志》）

3 治感冒咳嗽：鮮地錦草 50 克。水煎服。

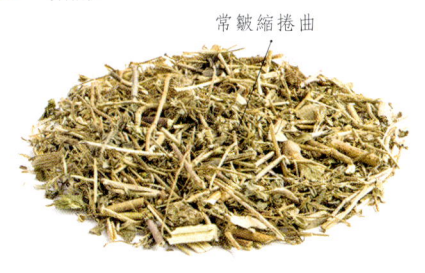

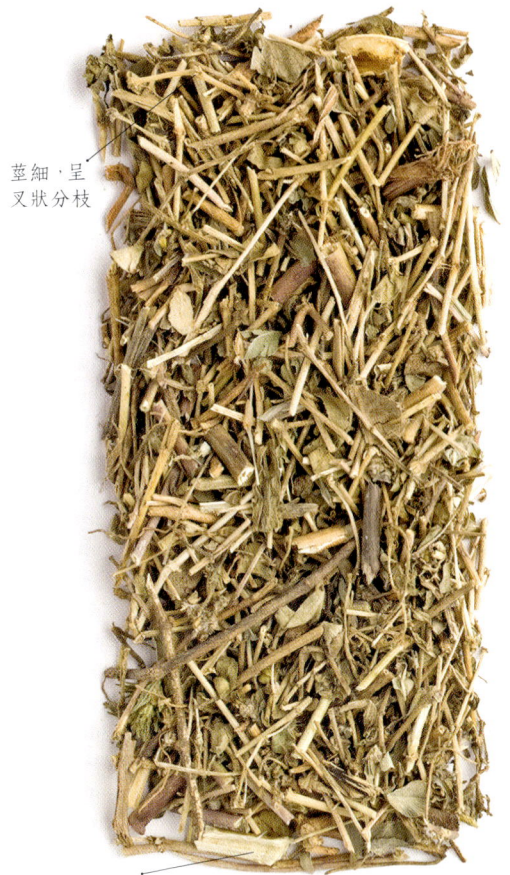

莖細，呈叉狀分枝

斷面黃白色，中空

常皺縮捲曲

家用養生

外敷：治跌打腫痛

鮮地錦草、酒糟各適量。地錦草與酒糟一起搗勻，略加麵粉外敷。

煲湯：治奶汁不通

地錦草 20 克，豬蹄 1 隻，甜酒 100 毫升。豬蹄洗淨，斬件，放入砂鍋中，加入適量清水和地錦草煮熟，去藥渣，加甜酒煮開，喝湯，吃豬蹄。

152. 翻白草

別　　名	蛤蟆草、天青地白等。
性味歸經	性寒，味苦，歸胃、大腸經。
用法用量	一般用量 9~15 克，鮮品 30~60 克，可煎服、外敷等。

功效主治

翻白草具有清熱解毒、止血、止痢等功效。可以用於治療濕熱瀉痢、癰腫瘡毒、血熱出血、肺熱咳喘等。

治病配方

1 治肺癰：鮮翻白草 30 克，老鼠刺根、瓜蔞根各 15 克。水煎，去渣，取汁，溫服，每日 2 次。（出自《福建民間草藥》）

2 治臁瘡潰爛：翻白草適量。水煎，去渣，取汁，用藥汁熏洗患處。（出自《保壽堂經驗方》）

3 治脾胃虛弱白帶多：翻白草、浮萍、雞屎藤、隔山撬、糯米草根、土茯苓、苦蕎頭、仙鶴草各等分。水煎，去渣，溫服。（出自《成都中草藥》）

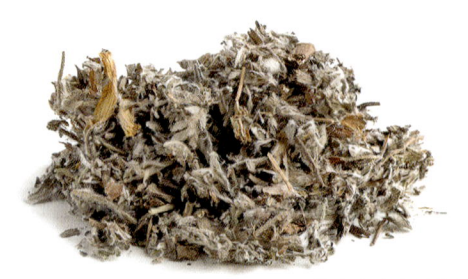

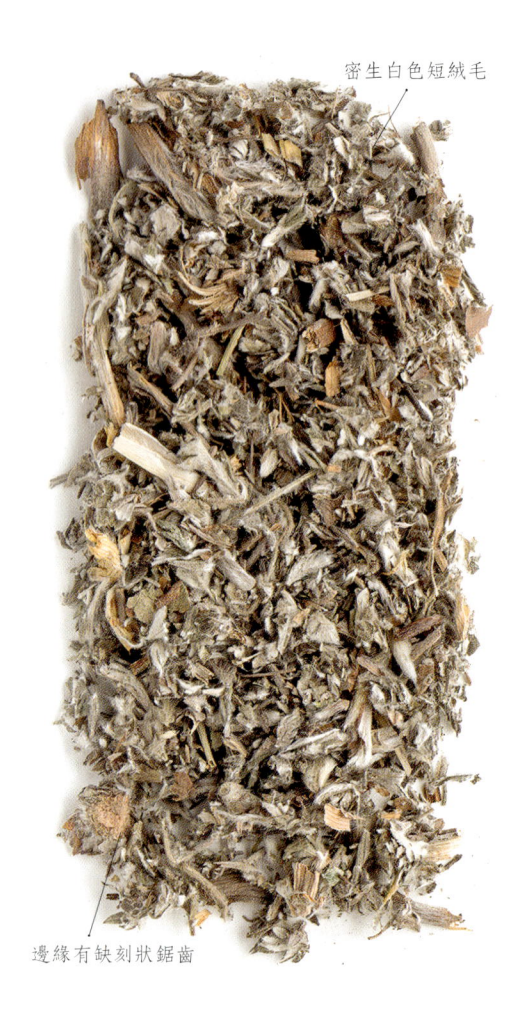

密生白色短絨毛

邊緣有缺刻狀鋸齒

陽虛有寒者慎服

家用養生

燉煮：治大便下血

翻白草 15 克，豬大腸 400 克，鹽適量。豬大腸處理乾淨，切段，加水和翻白草一起煮熟，去藥渣，食用前加鹽調味，喝湯，吃大腸。

外敷：治創傷出血

鮮翻白草適量。將翻白草洗淨，搗爛，敷於創傷出血處。

153. 龍葵草

別　　名 地泡子、地戎草、耳墜菜、飛天龍、狗鈕子、黑姑娘、黑茄、黑星星、後紅子、救兒草等。

性味歸經 性寒，味苦、微甘。

用法用量 一般用量9~30克，可煎服、外敷等。

功效主治

龍葵草具有清熱解毒、活血消腫的功效。可以用於治療疔瘡、癰腫、丹毒、跌打損傷、慢性氣管炎、急性腎炎、瘡癰腫毒、濕疹、小便不利、白帶過多、前列腺炎、痢疾等。

治病配方

1 治痢疾、中暑、腹瀉：鮮龍葵草30克，鐵莧20克。水煎，去渣，溫服。

2 治跌打扭筋腫痛：鮮龍葵草30克，連鬚蔥白7棵，酒糟適量。將龍葵草和蔥白切碎，加酒糟一起搗爛，敷於患處，每日換2次。（出自《江西民間草藥》）

3 治白帶過多：龍葵草20克，夜香牛、薏仁各30克。水煎服。

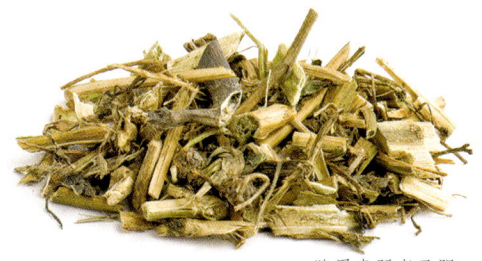

脾胃虛弱者忌服

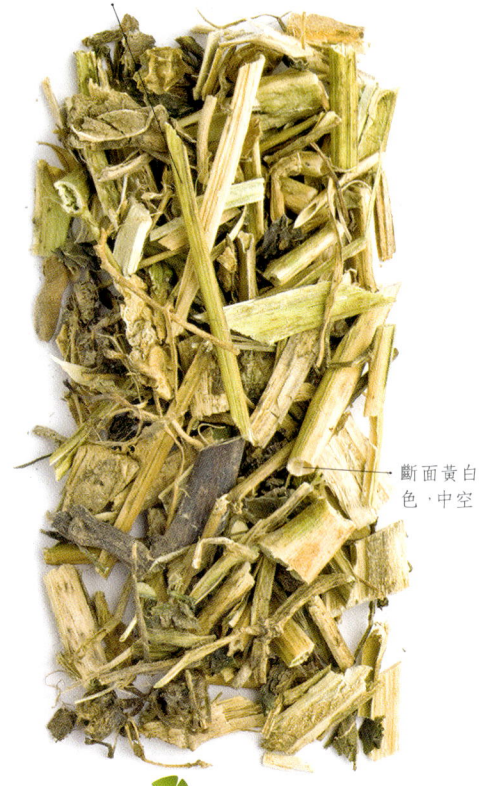

表面黃綠色，具縱皺紋

斷面黃白色，中空

家用養生

搗汁：治高血壓、頭暈

鮮龍葵草30克。龍葵草洗淨，搗爛，取汁，放入瓷碗中，隔水燉30分鐘，溫服。

外敷：治濕瘡

鮮龍葵草30克。龍葵草洗淨，搗爛，敷於患處。

燉湯：治纖維瘤

鮮龍葵草60克，豆腐100克，鹽適量。龍葵草洗淨，切段；豆腐切塊；將豆腐和龍葵草一起放入砂鍋中，大火燒開，小火燉10分鐘，食用前加鹽調味即可。

第三章 清熱藥 161

154. 山慈菇

- **別　　名** 毛慈菇、茅慈菇、冰球子、泥賓子等。
- **性味歸經** 性涼，味甘、微辛，歸肝、脾經。
- **用法用量** 一般用量 3~9 克，可煎服、外用等。

功效主治

山慈菇具有清熱解毒、消癰化痰散結的功效。可以用於治療癰腫疔毒、瘰癧痰核、淋巴腫瘤、蛇蟲咬傷。

治病配方

1 治疗瘡、瘰癧痰核、蛇蟲咬傷：山慈菇、五倍子各 90 克，紅大戟 45 克，千金子、雄黃、朱砂各 30 克，麝香 3 克。將以上七味中藥研成細末，糯米糊作錠子，陰乾。每次 0.6~1.5 克，每日 2 次；也可用醋攪拌均匀，敷於患處。（出自《百一選方》紫金錠）

2 治風痰所致的癲癇：山慈菇、茶葉各適量。將山慈菇和茶葉研成細末，水煎，去渣，溫服。

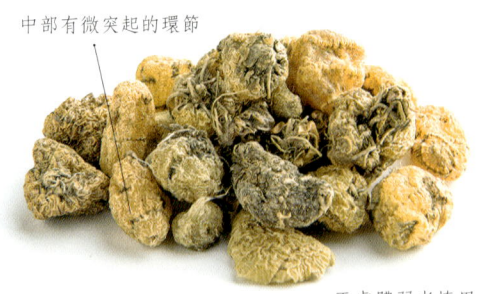

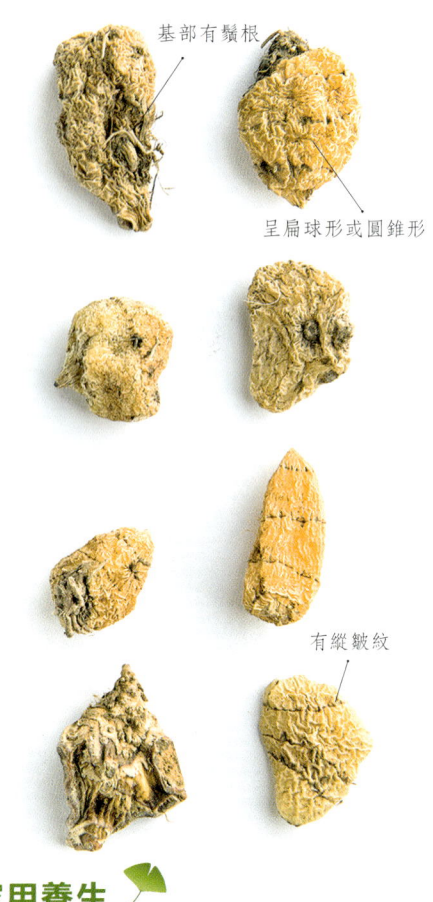

基部有鬚根

呈扁球形或圓錐形

有縱皺紋

家用養生

煎湯漱口：治牙齦腫痛

山慈菇適量。將山慈菇洗淨，煎湯，隨時漱口。

煎服：治癰疽疔痛

山慈菇、蒼耳子各等分，白酒適量。將山慈菇和蒼耳子洗淨，搗爛，取汁。將白酒與藥汁攪拌均匀，溫服；或將二味中藥研成細末，每服 9 克，溫酒送服。

塗抹：治面皰斑痣

山慈菇適量。將山慈菇搗爛，取汁，每天睡前用藥汁塗抹患處，早上洗去。

中部有微突起的環節

正虛體弱者慎用

155. 半邊蓮

別　名 急解索、半邊花、細米草、瓜仁草、長蟲草、蛇舌草等。
性味歸經 性平，味辛，歸心、小腸、肺經。
用法用量 一般用量 10~15 克，鮮品 30~60 克，可煎服、外用等。

功效主治

半邊蓮具有清熱解毒、利水消腫的功效。可以用於治療毒蛇咬傷、癰腫疔瘡、扁桃體炎、濕疹、足癬、跌打損傷、濕熱黃疸、闌尾炎、腸炎、腎炎、肝硬化腹水及多種癌症等。

治病配方

1 治黃疸：半邊蓮、白茅根各 30 克。半邊蓮和白茅根洗淨，水煎，去渣，分 2 次溫服。（出自《江西民間草藥》）

2 治熱毒疔瘡：半邊蓮、蒲公英各 15 克。半邊蓮和蒲公英洗淨，水煎，去渣，溫服。

3 治水腫、腹水：半邊蓮、澤瀉、茯苓各 15 克。半邊蓮、澤瀉和茯苓分別洗淨，水煎，去渣，溫服。

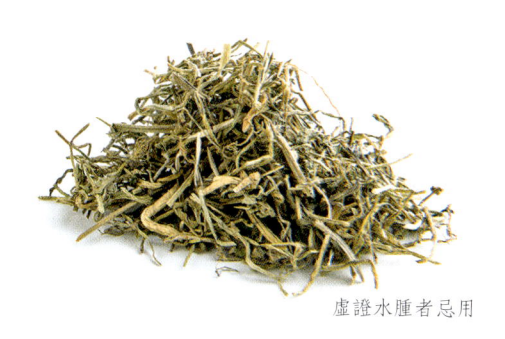

根細小，側生纖細鬚根

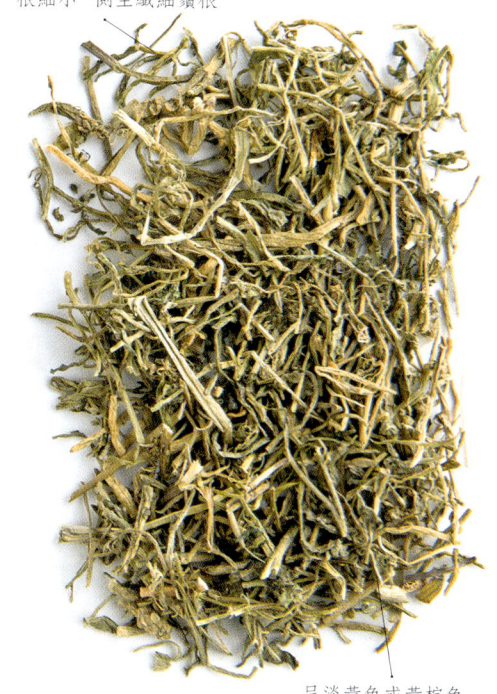

呈淡黃色或黃棕色

虛證水腫者忌用

家用養生

口含：治喉蛾

半邊蓮適量，白酒 100 毫升。將半邊蓮放在瓷碗內，加入白酒，一起搗爛，取汁，分 3 次口含，每次含 10 分鐘，吐出。

煎汁敷貼：治跌打扭傷腫痛

半邊蓮適量。半邊蓮洗淨，水煎，去渣，將藥棉放在藥液中浸透，取出貼於患處。

煎服：治濕熱泄瀉

半邊蓮 15 克。水煎，去渣，溫服。

156. 白花蛇舌草

別　　名 蛇舌草、羊須草、蛇總管等。
性味歸經 性寒，味微苦、甘，歸胃、大腸、小腸經。
用法用量 一般用量15~60克，可煎服、外用等。

功效主治

白花蛇舌草具有清熱解毒、利濕通淋的功效。可以用於治療咽喉腫痛、肺熱咳喘、熱淋澀痛、濕熱黃疸、毒蛇咬傷、瘡腫熱癰等。脾胃虛寒者忌用。

治病配方

1 治乳腺小葉增生：白花蛇舌草、牡蠣各20克，柴胡、鬱金、枳殼、香附、玄參各15克，當歸、川芎、白芍、夏枯草、蒲公英各12克，甘草6克。水煎，去渣，溫服，每日1劑。

2 治急性扁桃體炎：白花蛇舌草20克，黃芩、連翹、玄參、麥冬、板藍根各15克，金銀花、桔梗、射干、丹皮各12克，甘草9克。水煎，去渣，溫服，每日1劑。

3 治盆腔炎、附件炎：白花蛇舌草60克，兩面針、菱芝各15克。水煎，去渣，溫服，每日1劑。

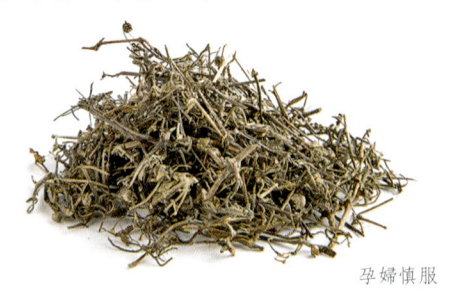

孕婦慎服

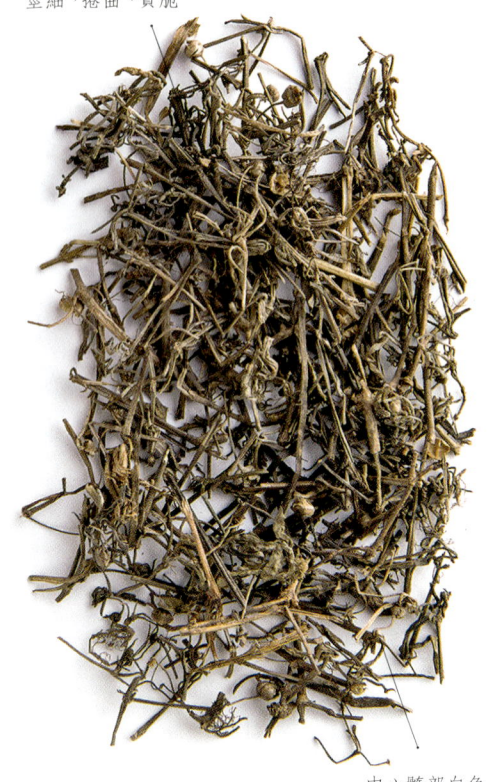

莖細、捲曲，質脆

中心髓部白色

家用養生

外敷：治瘡癰、毒蛇咬傷

鮮白花蛇舌草120克。洗淨，搗爛，敷於患處。

煎服：治肺熱咳喘

白花蛇舌草30克，貝母10克。水煎，去渣，溫服，每日1劑。

煎服：治熱淋小便赤澀疼痛

白花蛇舌草、石韋各30克。水煎，去渣，溫服，每日1劑。

157. 半枝蓮

別　　名 並頭草、狹葉韓信草、牙刷草、四方馬蘭、挖耳草、通經草、紫連草等。
性味歸經 性平，味辛，歸肺、肝、腎經。
用法用量 一般用量15~30克，可煎服、入丸、入散、外敷等。

功效主治

半枝蓮具有清熱解毒、活血散瘀、行氣止痛的功效。可以用於治療疔瘡腫毒、咽喉腫痛、毒蛇咬傷、跌打損傷、水腫、黃疸等。

治病配方

1 治咽喉炎、扁桃體炎：半枝蓮、鹿茸、一枝黃花各9克。水煎，去渣，溫服，每日1劑。（出自《浙江民間常用草藥》）

2 治痢疾：鮮半枝蓮90克。搗爛絞汁服用；或半枝蓮30克，水煎，去渣，溫服。（出自《福建中草藥》）

3 治尿道炎、小便尿血疼痛：鮮半枝蓮30克，冰糖適量。半枝蓮洗淨，煎湯，放入冰糖調味，每日2次。（出自《泉州本草》）

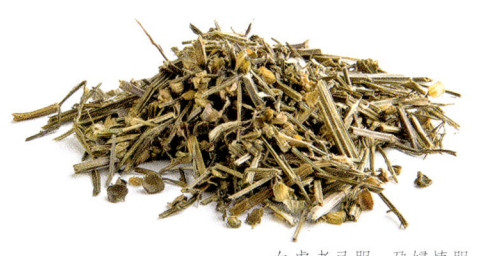

血虛者忌服，孕婦慎服

葉片呈三角狀卵形

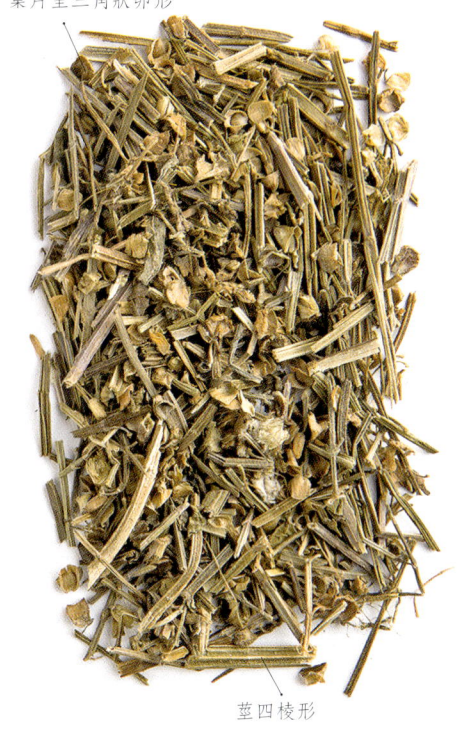

莖四棱形

家用養生

煲湯：治淋巴結核

半枝蓮、水龍骨各30克，豬瘦肉100克。豬瘦肉洗淨，切片，放入砂鍋中，加半枝蓮和水龍骨煮熟，去藥渣，食肉，喝湯。

熱敷：治跌打損傷

半枝蓮、酒糟各適量。半枝蓮搗爛，與酒糟同煎，熱敷於患處。

燉煮：治胃氣痛

半枝蓮30克，豬肚1副，鹽、料酒各適量。豬肚洗淨，切條，放入砂鍋中，加入半枝蓮、水和料酒燉煮，豬肚熟爛後，去藥渣，加鹽調味即可，分3次食用。

第三章 清熱藥 165

158. 千里光

別　　名	九里明、九里光、黃花母、九龍光、九嶺光。
性味歸經	性寒，味苦，歸肺、肝、大腸經。
用法用量	一般用量 9~15 克，鮮品 30 克，可煎服、外用等。

功效主治

千里光具有清熱解毒、清肝明目的功效。可以用於治療風火赤眼、目翳、泄瀉痢疾、扁桃體炎、腸炎、黃疸、風熱感冒、毒血症、敗血症、癰腫瘡毒、乾濕癬瘡、丹毒、濕疹、燙傷、滴蟲性陰道炎等。

治病配方

1 治泄瀉痢疾、毒血症、敗血症：千里光、蒲公英、二葉葎、積雪草、白茅根、葉下珠、金銀花各 15 克。水煎服，每 6 小時 1 次。（出自《江西草藥手冊》）

2 治風火眼痛：千里光 60 克。水煎，去渣，取汁，用藥液熏洗眼周。（出自《江西民間草藥》）

3 治陰囊皮膚流水奇癢：千里光、烏油各適量。千里光搗爛，水煎，去渣，再用小火煎成稠膏狀，調入烏油，塗於患處。（出自《浙江民間常用草藥》）

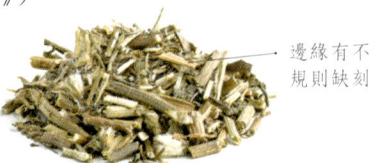

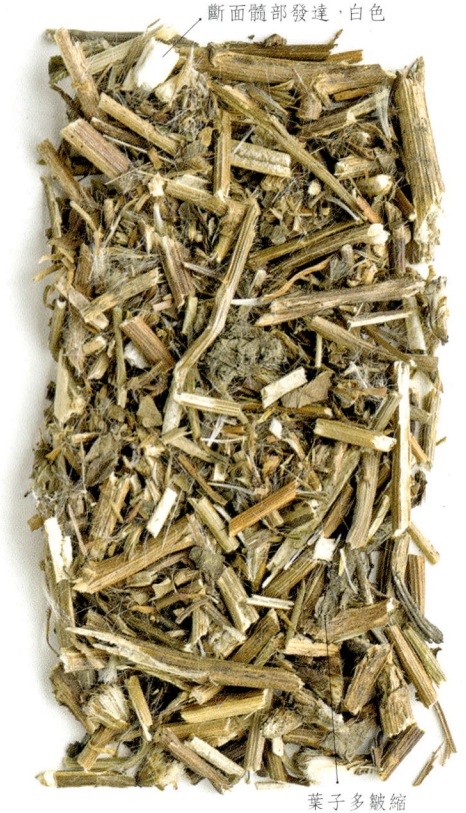

斷面髓部發達，白色

葉子多皺縮

邊緣有不規則缺刻

🌿 家用養生

燉煮：治夜盲症

千里光 30 克，雞肝 100 克，鹽適量。雞肝洗淨，切塊，放入砂鍋中，加入千里光和清水一起燉煮，雞肝熟爛後，挑出藥渣，加入鹽調味，喝湯，吃雞肝。

煎水洗：治腳趾間濕癢、肛門癢、陰道癢

千里光適量。煎水，洗患處。

代茶飲：預防中暑

千里光 9 克。用開水沖泡，代茶飲。

159. 綠豆

別　　名	青小豆、菉豆、植豆等。
性味歸經	性平，味甘，歸心、胃經。
用法用量	一般用量 15~30 克，可煎服、外用等。

功效主治

綠豆具有清熱解毒、消暑、利水的功效。可以用於治療暑熱煩渴、感冒發熱、霍亂吐瀉、痰熱哮喘、頭痛目赤、口舌生瘡、水腫尿少、瘡瘍癰腫、風疹丹毒、藥物及食物中毒等。

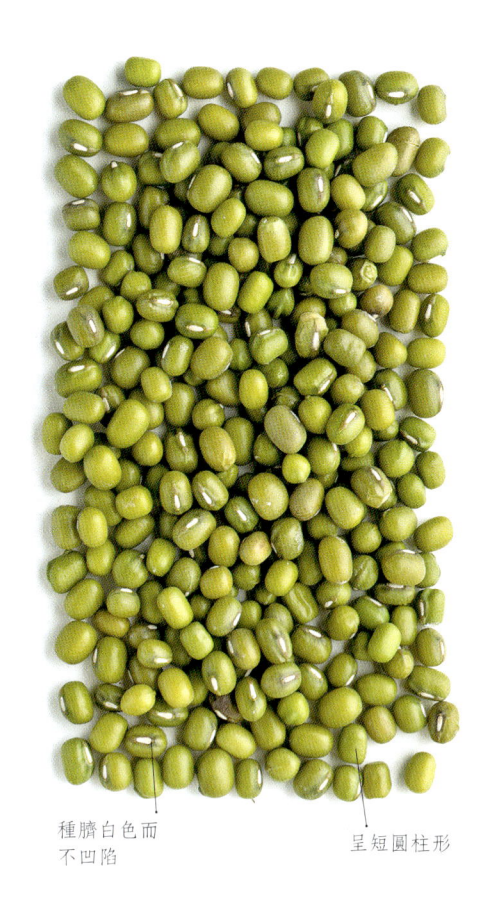

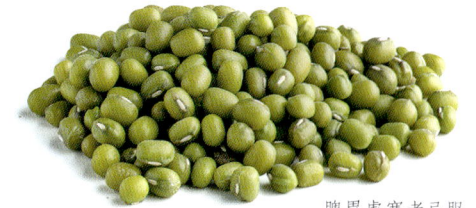

種臍白色而不凹陷　　呈短圓柱形

脾胃虛寒者忌服

治病配方

1 治痘瘡及麻疹：紅豆、黑豆、綠豆各 30 克，甘草 15 克。將以上中藥淘洗乾淨，用水煮熟，每日空腹時任意服用。有活血解毒的作用。（出自《世醫得效方》三豆飲）

2 治熱毒勞熱、諸火熱極：綠豆適量，鹽少許。綠豆洗淨，煮熟，加鹽食用，每天 3 次。（出自《景嶽全書》綠豆飲）

家用養生

煮粥：醒酒

綠豆 50 克，甘草 10 克，紅糖適量。綠豆、甘草洗淨，放入砂鍋中，加入清水和紅糖煮粥。

煲湯：祛除面部的暗瘡

綠豆 30 克，赤芍 20 克，茯苓 40 克，紫花地丁 15 克，豬瘦肉 150 克，鹽適量。豬瘦肉洗淨，切塊。各種中藥洗淨入砂鍋，加適量清水，大火燒開，小火煮 1 小時，去藥渣，加鹽調味，喝湯、食肉。

煎服：涼血清肺、療瘡除痘

綠豆 30 克，海帶 50 克，紅糖適量。將綠豆和海帶洗淨，放入砂鍋中煮熟，加紅糖調味即可。

第三章 清熱藥

160. 毛冬青

別　　名 烏尾丁、癩樹、六月霜、細葉冬青、細葉青、苦田螺、老鼠啃、山冬青、毛披樹、茶葉冬青、水火藥等。

性味歸經 性平，味苦、甘，歸肺、肝、大腸經。

用法用量 一般用量 30~90 克，可煎服、外用等。

功效主治

毛冬青具有活血祛瘀、清熱解毒、祛痰止咳的功效。可以用於治療風熱感冒、肺熱喘咳、喉頭水腫、扁桃體炎、冠心病、丹毒、燙傷，以及皮膚急性化膿性炎症；外用可治燒、燙傷、凍瘡。

治病配方

1 治肺熱咳喘： 毛冬青 90 克，砂糖適量。水煎，分 3 次溫服。（出自《廣西中草藥》）

2 治感冒、扁桃體炎、痢疾： 毛冬青 30 克。水煎服。（出自《浙江民間常用草藥》）

3 治刀槍傷及跌打腫痛： 毛冬青適量。水煎，待涼，每日塗 5 次。（出自《廣西中草藥》）

有縱向細皺紋及橫向皮孔

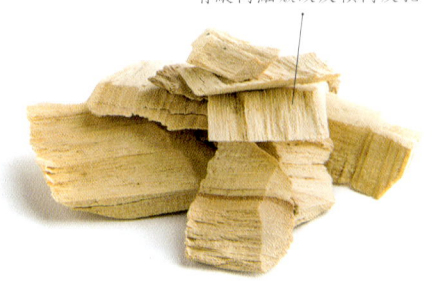

161. 白蘞

別　　名 山地瓜、野紅薯、山葡萄秧、白根等。

性味歸經 性微寒，味苦、辛，歸心、胃經。

用法用量 一般用量 4.5~9 克，可煎服、煎水洗、研末等。

功效主治

白蘞具有清熱解毒、散結止痛、生肌斂瘡的功效。可以用於治療瘡瘍腫毒、瘰癧、燙傷、濕瘡、溫瘧、驚癇、血痢、腸風、痔漏、跌打損傷、外傷出血等。

治病配方

1 治瘰癧： 白蘞、甘草、玄參、木香、赤芍、大黃各 15 克。將以上六味中藥研成細末，用醋調為膏，貼於患處，藥膏乾了就換一副。（出自《太平聖惠方》白蘞散）

2 治耳上凍瘡： 白蘞、黃柏各 15 克。將白蘞和黃柏研成細末，分成兩份。一份水煎，去渣，用藥液清洗患處；一份用香油攪拌均勻，塗於患處。（出自《仁齋直指方》白蘞散）

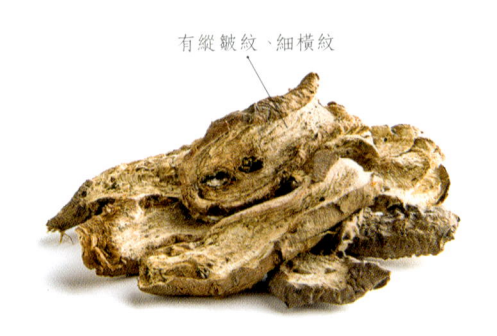

有縱皺紋、細橫紋

162. 冬凌草

別　　名	冰凌花、冰凌草、六月令、破血丹、明鏡草、彩花草、山香草、雪花草等。
性味歸經	性微寒，味苦、甘，歸肺經。
用法用量	一般用量 30~60 克，煎服。

功效主治

冬凌草具有清熱解毒、活血止痛的功效。可以用於治療咽喉腫痛、扁桃體炎、感冒頭痛、氣管炎、慢性肝炎、風濕骨痛、蛇蟲咬傷等。

治病配方

1. 治咽喉腫痛：冬凌草 40 克。水煎，去渣，取汁，溫服。不拘時候。

2. 治氣管炎：冬凌草 30 克。水煎，去渣，取汁，溫服。不拘時候。

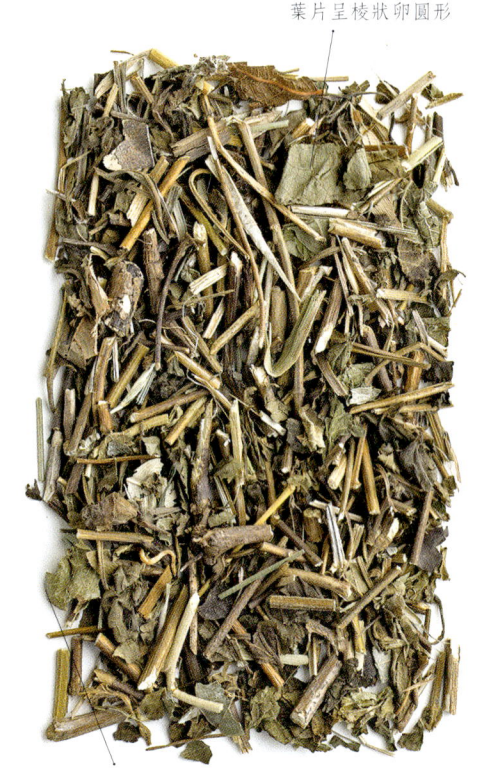

葉片呈棱狀卵圓形

葉片邊緣具粗鋸齒

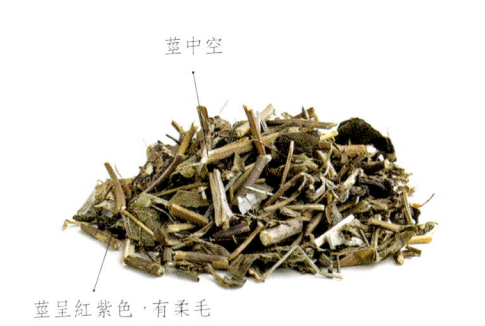

莖中空

莖呈紅紫色，有柔毛

家用養生

泡酒：治風濕骨痛

冬凌草 90 克，白酒 1,000 毫升。將冬凌草放入密閉瓷罐中，倒入白酒，浸泡 7 日後服用，每天飲一小杯。

煎水洗：治感冒頭痛

冬凌草適量。水煎，去渣，取汁，用藥汁清洗額頭，不拘時。

163. 藤梨根

- **別　　名** 梨根、藤梨、陽桃、木子、獼猴桃根等。
- **性味歸經** 性涼，味酸、澀，歸肺、肝、大腸經。
- **用法用量** 一般用量 25~50 克，可煎服、外用等。

功效主治

藤梨根具有清熱解毒、清熱利濕、防腫瘤抗癌、祛風除濕、利尿止血、解毒消腫的功效。可以用於治療消化不良、嘔吐、風濕痹痛、風濕骨痛、消化道癌腫、消化道腫瘤、癰瘍瘡癤及黃疸等。

治病配方

1 治水腫：藤梨根 15~25 克。水煎服。（出自《湖南藥物志》）

2 治消化不良、嘔吐：藤梨根 25~50 克。水煎服。（出自《浙江民間常用草藥》）

3 治風濕性關節炎：藤梨根、防己各 25 克，莐草 15 克，胡枝子 50 克。水煎服。（出自《湖南藥物志》）

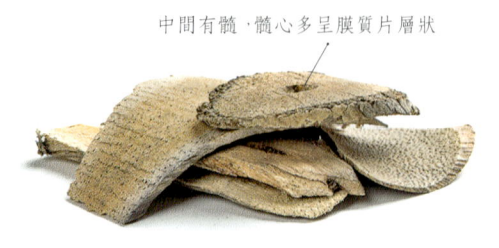

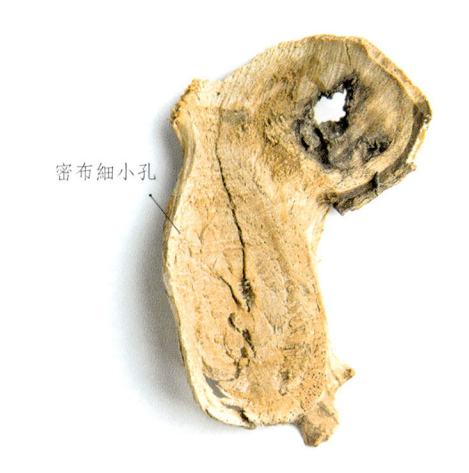

密布細小孔

質堅硬，不易折斷

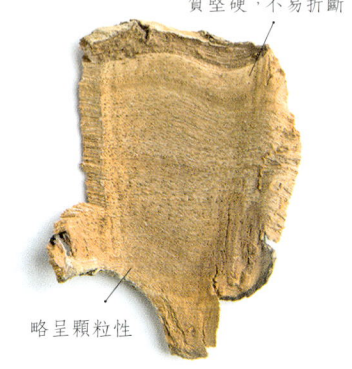

略呈顆粒性

家用養生

代茶飲：治急性肝炎

藤梨根 200 克，大棗 12 枚。水煎，取汁，代茶飲。

外用：治跌打損傷

藤梨根 30 克，酒糟或白酒適量。藤梨根與酒糟或白酒搗爛烘熱，外敷於患處。

煲湯：治脫肛

藤梨根 50 克，豬大腸 1 副。豬大腸處理乾淨，切段。藤梨根洗淨入砂鍋，加適量清水，大火燒開，小火煮 1 小時，去藥渣，加鹽調味，喝湯，食豬大腸。

中間有髓，髓心多呈膜質片層狀

164. 忍冬藤

別　　名	大薜荔、水楊藤、千金藤。
性味歸經	性寒，味甘，歸胃、肺經。
用法用量	一般用量9~30克，可煎服、外敷等。

功效主治

忍冬藤具有清熱解毒、疏風通絡的功效。可以用於治療溫病發熱、熱毒血痢、癰腫瘡瘍、風濕熱痺、關節紅腫熱痛等。

治病配方

1 治風濕性關節炎：忍冬藤50克，豨薟草12克，雞血藤、老鶴草各25克，白薇20克。水煎服。（出自《山東中藥》）

2 治癰疽：忍冬藤30克，甘草15克。水煎，取濃汁，加入適量白酒，再煎數沸，去渣，分3次溫服，一日用完。（出自《外科精要》忍冬酒）

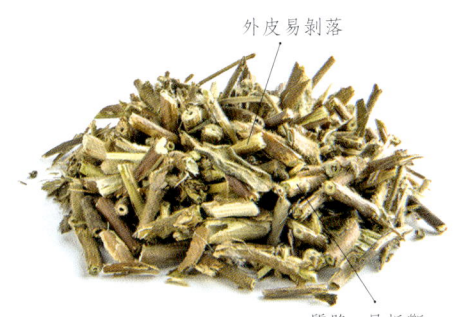

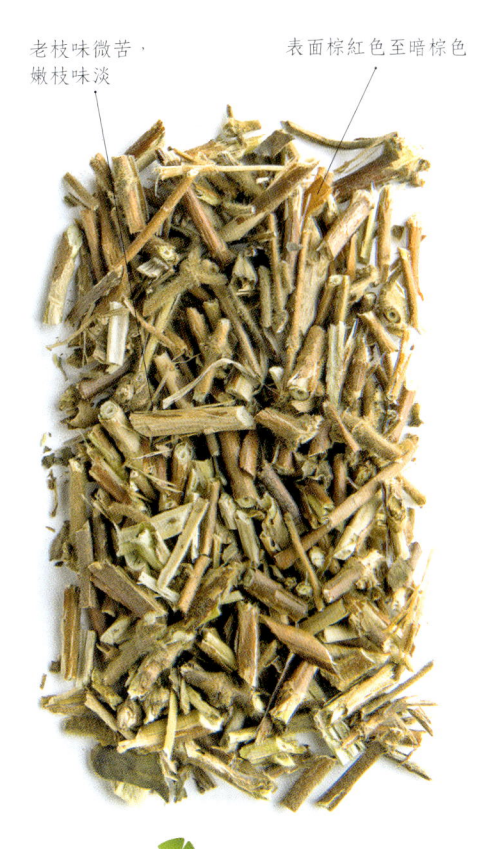

老枝味微苦，嫩枝味淡

表面棕紅色至暗棕色

家用養生

泡酒：治瘡久成漏

忍冬藤100克，白酒1,000毫升。忍冬藤洗淨，泡入白酒內封閉，浸7日後飲用。

代茶飲：治四時外感、發熱口渴

忍冬藤50克。水煎，去渣，代茶飲，時時飲用。

外用：治惡瘡

忍冬藤200克，磁石15克，香油500克，黃丹400克。先將忍冬藤、磁石和香油一起煎煮，熬成糊狀，去渣取汁，再入黃丹，待熬至滴水不散，取適量敷貼於患處。

外皮易剝落

質脆，易折斷

【清熱涼血藥】

本類藥物性味多屬苦寒或鹹寒，多歸心、肝經。因心主血，營氣通於心，肝藏血，所以本類藥物有清解營分、血分熱邪的作用。主要用於營分、血分等實熱證，以身熱夜甚、心煩不眠、斑疹隱隱、舌質紅絳等為主要表現。

165. 生地黃

別　　名 地髓、乾生地、牛奶子、婆婆奶、狗奶子、山煙、山白菜、酒壺花、甜酒棵等。

性味歸經 性寒，味甘、苦，歸肝、心、腎經。

用法用量 一般用量10~15克，鮮品可加倍，可煎服、搗汁等。

烏黑色，有光澤

不易折斷

功效主治

生地黃是地黃的乾燥塊根，具有清熱涼血、養陰生津的功效。可以用於治療陰虛內熱、骨蒸勞熱、舌絳煩渴、斑疹吐衄、血崩、月經失調、胎動不安、津傷口渴、內熱消渴、腸燥便祕等。脾虛濕滯、腹滿便溏者不宜使用。

治病配方

1 治身熱夜甚、舌絳煩渴：生地黃15克，犀牛角30克，竹葉心3克，玄參、金銀花、麥冬各9克，丹參、連翹各6克，黃連5克。犀牛角先煎，後下餘藥。每日3次。（出自《溫病條辨》清營湯）

2 治津傷口渴、腸燥便祕：生地黃、麥冬各15克，沙參9克，玉竹4.5克，冰糖3克。水煎，去渣，分2次服用。（出自《溫病條辨》益胃湯）

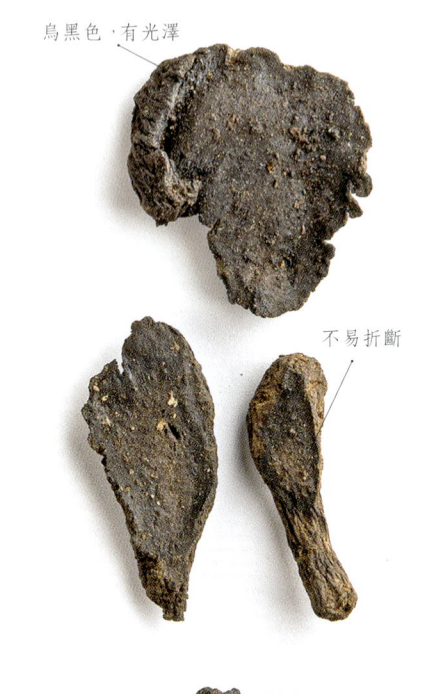

家用養生

泡酒：治肢體麻木，疼痛

生地黃60克，白酒500毫升。生地黃洗淨，泡入白酒內封閉，浸7日後飲用。

煮粥：治骨蒸勞熱、失眠多夢

生地黃、酸棗仁各30克，白米50克，砂糖適量。先煎生地黃、酸棗仁，去渣取汁，用藥液煮粥，加砂糖適量調味。

166. 玄參

別　　名 元參、黑參、烏元參、重台、正馬、鹿腸等。

性味歸經 性微寒，味甘、苦、鹹，歸肺、胃、腎經。

用法用量 一般用量 10~15 克，煎服。

功效主治

玄參具有清熱涼血、瀉火解毒、滋陰等功效。可以用於治療熱病傷津的口燥咽乾、大便燥結、消渴等；陰虛火旺、血分熱毒之症；熱毒熾盛的各種熱證，表現為發熱、咽腫、鼻竇炎、目赤、瘡癤、脫疽等。脾胃虛寒、食少便溏者不宜服用。

治病配方

1 治慢性前列腺炎： 玄參 30 克，萆薢、枸杞子、車前子各 20 克，土茯苓 15 克，黃柏、石菖蒲、白朮、蓮子心、丹參、白花蛇舌草、巴戟天、杜仲各 10 克，甘草 5 克。水煎，去渣，早、晚分服，每日 1 劑。

2 治鼻竇炎： 玄參、菊花、金銀花、蒲公英各 30 克，連翹 20 克，桔梗 15 克，甘草 10 克，升麻、白芷、薄荷各 6 克。水煎，去渣，早、晚分服，每日 1 劑。

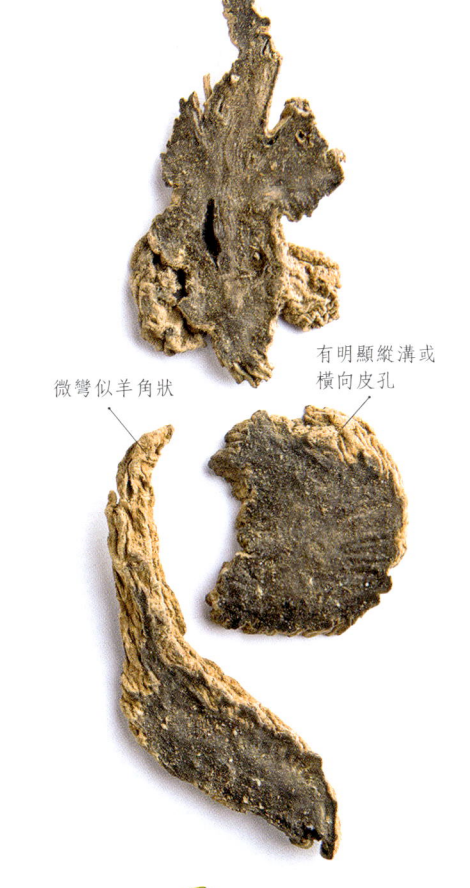

微彎似羊角狀

有明顯縱溝或橫向皮孔

氣似焦糖

家用養生

代茶飲：治口腔潰瘍

玄參 45 克，丹皮、炒棗仁各 30 克，柏子仁、蓮子心各 9 克，砂糖適量。水煎，取汁，再加砂糖適量，分為早、中、晚 3 次服用，每日 1 劑。

煮粥：治煩熱口渴、夜寐不安、神昏譫語

玄參 15 克，白米 50 克，砂糖適量。玄參洗淨，加清水適量，水煎，取汁，再加白米及適量水同煮粥，待熟時調入砂糖，每日 1 劑。適用於溫熱病熱入營血證。

第三章 清熱藥 173

167. 牡丹皮

別　　名	牡丹根皮、丹皮、丹根。
性味歸經	性微寒，味苦、辛，歸心、肝、腎經。
用法用量	一般用量6~12克，煎服；或生用、酒炙用。

有特殊香氣
呈圓筒狀或半筒狀
斷面顯粉狀

功效主治

牡丹皮具有清熱涼血、活血散瘀的功效。可以用於治療溫熱病熱入血分、發斑、吐衄、骨蒸潮熱、血滯閉經、經痛、癰腫瘡毒、跌打損傷、風濕熱痺等。清熱涼血宜生用，活血散瘀宜酒炙用。虛寒、月經過多者及孕婦不宜使用。

治病配方

1 治熱性病後期、肺結核：牡丹皮9克，青蒿、知母各6克，鱉甲15克，生地黃12克。水煎，去渣，取汁，溫服。（出自《溫病條辨》青蒿鱉甲湯）

2 治月經失調：牡丹皮、梔子、當歸、白芍、茯苓、白朮各9克，柴胡6克，甘草、薄荷各3克。水煎，去渣，取汁，早、晚2次分服，每日1劑。

3 治虛勞發熱：牡丹皮、地骨皮、知母各9克，赤芍6克。水煎，去渣，取汁，不拘時，頻飲。

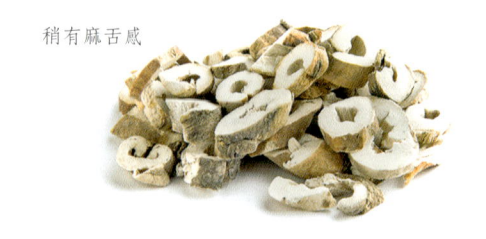

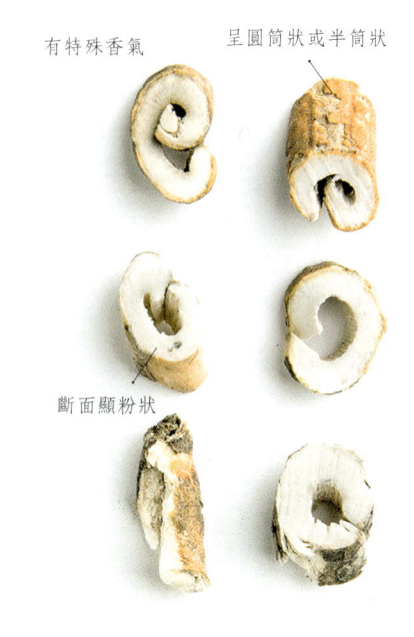

稍有麻舌感

家用養生

燉煮：疏肝解鬱、柔肝清熱

牡丹皮、柴胡各6克，白芍10克，豬瘦肉30克，鹽適量。牡丹皮、柴胡、白芍洗淨與豬瘦肉一起燉煮，至肉爛熟，去渣，加鹽調味，喝湯，食肉。

煮粥：活血化瘀

牡丹皮15克，白米50克。水煎牡丹皮，取汁。將藥液和白米一起煮粥，煮熟後，去渣即可。

做冷盤：疏肝理氣、清熱涼血

牡丹皮、橘葉各10克，羊肝60克，調料適量。牡丹皮、橘葉與羊肝加水共煮，羊肝熟後切片撒上調料，裝盤食用。

168. 赤芍

別　　名	木芍藥、紅芍藥等。
性味歸經	性微寒，味苦，歸肝經。
用法用量	一般用量6~12克，煎服。

功效主治

赤芍具有清熱涼血、散瘀止痛的功效。可以用於治療溫熱病熱入營血引起的發熱、舌絳、身發斑疹、血熱妄行等；閉經、跌打損傷、瘡癰腫毒等氣血瘀滯證。

治病配方

1 治赤痢多、腹痛不可忍：赤芍、黃柏各100克。將以上中藥研成細末，每服15克，水煎，去渣，熱服。（出自《太平聖惠方》赤芍藥散）

2 治血痢腹痛：赤芍、黃柏、地榆各50克。將以上三味中藥研成細末，每服15克，水煎，去渣，不拘時服。（出自《聖濟總錄》芍藥湯）

3 治女性血崩不止、赤白帶下：香附子、赤芍各等分，鹽適量。將香附子和赤芍研成細末，水煎，去渣，飯前服用，早、晚各1次。（出自《太平聖惠方》如神散）

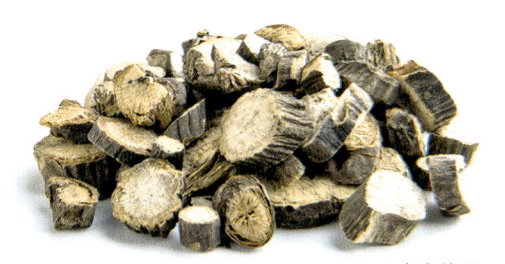

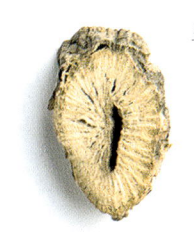

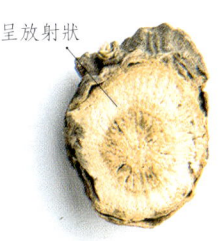

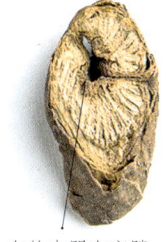

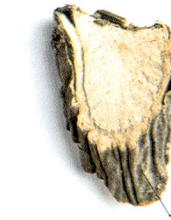

血虛者慎服

呈放射狀

有的中間有空隙

粗而深的縱皺紋

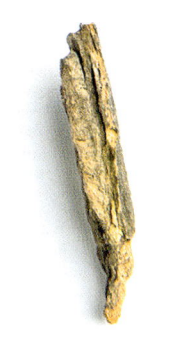

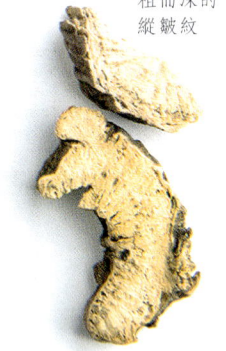

家用養生

煲湯：祛除面部的暗瘡

赤芍20克，綠豆50克，茯苓40克，紫花地丁15克，豬瘦肉150克，鹽適量。各材料洗淨放入砂鍋，加水適量，大火燒開，小火煮2小時，加鹽調味，喝湯，食肉。

代茶飲：涼血去瘀、消腫止痛

赤芍10克，大棗10枚，紅茶5克。赤芍加水適量，燒開後加入大棗再煮10分鐘，加入紅茶即成。代茶飲用。

169. 紫草

別　　　名	硬紫草、大紫草、紫丹、地血、紫草茸、鴉銜草、紫草根、山紫草、紅石根等。
性味歸經	性寒，味甘、鹹，歸心、肝經。
用法用量	一般用量5~10克，可煎服、外用。

功效主治

紫草具有清熱涼血、活血、解毒透疹的功效。可以用於治療血熱毒盛、斑疹紫黑、麻疹不透、瘡瘍、濕疹、水火燙傷尿血、血淋、血痢、丹毒、燒傷、熱結便祕等。紫草性寒而滑利，脾虛便溏者忌服。

治病配方

1 治瘡疹初生，才作赤點，毒氣未得透出皮膚：紫草、藤鉤子各等分。將紫草和藤鉤子研成細末，每服1.5~3克，用溫酒調下，不拘時服。（出自《小兒藥證直訣》紫草散）

2 治豌豆瘡、惡瘡：紫草適量。煎油塗之。（出自《醫學入門》）

3 治血淋：紫草、連翹、車前子各等分。水煎，去渣，溫服。（出自《證治準繩》）

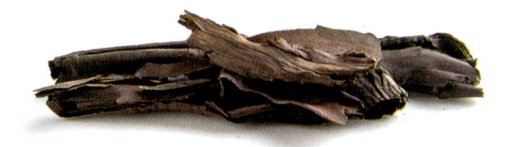

呈不規則的長圓柱形，多扭曲

皮部疏鬆，呈條形片狀

氣特異

胃腸虛弱、大便滑泄者慎服

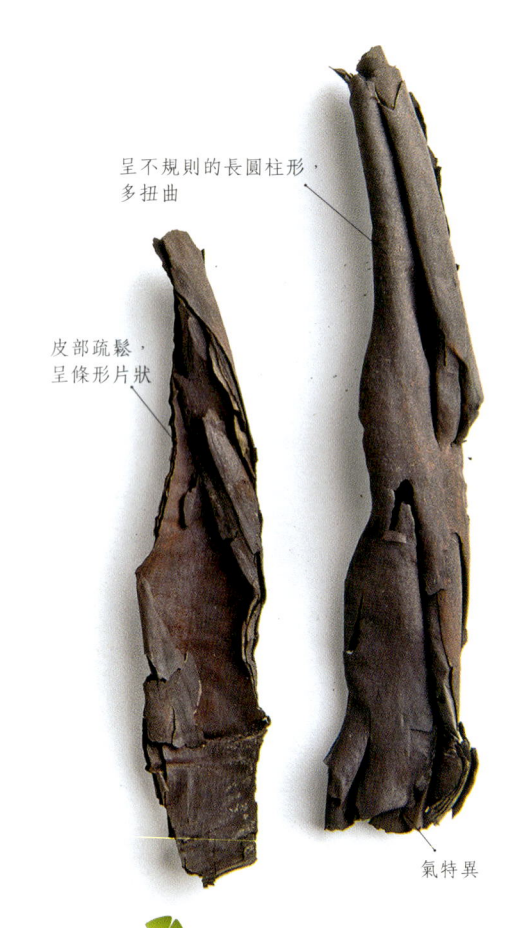

🌿 家用養生

煮粥：涼血退疹、清熱解毒

紫草15克，白米50克，砂糖適量。紫草洗淨，加清水適量，水煎取汁，再加白米煮粥，待熟時調入砂糖，每日1劑。適用於斑疹紫黑、麻疹色紫暗及瘡瘍、陰癢等。

代茶飲：治帶狀皰疹

紫草5克，金銀花10克。金銀花、紫草洗淨，放入杯中，用開水沖泡，加蓋悶15分鐘即可。當茶，頻頻飲用，一般可沖泡3~5次。

170. 水牛角

別　　名 牛角尖。
性味歸經 性寒，味苦，歸心、肝經。
用法用量 一般用量 15~30 克，鎊片或粗粉煎服，宜先煎 3 小時以上；水牛角濃縮粉沖服，每次 1.5~3 克，每日 2 次。

功效主治

牛角是牛科動物水牛的角，具有清熱涼血、解毒、定驚的功效。可以用於治療溫病高熱、神昏譫語、驚風、癲狂、血熱妄行斑疹、吐衄、癰腫瘡瘍、咽喉腫痛等。

治病配方

1 治過敏性紫癜：水牛角 40 克，生地黃、牡丹皮各 10 克，赤芍 20 克。水牛角先煎 30 分鐘，後下餘藥，1 小時後去渣，取汁，溫服，每日 1 劑。

2 治病毒性肝炎：水牛角粉 50 克，柴胡、茯苓、黃耆、丹參、甘草各 15 克。將以上六味中藥研成細末，做成複方水牛角片，每片 0.5 克，含生藥 0.45 克，每次 10 片。每日服 3 次，30 天為一個療程。

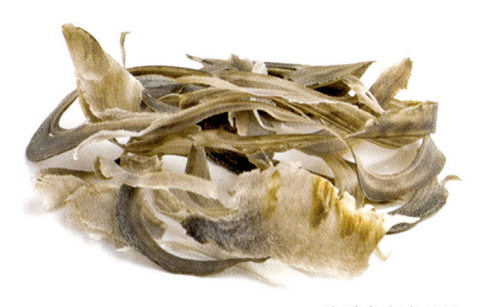

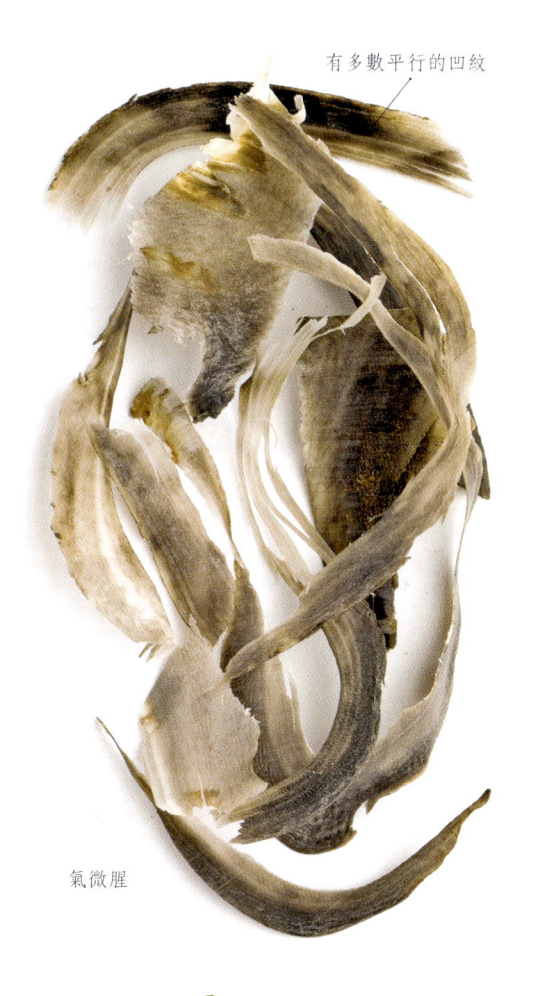

有多數平行的凹紋

氣微腥

脾胃虛寒者忌服

家用養生

研末：治小兒高熱

水牛角適量。水牛角研成細末，每次 1.5 克，每天服用 3 次。

水煎：治出血、口乾舌燥、便祕尿黃

水牛角 30 克，旱蓮草 50 克。水牛角削片，加清水煎煮 2 小時後，加旱蓮草再煮 20 分鐘，去渣，取汁飲服，每日 1 劑。適用於熱迫血行之各種出血、口乾舌燥、便祕尿黃、心情急躁易怒等。

第三章 清熱藥 177

【清虛熱藥】

本類藥物性多屬寒涼，主入陰分，以清虛熱、退骨蒸為主要作用。主要用於肝腎陰虛、虛火內擾所致的骨蒸勞熱、午後發熱、虛煩不寐、手足心熱、遺精、盜汗等。本類藥物也可以用於實熱證。使用本類藥常配伍清熱涼血及清熱養陰之品，以兼治標本。

171. 青蒿

香氣特異

別名 臭蒿、苦蒿、香苦草、草蒿、廪蒿、茵陳蒿、邪蒿、香蒿、蘋蒿、黑蒿等。
性味歸經 性寒，味苦、辛，歸肝、膽經。
用法用量 一般用量6~12克，可煎服、搗汁等。

功效主治

青蒿具有清透虛熱、涼血除蒸、解暑、截瘧的功效。可以用於治療溫邪傷陰、夜熱早涼、陰虛發熱、骨蒸勞熱、暑熱外感、發熱口渴、瘧疾寒熱等。

治病配方

1. 治瘧疾寒熱：青蒿6克，竹茹、茯苓、碧玉散、黃芩各9克，法半夏、枳殼各5克。水煎，去渣，取汁，溫服。（出自《通俗傷寒論》蒿芩清膽湯）

2. 治闌尾炎、胃痛：青蒿、華茇各等分。先將青蒿焙黃，再與華茇研成細末。每次2克，早、中、晚飯前白開水沖服。（出自內蒙古《中草藥新醫療法資料選編》）

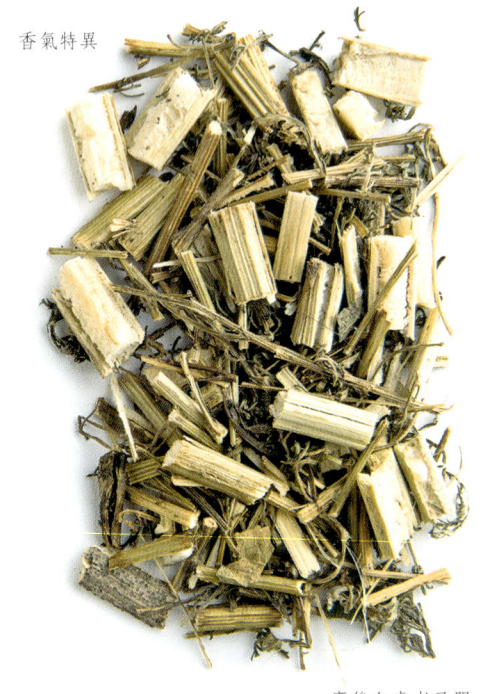

產後血虛者忌服

家用養生

煎水漱口：治牙齒腫痛

青蒿適量。水煎，去渣，取汁，頻頻漱口。

研末：治耳朵膿血出不止

青蒿適量。青蒿研成細末，用藥用棉花蘸取，納於耳中。

外敷：治蜂螫人

青蒿適量。搗爛，敷於患處，用藥用紗布包好，每天1劑。

172. 白薇

別　　名　春草、芒草、白微、白幕、薇草、骨美等。
性味歸經　性寒，味苦、鹹，歸胃、肝、腎經。
用法用量　一般用量 4.5~9 克，煎服。

功效主治

白薇具有清熱涼血、利尿通淋、解毒療瘡的功效。可以用於治療溫邪傷營發熱、陰虛發熱、骨蒸勞熱、產後血虛發熱、熱淋、血淋、癰疽腫毒、毒蛇咬傷、咽喉腫痛等。

治病配方

1. 治產後血虛發熱、低熱不退及昏厥：白薇、當歸各 50 克，人參 25 克。將以上三味中藥研成細末，每服 25 克，水煎，去渣，溫服。（出自《全生指迷方》白薇湯）

2. 治尿道感染：白薇 9 克，車前草 50 克。水煎，去渣，溫服。（出自《南京常用中草藥》）

3. 治火眼：白薇 9 克。水煎，去渣，溫服。（出自《湖南藥物志》）

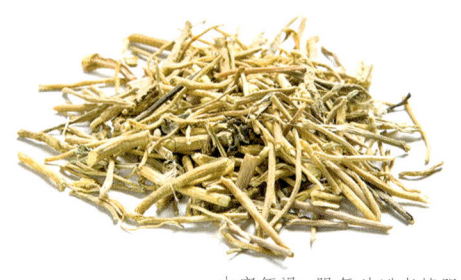

質堅脆，易折斷

呈結節狀

表面黃棕色，有細縱皺

中寒便滑、陽氣外泄者慎服

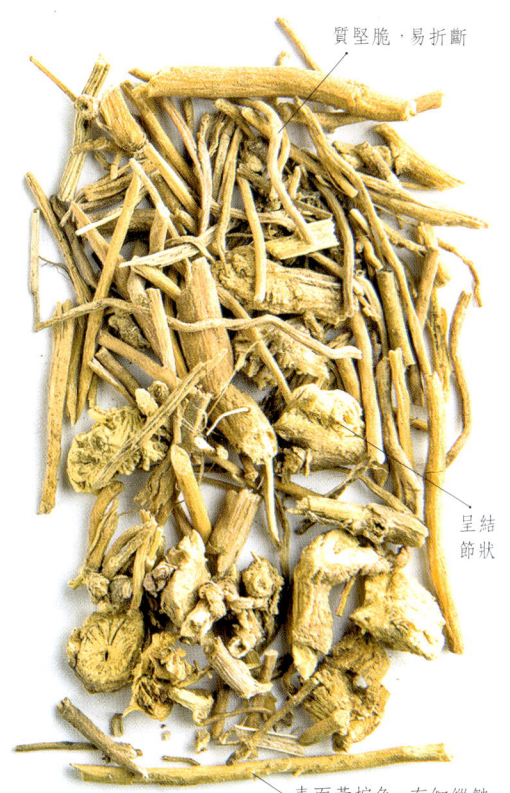

家用養生

研末：治肺實鼻塞、不知香臭

白薇、款冬花、貝母各 50 克，百部 100 克。將以上四味中藥研成細末，每服 5 克，米湯送服。

泡酒：治風濕關節痛

白薇、臭山羊、大鵝兒腸根各 25 克，白酒 1,000 毫升。將以上三味中藥放入瓷罐中，倒入白酒，密封 15 天即可服用。

敷貼：止血

白薇適量。白薇研成細末，撒在出血的傷口上，藥用紗布包紮好。

173. 地骨皮

別　　名 杞根、地骨、地輔、地節、枸杞子根、苟起根、枸杞子根皮、山杞子根、甜齒牙根、紅耳墮根、山枸杞子根、狗奶子根皮、紅榴根皮、狗地芽皮等。

性味歸經 性寒，味甘，歸肺、肝、腎經。

用法用量 一般用量9~15克，大劑量可用15~30克煎服。

功效主治

地骨皮為茄科植物枸杞子乾燥的根皮，具有涼血除蒸、清肺降火的功效。可以用於治療肺熱咳喘、血熱妄行的吐血、鼻出血、陰虛發熱、低熱不退等。

治病配方

1 治陰虛發熱：地骨皮、土瓜根、天花粉、蘆根各75克，麥冬100克，大棗7枚。將以上六味中藥銼如麻豆。每服20克，水煎，去渣，溫服。（出自《聖濟總錄》地骨皮飲）

2 治虛勞、口中苦渴：地骨皮30克，麥冬、小麥各20克。水煎，去渣，溫服，每日2次。（出自《普濟方》地骨皮散）

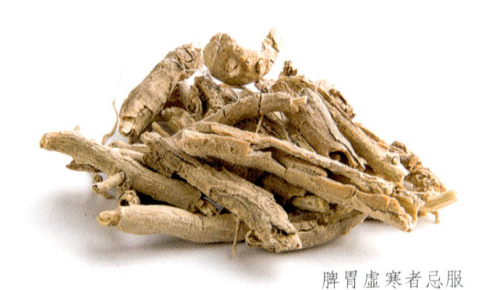

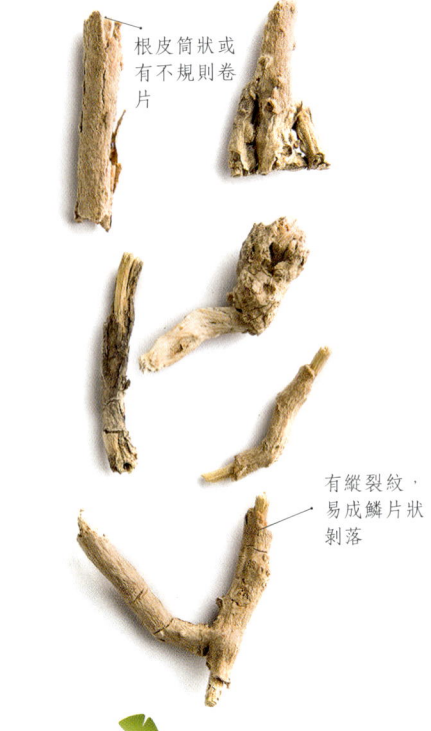

脾胃虛寒者忌服

根皮筒狀或有不規則卷片

有縱裂紋，易成鱗片狀剝落

家用養生

煮粥：治糖尿病

地骨皮30克，桑白皮15克，麥冬10克，白米50克。地骨皮、桑白皮、麥冬浸泡20分鐘，加適量水煎，去渣，取汁，與白米共煮為稀粥。適用於多飲、身體消瘦的糖尿病患者。

煲湯：退燒

地骨皮15克，豬瘦肉、鹽各適量。豬瘦肉洗淨，切塊，放入砂鍋中，加水與地骨皮一起煲湯，至豬瘦肉熟爛，加鹽調味。對小兒低熱不退有較好的作用。

煎服：治皮膚過敏

地骨皮30克，烏梅15克，公丁香3克，白芍12克。水煎，去渣，溫服，每日1劑。

174. 銀柴胡

別　　名 銀胡、山菜根、山馬踏菜根、牛肚根、沙參兒、白根子、土參、絲石竹、霞草、錐花絲石竹、線形瞿麥、圓葉絲石竹、蠅子草、鶴草、旱麥瓶草、黃柴胡、鐵柴胡等。

性味歸經 性微寒，味甘，歸肝、胃經。

用法用量 一般用量 3~9 克，煎服。

呈疣狀突起的芽苞

有扭曲的縱皺紋

外感風寒者忌服

功效主治

銀柴胡是石竹科植物銀柴胡的乾燥根，具有清虛熱、除疳熱的功效。可以用於治療陰虛發熱、骨蒸勞熱、潮熱盜汗、疳積發熱、腹部膨大、口渴消瘦、毛髮焦枯等。

治病配方

1 治陰虛發熱、骨蒸勞熱、潮熱盜汗：銀柴胡 5 克，胡黃連、秦艽、鱉甲、地骨皮、青蒿、知母各 3 克，甘草 2 克。水煎，去渣，溫服。（出自《證治準繩》清骨散）

2 治小兒疳積、日久化熱、煩渴躁急：銀柴胡、梔子、黃芩、連翹各等分。水煎，去渣，溫服。

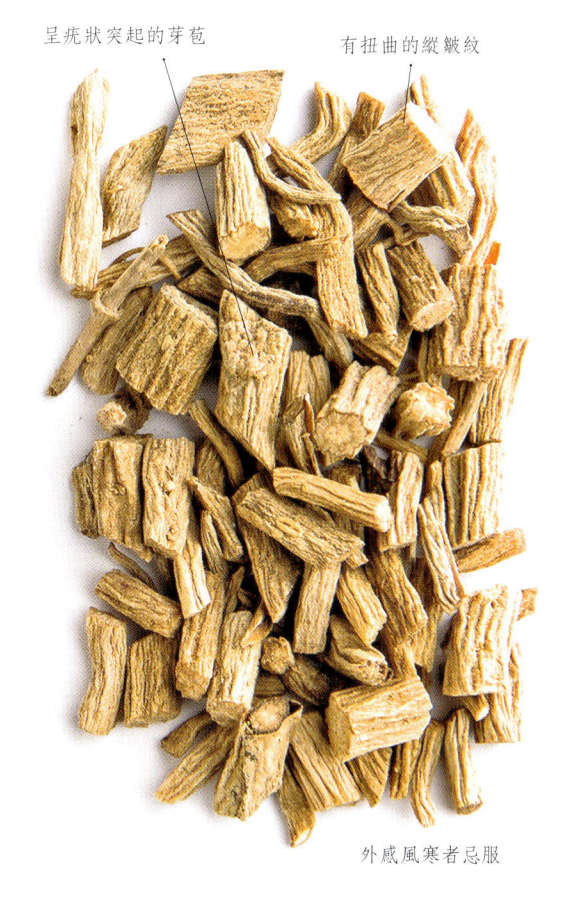

鑑別用藥

中藥	入藥材質	功效	主治
柴胡	傘形科植物柴胡的乾燥根	解表退熱、疏肝解鬱、升舉陽氣	善治外感發熱、邪在少陽之往來寒熱
銀柴胡	石竹科植物銀柴胡的乾燥根	清虛熱、除疳熱	善治陰虛發熱、小兒疳熱

第三章 清熱藥 181

175. 胡黃連

別　　名 割孤露澤、胡連、西藏胡黃連。
性味歸經 性寒，味苦，歸肝、胃、大腸經。
用法用量 一般用量 1.5~9 克，煎服。

功效主治

胡黃連是玄參科植物胡黃連的乾燥根莖，具有退虛熱、除疳熱、清濕熱的功效。可以用於治療骨蒸勞熱、小兒疳熱、腹脹、濕熱瀉痢等。

治病配方

1 治小兒疳熱、肚脹、潮熱：胡黃連 15 克，五靈脂 30 克，豬膽汁適量。將胡黃連和五靈脂研成細末，豬膽汁和丸，如綠豆大。每服 20 丸，米湯送服。（出自《全幼心鑑》）

2 治痢血：胡黃連、烏梅肉、灶心土各等分。將以上三味中藥研成細末。每服 10 克，食時溫水送服。（出自《蘇沈良方》三物散）

3 治小兒赤目：胡黃連適量。研成細末，茶調胡黃連末，塗手足心。（出自《濟急仙方》）

具縱皺及橫環紋
斷面淡棕色或暗棕色
脾胃虛寒者慎服

鑑別用藥

中藥	入藥材質	功效	主治
黃連	毛茛科植物黃連的乾燥根莖	善清心火、瀉胃火，為解毒要藥	治療濕熱內蘊、腸胃濕熱導致的嘔吐、瀉痢等；溫病高熱、口渴煩躁、血熱妄行，以及熱毒瘡瘍等
胡黃連	玄參科植物胡黃連的乾燥根莖	善退虛熱、除疳熱	治療骨蒸勞熱、小兒疳熱、濕熱瀉痢等

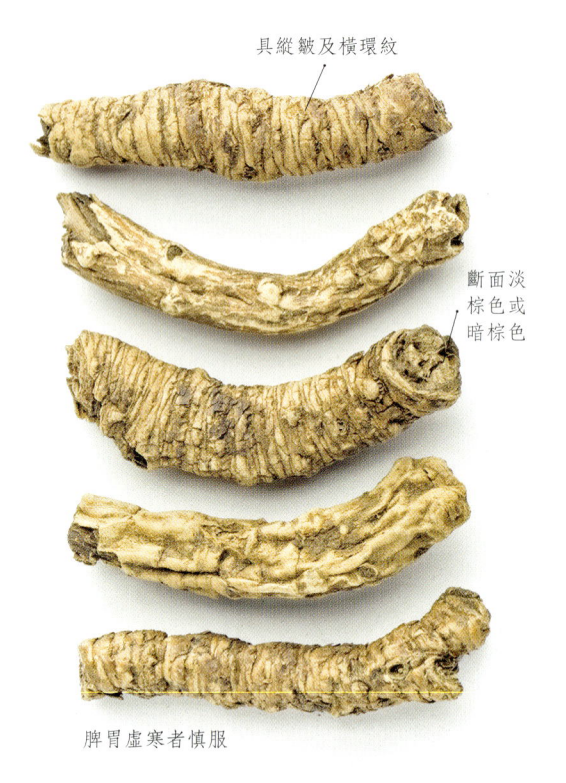

第四章

瀉下藥

　　所謂瀉下藥，就是有利大小便的藥。除了能潤腸通便，從而減少體內毒素，還能解除體內難以散出的熱邪；還能消退水腫，使水邪、濕邪從大小便排除。
　　瀉下藥中的攻下藥、峻下逐水藥藥效猛烈，奏效快，但易傷正氣，年老體弱、久病體虛及女性胎前產後、月經期等均應慎用或禁用。潤下藥作用和緩，不會引起大瀉，腸燥便祕的體虛者也可使用。

【攻下藥】

本類藥物性味多屬苦寒沉降，主要歸胃、大腸經。有較強的攻下通便、清熱瀉火的作用。主要適用於大便乾燥、燥屎堅結等實熱積滯之證，以及熱病高熱神昏、頭痛、目赤、咽喉腫痛、牙齦腫痛、吐血、咯血、鼻出血等。

176. 大黃

別名 將軍、黃良、火參、膚如、蜀大黃、錦紋大黃、牛舌大黃、錦紋、生軍、川軍等。

性味歸經 性寒，味苦，歸脾、胃、大腸、肝、心包經。

用法用量 一般用量5~15克，可煎服、外用等。

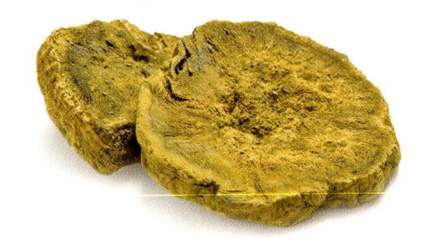

大黃：瀉下力強

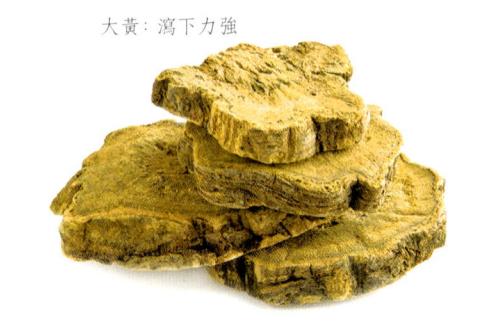

酒大黃：活血作用好

大黃炭：多用於出血證

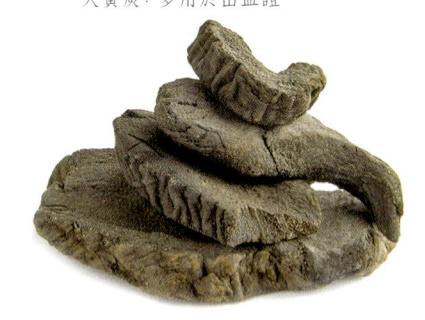

功效主治

大黃具有瀉下攻積、清熱瀉火、涼血解毒、逐瘀通經的功效。可以用於治療實熱便祕、脘腹痞滿、熱結胸痞、濕熱瀉痢、黃疸、淋病、小便不利、目赤、口舌生瘡、咽喉腫痛、胃熱嘔吐、鼻出血、便血、尿血、吐血、閉經、產後瘀滯腹痛、癥瘕積聚、跌打損傷、丹毒、熱毒癰瘍、燙傷等。

治病配方

1 治便祕、脘腹痞滿：大黃、枳實各12克，厚朴24克，芒硝9克。水煎，先煎厚朴和枳實，後下大黃，芒硝溶服。有峻下熱結的作用。（出自《傷寒論》大承氣湯）

2 治火邪上炎所致的目赤、咽喉腫痛、牙齦腫痛：大黃、芒硝、炙甘草各60克，山梔子仁、薄荷、黃芩各30克，連翹125克。將以上七味中藥研成粗末，每服6~12克，加竹葉3克，蜂蜜少許，水煎，去渣，飯後溫服。（出自《太平惠民和劑局方》涼膈散）

177. 芒硝

別名 盆消、馬牙消、英消等。
性味歸經 性寒，味鹹、苦，歸胃、大腸經。
用法用量 一般用量10~15克，沖入藥汁內或開水溶化後服用；外用適量。

功效主治

芒硝具有瀉下攻積、潤燥軟堅、清熱消腫的功效。可以用於治療便祕、大便燥結、咽痛、目赤、積滯腹痛、腸癰腫痛等。

無色或白色
有玻璃般的光澤

治病配方

1 治癲狂：芒硝24克，萊菔子、大黃各30克，白芥子9克。水煎。先煎萊菔子和白芥子，後下大黃，芒硝溶服。每日1劑。

2 治傷寒、結胸熱實、脈沉而緊、心下痛、按之石硬：芒硝、大黃各10克，甘遂1克。甘遂研成細末。先煎大黃，去渣，放入芒硝，燒開，再放入甘遂末，溫服。（出自《傷寒論》大陷胸湯）

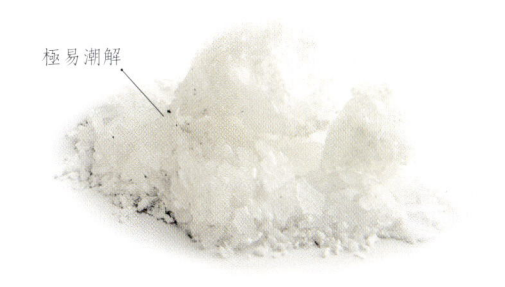

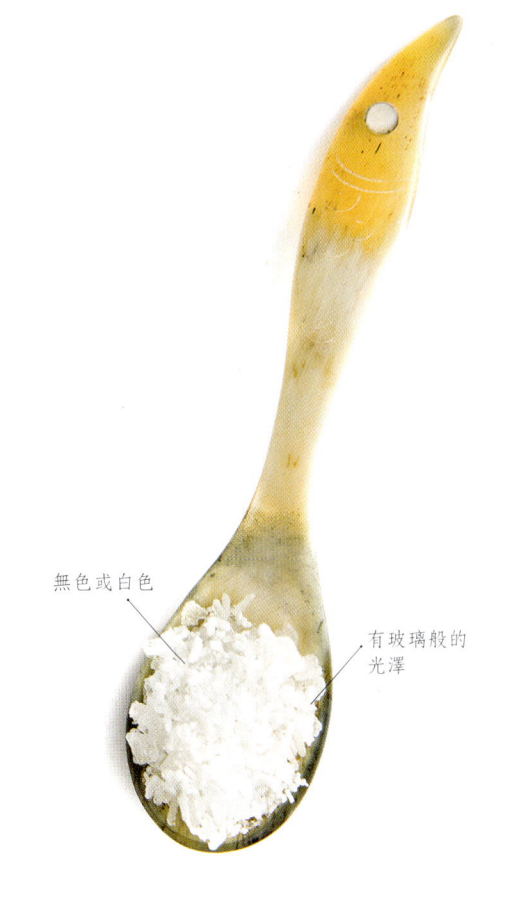

極易潮解

家用養生

代茶飲：治腸梗阻

大黃、芒硝各10克，萊菔子24克，蜂蜜適量。水煎，先煎萊菔子，後下大黃，芒硝和蜂蜜一起溶服。候涼，一次頓服；也可少量多次，代茶頻頻飲用。

外敷：治腹中痞塊

芒硝30克，獨蒜1個，大黃2.4克。共搗成餅，敷於患處，以痞塊消除為度。

滴眼：治眼紅腫

芒硝適量。芒硝研成細末，放在豆腐上蒸化，取汁，滴入眼睛。

178. 番瀉葉

別　　名	瀉葉、泡竹葉等。
性味歸經	性寒，味甘、苦，歸大腸經。
用法用量	溫開水泡服 1.5~3 克；煎服，2~6 克，宜後下。

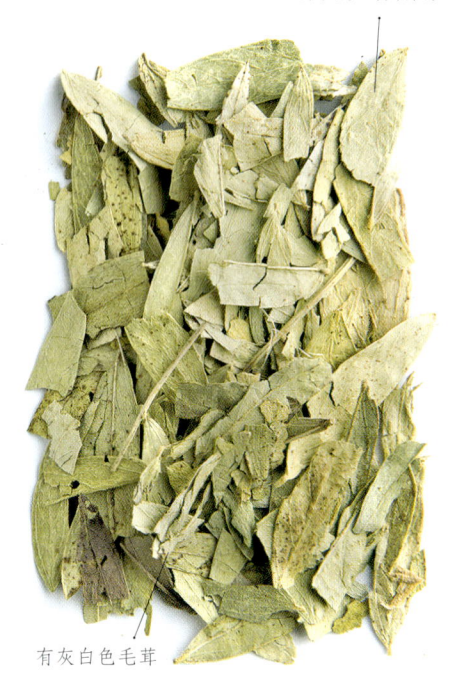

呈卵圓形或倒卵形

功效主治

番瀉葉具有瀉下通便的功效。可以用於治療熱結積滯、便祕腹痛、腹水腫脹、習慣性便祕及老年便祕。女性哺乳期、月經期及孕婦忌用。劑量過大，有噁心、嘔吐、腹痛等副作用。

治病配方

1 治血虛型便祕：番瀉葉 1 克，鮮百合、桑葉、桑椹、決明子、天門冬各 10 克。水煎，去渣，溫服，不拘時服。

2 治水腫、腹水腫脹：番瀉葉、牽牛子、大腹皮各等分。水煎，去渣，溫服，不拘時服。

有灰白色毛茸

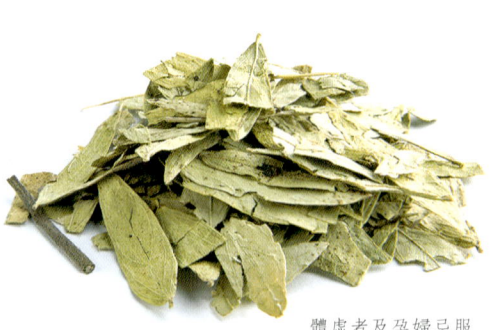

家用養生

泡茶：治便祕

番瀉葉 1.5~3 克，重症可加至 5 克。每日用開水沖泡後，代茶頻頻服用。

煮蛋湯：治面赤身熱、大便乾結、小便短赤

番瀉葉 5 克，雞蛋 1 個，菠菜、鹽各少許。雞蛋打入碗中攪散備用。番瀉葉用水煎，去渣，取汁，倒入雞蛋，放入菠菜燒開，加鹽調味即成。喝湯食蛋，每日 1 次，可服用 5~7 日。

體虛者及孕婦忌服

179. 蘆薈

別名	盧會、訥會、象膽、奴會、勞偉等。
性味歸經	性寒，味苦，歸肝、胃、大腸經。
用法用量	一般用量5~15克，煎服入丸，每次1~2克；外用適量。

功效主治

蘆薈具有瀉下通便、清肝、殺蟲的功效。可以用於治療大便乾燥、腸道乾澀、便祕、小便黃赤以及面部痤瘡、口乾口苦、煩躁易怒、面紅目赤、眩暈、脅痛等。

治病配方

1 治大便祕結、小便赤澀、頭暈目眩、神志不寧：蘆薈、大黃、青黛各15克，當歸、龍膽草、梔子、黃連、黃柏、黃芩各30克，木香0.3克，麝香1.5克。將以上十一味中藥研成細末，煉蜜為丸，如黃豆大，每服20丸，生薑湯送服。（出自《素問·宣明方論》當歸龍薈丸）

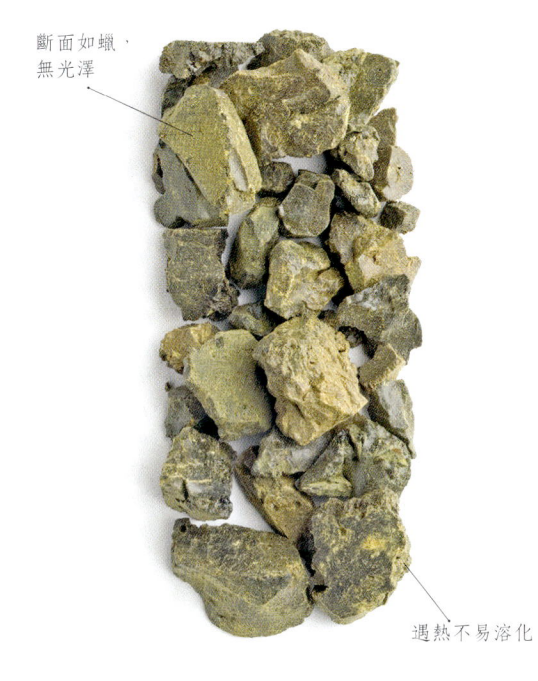

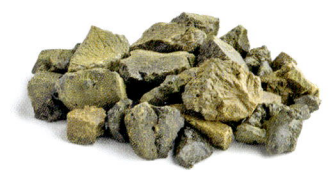

慢性腹瀉患者禁服

2 治肝火上炎、腸熱便祕、目赤易怒、頭暈心煩、睡眠不安：蘆薈21克，朱砂15克。將蘆薈和朱砂研成細末，用白酒和成丸，每服3.6克，溫酒送服。（出自《醫略六書》朱砂蘆薈丸）

家用養生

搗汁：消除痤瘡

鮮蘆薈適量。將蘆薈搗爛，取汁，加入普通的膏狀化妝品中，按一般化妝品塗抹，輕者每日1次，重者每日早、晚各1次。

代茶飲：減緩肌膚老化

鮮蘆薈30克，菊花3克，紅茶1包，蜂蜜適量。將蘆薈去皮取出白肉，與菊花一起放入鍋中，倒入適量水，用小火慢煮，燒開後倒入杯中，放入紅茶包，調入蜂蜜即可。每日代茶飲。

生吃：治牙痛

鮮蘆薈10克。洗淨後放入口腔中牙痛的部位，反覆咀嚼至糊狀後，在疼痛部位停留20~30分鐘，然後吞下即可，每天2次。

斷面如蠟，無光澤

遇熱不易溶化

【潤下藥】

本類藥物性味多屬甘潤，多入脾、大腸經，富含油脂，具有潤滑大腸，促進排便而不致峻瀉的作用。適用於年老津虧、產後血虛、出血、熱病傷津等所致的腸燥津枯便祕。還可根據不同的病情配伍其他藥物，若氣滯，可配伍行氣藥；若血虛引起便祕，可配伍補血藥；若熱病傷津，可配伍清熱養陰藥。

180. 火麻仁

別名 大麻仁、火麻、線麻子。

性味歸經 性平，味甘，歸脾、胃、大腸經。

用法用量 一般用量10~15克，打碎煎服，也能入蜜丸。

功效主治

火麻仁具有潤腸通便、滋養補虛的的功效。可以用於治療血虛津虧、腸燥便祕等。

治病配方

1 治胃腸燥熱、大便乾結、小便頻數：火麻仁、大黃各500克，芍藥、枳實、厚朴、杏仁各250克。將以上六味中藥研成細末，煉蜜為丸，如梧桐子大，每次10丸，每日3次，溫水送服。（出自《傷寒論》麻子仁丸）

2 治虛勞、下焦虛熱、骨節煩疼、肌肉拘急、小便不利、大便數少：火麻仁15克。研成細末，水煎，去渣，溫服。

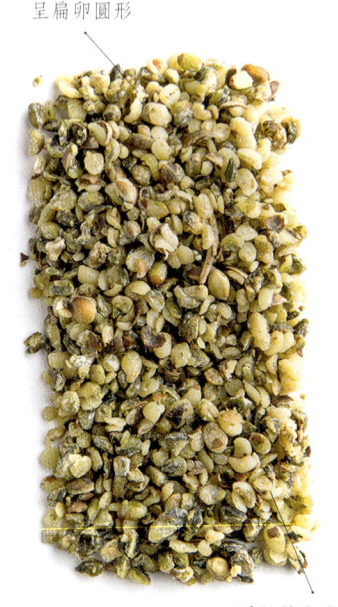

呈扁卵圓形

嚼後稍有麻舌感

家用養生

代茶飲：潤腸通便

火麻仁、懷牛膝各12克，肉蓯蓉、瓜蔞仁各15克，炒枳殼9克，升麻3克，郁李仁6克。用清水煎煮50分鐘，趁溫飲服，每日2次，代茶飲。

煮粥：治習慣性便祕、老年津虧便祕

火麻仁、紫蘇子各10克，白米50克。將紫蘇子和火麻仁研成細末，倒入溫開水，用力攪拌，然後靜置備用，待粗粒下沉時，濾出上層藥汁，用藥汁煮成白米粥。每日1次，可連服數日。

181. 郁李仁

別　　名 山梅子、小李仁、郁子、郁里仁、李仁肉等。

性味歸經 性平，味辛、苦、甘，歸脾、大腸、小腸經。

用法用量 一般用量 6~12 克，打碎煎服。

功效主治

郁李仁具有潤腸通便、利水消腫的功效。可以用於治療津枯腸燥、食積氣滯、腹脹便祕、水腫、腳氣、小便不利等。孕婦慎服。

治病配方

1 治產後腸胃燥熱、大便祕澀：郁李仁、芒硝各 50 克，當歸、生地黃各 100 克。將以上四味研成粗末，每服 15 克，水煎，去渣，溫服。（出自《聖濟總錄》郁李仁飲）

2 治水腫胸滿氣急：郁李仁、桑白皮、紅豆各 150 克，陳皮 100 克，紫蘇 75 克，茅根 200 克。將以上六味研成粗末，每服 25 克，水煎，去渣，溫服。（出自《聖濟總錄》郁李仁湯）

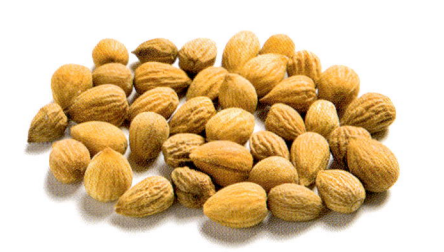

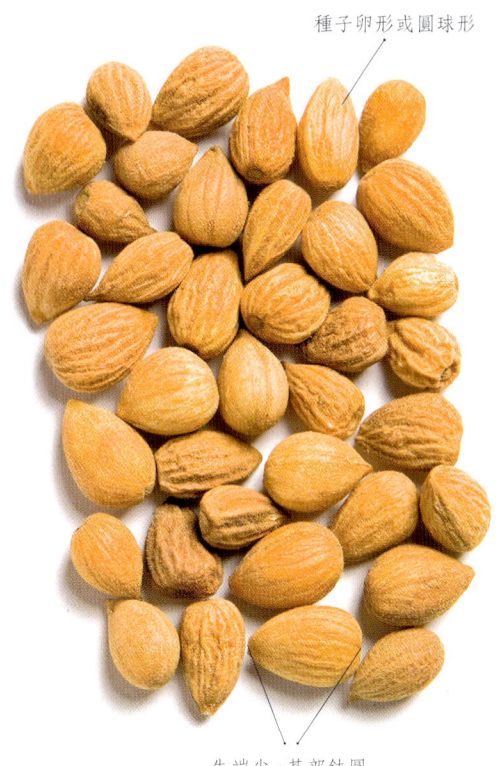

種子卵形或圓球形

先端尖，基部鈍圓

脾虛泄瀉者、孕婦禁服

家用養生

煮粥：治腳氣腫滿，喘促，大便澀

郁李仁 25 克，白米 50 克，生薑、蜂蜜各適量。郁李仁、生薑與白米煮成粥，食用前加入適量蜂蜜即可。

滴眼：治赤目

郁李仁、生龍腦各適量。郁李仁去皮，和生龍腦研成糊狀，滴入眼睛。

182. 松子仁

別　　名	松子、海松子等。
性味歸經	性溫，味甘，歸肺、肝、大腸經。
用法用量	一般用量5~10克，可煎服、入丸、入膏等。

功效主治

松子仁具有潤腸通便、潤肺止咳的功效。可以用於治療腸燥便祕、肺燥乾咳等。脾虛便溏、濕痰者禁用。

治病配方

1 治血虛型便祕：松子仁、柏子仁、杏仁、火麻仁各9克。將以上四味中藥一起搗爛，放入杯中用開水沖泡，加蓋悶片刻即可，當茶服用。

2 治肺腎虧虛、久咳不止、腰膝酸軟、頭暈目眩：松子仁200克，黑芝麻、核桃仁各100克，蜂蜜適量，黃酒少許。松子仁、黑芝麻、核桃仁搗爛，放入砂鍋中，加入黃酒，大火燒開，倒入蜂蜜，攪拌均勻，小火收膏，冷卻裝瓶。每日2次，每次服食1茶匙，溫水送服。

家用養生

研末：益精潤燥、補腦安神

松子仁、核桃仁各30克，蜂蜜適量。松子仁、核桃仁用水泡過去皮，研成細末，放入蜂蜜和勻即成。每日2次，每次取1茶匙，用滾開水沖服。

有臭油味的松子仁不宜食用

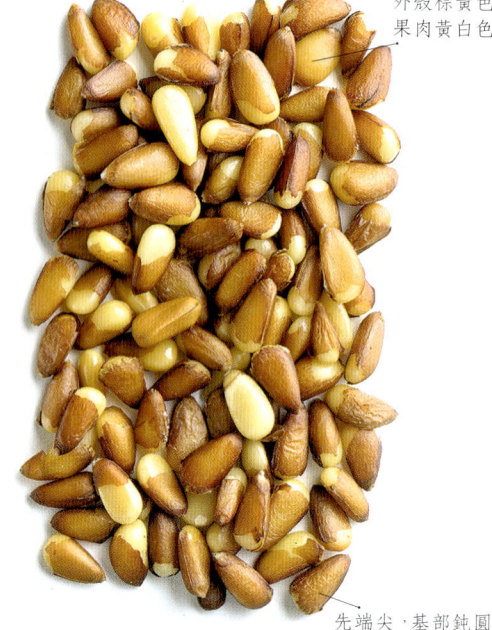

外殼棕黃色，果肉黃白色

先端尖，基部鈍圓

生吃：美容養顏、增加食欲

松子仁20克，草莓15個，蘋果半個，獼猴桃1個，沙拉醬適量，果酒少許。草莓去蒂洗淨，切成兩半；蘋果洗淨去皮，去核，切塊；獼猴桃去皮，切片。草莓、蘋果和獼猴桃放入玻璃碗中，倒入沙拉醬與果酒，混合均勻，撒上松子仁即成。

做菜：潤膚、烏髮

松子仁10克，乾香菇50克，鹽、濕澱粉等調料各適量。先將香菇洗淨、去蒂、切片，放入開水中焯軟；再將松子仁用水泡過去皮，放入燒熱的油鍋中炸片刻，倒入香菇、鹽，用濕澱粉勾芡即可。

【峻下逐水藥】

本類藥性味多屬苦寒，而且有毒，藥力峻猛，服藥後能引起腹瀉，可利尿，使體內瀦留的水飲通過二便排出體外，從而起到消除腫的作用。適用於全身水腫、大腹滿以及停飲等。體虛者慎服，孕婦禁用。

183. 甘遂

別　　名 貓兒眼、化骨丹、甘澤、腫手花、萱根子等。
性味歸經 性寒，味苦，有毒，歸肺、腎、大腸經。
用法用量 一般用量 0.5~1 克，可入丸、入散等；外用適量，生用內服醋製，以降低毒性。

功效主治

甘遂具有瀉水逐飲、消腫散結的功效。可以用於治療水腫、大腹臌脹、胸脅停飲、風痰癲癇、瘡癰腫毒等。虛弱者及孕婦禁用。不宜與甘草同用。

治病配方

治大腹臌脹：大黃 12 克，甘遂、阿膠各 6 克。水煎，去渣，溫服。（出自《金匱要略》大黃甘遂湯）

184. 京大戟

別　　名 大戟、龍虎草、天平一枝香、膨脹草、將軍草、震天雷等。
性味歸經 性寒，味苦，有毒，歸肺、脾、腎經。
用法用量 一般用量 1.5~3 克，煎服；或入丸、入散，每次 1 克；或外用等。內服醋製，以降低毒性。

功效主治

京大戟具有瀉水逐飲、消腫散結的功效。可以用於治療水腫、臌脹、胸脅停飲、癰腫瘡毒、瘰癧痰核等。

治病配方

治胸脅停飲、乾嘔短氣、頭痛目眩：京大戟、甘遂、芫花各等分，大棗 10 枚。將前三味中藥研成細末，裝入膠囊，每服 0.5~1 克，每日 1 次，大棗煎湯送服，清晨空腹服用。（出自《傷寒論》十棗湯）

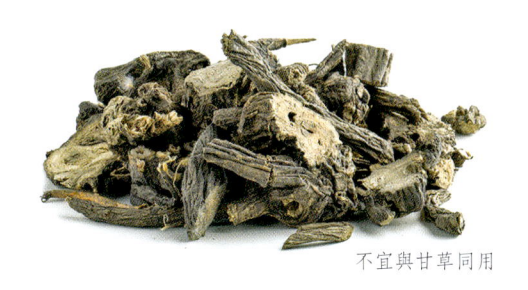

呈圓柱形或珠串形

陷處有棕色栓皮殘留

不宜與甘草同用

185. 牽牛子

別　　名	黑丑、白丑、二丑、喇叭花等。
性味歸經	性寒，味苦，有毒，歸肺、腎、大腸經。
用法用量	一般用量3~9克，煎服；可入丸、入散，每次1.5~3克；也可炒用，能降低毒性。

黑牽牛子灰黑色

功效主治

牽牛子具有瀉下逐水、去積殺蟲的功效。可以用於治療水腫、臌脹、痰飲咳喘、蟲積腹痛等。孕婦忌用。不宜與巴豆、巴豆霜同用。

治病配方

1 治痰飲咳喘：白牽牛子、黑牽牛子、大黃、檳榔各30克。將以上四味中藥研成細末，每服6克，涼白開水調下。涎多加輕粉少許。（出自田氏《保嬰集》牛黃奪命散）

2 治停飲腫滿：黑牽牛子120克，茴香、木香各30克。將以上三味中藥研成細末，每服6克，以生薑汁攪拌均勻，睡前服用。（出自《儒門事親》禹功散）

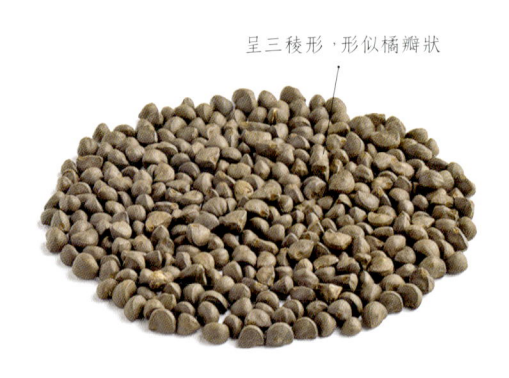

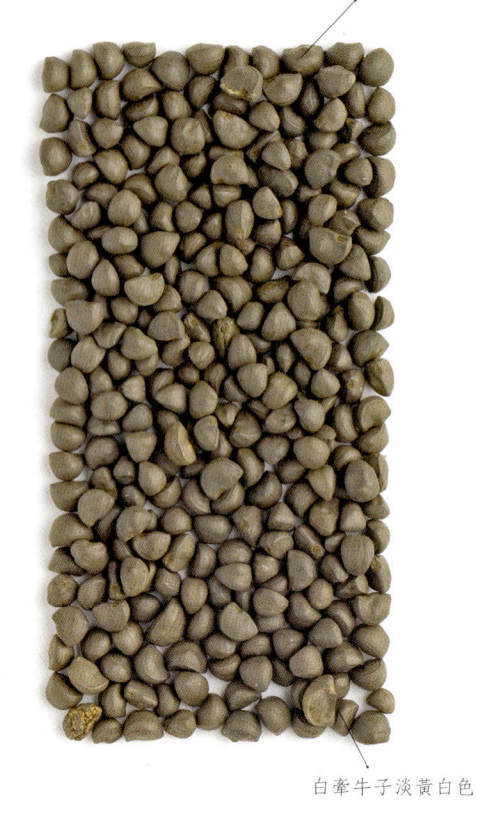

白牽牛子淡黃白色

家用養生

敷貼：治風熱赤眼

牽牛子、蔥白各適量。將牽牛子研成細末，與蔥白湯攪拌均勻，敷於患處。

研末：治水腫

牽牛子適量。將牽牛子研成細末，每服3克，溫水送服，每日1劑，以小便利為度。

研末：治一切蟲積

牽牛子60克，檳榔、使君子各30克，砂糖適量。將前三味中藥研成細末，每服6克，砂糖調下，小兒減半。

呈三稜形，形似橘瓣狀

186. 芫花

別　　名 南芫花、芫花條、藥魚草、莞花、頭痛花、悶頭花、老鼠花等。

性味歸經 性溫，味苦、辛，有毒，歸肺、脾、腎經。

用法用量 一般用量1.5~3克，可煎服、入丸、入散等，內服醋製，以降低毒性，入丸每次0.6克；外用適量。

功效主治

芫花具有瀉水逐飲、祛痰止咳、殺蟲療瘡的功效。可以用於治療胸脅停飲、水腫、臌脹、咳嗽痰喘、頭瘡、頑癬、癰腫等。虛弱者及孕婦忌用。不宜與甘草同用。

治病配方

治通身微腫、腹大、食飲不消：芫花、甘遂、大黃、葶藶各30克，巴豆10克。將以上五味中藥研成細末，煉蜜為丸，如紅豆大，每服5丸，食消即停。（出自《聖濟總錄》小消化丸）

187. 巴豆

別　　名 巴菽、剛子、江子、老陽子、雙眼龍、猛子仁、巴果、巴米、紅子仁、豆貢、毒魚子、貢仔、八百力、巴仁、芒子等。

性味歸經 性熱，味辛，有大毒，歸胃、大腸經。

用法用量 一般用量0.1~0.3克，可入丸、入散、外用等。製成巴豆霜用，以降低毒性。

功效主治

巴豆具有峻下冷積、逐水退腫、祛痰利咽，外用蝕瘡的功效。可以用於治療寒積便祕、腹水臌脹、喉痺痰阻、癰腫膿成未潰、疥癬惡瘡等。

治病配方

治寒積便祕：巴豆、大黃、乾薑各30克。將以上三味中藥研成細末，煉蜜為丸，如大豆大。每服1丸，溫水送服。（出自《金匱要略》三物備急丸）

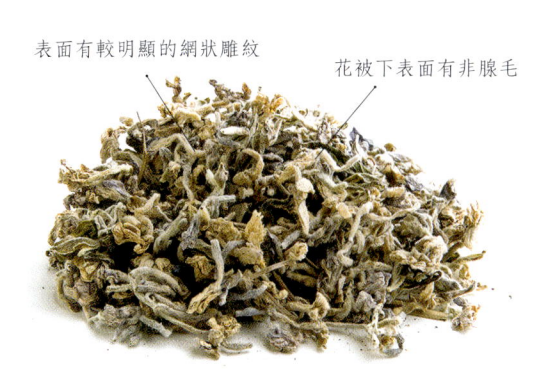

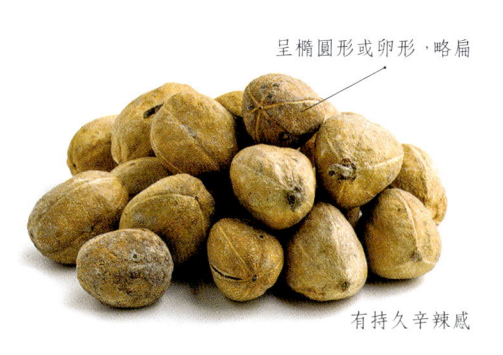

表面有較明顯的網狀雕紋

花被下表面有非腺毛

呈橢圓形或卵形，略扁

有持久辛辣感

第四章 瀉下藥 193

第五章

祛風濕藥

　　祛風濕藥能治風寒引起的關節疼痛、四肢麻木、遇寒痛重、得暖痛減等症,能治風濕引起的筋骨無力、肌肉萎縮、半身不遂等症,有的還可以補肝腎、清熱祛風、利水消腫、活血解毒。不過,此類藥容易傷陰耗血,陰虛血虧者應慎用。

　　現代研究表明,祛風濕藥對風濕性關節炎、類風濕性關節炎、坐骨神經痛、腰肌勞損等有一定的治療作用。部分藥還能治療中風偏癱、高血壓、心臟病等。

【祛風寒濕藥】

本類藥物性味多屬辛、苦、溫，多入肝、脾、腎經。辛可行散祛風，苦能燥濕，溫能祛寒，所以具有祛風、除濕、散寒、止痛、通經絡等作用。主要適用於風寒濕痺，肢體關節疼痛，筋脈拘攣，痛有定處、遇寒加重等。

188. 獨活

別　　名　胡王使者、獨搖草、獨滑、長生草、川獨活、肉獨活、香獨活、玉活等。

性味歸經　性微溫，味辛、苦，歸腎、膀胱經。

用法用量　一般用量3~9克，可煎服、外用等。

斷面灰黃白色

香氣特異 微麻舌

功效主治

獨活具有祛風濕、止痛、解表的功效。可以用於治療風寒濕痺、腰膝疼痛、手足疼痛、少陰頭痛、齒痛、皮膚瘙癢等。

治病配方

1 治氣血不足、腰膝疼痛：獨活9克，桑寄生、杜仲、牛膝、細辛、秦艽、茯苓、肉桂、防風、川芎、人參、甘草、當歸、芍藥、生地黃各6克。水煎，去渣，分3次溫服。（出自《備急千金要方》獨活寄生湯）

2 治手足拘攣、肢節屈伸不利：續斷、杜仲、防風、桂心、細辛、人參、茯苓、當歸、白芍、甘草各30克，秦艽、生地黃、川芎、獨活各15克。將以上十四味中藥研成細末，每服15克，水煎，去渣，熱服，不拘時服。（出自《校注女性良方》三痺湯）

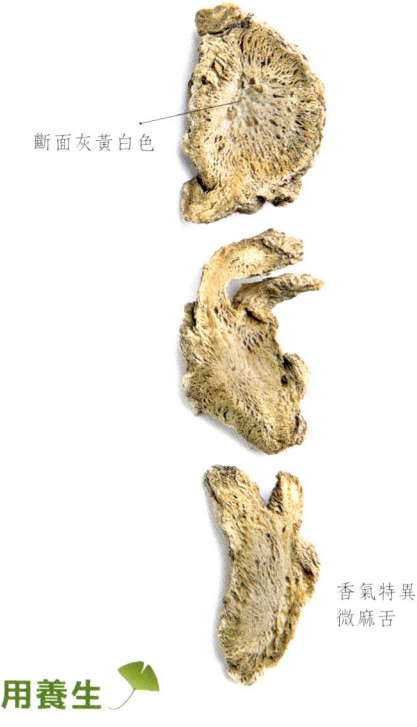

家用養生

煎服：治骨質增生

狗脊、丹參、絡石藤各15克，羌活6克，獨活、當歸各10克，血竭3克，乳香、沒藥各5克。水煎，去渣，溫服，每日1劑。

泡酒：補養氣血、益肝強腎、除祛風濕、止腰腿痛

桑寄生30克，牛膝45克，獨活、秦艽各25克，杜仲40克，人參10克，當歸35克，白酒1,000毫升。將以上中藥放入密閉瓷罐中，倒入白酒，浸泡30天即可。

189. 威靈仙

- **別　　名** 鐵腳威靈仙、鐵角威靈仙、鐵腳靈仙、鐵腳鐵線蓮、鐵耙頭等。
- **性味歸經** 性溫，味辛、鹹，歸膀胱經。
- **用法用量** 一般用量6~9克，可煎服；外用適量。

功效主治

威靈仙具有祛風濕、通絡止痛、消骨鯁*的功效。可以用於治療痛風頑痹、風濕痹痛、肢體麻木、腰膝冷痛、筋脈拘攣、屈伸不利、腳氣、瘧疾、癥瘕積聚、破傷風、扁桃體炎等。

治病配方

1. 治腰腿疼痛久不愈：威靈仙150克。將威靈仙研成細末。每服3克，食前以溫酒送服，逐日以微利為度。（出自《太平聖惠方》威靈仙散）

2. 治痞積**：威靈仙、楮桃兒各50克。將威靈仙和楮桃兒研成細末。每服15克，溫酒送服。（出自《普濟方》化鐵散）

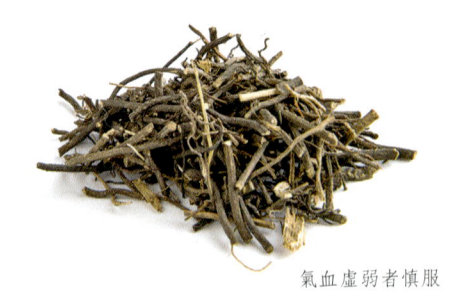

氣血虛弱者慎服

呈細長圓柱形，稍彎曲

下側有多數細根

家用養生

煎水洗：治痔瘡腫痛

威靈仙150克。水煎，去渣，取汁，先熏後洗，每天1劑。

煎服：治呃逆

威靈仙30克，黑芝麻20克，蜂蜜適量。水煎，去渣，溫服，一口分7次下嚥。

* 骨鯁多因進食倉促，將食物中的骨、刺、核等咽下。若異物損傷肌肉，邪毒侵襲，氣血凝滯，熱毒薰蒸，以致患部肌膜紅腫、腐爛、化膿成癰。

** 痞積，病症名，因過食生冷、油膩之物所致，症狀表現為脅下有痞塊、時痛時止、胸腹脹痛等。

190. 川烏

別　　名	鵝兒花、鐵花、五毒。
性味歸經	性熱，味辛、苦，有大毒，歸心、肝、腎、脾經。
用法用量	一般用量 1.5~3 克，可煎服、外用。宜先煎、久煎，內服須炮製，以降低毒性。

功效主治

川烏是毛茛科植物烏頭的乾燥母根，具有祛風濕、溫經止痛的功效。可以用於治療風寒濕痺、心腹冷痛、寒疝疼痛、跌打損傷等。孕婦忌用。

治病配方

1 治寒濕瘀血留滯經絡、肢體筋脈攣痛、關節屈伸不利：川烏、草烏、地龍、天南星各 180 克，乳香、沒藥各 66 克。將以上六味中藥研成細末，酒調麵糊為丸，如梧桐子大，每服 20 丸，午飯前冷酒送服。（出自《和劑局方》活絡丹）

2 治心痛徹背、寒凝心脈、手足不溫：烏頭 7.5 克，附子 7 克，蜀椒、乾薑、赤石脂各 14 克。將以上五味中藥研成細末，煉蜜為丸，如梧桐子大，每服 1 丸，每日 3 次。（出自《金匱要略》烏頭赤石脂丸）

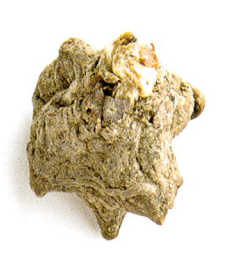

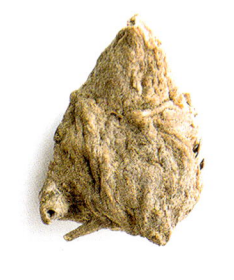

中部多向一側膨大

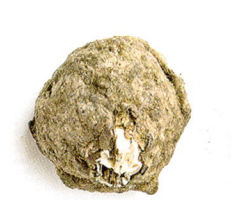

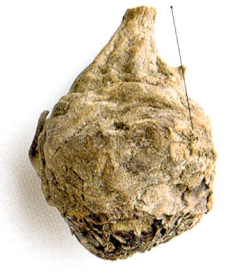

根呈不規則圓錐形

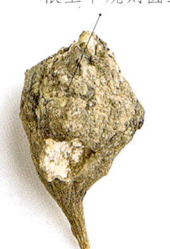

表面棕褐色或灰棕色

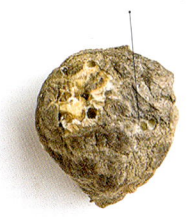

鑑別用藥

中藥	入藥材質	功效主治	毒性強弱
川烏	川烏是毛茛科植物烏頭的乾燥母根，主產於四川、雲南、陝西等地	二者的藥性、功效、主治、用法用量等相同	毒性弱
草烏	草烏是毛茛科植物北烏頭的乾燥根，主產於東北和華北地區		毒性強

191. 烏梢蛇

別　　名 烏蛇、烏花蛇、劍脊蛇、黑風蛇、黃風蛇、劍脊烏梢蛇、南蛇等。
性味歸經 性平，味甘，歸肝經。
用法用量 一般用量9~12克，研末每次服用2~3克，可煎服、研末、入丸、酒浸、外用等。

功效主治

烏梢蛇具有祛風、通絡、止痙的功效。可以用於治療風濕頑痺、中風半身不遂、小兒驚風、破傷風、麻風、疥癬、瘰癧、惡瘡等。血虛生風者慎服。

治病配方

1 治破傷風：烏梢蛇、白花蛇各60克，蜈蚣2條。將以上三味中藥研成細末，每次服10克，溫酒調服。（出自《聖濟總錄》定命散）

2 治濕熱型銀屑病：烏梢蛇、雞血藤、白茅根、茜草根、槐花、白鮮皮、土茯苓各30克，大黃、澤瀉各9克，丹草、薏仁、地膚子各15克，木通、川連各6克。水煎，去渣，溫服。每日1劑。頭部皮損多者加全蠍、蜈蚣，皮損色鮮紅者加生石膏、龍膽草、黃芩、梔子。

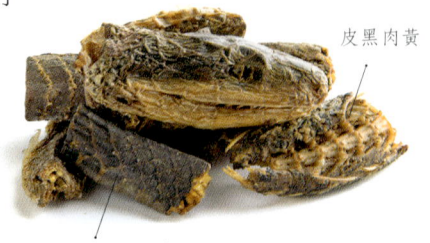

皮黑肉黃

密被菱形鱗片

192. 草烏

別　　名 鴨頭、藥羊蒿、雞頭草、百步草、奚毒、雞毒、千秋、毒公、果負、耿子、帝秋、獨白草、金鴉、斷腸草等。
性味歸經 性熱，味辛，有毒，歸肝、脾、肺經。
用法用量 一般用量2.5~10克，可煎湯、入丸、入散；也可研成粉末，用醋或酒調敷。

功效主治

草烏具有搜風勝濕、散寒止痛、開痰、消腫的功效。可以用於治療風寒濕痺、中風癱瘓、破傷風、頭風、脘腹冷痛、痰癖、氣塊、冷痢、喉痺、癰疽、疔瘡、瘰癧等。

治病配方

治一切癰腫毒：草烏、貝母、天花粉、天南星、芙蓉葉各等分。將以上五味中藥研成細末，用醋調搽四圍，中留頭出毒，如乾用醋潤之。（出自《景嶽全書》草烏揭毒散）

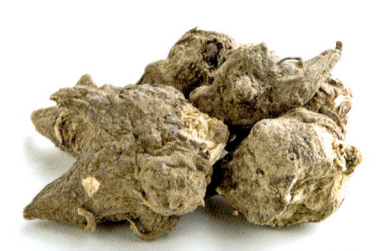

孕婦忌服，心臟病者慎用

193. 蠶沙

別　　名　原蠶屎、晚蠶沙、馬鳴肝、晚蠶矢、二蠶沙。
性味歸經　性溫，味甘、辛，歸肝、脾、胃經。
用法用量　一般用量5~15克，可煎服（包煎）、外用等。

功效主治

蠶沙是家蠶幼蟲的糞便，具有祛風濕、和胃化濕的功效。可以用於治療風濕痹痛、肢體不遂、吐瀉轉筋、風疹、濕疹等。

治病配方

1 治風濕熱痹、肢節煩疼：防己、杏仁、薏仁、滑石各15克，蠶沙、連翹、紅豆、梔子、半夏各9克。水煎，去渣，分3次溫服。病情嚴重者，可加薑黃、海桐皮各6克。（出自《溫病條辨》宣痹湯）

2 治霍亂轉筋、肢冷腹痛、口渴煩躁：蠶沙15克，薏仁、大豆黃卷各12克，木瓜、川連各9克，製半夏、黃芩、通草各3克，梔子4.5克，吳茱萸0.9克。水煎，去渣，涼服。（出自《霍亂論》蠶矢湯）

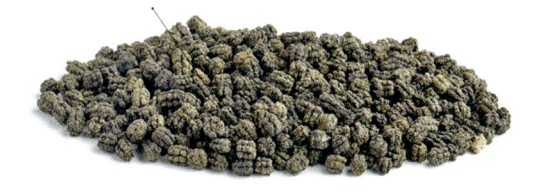

微有青草氣
有6條明顯的縱棱
有3~4條橫向的淺紋
呈短圓柱形小粒

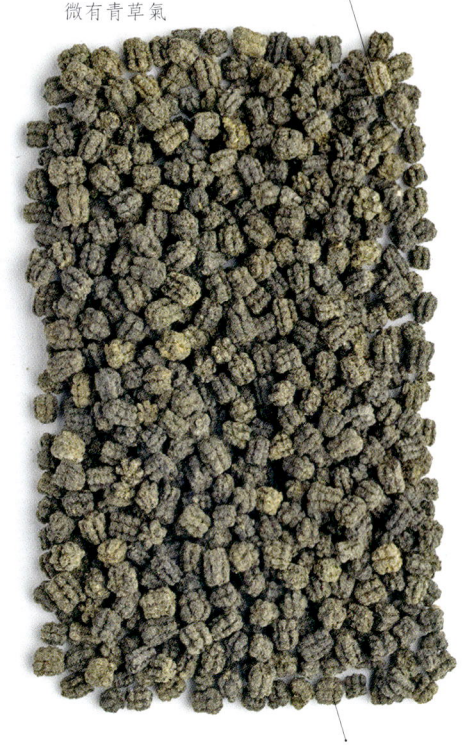

家用養生

外敷：治外感頭痛

蠶沙、白芷、大黃各9克，蔥白15克。將前三味中藥研成細末，蔥白搗爛，與藥末拌勻，敷於頭痛處。

塗抹：治風疹瘙癢癮疹、遍身皆癢、搔之成瘡

蠶沙15克。水煎，去渣，待藥汁溫涼後，塗抹於患處。

煎服：治風濕痛

蠶沙30克，黃酒適量。蠶沙煎湯，分成3份，早、中、晚各1服，臨服時倒入熱黃酒半杯同服。

194. 木瓜

別　　名	貼梗海棠、貼梗木瓜、鐵腳海棠、鐵杆海棠、鐵腳梨、川木瓜、宣木瓜等。
性味歸經	性溫，味酸，歸肝、脾經。
用法用量	一般用量6~9克，多煎服；也可入丸、入散。

外皮有皺紋

呈棕黃色

功效主治

木瓜具有舒經活絡、和胃化濕的功效。可以用於治療風濕痺痛、筋脈拘攣、腳氣腫痛、吐瀉轉筋等。

治病配方

1 治筋急項強，不可轉側：鮮木瓜1個（約300克），沒藥60克，乳香7.5克。木瓜剖開，將沒藥和乳香納入木瓜中，蓋嚴，以竹簽固定，蒸至爛熟，搗成膏狀。每服3~5勺，地黃酒*燉暖化下。（出自《普濟本事方》木瓜煎）

2 治腳氣腫痛：木瓜、陳皮各8克，檳榔7枚，吳茱萸6克，桔梗、生薑各15克，紫蘇莖葉9克。將以上七味中藥研成粗末，分成8份。每天1服，水煎，去渣，冷服。（出自《朱氏集驗方》雞鳴散）

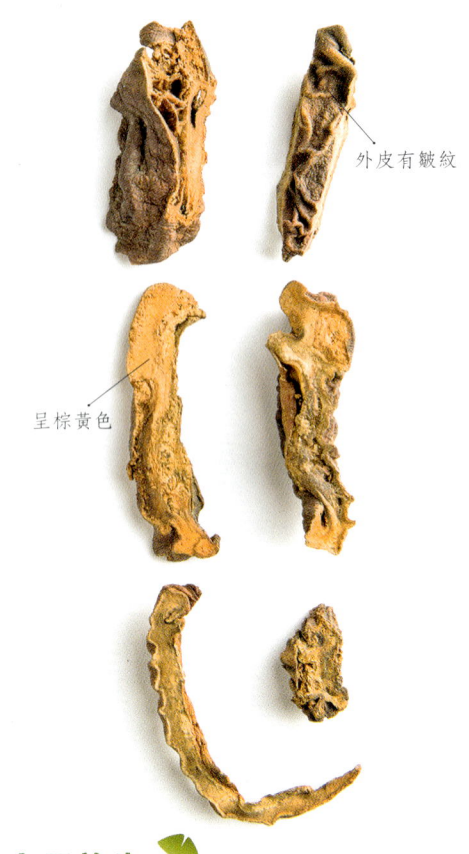

家用養生

煮湯：治濕熱痺阻，關節紅腫、灼痛、麻木

木瓜10克，雞血藤20克，黃豆芽250克，豬油、鹽各少許。木瓜、雞血藤煎水去渣，放入黃豆芽、豬油同煮湯，熟後再加鹽。

蒸服：能潤膚豐胸

鮮木瓜1個，蓮子、大棗、蜂蜜各適量。蓮子和大棗煮熟。木瓜剖開去子，放入大棗、蓮子、蜂蜜，上籠蒸軟爛即可。

* 地黃酒是用生地黃汁與無灰酒相和而成。

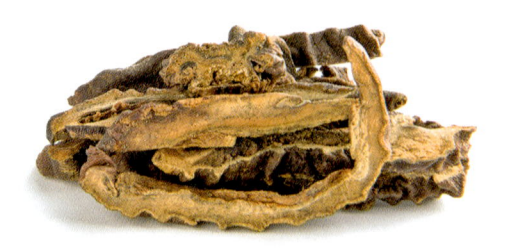

內有鬱熱、小便短赤者忌服

195. 尋骨風

別　　名	清骨風、白麵風、黃木香。
性味歸經	性平，味辛、苦，歸肝經。
用法用量	一般用量 10~15 克，可煎服、泡酒、外用等。

功效主治

尋骨風具有祛風濕、通絡止痛的功效。可以用於治療風濕痺痛、肢體麻木、筋骨拘攣、脘腹疼痛、跌打傷痛、外傷出血、乳癰及多種化膿性感染等。

治病配方

1 治風濕關節痛：尋骨風、地榆各 15 克，五加根 50 克。酒、水各半，煎濃，去渣，取汁，溫服。（出自《江西民間草藥》）

2 治癰腫：尋骨風、車前草各 30 克，蒼耳子 10 克。水煎，去渣，分 2 次服，每日 1 劑。（出自徐州《單方驗方新醫療法選編》）

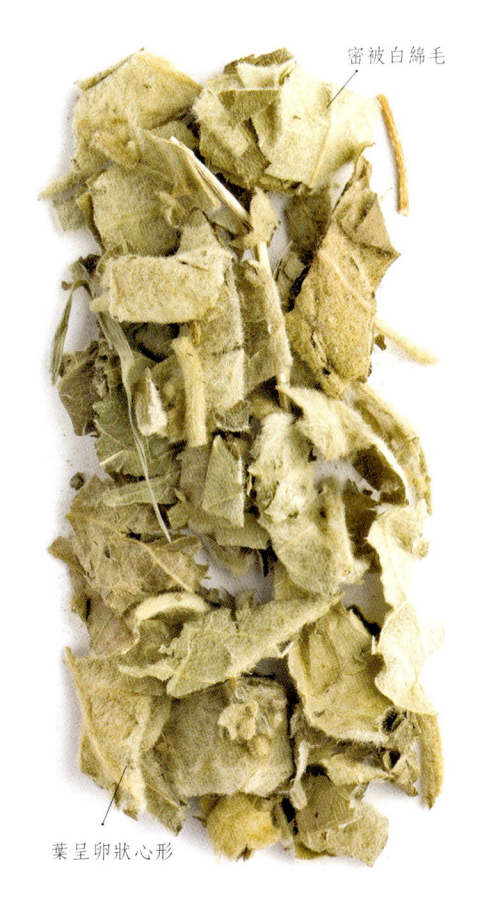

密被白綿毛

葉呈卵狀心形

質脆易碎

陰虛內熱者忌用

家用養生

泡酒：治風濕痺痛、肢體麻木、筋脈拘攣

尋骨風 200 克，白酒 1,000 毫升。將以上中藥放入瓷罐中，倒入白酒，密封 15 天即可服用，每日 3 次，空腹溫飲。

嚼服：治胃痛

尋骨風 9 克。將尋骨風放口內嚼爛吞服，每天 1 劑。

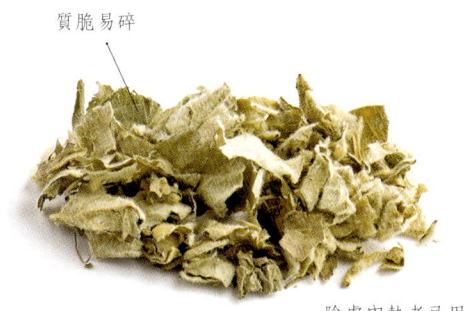

第五章 祛風濕藥 201

196. 伸筋草

別　　名 牛尾菜、大順筋藤、大伸筋、百部伸筋、水搖竹、龍鬚草、牛尾伸筋、牛尾節、牛尾卷、水球花、大葉伸筋、牛尾蕨、伸筋靈等。

性味歸經 性溫，味辛、苦，歸肝經。

用法用量 一般用量3~12克，可煎服、外用等。

功效主治

伸筋草具有祛風濕、舒經活絡的功效。可以用於治療風寒濕痺、筋脈拘攣疼痛等。外用治跌打損傷腫痛。

治病配方

1 治風寒濕痺、肢軟麻木、關節酸痛、屈伸不利：伸筋草、羌活、獨活、桂枝、白芍各等分。水煎，去渣，溫服。

2 治肢體軟弱、肌膚麻木：伸筋草、松節、尋骨風、威靈仙各等分。水煎，去渣，溫服。

3 治關節痛：伸筋草、豨薟草各25克，路邊荊、老鼠刺各50克。水煎，去渣，溫服。（出自《湖南藥物志》）

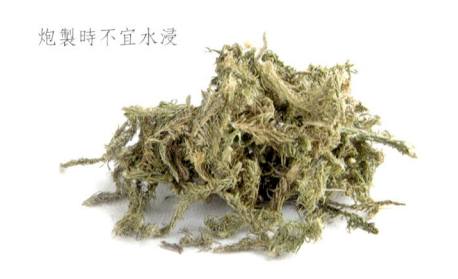

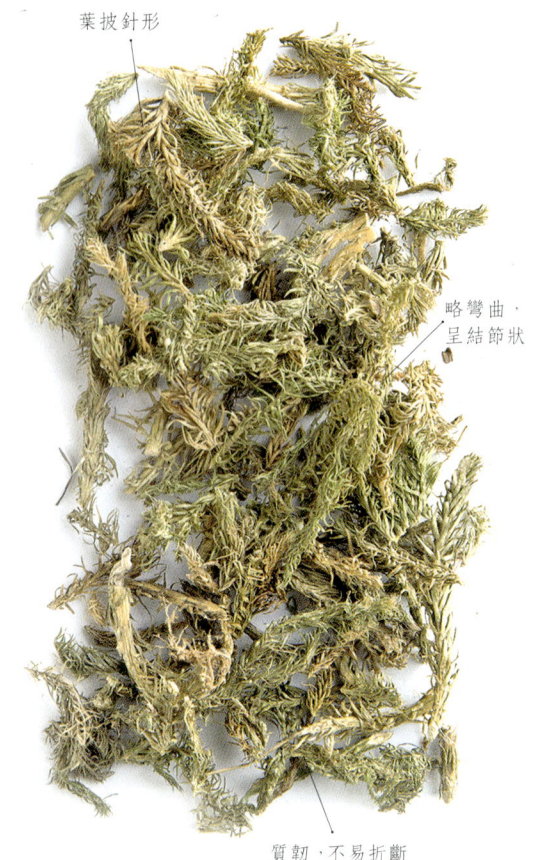

葉披針形

略彎曲，呈結節狀

質韌，不易折斷

炮製時不宜水浸

家用養生

煲湯：治頸椎病

鯇魚1條，伸筋草適量。鯇魚處理乾淨，放入鍋中，加入適量清水和伸筋草同煮，喝湯，食魚。

煎水洗：治跌打損傷

伸筋草、蘇木、土鱉蟲、紅花、桃仁各適量。水煎，去渣，取汁，用藥汁清洗患處。有活血通絡的作用。

197. 松節

別　　名　黃松木節、油松節、松郎頭等。
性味歸經　性溫，味辛、苦，歸肝、腎經。
用法用量　一般用量 10~15 克，可煎服、外用等。

功效主治

松節具有祛風濕、通絡止痛的功效。可以用於治療風寒濕痺、曆節風痛、腳痺痿軟、跌打傷痛等。陰虛血燥者慎服。

治病配方

1 治風毒腳氣，痺攣掣痛：松節 597 克，生地黃、牛膝、牛蒡各 112 克，肉桂 37 克，丹參、萆薢各 75 克，火麻仁 65 克。將以上八味藥研成細末，放入裝有白酒的瓷罐中，密閉浸泡 7 天即可。每日 3 次，飯前溫飲 1 杯。（出自《太平聖惠方》松節酒）

2 治腳氣入腹、心腹脹急、煩躁腫痛：松節、松白皮、蘇葉各 30 克，檳榔 9 克，甘草 15 克，燈心草 20 根，生薑 5 克，童尿 0.9 克。水煎，去渣，溫服。（出自《醫學入門》松節湯）

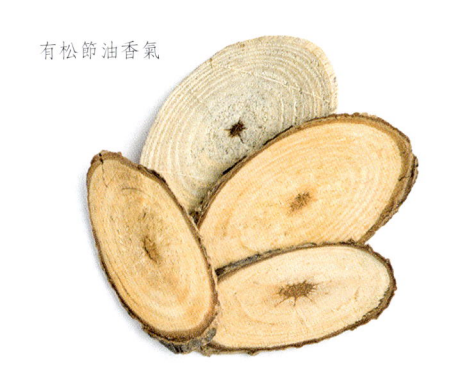

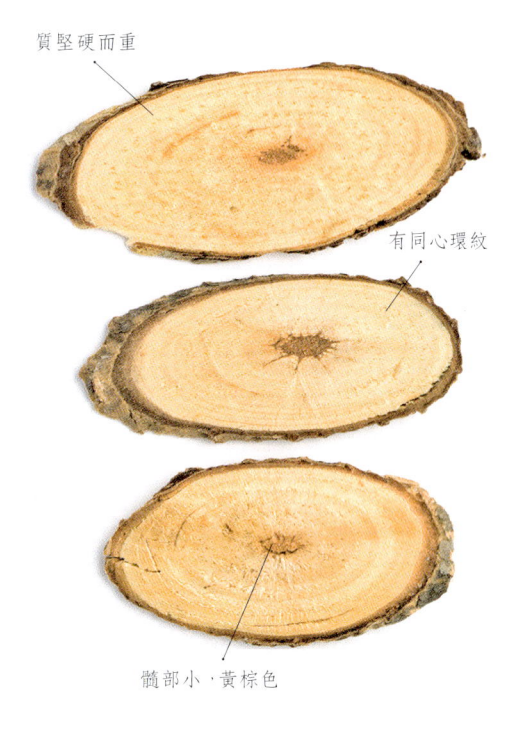

質堅硬而重
有同心環紋
髓部小，黃棕色
有松節油香氣

家用養生

口含：治牙痛、牙齦腫癢

松節、胡桐律各 12 克，細辛、蜀椒各 6 克，白酒適量。將以上四味中藥切碎，用白酒煎煮，趁熱含在口中，冷即吐去。

煎服：治風濕性關節炎

松節 12 克，桑枝 30 克，木瓜 9 克。水煎，去渣，溫服。

塗抹：治扭傷、跌打損傷（皮膚未傷）

松節適量，白酒 500 毫升。松節劈成細塊，用白酒浸泡 15 天，塗抹於患處。

198. 青風藤

別　　名	大葉青藤、土木通、土藤、大青木香、岩見愁、排風藤等。
性味歸經	性平，味辛、苦，歸肝、脾經。
用法用量	一般用量6~12克，可煎服、外用等。

功效主治

青風藤具有祛風濕、通經絡、利小便的功效。可以用於治療風濕痺痛、關節腫脹、風濕麻木、水腫、腳氣、胃痛、皮膚搔癢等。

治病配方

1 治風濕痺痛：青風藤、紅藤各15克，白酒適量。水煎，去渣，加酒適量沖服。

2 治骨節風氣痛：青風藤適量。水煎，去渣，用藥汁洗痛處。（出自《貴州民間藥物》）

199. 丁公藤

別　　名	麻辣子。
性味歸經	性溫，味辛，有小毒，歸肝、脾、胃經。
用法用量	一般用量3~6克，可煎服、泡酒、外用等。

功效主治

丁公藤具有祛風濕、消腫止痛的功效。可以用於治療風濕痺痛、半身不遂、手足麻木、腰腿酸痛、跌打損傷、瘀腫疼痛等。丁公藤有強烈的發汗作用，虛弱者慎服，孕婦忌服。

治病配方

治跌打損傷、瘀腫疼痛：丁公藤、生薑、白酒各適量。丁公藤和生薑搗碎炒熱，加入白酒適量，塗抹於患處。

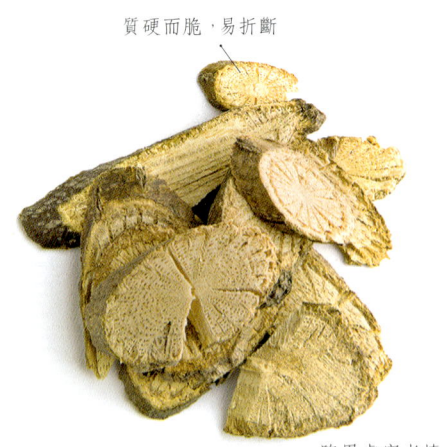

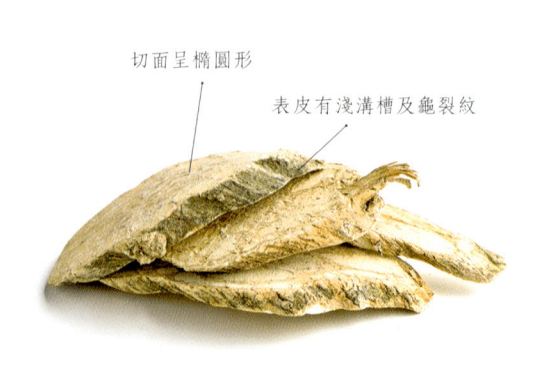

質硬而脆，易折斷

脾胃虛寒者慎服

切面呈橢圓形

表皮有淺溝槽及龜裂紋

200. 海風藤

別名 滿坑香、老藤、大風藤、岩胡椒等。

性味歸經 性溫，味辛、苦，有大毒，歸肝、脾、腎經。

用法用量 一般用量6~12克，可煎服、外用等。

功效主治

海風藤具有祛風濕、通絡止痛的功效。可以用於治療風寒濕痹、肢節疼痛、筋脈拘攣、屈伸不利、跌打損傷、瘀腫疼痛等。

治病配方

1. 治跌打損傷：海風藤、大血藤、竹根七、沉香、懷牛膝、山烏龜各適量，白酒1,000毫升。將六味中藥切碎，放入瓷罐中，倒入白酒，密封15天即可服用。

2. 治支氣管哮喘、支氣管炎：海風藤、地楓皮各100克。用白酒500毫升浸泡7天。每日2次，每次10毫升，早、晚空腹服。服時不可加溫，否則失效。心臟病患者及孕婦忌服，感冒及月經期暫停服用。

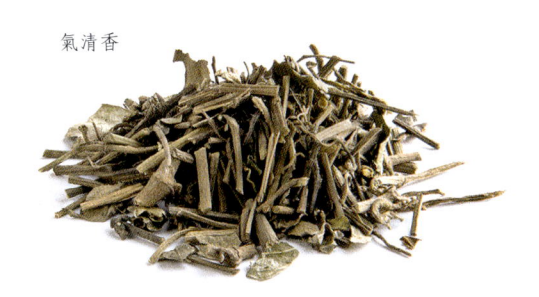

氣清香

201. 地楓皮

別名 追地風、鑽地風、南寧地楓皮、地風等。

性味歸經 性溫，味辛、苦，有小毒，歸脾、胃經。

用法用量 煎湯，一般用量9~15克；外用適量。

功效主治

地楓皮具有祛風除濕、行氣止痛的功效。可以用於治療風濕痹痛、氣滯腹痛、女性經期腹痛等症。

治病配方

1. 治氣滯腹痛：地楓皮10克。切碎，水煎，去渣，取汁，溫服。每日1劑。1個月為一個療程。

2. 治風濕痹痛：地楓皮適量。水煎，去渣，取汁，用藥汁清洗患處。不拘時候。

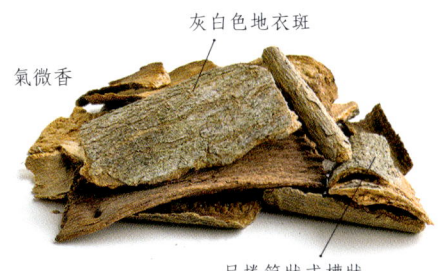

灰白色地衣斑

氣微香

呈捲筒狀或槽狀

第五章 祛風濕藥

202. 雪上一枝蒿

別　　名	鐵棒槌、三轉半。
性味歸經	性溫，味辛、苦，有大毒，歸肝經。
用法用量	一般用量 0.02~0.04 克，可內服、研末、外用等。

功效主治

雪上一枝蒿具有祛風濕、活血止痛的功效。可以用於治療風濕痺痛、神經痛、牙痛、跌打損傷、瘡瘍腫毒、蟲蛇咬傷等。內服須經炮製並嚴格控制劑量，孕婦、老幼及心臟病、潰瘍病患者忌服。

治病配方

治瘡瘍腫毒、蟲蛇咬傷：雪上一枝蒿適量，白酒 500 毫升。將雪上一枝蒿切碎，放入瓷罐中，倒入白酒，密封 7 天即可，用藥酒塗抹患處。

203. 路路通

別　　名	楓木、楓樹、香楓、楓人等。
性味歸經	性平，味苦，歸肝、腎經。
用法用量	一般用量 5~9 克，可煎服、外用等。

功效主治

路路通具有祛風活絡、利水、通經的功效。可以用於治療風濕痺痛、中風半身不遂、跌打損傷、水腫、經行不暢、閉經、乳少、乳汁不通等。月經過多者及孕婦忌服。

治病配方

1. 治過敏性鼻炎：路路通 12 克，蒼耳子、防風各 9 克，辛夷、白芷各 6 克。水煎，去渣，溫服。（出自《中藥臨床應用》）

2. 治風濕肢節痛：路路通、桑枝、海風藤、橘絡、薏仁各等分。水煎，去渣，溫服。（出自《四川中藥志》）

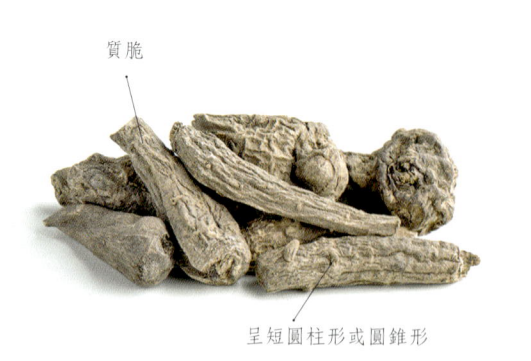

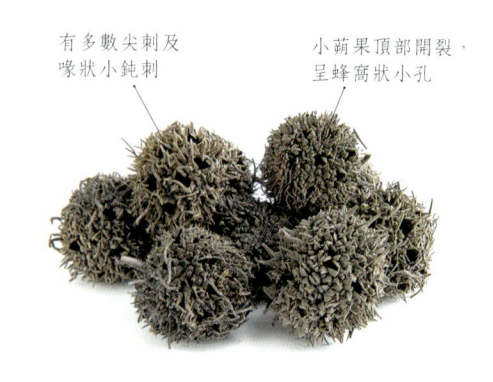

質脆

呈短圓柱形或圓錐形

有多數尖刺及喙狀小鈍刺

小蒴果頂部開裂，呈蜂窩狀小孔

204. 徐長卿

別　　名 別仙蹤、遙竹逍、瑤山竹、了刁竹、對節蓮、竹葉細辛、銅鑼草、一枝香、英雄草等。
性味歸經 性溫，味辛，歸肝、胃經。
用法用量 一般用量 3~12 克，不宜久煎。

功效主治

徐長卿具有鎮痛、止咳、利水消腫、活血解毒的功效。可以用於治療風濕痹痛、胃痛脹滿、牙痛、鼻炎、腰痛、跌打損傷、蕁麻疹、濕疹等。

治病配方

1 治過敏性鼻炎：徐長卿 10 克，生地黃 24 克，當歸、赤芍各 15 克，川芎 6 克，蒼耳子、辛夷各 9 克。伴頭痛加白芷、菊花各 9 克。水煎，去渣，溫服，每日 1 劑，15 天為一個療程，連續用藥 2~4 個療程。

2 治濕疹、風疹塊、頑癬：徐長卿、苦參、地膚子、白鮮皮各等分。水煎，去渣，取汁，用藥汁清洗患處，每天 1 劑。具有祛風止癢的作用。

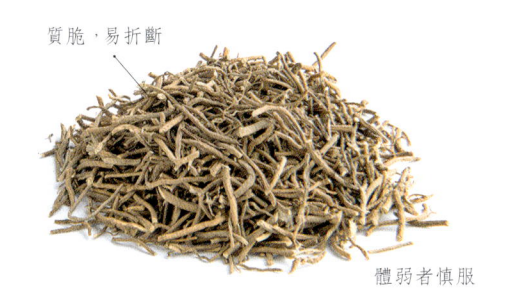

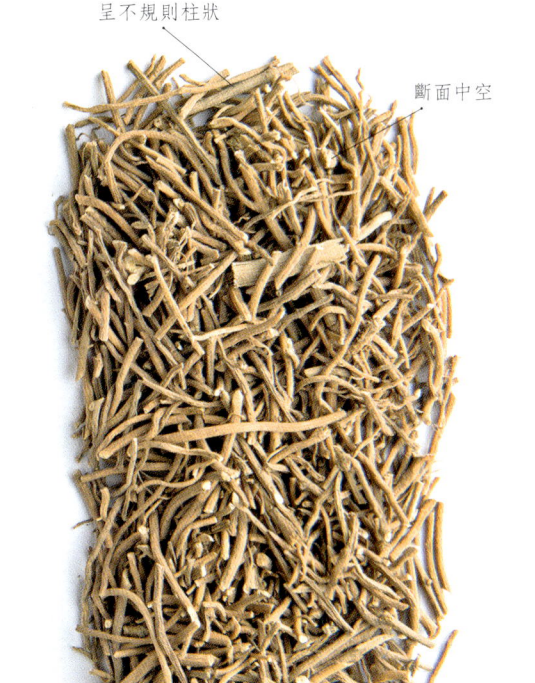

呈不規則柱狀
斷面中空
質脆，易折斷
體弱者慎服

家用養生

煲湯：治風濕痹痛

徐長卿 24 克，豬瘦肉 100 克，老酒 100 毫升。水煎徐長卿，去渣，取汁，將藥汁放入砂鍋中，加藥汁和老酒一起煲湯，飯前服用，每日 2 次。

煎水洗：治皮膚瘙癢

徐長卿適量。徐長卿清洗乾淨，放入砂鍋中，加水，煎 30 分鐘，去渣，取汁，用藥汁清洗患處，每天 1 劑。

【祛風濕熱藥】

本類藥物性味多屬辛、苦、寒，入肝、脾、腎經。辛行散，苦降泄，寒清熱，所以此類藥物具有很好的祛風除濕、清熱消腫、通絡止痛的功效。主要適用於風濕痹痛、關節紅腫熱痛等。

205. 防己

別　　名 漢防己。
性味歸經 性寒，味辛、苦，歸膀胱、肺經。
用法用量 一般用量 4.5~9 克，煎服。

功效主治

防己具有祛風濕、止痛、利水腫的功效。可以用於治療水腫臌脹、小便不利、濕熱腳氣、手足攣痛、癬疥瘡腫、濕疹瘡毒、風濕痹痛等。防己苦寒較甚，不宜大量使用，以免損傷胃氣。食欲不振及陰虛無濕熱者忌用。

治病配方

1 治汗出惡風、身重微腫、肢節疼痛、小便不利：防己 12 克，黃耆 15 克，甘草 6 克，白朮 9 克。將以上四味中藥銼成麻豆大，每服 15 克，加 5 克生薑和 1 枚大棗，水煎，去渣，溫服。若咳喘，加麻黃；若腹痛肝胃不和，加芍藥；若沖氣上逆，加桂枝。（出自《金匱要略》防己黃耆湯）

2 治腳氣腫痛：防己、木瓜、牛膝各 15 克，桂枝 2.5 克，枳殼 5 克。水煎，去渣，溫服。（出自《本草切要》）

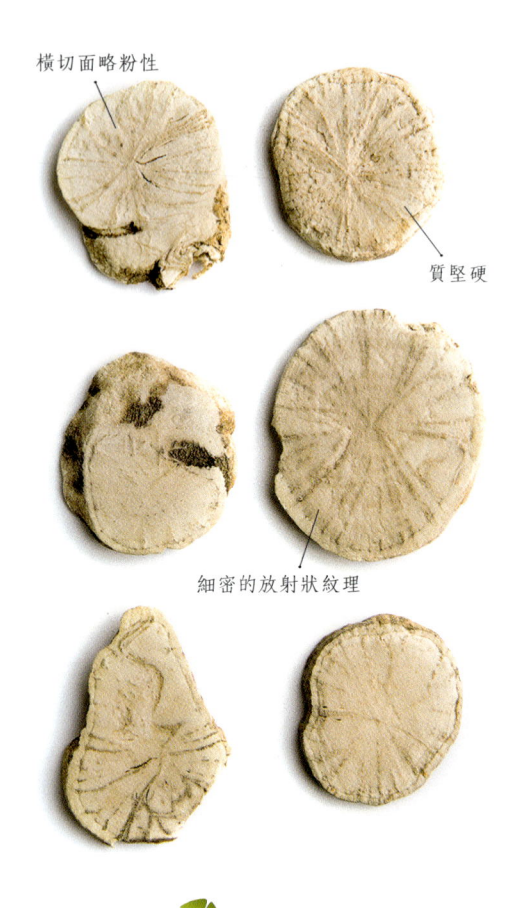

橫切面略粉性
質堅硬
細密的放射狀紋理

家用養生

煮酒：治遍身疥癬

防己 5 克，當歸、黃耆、金銀花各 10 克。煮酒飲之。

煎服：治肺痿咳喘

防己適量。防己研成細末，水煎，和渣溫服。

206. 桑枝

別　　名	桑條。
性味歸經	性平，味微苦，歸肝經。
用法用量	一般用量9~15克，可煎服、外用等。

功效主治

桑枝具有祛風濕、利關節的功效。可以用於治療風濕痺痛、中風半身不遂、水腫腳氣、皮膚瘙癢、白斑、關節酸痛麻木等。

治病配方

1 治頭面熱毒、皮膚生瘡、面上生結：桑枝、柳枝、槐枝、地骨皮、黃荊根、羚羊角各30克。將以上六味中藥銼如麻豆大，每服15克，水煎，去渣，溫服，每日2次。（出自《聖濟總錄》桑枝湯）

2 治高血壓：桑枝、桑葉、茺蔚子各15克。水煎，睡前用藥汁泡腳30~40分鐘。每天1劑。（出自《遼寧中草藥新醫療法展覽會資料選編》雙桑降壓湯）

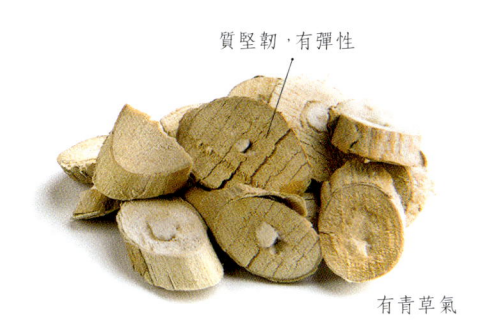

質堅韌，有彈性

有青草氣

中心有細小而綿軟的髓

家用養生

煎服：治水腫腳氣

桑枝60克。炒香，水煎，去渣，空腹溫服。

煎水洗：治手足疼痛

桑枝、柳枝、槐枝各等分。水煎，和渣清洗患處，每天1劑。

熬粥：治水腫

桑枝、紅豆各適量。水煎桑枝，取汁，用藥汁和紅豆一起熬粥，熱服。有利水消腫的作用。

207. 秦艽

別　　名	麻花艽、大艽、西大艽、左扭、左擰、西秦艽、左秦艽、蘿蔔艽、辮子艽等。
性味歸經	性平，味辛、苦，歸胃、肝、膽經。
用法用量	一般用量3~9克，可煎服、研末等。

功效主治

秦艽具有祛風濕、通絡止痛、退虛熱、清濕熱的功效。可以用於治療風濕痺痛、中風不遂、骨蒸勞熱、疳積發熱、濕熱黃疸、痔瘡、腫毒等。

治病配方

1 治中風、口眼歪斜、惡風惡寒、四肢拘急：秦艽、白芷、防風、桂枝各15克，升麻、葛根、炙甘草、芍藥、人參各25克。將以上九味中藥切細。每服50克，加連須蔥白水煎，去渣，飯後稍熱服。服藥後，蓋上被子休息，微微出汗即可。（出自《衛生寶鑒》秦艽升麻湯）

2 治虛勞潮熱、咳嗽、盜汗不止：秦艽、柴胡、知母、炙甘草各50克。將以上四味中藥研成粗末。每服15克，水煎，去渣，溫服，不拘時服。（出自《聖濟總錄》秦艽湯）

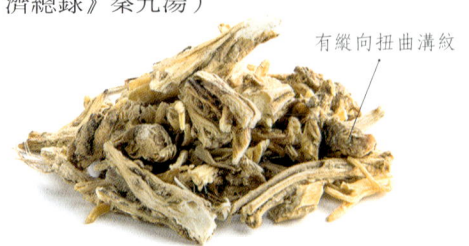

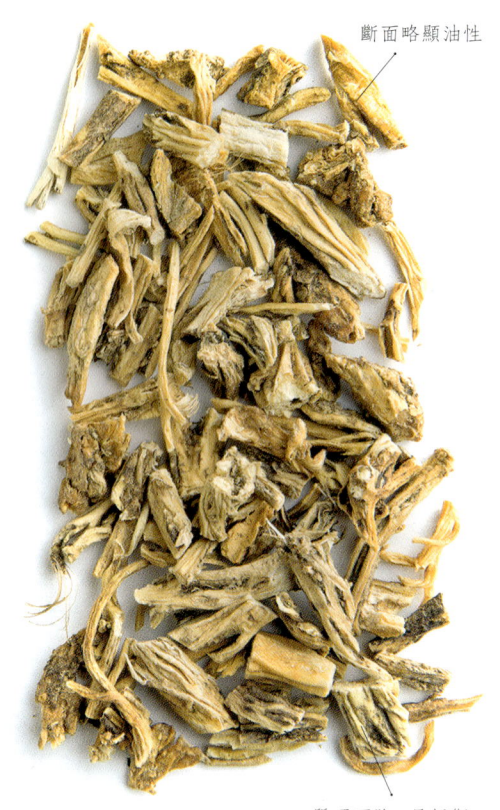

斷面略顯油性

質硬而脆，易折斷

有縱向扭曲溝紋

家用養生

煎服：治過敏性紫癜

秦艽、五靈脂、川芎、桃仁、沒藥、製香附、牛膝、地龍、羌活、甘草各10克，當歸15克，紅花5克。水煎，去渣，溫服，每日1劑。

敷貼：治瘡口不合

秦艽適量。把秦艽研成細末，敷在患處。

煎服：治小便艱難、腹脹滿悶

秦艽15克。水煎，去渣，取汁。分成兩份，食前服用。

208. 臭梧桐

別名 泡花桐、八角梧桐、追骨風、後庭花、香楸、泡火桐、海州常山、海桐、臭桐、臭芙蓉、地梧桐、秋葉、鳳眼子、楸葉常山、矮桐子、岩桐子等。

性味歸經 性涼，味辛、苦、甘，歸肝經。

用法用量 一般用量5~15克，可煎服、外用等；研末服，每次3克。用於高血壓病不宜久煎。

功效主治

臭梧桐具有祛風濕、通經絡、平肝的功效。可以用於治療風濕痺痛、四肢麻木、半身不遂、風疹、濕瘡、頭痛眩暈、高血壓、痢疾、痔瘡等。

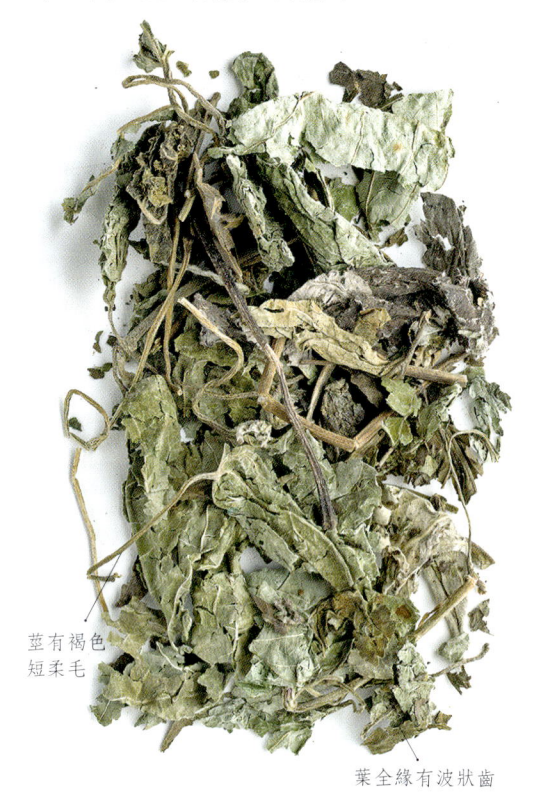

莖有褐色短柔毛

葉全緣有波狀齒

有臭氣

治病配方

1 治風濕痺痛、四肢麻木、半身不遂：臭梧桐500克，豨薟草400克。將以上二味中藥研成細末，煉蜜為丸，如梧桐子大。早、晚以溫水送服12丸。忌食豬肝、羊血等。（出自《濟世養生經驗集》豨桐丸）

2 治高血壓：臭梧桐、夏枯草、豨薟草、菊花各12克，地龍、雙鈎藤、澤瀉各9克。水煎，去渣，溫服。

3 治風濕性關節炎：臭梧桐、防風、秦艽各12克，獨活、當歸、木瓜、桂枝各9克。水煎，去渣，溫服。

家用養生

妙用：治半邊頭痛

臭梧桐60克，川椒15克，白酒適量。先將臭梧桐炒黃，入川椒再炒，把酒噴在鍋內，攪拌均勻，裝入紗布袋中，置於痛處；喝熱酒一碗，蓋上被子休息，微微出汗即可。

煎水洗：治痔瘡

臭梧桐15克，松葉、芒硝各10克。水煎，去渣，取汁，用藥汁清洗患處，每天1劑。

209. 豨薟草

別　　名	黏金強子、珠草、棉蒼狼、肥豬草、黏蒼子、黃花仔等。
性味歸經	性寒，味辛、苦，歸肝、腎經。
用法用量	一般用量 9~12 克，可煎服、外用等。

功效主治

豨薟草具有祛風濕、通經絡、利關節、解毒的功效。①生用，性寒，善清熱解毒、化濕熱、除風癢，故可以用於風濕熱痺、關節紅腫熱痛，以及濕熱瘡瘍、風疹、濕毒瘙癢等症。②酒蒸製後轉為甘溫，祛風除濕之中還可補益肝腎，故可以用於治療風濕四肢麻痺、筋骨疼痛、腰膝酸軟及中風半身不遂等症。

治病配方

1. **治癱風腳弱**：豨薟草 500 克，當歸、芍藥、羌活、防風、熟地黃各 50 克，川烏 30 克。將以上七味中藥研成細末，煉蜜為丸，如梧桐子大。每服 6 丸，飯前溫酒送服。（出自《張氏醫通》豨薟丸）

2. **治癰疽腫毒**：豨薟草、乳香各 50 克，白礬 25 克。將以上三味中藥研成細末。每服 10 克，熱酒送服。毒重者連服 3 次，汗出即可。

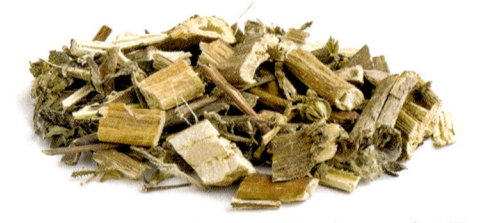

無風濕者慎服，陰血不足者忌服

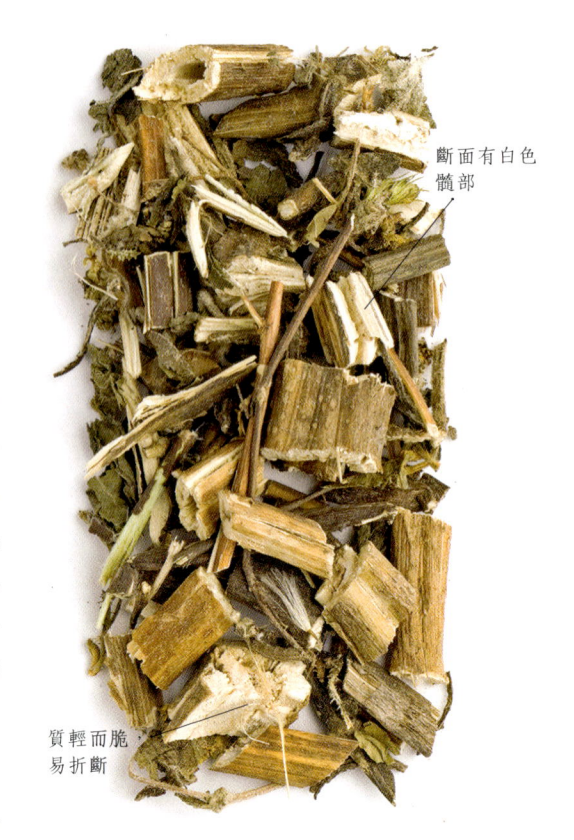

斷面有白色髓部

質輕而脆易折斷

家用養生

煎服：降血壓

豨薟草、夏枯草、桑寄生各 15 克，菊花、龍膽草各 9 克，水煎，去渣，溫服。

入丸：治反胃吐食

豨薟草適量。將豨薟草焙過，研成細末，煉蜜為丸，如梧桐子大。每服 5 丸，熱湯送服。

搗汁：治疗瘡發背

豨薟草、五葉草、小薊、大蒜各等分，白酒適量。將以上四味中藥搗爛，加熱酒 1 碗，去渣，取汁服下，得汗即效。

210. 海桐皮

別　　名	釘桐皮、鼓桐皮、丁皮、刺桐皮、刺通、接骨藥等。
性味歸經	性平，味辛、苦，歸肝經。
用法用量	一般用量 5~15 克，可煎服、酒浸、外用等。

呈半筒狀或板片狀

易縱裂，不易橫斷

功效主治

海桐皮具有祛風濕、通絡止痛、殺蟲止癢的功效。可以用於治療風濕痺痛、四肢拘攣、腰膝酸痛、疥癬、濕疹、目赤翳膜、腹瀉痢疾、跌打骨折等。

治病配方

1 治風濕兩腿腫滿疼重：海桐皮 50 克，羚羊角屑、薏仁各 100 克，防風、羌活、桂皮、茯苓、熟地黃、檳榔各 50 克。將以上九味中藥研成細末。每服 15 克，加生薑 10 克，水煎，去渣，溫服。（出自《腳氣治法總要》海桐皮散）

2 治大風疾：海桐皮、知母、貝母、烏梅、金毛狗脊各等分。將以上五味中藥研成細末，煉蜜為丸，如梧桐子大。每日早空腹、日中、睡前各服 30 丸。忌酒、房事及一切發風之物，只喝淡粥。100 日可痊癒。（出自《百一選方》神仙退風丹）

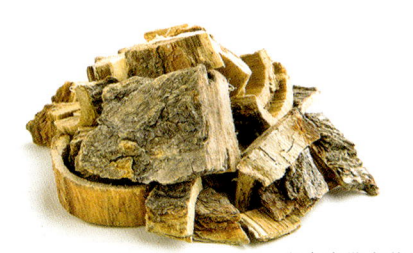

血少火熾者禁用

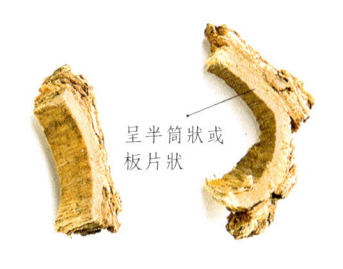

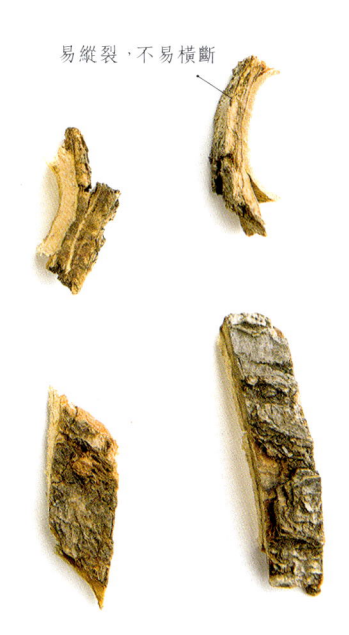

家用養生

洗眼：治赤毒眼疾

海桐皮 50 克，鹽適量。切碎，鹽水洗，微炒，用開水沖泡，待溫洗眼。

煎服：治乳癰初起

海桐皮 25 克，紅糖 50 克。水煎，去渣，溫服。

211. 絡石藤

別　　名 石鯪、明石、懸石、雲珠、雲丹、石磋、略石、領石、石龍藤、耐冬、石血、對葉藤、石南藤、過牆風、爬山虎、石邦藤、騎牆虎、風藤、折骨草、交腳風、鐵線草、藤絡、見水生、苦連藤、軟筋藤、萬字金銀、石氣柑等。

性味歸經 性微寒，味苦，歸心、肝、腎經。

用法用量 一般用量6~12克，可煎服、外用、鮮品外敷等。

功效主治

絡石藤具有祛風通絡、涼血消腫的功效。可以用於治療風濕熱痺、筋脈拘攣、腰膝酸痛、喉痺、癰腫、跌打損傷、瘀滯腫痛等。

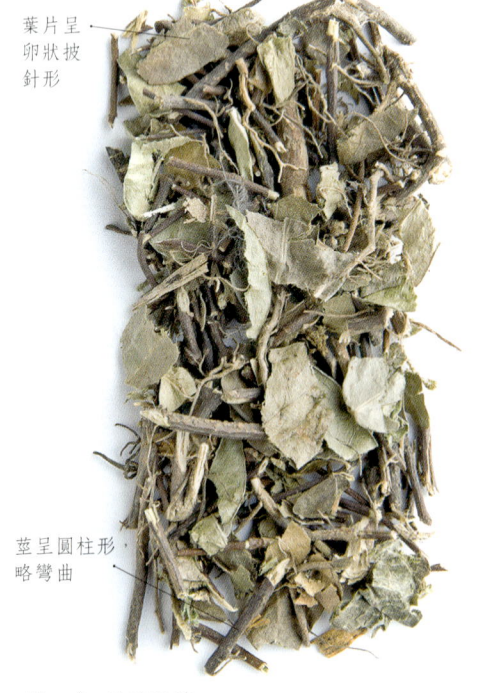

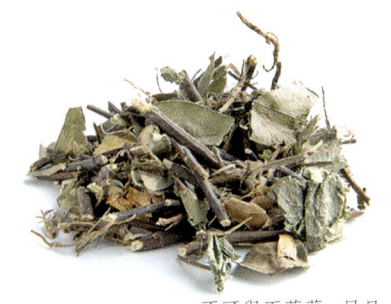

葉片呈卵狀披針形

莖呈圓柱形，略彎曲

不可與石菖蒲、貝母一起服用

治病配方

1 治關節炎：絡石藤、五加皮根各10克，牛膝15克。水煎，去渣，取汁，加入適量白酒，飯前服用。（出自《湖南藥物志》）

2 治腫瘍毒氣凝聚作痛：絡石藤30克，皂角刺50克，瓜蔞1個（杵，炒，用仁），甘草2.5克，沒藥、明乳香各15克。將以上六味中藥研成細末。每服50克，水、酒各半煎服。（出自《外科精要》止痛靈寶散）

家用養生

泡酒：治筋骨痛

絡石藤50克，白酒1,000毫升。將絡石藤浸於酒中，密封浸泡14天即可服用。每日服用25~50毫升。

研末：治外傷出血

絡石藤適量。晒乾研末。撒敷，外加包紮。

煲湯：治肺結核

絡石藤50克，豬肺200克。豬肺處理乾淨，放入砂鍋中，加適量清水，放入絡石藤一起煲湯，豬肺熟爛後，去掉藥渣，喝湯，食肺。每日1劑。

212. 雷公藤

別　　名	黃藤、黃臘藤、菜蟲藥、紅藥、水莽草等。
性味歸經	性寒，味辛、苦，有大毒，歸肝、腎經。
用法用量	煎服，10~25 克（帶根皮者減量），小火煎 1~2 小時；研末，每日 1.5~4.5 克；外用適量。

功效主治

雷公藤具有祛風濕、活血通絡、消腫止痛、殺蟲解毒的功效。可以用於治療風濕頑痺、關節紅腫熱痛、關節變形、麻風、疥癬、濕疹、疥瘡、疔瘡腫毒等。內臟有器質性病變及白細胞減少者慎服。孕婦禁用。服用雷公藤以後，會有部分毒素累積在體內，極難去除。因此，不到萬不得已不要食用。

治病配方

治麻風：雷公藤 15 克。小火煎 2 小時（不加蓋），去渣，取汁，早、晚分 2 次服用，7~10 天為一個療程。

質堅硬，折斷時有粉塵飛揚
呈圓柱形，扭曲

213. 老鸛草

別　　名	老鸛嘴、老鴉嘴、貫筋、老貫筋、老牛筋等。
性味歸經	性平，味辛、苦，歸肝、腎、脾經。
用法用量	一般用量 9~15 克，可煎服、熬膏、泡酒、外用等。

功效主治

老鸛草具有祛風濕、通經絡、清熱毒、止瀉痢的功效。可以用於治療風濕痺痛、麻木拘攣、筋骨酸痛、泄瀉、痢疾、瘡瘍、濕疹、水火燙傷等。

治病配方

1 治腰扭傷：老鸛草 50 克，蘇木 25 克，血餘炭 15 克。水煎，去渣，取汁，沖服血餘炭，每日 1 劑，日服 2 次。（出自《內蒙古中草藥新醫療法資料選編》）

2 治腸炎、痢疾：老鸛草、鳳尾草各 50 克。水煎，去渣，取汁，每日分 3 次服用，連服兩劑。（出自《浙江省中草藥抗菌消炎經驗交流會資料選編》）

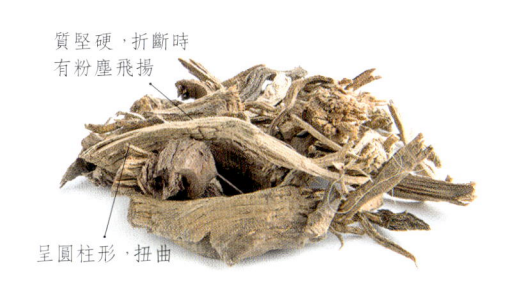

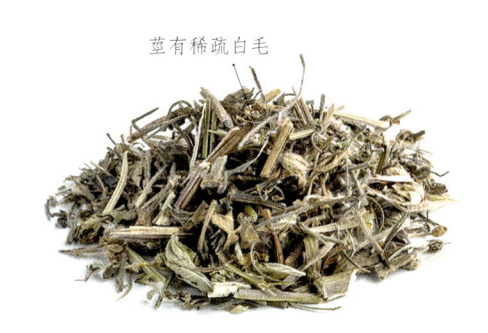

莖有稀疏白毛

第五章 祛風濕藥

214. 絲瓜絡

別　　名 絲瓜筋、絲瓜布天蘿筋、絲瓜網、絲瓜殼、瓜絡、絮瓜瓤、天蘿線、絲瓜瓤、千層樓等。
性味歸經 性平，味甘，歸肺、胃、肝經。
用法用量 一般用量 4.5~9 克，可煎服、外用等。

由維管束縱橫交錯而成

呈黃白色

功效主治

絲瓜絡具有祛風濕、通經絡、活血的功效。可以用於治療風濕痺痛、筋脈拘攣、肢體麻痺、胸脅脹痛、乳汁不通、乳癰、跌打損傷、胸痺等。

治病配方

1 治胸脅疼痛：炒絲瓜絡、赤芍、白芍、延胡索各 9 克，青皮 6 克。水煎，去渣，溫服。（出自《安徽中草藥》）

2 治急性乳腺炎、瘡癤腫毒：絲瓜絡、丹皮各 9 克，金銀花、蒲公英各 15 克，炒枳殼 12 克。水煎，去渣，溫服。（出自《安徽中草藥》）

3 治濕疹：絲瓜絡 60 克。水煎，去渣，取汁，用藥汁熏洗患處。（出自《山東中草藥手冊》）

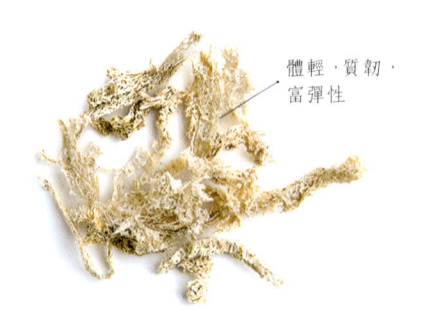

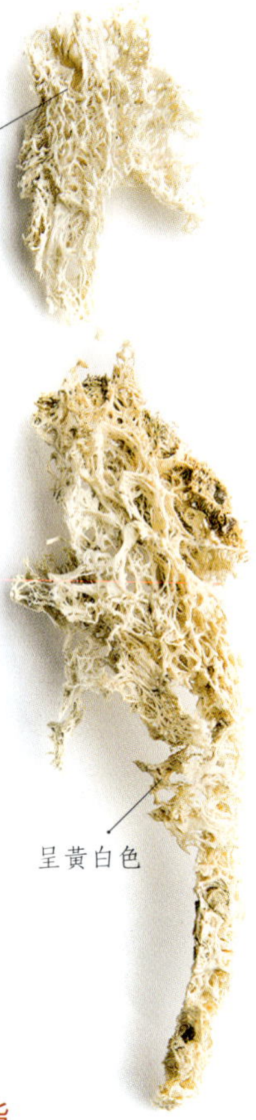

體輕，質韌，富彈性

家用養生

代茶飲：清熱降脂

夏枯草 30 克，絲瓜絡 10 克，冰糖適量。水煎夏枯草和絲瓜絡，去渣，取汁，再將冰糖熬化，加入藥汁煮 10~15 分鐘即可，代茶飲。

外用：治乳腺增生

絲瓜絡、丁香、鬱金、地龍各 15 克，赤芍 30 克。諸藥共研為粗末，布包，放乳罩夾層內，並覆蓋患處。每週 1 次，4 週為一個療程。

泡酒：治關節痛

絲瓜絡 150 克，白酒 500 毫升。將絲瓜絡浸於酒中，密封浸泡 7 天，去渣，飲酒，每次 1 小杯，每日 2 次。

215. 穿山龍

別　　名 川龍薯蕷、穿地龍、野山藥、地龍骨、雞骨頭、穿龍骨、川地龍、串地龍等。
性味歸經 性微寒，味苦，歸肝、肺經。
用法用量 一般用量10~15克，可煎服、泡酒、外用等。

功效主治

穿山龍具有祛風濕、活血通絡、清肺化痰的功效。可以用於治療風濕痺痛、腰腿疼痛、肢體麻木、痰熱咳喘、胸痺、跌打損傷、癰腫瘡毒等。

治病配方

1 治腰腿酸痛、筋骨麻木：鮮穿山龍60克，紅糖適量。穿山龍洗淨，水煎，去渣，取汁，加入紅糖調味，分成兩份，早、晚分服，飯前服用。（出自《東北藥植志》）

2 治慢性氣管炎：鮮穿山龍30克。削皮去根鬚，洗淨，切片，放入砂鍋中，小火煎2小時，共煎2次，合併濾液。分成兩份，早、晚分服，10天為一個療程。（出自《內蒙古中草藥新醫療法資料選編》）

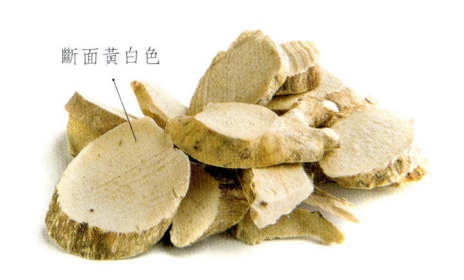

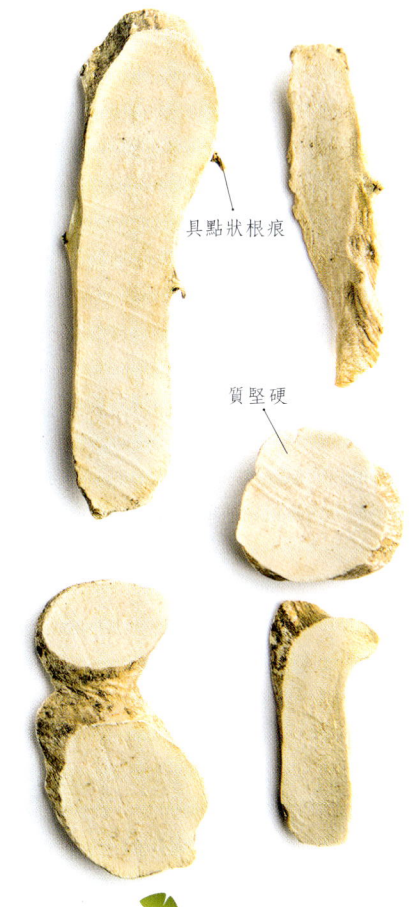

斷面黃白色

具點狀根痕

質堅硬

家用養生

泡酒：治大骨節病、腰腿疼痛

穿山龍60克，白酒500毫升。將穿山龍浸於酒中，密封浸泡7天，去渣，飲酒，每次1小杯，每日2次。

煎服：治閃腰岔氣、扭傷作痛

穿山龍15克。水煎，去渣，溫服。每日1劑。

外敷：治癰腫惡瘡

鮮穿山龍50克。將穿山龍搗爛，敷於患處。

【祛風濕強筋骨】

本類藥物主入肝、腎經，除祛風濕外，還具有一定的補肝腎、強筋骨的功效。主要用於治療風濕痺痛、肝腎虛損、腰膝酸軟、腳弱無力、腎虛腰痛、骨痿等。

216. 五加皮

別　　名	南五加皮、五穀皮、紅五加皮等。
性味歸經	性溫，味辛、苦，歸肝、腎經。
用法用量	一般用量 4.5~9 克，可煎服、泡酒、入丸、入散等。

有不規則裂紋或縱皺紋

呈不規則筒狀或半筒狀

陰虛火旺者慎用

功效主治

五加皮具有祛風濕、補肝腎、強筋骨、利水的功效。可以用於治療風濕痺痛、腰膝疼痛、筋脈拘攣、筋骨痿軟、小兒行遲、體虛乏力、水腫、小便不利、腳氣等。

治病配方

治腰痛：五加皮、杜仲各等分。將以上二味中藥研成細末，酒糊為丸，如梧桐子大。每服 30 丸，溫酒送服。（出自《衛生家寶方》五加皮散）

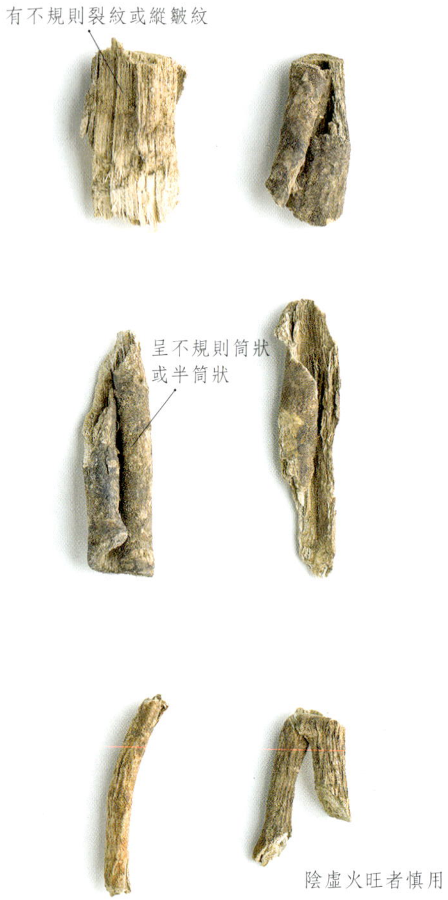

家用養生

煎服：治水腫小便不利

五加皮、陳皮、生薑皮、茯苓皮、大腹皮各 9 克。水煎，去渣，溫服。每日 1 劑。

煎水洗：治皮膚、陰部濕癢

五加皮適量。水煎，去渣，取汁，用藥汁清洗患處。

217. 桑寄生

別名 廣寄生、梧州寄生茶、苦楝寄生、桃樹寄生、松寄生、寓木、宛童等。

性味歸經 性平，味苦、甘，入肝、腎經。

用法用量 一般用量 9~15 克，煎服。

功效主治

桑寄生具有祛風濕、強筋骨、補肝腎、安胎的功效。可以用於治療風濕痹痛、腰膝酸軟、筋骨無力、崩漏經多、妊娠漏血、胎動不安、高血壓等。

治病配方

1 治妊娠遍身虛腫： 桑寄生、紫蘇各 50 克，桑白皮 1.5 克，木香 25 克，檳榔皮 3 克。將以上五味中藥細銼如麻豆大，拌勻。每服 15 克，水煎，去渣，溫服。（出自《聖濟總錄》寄生飲）

2 治滑胎： 桑寄生、斷續、阿膠各 100 克，菟絲子 200 克。將桑寄生、斷續和菟絲子研成細末，水化阿膠和為丸，如梧桐子大。每服 20 丸，熱水送服。（出自《衷中參西錄》壽胎丸）

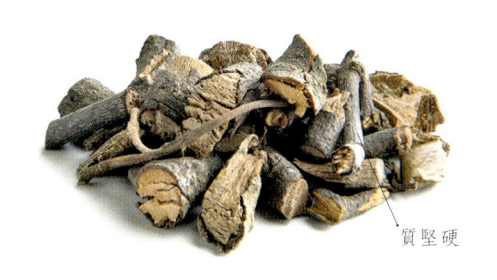

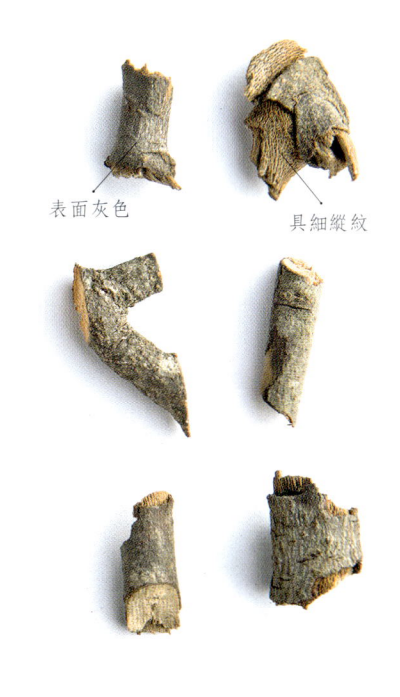

家用養生

代茶飲：補肝腎

桑寄生 9 克，桂枝 15 克，冰糖適量。將以上二味中藥放入砂鍋內，加適量清水用大火煮 10 分鐘，轉用小火繼續煲約 1 小時，加適量冰糖，等冰糖溶化後熄火，代茶飲。

煲湯：清熱利濕

桑寄生、蘆根各 15 克，黃鱔 3 條，鹽適量。黃鱔處理乾淨，與中藥一起放入砂鍋中，加水熬成湯，加鹽調味。

煮蛋：經後補血

桑寄生 12 克，雞蛋 1 個，紅糖少許。水煎，去渣，加紅糖少許，喝湯，食蛋。每日 1 次。一般在月經結束後，連續用藥 3~4 日。適用於女性體虛者。

218. 千年健

別　　名 一包針、千顆針、千年見、絲棱線等。

性味歸經 性溫，味辛、苦，歸肝、腎經。

用法用量 一般用量 4.5~9 克，可煎服、泡酒、研末、外敷等。

功效主治

千年健具有祛風濕、強筋骨的功效。可以用於治療風濕痺痛、肢節酸痛、筋骨痿軟、跌打損傷、胃痛、癰疽瘡腫等。陰虛內熱者慎服。

治病配方

1 治腰腿酸痛、四肢麻木、身體沉重、跌打損傷：千年健、沒藥、乳香、自然銅、鑽地風、桂枝、牛膝、木瓜、甘草、杜仲、防風、羌活、獨活各 9 克，馬錢子 90 克，麻黃 120 克。將以上十五味中藥研成細末，煉蜜為丸，每丸重 6 克。每服 1 丸，每日 2 次，溫水送服。孕婦忌服。（出自《北京市中藥成方選集》疏風定痛丸）

2 固精強骨：千年健、遠志、茯神、當歸各等分。將以上四味中藥研成細末，煉蜜為丸，如梧桐子大，每服 50 丸，溫酒送服。（出自《瀕戶籍簡方》）

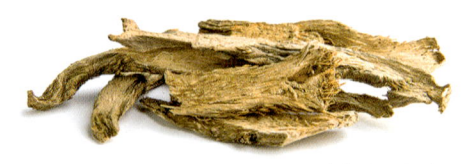

呈圓柱形，略扁，稍彎曲

氣芳香

有很多纖維束外露

不可與蘿蔔一起食用

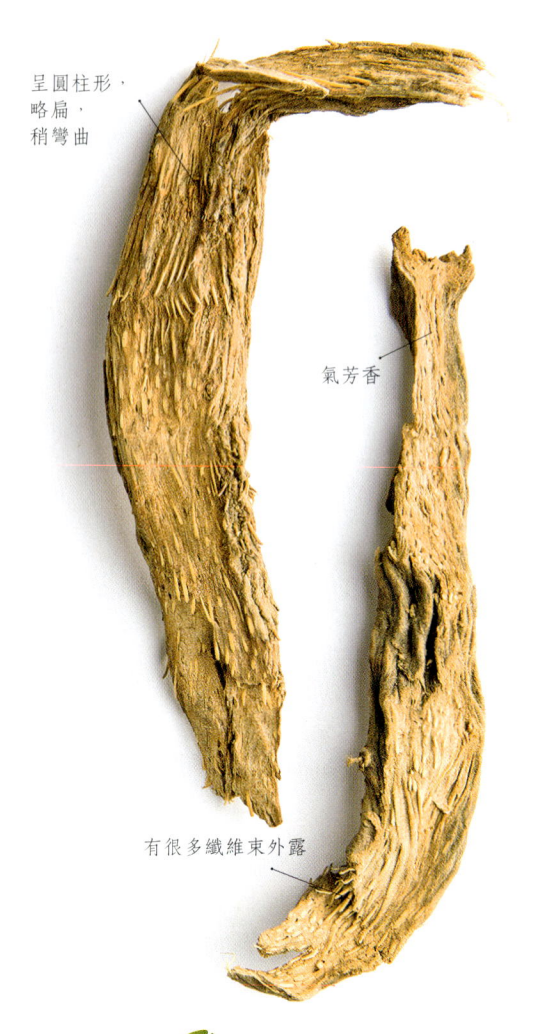

家用養生

煎服：治寒濕膝痛、腰脊僵硬疼痛

千年健、牛膝、海風藤、杜仲、當歸、木瓜各 9 克，桑枝 15 克，秦艽、虎骨膠、桂枝各 6 克，熟地黃 12 克。水煎，去渣，溫服。

泡酒：治下肢拘攣麻木

千年健、牛膝、枸杞子、蠶沙各適量。將以上中藥浸於酒中，密封浸泡 7 天，去渣，飲酒，每次 1 小杯，每日 2 次。

219. 雪蓮花

別　　名　大苞雪蓮、荷蓮、優缽羅花。
性味歸經　性溫，味甘、微苦，歸肝、腎經。
用法用量　一般用量6~12克，可煎服、外用等。

功效主治

雪蓮花具有祛風濕、強筋骨、補腎陽、調經止痛的功效。可以用於治療風濕痹痛、肝腎虧損、腰膝酸軟、筋骨無力、陽痿、月經失調、閉經經痛、崩漏帶下等。

密被白色或淡黃色長柔毛

棕褐色絲狀殘存葉片

治病配方

1 治風濕性關節炎、女性小腹冷痛、閉經、胎衣不下：雪蓮花50克，白酒1,000毫升。將雪蓮花浸於酒中，密封浸泡7天，去渣，飲酒，每次1小杯，每日2次。（出自《新疆中草藥手冊》）

2 治牙痛：雪蓮花9克。水煎，去渣，溫服。（出自《雲南中草藥》）

3 治五十肩、腰腿病：雪蓮花50克，腹蛇1條，白酒1,000毫升。將雪蓮花和腹蛇浸於酒中，密封浸泡1個月，去渣，飲酒，每次1小杯，每日2次。

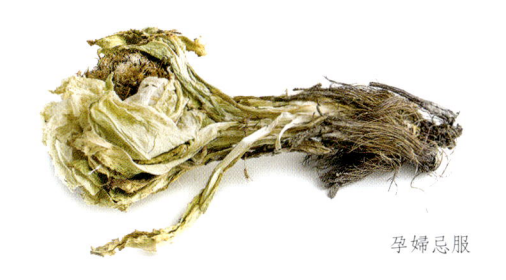

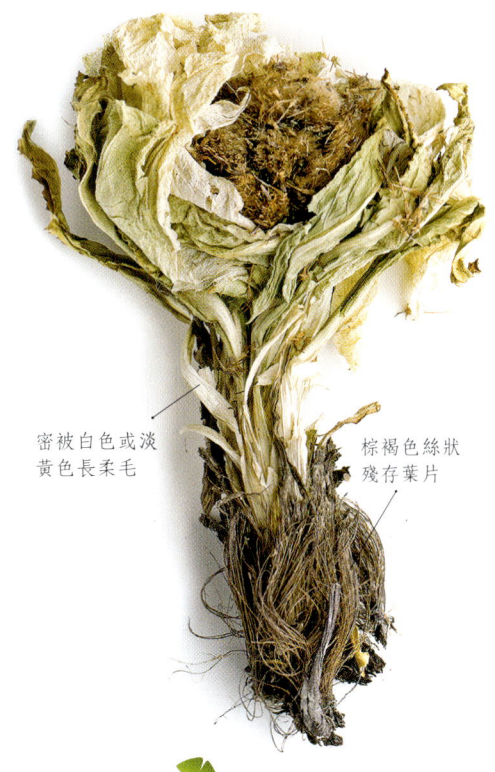

孕婦忌服

家用養生

煲湯：調經活血、滋陰補腎

雪蓮花6克，烏雞1隻。烏雞處理乾淨，雪蓮花裝入紗布袋內，一起放入砂鍋中，加入適量清水，大火燒開，轉小火煮2小時，除去藥渣，喝湯，食肉。

塗抹：祛黃褐斑

雪蓮花30克，綠豆15克，雞蛋1個。雪蓮花和綠豆研成細末，用雞蛋清攪拌均勻，每天塗斑3次。堅持1個月，黃褐斑、肝斑等可逐漸淡化。

敷貼：治外傷出血

雪蓮花適量。雪蓮花研成細末，敷於患處。

第五章　祛風濕藥　221

220. 鹿銜草

別　　名　鹿含草、鹿蹄草、破血丹、紙背金牛草等。
性味歸經　性溫，味甘、苦，歸肝、腎經。
用法用量　一般用量9~15克，可煎服、研末、外敷、煎水洗等。

功效主治

鹿銜草具有補虛、益腎、祛風除濕、活血調經、補腎強骨、止咳、止血的功效。可以用於治療風濕痹痛、月經過多、崩漏、瀉痢、鼻出血、咯血、外傷出血、久咳勞嗽等。

治病配方

1 治慢性風濕性關節炎、類風濕性關節炎：鹿銜草、白朮各10克，澤瀉15克。水煎，去渣，溫服。（出自《陝甘寧青中草藥選》）

2 治肺結核咯血：鹿銜草、白及各15克。水煎，去渣，溫服。（出自《山西中草藥》）

3 治慢性腸炎、痢疾：鹿銜草15克。水煎，去渣，溫服。（出自《陝甘寧青中草藥選》）

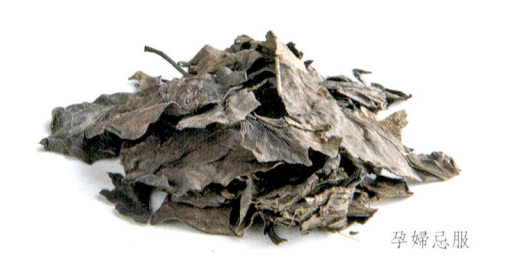

葉有稀疏的小鋸齒，邊緣略反捲

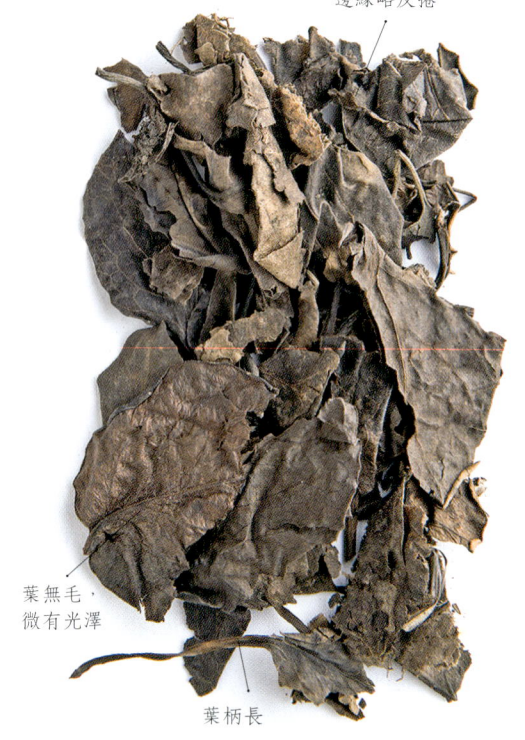

葉無毛，微有光澤

葉柄長

家用養生

煲湯：治崩漏

鹿銜草20克，豬瘦肉500克。豬瘦肉洗淨，切塊，放入砂鍋中，加清水和鹿銜草一起煲湯，豬瘦肉爛熟後，除去藥渣，喝湯，食肉。

煎水洗：治瘡癰腫毒

鹿銜草適量。水煎，去渣，用藥汁清洗患處，每日2次。

外敷：治外傷出血，蟲蛇咬傷

鮮鹿銜草適量。鹿銜草搗爛，敷於患處。

孕婦忌服

221. 石楠葉

別　　名 石眼樹葉、老少年葉、鑿樹、石綱等。

性味歸經 性平，味辛、苦，有小毒，歸肝、腎經。

用法用量 一般用量 10~15 克，可煎服、外用等。

功效主治

石楠葉具有祛風濕、通經絡、益腎氣的功效。可以用於治療風濕痺痛、腰背酸痛、陽痿、足膝無力、偏頭痛、風疹瘙癢等。

治病配方

1 治風濕日久而兼有腎虛腰酸：石楠葉、黃耆、鹿茸、肉桂、枸杞子等各適量。將以上五味中藥研成細末，煉蜜為丸，如梧桐子大。每服 10 丸，每日早、晚各 1 次。（出自《聖濟總錄》石楠丸）

2 治風疹瘙癢：石楠葉適量。將石楠葉研成細末，酒煎，去渣，溫服。（出自《聖濟總錄》石楠酒）

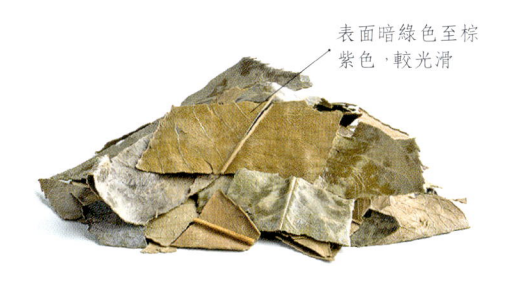

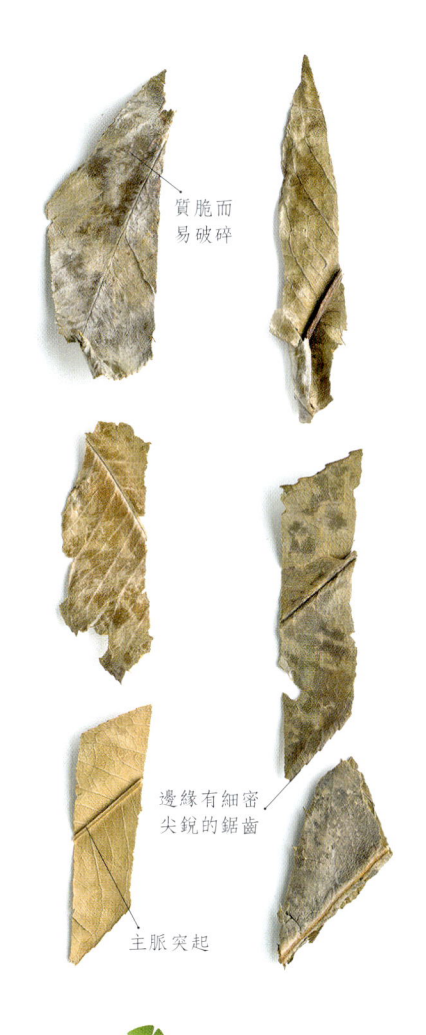

質脆而易破碎

邊緣有細密尖銳的鋸齒

主脈突起

表面暗綠色至棕紫色，較光滑

家用養生

泡酒：治頭風、頭痛

石楠葉、白芷、川芎、天麻、藁本各適量，白酒 1,000 毫升。將以上中藥浸於酒中，密封浸泡 7 天，去渣，飲酒，每次 1 小杯，每日 2 次。

煎服：補腎壯陽

石楠葉、海桐皮、五加皮、骨碎補、續斷各適量。水煎，去渣，溫服，每日 2 次。

222. 狗脊

別　　名 金毛狗脊、金毛狗、金狗脊、金毛獅子、猴毛頭、黃狗頭等。
性味歸經 性溫，味苦、甘，歸肝、腎經。
用法用量 一般用量6~12克，可煎服、泡酒、外敷等。

功效主治

狗脊具有祛風濕、補肝腎、強腰膝的功效。可以用於治療風濕痺痛、腰膝酸軟、下肢無力、尿頻、遺尿、白帶過多。外敷金瘡止血。

治病配方

1 治腰痛及小便過多：狗脊、木瓜、五加皮、杜仲各適量。水煎，去渣，溫服。（出自《四川中藥志》）

2 治腰痛、利腰膝：狗脊、萆薢各100克，菟絲子50克。將以上三味中藥研成細末，煉蜜為丸，如梧桐子大。每日晚食前服30丸，溫酒送服。（出自《太平聖惠方》狗脊丸）

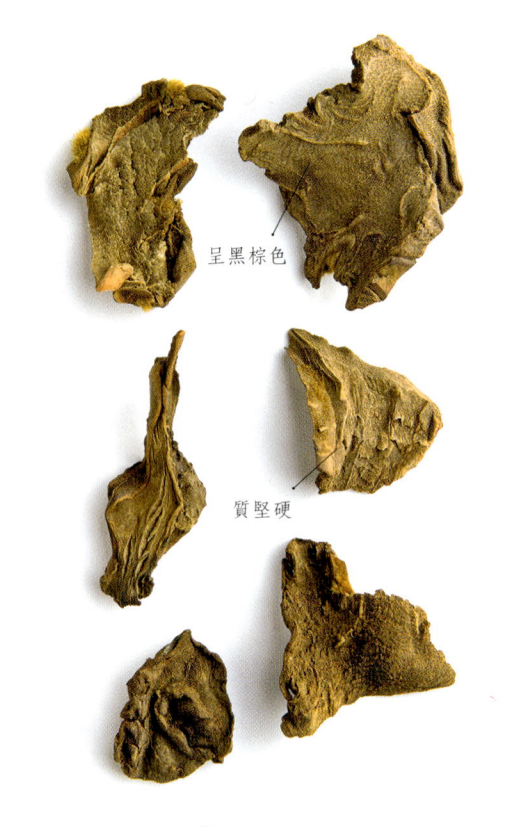

呈黑棕色

質堅硬

家用養生

泡酒：治風濕骨痛、腰膝無力

狗脊36克，香樟根、馬鞭草各20克，杜仲、續斷各25克，威靈仙15克，牛膝10克。將以上中藥浸於酒中，密封浸泡7天，去渣，飲酒，每次1小杯，每日2次。

研末：治跌打損傷、筋骨疼痛

狗脊、骨碎補各60克，當歸30克，紅花24克。將四味中藥研成細末。每服15克，黃酒送服。

外敷：治外傷出血

狗脊適量。消毒後敷貼創面，有良好的止血效果。

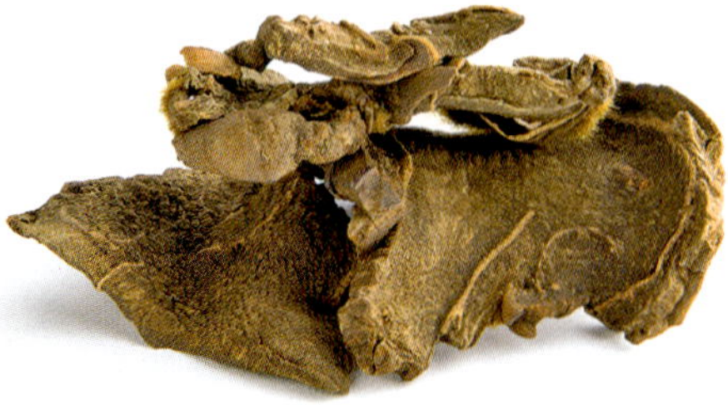

腎虛有熱，小便不利者慎服

223. 千斤拔

別　　名 土黃雞、金雞落地、老鼠尾、透地龍、牛大力、千里馬、牛頓頭、一條根、吊馬墩、吊馬椿、金牛尾、箭根、釘地根等。

性味歸經 性平，味甘，歸肺、腎、膀胱經。

用法用量 一般用量15~30克，可煎服、磨汁塗、研末等。

功效主治

千斤拔具有祛風利濕、消瘀解毒的功效。可以用於治療風濕痺痛、腰部風濕作痛、四肢酸軟無力、慢性腎炎、跌打損傷、癰腫、黃疸、牙痛、蛇咬傷等。

治病配方

1 治慢性腎炎：千斤拔30克。水煎，去渣，溫服。（出自《新療法與中草藥選編》）

2 治咳嗽：鮮千斤拔30克。水煎，去渣，溫服。（出自《新療法與中草藥選編》）

3 治跌打損傷：千斤拔21克，白酒100毫升。酒、水各半煎，去渣，溫服。（出自《江西中草藥學》）

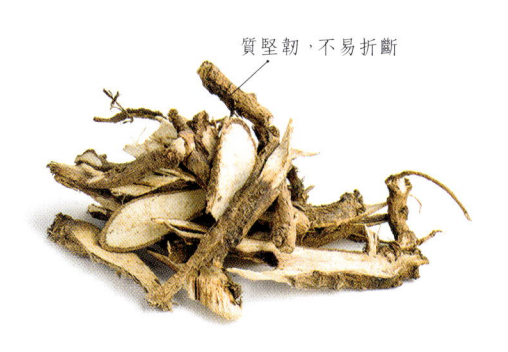

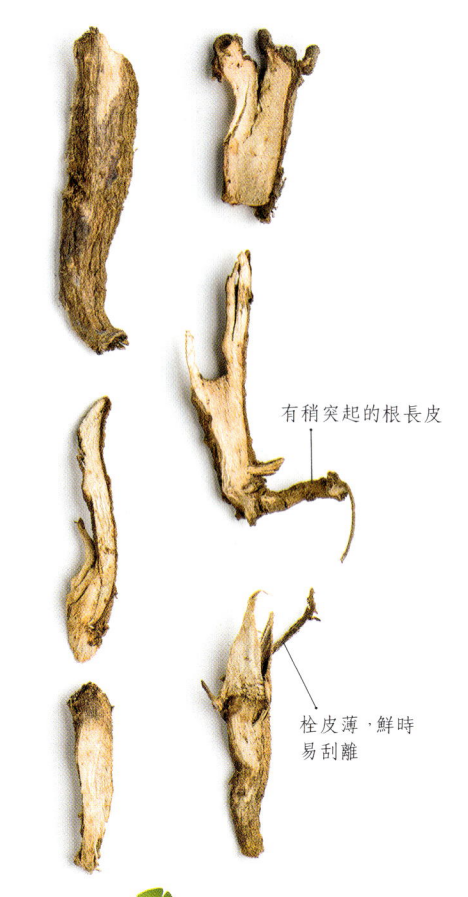

有稍突起的根長皮

栓皮薄，鮮時易刮離

質堅韌，不易折斷

家用養生

煲湯：治白帶異常

千斤拔21克，豬瘦肉100克，鹽適量。豬瘦肉洗淨，切塊，放入砂鍋中，加入清水和千斤拔一起煲湯，豬瘦肉熟爛後，除去藥渣，加鹽調味即可。

煎服：治牙痛、牙癰

千斤拔30克，蜂房15克。水煎，去渣，溫服。

磨汁塗：治蛇咬傷

千斤拔適量。水磨，取汁，塗於患處。

第六章

化濕藥

　　脾胃「喜燥而惡濕」，所以，脾胃一旦被濕濁所困，就會出現身體疲倦、胃腸脹滿、食欲減退、大便稀薄等症狀，這時就需要除濕藥來化除濕濁、醒脾利胃。

　　脾胃的另一特點是「愛暖而喜芳香」，而化濕藥多辛溫，且氣味芳香，既能溫暖脾胃，也能刺激嗅覺、味覺，從而增強食欲，促進消化，排除腸道積氣。不過這類藥容易耗氣傷陰，陰虛血燥及氣虛者要慎用。同時，為防止其香味揮發，煎湯時不宜久煎。

224. 藿香

別　　名 土藿香，排香草、大葉薄荷、兜婁婆香、貓尾巴香、山茴香、水麻葉等。

性味歸經 性微溫，味辛，歸脾、胃、肺經。

用法用量 一般用量5~10克，鮮品加倍，煎服。

功效主治

藿香具有祛暑解表、化濕和胃、止嘔的功效。可以用於治療感冒、寒熱頭痛、胸脘痞悶、嘔吐泄瀉、妊娠嘔吐、鼻淵、手足癬。

治病配方

1 治傷寒頭痛、寒熱、喘咳、心腹冷痛、反胃嘔惡、氣瀉霍亂、臟腑虛鳴、遍身虛腫：藿香90克，大腹皮、白芷、紫蘇、茯苓各30克，曲半夏、白朮、陳皮、厚朴、桔梗各60克，炙甘草75克。將以上十一味中藥研成細末。每服9克，加生薑和大棗水煎，去渣，熱服。（出自《太平惠民和劑局方》藿香正氣散）

2 治濕溫初起、身熱惡寒、肢體倦怠、胸悶口膩：藿香6克，半夏、澤瀉各4.5克，茯苓、杏仁、豬苓、淡豆豉各9克，薏仁12克，白蔻仁、通草、厚朴各3克。水煎，去渣，溫服。（出自《感證輯要》藿朴夏苓湯）

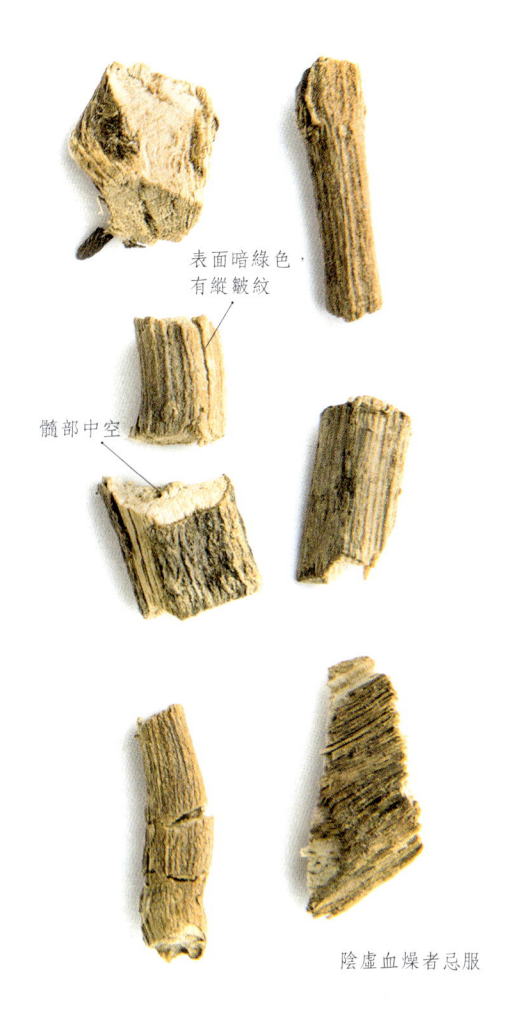

表面暗綠色，有縱皺紋

髓部中空

陰虛血燥者忌服

家用養生

代茶飲：治夏季感冒暑濕

藿香6克，茉莉花、青蒿花各3克，荷葉10克。以開水浸泡，時時飲服。用於夏季感冒暑濕、發熱頭脹、脘悶少食、小便短少。

研末調服：利水消腫

藿香、乾薑、官桂、砂仁各0.3克，甘草30克，白朮、茯苓、陳皮、澤瀉各15克。將以上九味中藥研成細末，用蜂蜜水調服，每天1劑。

225. 佩蘭

別　　名	蘭草、水香、都梁香、大澤蘭、蘭澤、燕尾香、香水蘭、孩兒菊、千金草、省頭草、女蘭、香草、醒頭草、石瓣、針尾鳳等。
性味歸經	性平，味辛，歸脾、胃、肺經。
用法用量	一般用量 5~10 克，鮮品加倍，煎服。

表面黃棕色或黃綠色

斷面髓部白色或中空

功效主治

佩蘭具有化濕、解暑的功效。可以用於治療暑濕、寒熱頭痛、脘痞不饑、噁心嘔吐、濕濁中阻、口中甜膩、口臭、多痰。

治病配方

1 治秋後伏暑：佩蘭、桑葉各 6 克，藿香葉 4.5 克，薄荷葉 3 克，大青葉 9 克，鮮竹葉 30 克。水煎，去渣，溫服。（出自《增補評注溫病條辨》六葉蘆根湯）

2 治溫暑初起、身大熱、汗出、背微惡寒、心煩：藿香、薄荷葉、佩蘭、荷葉各 3 克，枇杷葉 15 克，水蘆根 30 克，鮮冬瓜 60 克。水煎，去渣，溫服。（出自《重訂廣溫熱論》七葉蘆根湯）

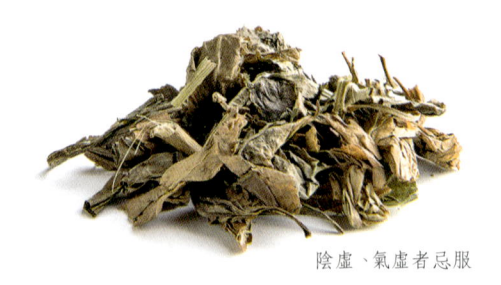

質脆

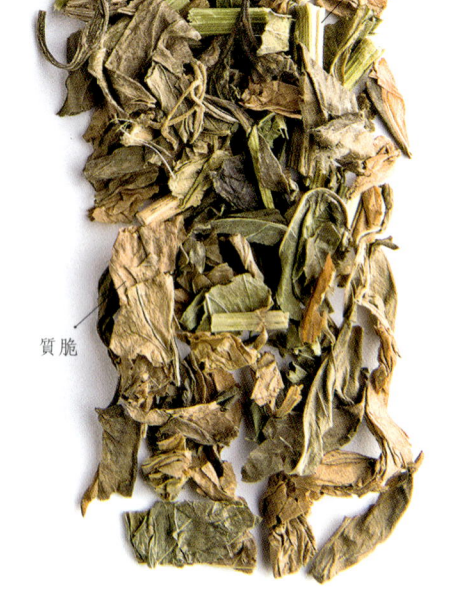

家用養生

代茶飲：治痱子

佩蘭、金銀花、野菊花、綠豆衣各 10 克，砂糖適量。水煎，去渣，代茶飲，可加砂糖調味，適用於痱子初起時。

代茶飲：治腋臭

佩蘭、藿香各 10 克，茵陳、香薷各 30 克，蘆根 45 克，茉莉花 5 克。研為粗末，水煎，去渣，代茶飲。每日 1 劑，能清熱利濕、芳香化濁。

塗抹：治夏天蚊蟲叮咬

佩蘭適量。將佩蘭搗爛，取汁，將藥汁塗抹於患處。

陰虛、氣虛者忌服

226. 蒼朮

別　　名	赤朮、青朮、仙朮等。
性味歸經	性溫，味辛、苦，歸脾、胃、肝經。
用法用量	一般用量 5~10 克，可煎服、外用等。

功效主治

蒼朮具有燥濕健脾、祛風散寒的功效。可以用於濕阻脾胃引起的脘腹脹滿、食欲不振、痢疾、倦怠乏力、舌苔白膩厚濁等，以及風濕痺痛、夜盲、眼目昏澀等。陰虛內熱、出血者禁服，氣虛多汗者慎服。

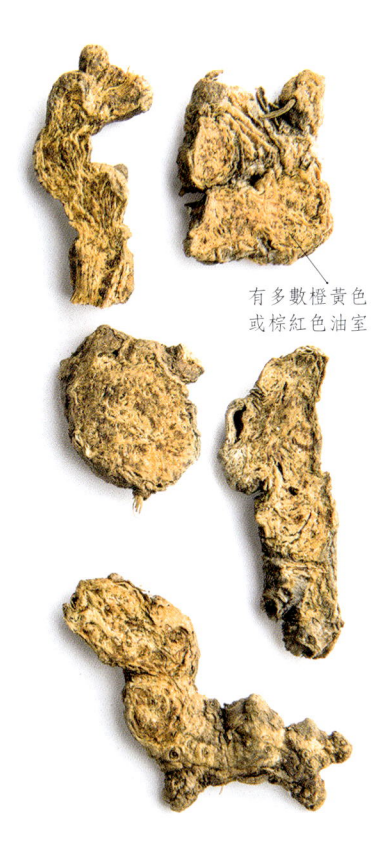

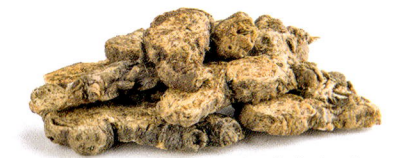

不可與桃子、李子一起食用

有多數橙黃色或棕紅色油室

治病配方

1. **治濕疹**：蒼朮、黃芩、黃柏各 15 克。水煎，去渣，取汁。用藥液清洗患處，每日 1 次，重者 2 次。

2. **治細菌性痢疾**：蒼朮 90 克，製大黃、炙草烏、炒杏仁、川羌活各 30 克。共研細末，每服 1.5 克，每日 2 次。

家用養生

煮粥：治眼疾

蒼朮 15 克，黑芝麻、核桃仁各 30 克，白米 50 克。用紗布包好蒼朮，黑芝麻、核桃仁搗碎。同放砂鍋內加水適量，小火煮粥，待米爛粥稠，除去藥包即可。每日 1 次。此粥對於夜盲症有獨特療效，對視物昏花、雙目乾澀也有效。

研末：治小兒厭食

蒼朮、雞內金、陳皮各等分。研成細末，每次服 1~1.5 克，每日 3 次，加適量砂糖調服，對小兒厭食有較好療效。

煲湯：健脾和胃、消食化滯

蒼朮、陳皮各 30 克，豬肚 1 副。將豬肚裡外洗淨，用紗布包好蒼朮、陳皮放入豬肚中，細線紮緊，加適量水後小火燉煮，熟後除去藥包，趁熱喝湯，食豬肚，分 2 日食完。

227. 砂仁

別　　名	縮沙蜜、縮砂仁、陽春砂、春砂仁、蜜砂仁等。
性味歸經	性溫，味辛，歸脾經、胃經、腎經。
用法用量	一般用量 3~6 克，煎服（後下）。

功效主治

砂仁具有化濕行氣、溫中止瀉、安胎的功效。可以用於治療濕阻中焦或脾胃氣滯所致之脘腹脹痛，尤其是寒濕氣滯最為適宜；脾胃虛寒導致的吐瀉；妊娠惡阻及胎動不安。陰虛血燥、火熱內熾者慎服。

治病配方

1 治慢性膽囊炎： 砂仁、黃連、木香各 6 克，柴胡、枳實、白芥子、大黃各 10 克，虎杖 12 克，金銀花、白芍各 15 克，吳茱萸、甘遂、京大戟各 3 克。水煎，去渣，溫服，每日 1 劑。

2 治胃下垂： 砂仁、白朮、黃耆、太子參各 10 克，陳皮 15 克，升麻 12 克，枳殼 18 克，甘草、大黃（後下）各 3 克，製馬錢子 4 克。水煎，去渣，溫服，每日 1 劑。

果實橢圓形或卵圓形

具不明顯的三鈍棱

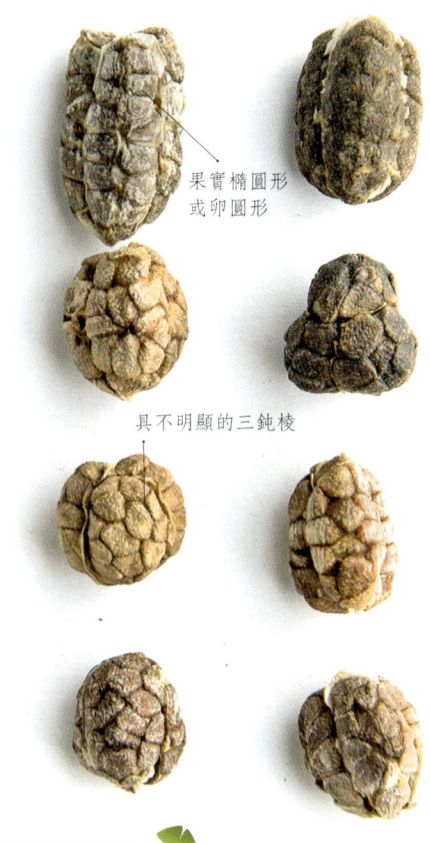

家用養生

泡酒：治月經失調

砂仁、佛手、山楂各 30 克，米酒 500 毫升。砂仁、佛手、山楂共浸入米酒中，7 日後可服用。每日早、晚各 1 次，每次 15 毫升。適用於氣鬱月經後期，伴經期延後、量少色暗有塊、乳房脹悶不舒等。

煮粥：治小兒疳積、噁心嘔吐、消化不良

砂仁 3 克，雞內金、陳皮各 5 克，白米 50 克，砂糖適量。將以上中藥研成細末。白米煮成粥，至粥熟爛，加入藥末和砂糖。每日 1 劑，連用 7~10 日。

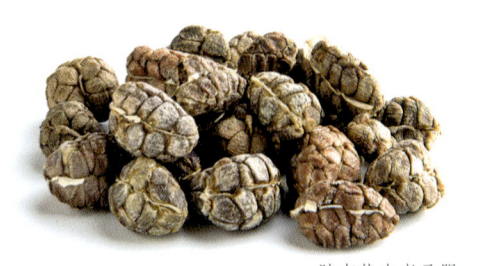

肺有伏火者忌服

228. 豆蔻

別　　名 白豆蔻、圓豆蔻、原豆蔻、扣米、紫蔻、十開蔻、漏蔻、飛雷子、彎子等。
性味歸經 性溫，味辛，歸肺、脾、胃經。
用法用量 一般用量3~6克，可煎服、研末、入丸等。

功效主治

豆蔻是薑科植物白豆蔻或瓜哇白豆蔻的乾燥成熟果實，具有化濕行氣、溫中止嘔的功效。可以用於治療濕濁中阻、不思飲食、濕溫初起、胸悶不饑、寒濕嘔逆、胸腹脹痛、食積不消等。陰虛血燥者慎服。

治病配方

1 治脾虛濕阻型胃炎：豆蔻、藿香、訶子各6克。共研成末，每服3克，薑湯送服。適用於噁心吐酸症狀。

2 治腸胃受濕、濡瀉無度、腹痛、飲食不化：豆蔻、訶子、陳皮、乾薑各15克，厚朴22克。將以上五味中藥研成粗末。每服5克，水煎，去渣，空腹溫服，每日2次。（出自《聖濟總錄》白豆蔻湯）

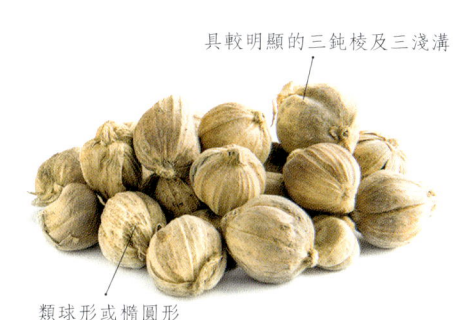

類球形或橢圓形
具較明顯的三鈍棱及三淺溝

229. 草豆蔻

別　　名 草蔻仁、偶子、草蔻等。
性味歸經 性溫，味辛，歸脾、胃經。
用法用量 一般用量3~6克，可煎服（後下）、入散等。

功效主治

草豆蔻是薑科植物草豆蔻的乾燥成熟果實，具有燥濕行氣、溫中止嘔的功效。可以用於治療寒濕中阻、寒濕嘔吐和寒濕瀉痢等。陰虛血燥者慎服。

治病配方

治急性泄瀉：陳皮、半夏、木香、草豆蔻、甘草各6克，蒼朮、厚朴、枳實各10克，炒萊菔子、炒山楂、炒神曲、茯苓各30克，羌活、桂枝、防風各12克，黃連3克。水煎，去渣，溫服。

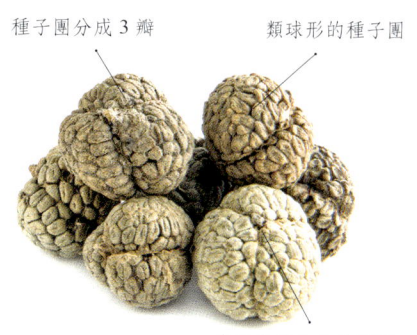

種子團分成3瓣
類球形的種子團
中間有黃白色的隔膜

230. 草果

別　　名	草果仁、草果子。
性味歸經	性溫，味辛，歸脾、胃經。
用法用量	一般用量3~6克，煎服。

功效主治

草果具有燥濕溫中、除痰截瘧、消食化食的功效。可以用於治療瘧疾、痰飲痞滿、脘腹冷痛、反胃、嘔吐、瀉痢、食積等。陰虛血燥者慎服。

治病配方

1 治腸胃冷熱不和、下痢赤白、泄瀉、便血：草果、甘草、地榆、枳殼各等分。將以上四味中藥研成粗末。每服6克，加生薑水煎，去渣，溫服，不拘時服。（出自《傳信適用方》草果飲）

2 治瘧疾不愈、面青不食、大便溏泄、小便多：草果、附子各等分。將以上中藥研成細末。每服15克，加生薑和大棗水煎，去渣，溫服，不拘時服。（出自《濟生方》果附湯）

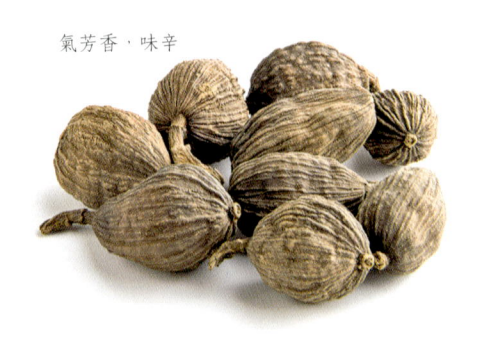

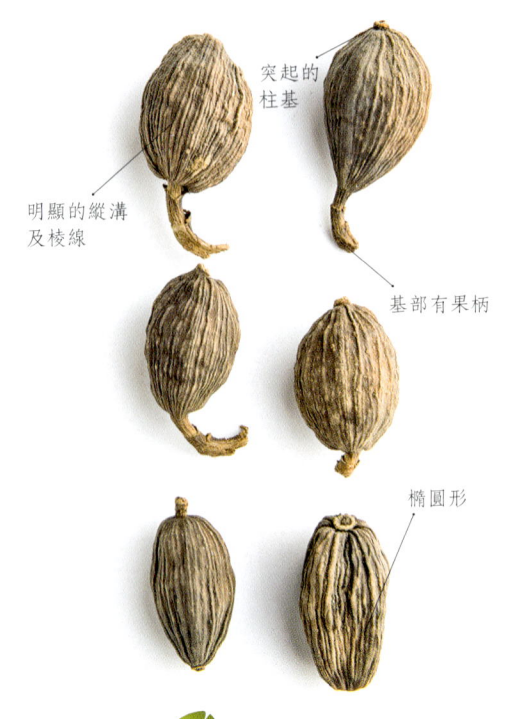

氣芳香，味辛

突起的柱基

明顯的縱溝及棱線

基部有果柄

橢圓形

家用養生

煲湯：健脾開胃、利水消腫

草果15克，紅豆50克，鴨子1隻，鹽適量。將鴨子處理乾淨，切塊，放入砂鍋中，加入清水、草果和紅豆一起煲湯，鴨肉熟爛後，加鹽調味即可。適用於虛熱、咳嗽、水腫、小便不利、小兒熱驚、頭生瘡腫等。

酒煎：治脾痛脹滿

草果15克，白酒100毫升。酒煎，去渣，熱服。

塗抹：治斑禿

草果15克，訶子、山柰、官桂、樟腦各5克，香油適量。將前四味中藥焙乾研成細末，裝入瓷罐中，加入樟腦和香油，密封浸泡3天。將藥汁塗抹於患處即可。

231. 厚朴

- **別名** 厚皮、重皮、赤朴、烈朴、川朴、紫油厚朴等。
- **性味歸經** 性溫,味辛、苦,歸脾、胃、肺、大腸經。
- **用法用量** 一般用量3~10克,可煎服、入丸、入散等。

功效主治

厚朴具有行氣消積、燥濕除滿、降逆平喘的功效。可以用於治療食積氣滯、腹脹便祕、濕阻中焦、脘痞吐瀉、痰壅氣逆、胸滿喘咳、梅核氣等。

治病配方

1 治腹滿、大便燥結:厚朴10克,大黃20克,枳實5枚。水煎,去渣,溫服。每天1劑,以利為度。(出自《金匱要略》厚朴三物湯)

2 治脾胃不和、不思飲食:厚朴、陳皮各125克,炙甘草75克,蒼朮200克。將以上四味中藥研成細末。煉蜜為丸,如梧桐子大。每服10丸,鹽湯嚼下。(出自《博濟方》平胃散)

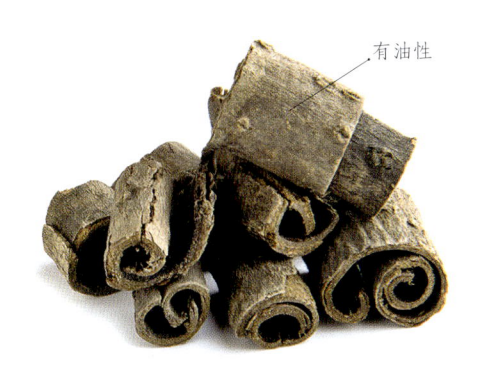

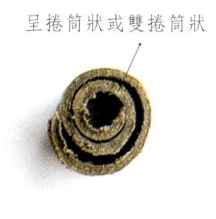

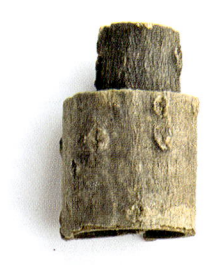

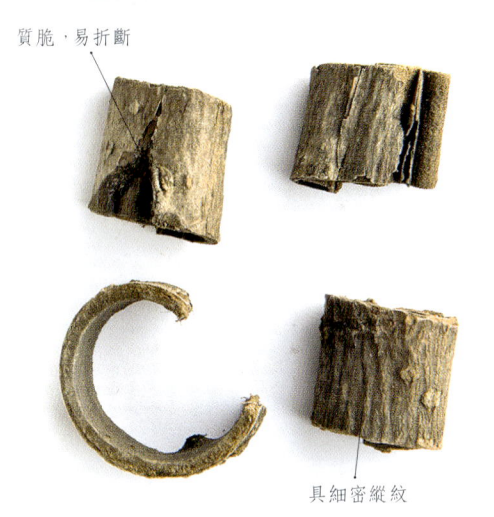

呈捲筒狀或雙捲筒狀

質脆,易折斷

具細密縱紋

有油性

家用養生

代茶飲:降血脂

澤瀉、陳皮、半夏、蒼朮、厚朴各10克,甘草5克。水煎。代茶飲。

煎服:治哮喘

厚朴、半夏各3克,靈芝16克,蘇葉6克,茯苓9克,冰糖適量。水煎,去渣,溫服,每日3次。

入丸:養血斂陰

麻子仁20克,大黃12克,杏仁10克,厚朴、白芍、枳實各9克。將以上六味中藥研成細末,煉蜜為丸,如梧桐子大。每服10丸,溫水送服。

第七章

利水滲濕藥

　　利水滲濕藥是中藥裡的利尿藥，但除了利尿外，這類藥還能消除水腫、祛除痰飲，如慢性支氣管炎難以排出的痰液，胃炎造成的胃部積水，體腔內的胸水、腹水，以及泌尿系統感染引起的淋濁。部分藥物還能降血糖、降血脂、調節免疫功能。

　　另外，此類藥易傷津液，陰虧津少、腎虛遺精者應慎用或忌用。

【利水消腫藥】

本類藥物性味甘、淡、微寒，淡能利水滲濕，服藥後能利尿、消退水腫，所以具有利水消腫的作用。可以用於水濕內停導致的水腫、小便不利，以及泄瀉、痰飲等證。

232. 茯苓

別　名　雲苓、松苓、茯靈。
性味歸經　性平，味甘、淡，歸心、肺、脾、腎經。
用法用量　一般用量9~15克，煎服。

功效主治

茯苓具有利水滲濕、健脾、寧心的功效。可以用於治療水濕停飲導致的頭暈、咳嗽、水腫等；脾胃虛弱引起的便溏或泄瀉、食少、倦怠等；以及心神不安、驚悸失眠、心慌、眩暈等。

呈白色至類白色
略粗糙或平坦
質堅硬

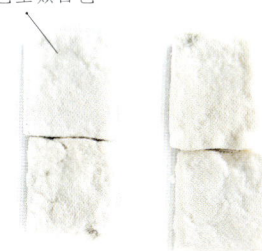

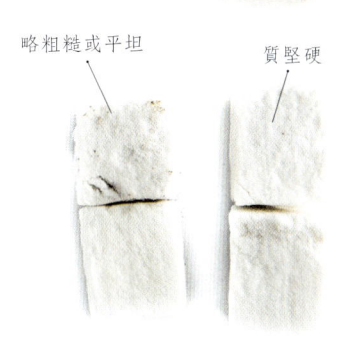

治病配方

1 治小便不利、頭痛微熱、煩渴：茯苓、白朮、豬苓各9克，澤瀉15克，桂枝6克。水煎，去渣，熱服。具有利水滲濕、溫陽化氣的作用。（出自《傷寒論》五苓散）

2 治心下有痰飲、胸脅支滿、目眩：茯苓12克，桂枝9克，白朮、炙甘草各6克。水煎，去渣，溫服。（出自《金匱要略》苓桂朮甘湯）

家用養生

煮粥：提神利濕

茯苓20克，黑芝麻6克，白米50克。茯苓切碎，放入砂鍋內煎湯，再放入黑芝麻、白米煮粥即可。

做糕：寧心安神

茯苓50克，麵粉450克。茯苓烘乾，研粉，與麵粉揉成麵團，發酵，製糕，用大火蒸熟，早餐食用。

燉煮：健脾胃、增進食欲

茯苓、白朮各10克，羊肚250克，蜜棗2枚，鹽適量。羊肚洗淨，切條，放入砂鍋中，加清水、茯苓、白朮和蜜棗煮至熟爛，濾藥渣，加入鹽調味即可。

233. 薏仁

別　　名	苡米、苡仁、薏苡仁、土玉米、薏米、起實、薏珠子、草珠珠、回回米、米仁、六穀子。
性味歸經	性涼，味甘、淡，歸脾、胃、肺經。
用法用量	一般用量 9~30 克，煎服。

功效主治

薏仁具有利水滲濕、健脾、除痺、清熱排膿的功效。可以用於治療脾虛濕滯導致的泄瀉、濕痺、筋脈拘攣、屈伸不利、水腫、腳氣、肺痿、肺癰、腸癰、淋濁、白帶等。

治病配方

1 治腸癰拘攣腹痛、右下腹可觸及腫塊、大便祕結、小便短赤：薏仁 15 克，冬瓜子 30 克，桃仁 10 克，牡丹皮 6 克。水煎，去渣，溫服。（出自《千金備急要方》薏苡瓜瓣桃仁湯）

2 治水腫、小便不利、喘息胸滿：薏仁 200 克，郁李仁 60 克。將郁李仁研爛，用水濾取藥汁。用郁李仁汁和薏仁煮成飯。分 2 次食用。（出自《獨行方》郁李苡仁飯）

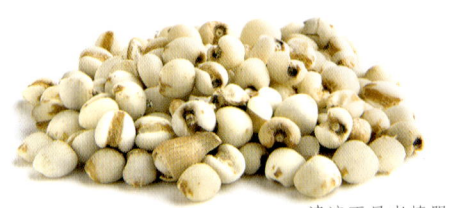

津液不足者慎服

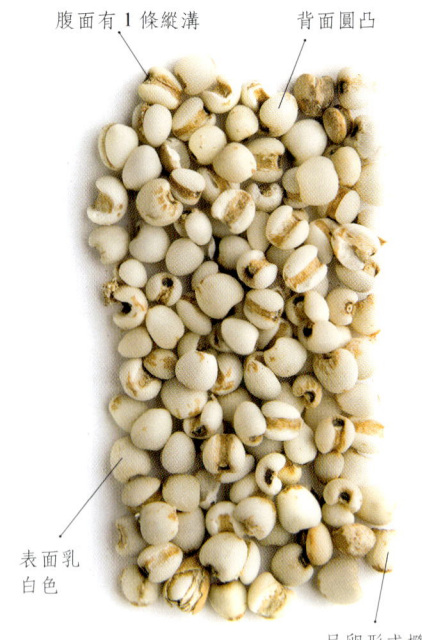

腹面有 1 條縱溝　背面圓凸
表面乳白色
呈卵形或橢圓形

家用養生

煮粥：補血養顏

薏仁、糯米各 25 克，木耳 10 克，豬肝 50 克。木耳泡發，豬肝切碎末，加適量清水，煮粥食用，有利於治療缺鐵性貧血。

煲湯：化痰除濕

薏仁、紅豆各 50 克，山藥 15 克，梨 1 個，冰糖適量。所有材料洗淨，梨去皮，加清水適量，大火燒開後小火煮片刻，加冰糖即可。

燉煮：除痰止咳

薏仁 50 克，烏雞 1 隻，天門冬 7 克，冬菇 3 朵，鹽適量。烏雞處理乾淨，切塊，放入砂鍋中，加入清水、薏仁、天門冬和冬菇一起燉煮至熟爛，食用前加鹽調味即可。

234. 豬苓

別　　名 地烏桃、豬茯苓、豬靈芝等。
性味歸經 性平，味甘、淡，歸腎、膀胱經。
用法用量 一般用量6~12克，煎服。

功效主治

豬苓具有利水滲濕的功效。可以用於治療小便不利、水腫、泄瀉、淋濁、帶下等。

治病配方

1 治腎炎：車前子、茯苓、豬苓、黃耆各10克，大棗5枚。水煎，去渣，溫服，時時飲之。

2 治嘔吐而病在膈上、煩渴欲飲：豬苓、茯苓、白朮各等分。將以上三味中藥研成細末。每服9克，溫水送服，每日3次。（出自《金匱要略》豬苓散）

3 治小便不利、發熱、口渴欲飲、咳嗽、嘔吐：豬苓、茯苓、澤瀉、滑石、阿膠各10克。先用水煎煮前四味中藥，去渣，取汁。將阿膠放入藥汁中烊化，溫服。（出自《傷寒論》豬苓湯）

4 治腸胃寒濕、泄瀉無度、嗜臥不食：豬苓25克，肉豆蔻2枚，炙黃柏0.3克。將以上三味中藥研成細末，米湯和丸，如綠豆大。每服10丸，食前溫水送服。（出自《聖濟總錄》豬苓丸）

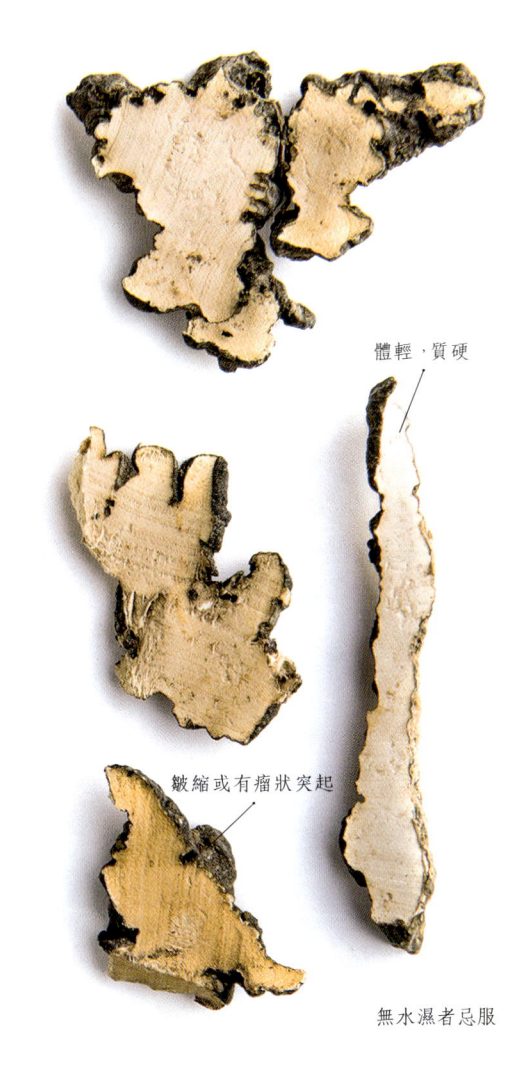

體輕，質硬

皺縮或有瘤狀突起

無水濕者忌服

鑑別用藥

中藥	共同點	功效差異
茯苓	都可利水消腫、滲濕，用於治療水腫、小便不利等症	性平和，能補能利，既可滲泄水濕，又能健脾寧心
豬苓		利水作用較強，但無補益之功

235. 澤瀉

別　　名	水瀉、芒芋、鵠瀉、澤芝、及瀉、天鵝蛋、天禿、禹孫等。
性味歸經	性寒，味甘，歸腎、膀胱經。
用法用量	一般用量 5~10 克，煎服。

功效主治

澤瀉具有利水滲濕、泄熱的功效。可以用於治療小便不利、水腫脹滿、嘔吐、瀉痢、尿血等；水濕內停之尿少、水腫、瀉痢及濕熱淋濁等；陰虛火旺等。

治病配方

1 治痰飲停聚、頭目昏眩：澤瀉 15 克，白朮 6 克。水煎，去渣，溫服。（出自《金匱要略》澤瀉湯）

2 治妊娠氣壅、身體脅腹浮腫、喘息急促、大便難、小便澀：澤瀉、桑白皮、木通、枳殼、茯苓、檳榔各 50 克。將以上六味中藥研成細末。每服 20 克，水煎，去渣，食前溫服。（出自《太平聖惠方》澤瀉散）

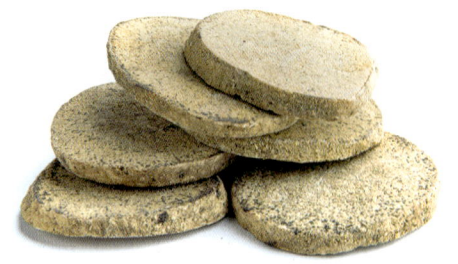

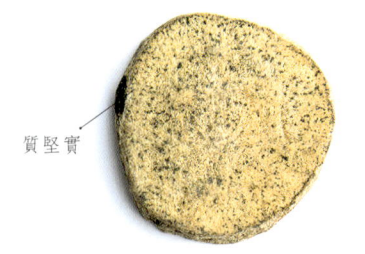

質堅實

有多數細孔

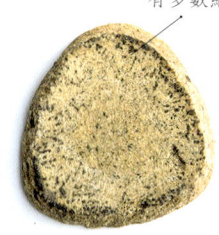

斷面黃白色，粉性

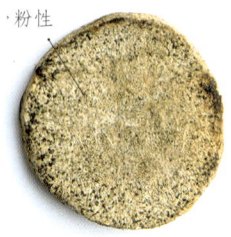

腎虛精滑無濕熱者禁服

家用養生

煮粥：利尿消腫

澤瀉 15 克，白米 50 克。將澤瀉洗淨，煎汁去渣，放入洗淨的白米共煮成粥。有利尿消腫的作用。

蒸服：治氣弱型心神不安、驚悸失眠、妊娠水腫

澤瀉、茯苓各 60 克，烏雞 1 隻，黃酒適量。烏雞處理乾淨，將 2 茶匙黃酒倒入雞腹內。將烏雞與澤瀉、茯苓同放入鍋中，用大火隔水蒸 3 小時，去藥渣食雞肉。

代茶飲：治脂肪肝

澤瀉、鬱金、虎杖、元胡、山楂各 10 克。水煎，去渣，代茶飲。

236. 冬瓜皮

別　　名	無。
性味歸經	性涼，味甘，歸脾、小腸經。
用法用量	一般用量 15~30 克，煎服。

功效主治

冬瓜皮具有利水消腫、清熱解暑的功效。可以用於治療水腫、小便不利、泄瀉、瘡腫、暑熱口渴、小便短赤等。

治病配方

1 治腎炎、小便不利、全身浮腫：冬瓜皮、西瓜皮、白茅根各 18 克，玉米鬚 12 克，紅豆 90 克。水煎，去渣，早、中、晚分 3 次服用。（出自《現代實用中藥》）

2 治跌打損傷：冬瓜皮、牛皮膠各 30 克。將以上中藥研成細末。每服 15 克，白酒熱服，蓋被子取微汗。（出自《摘元方》）

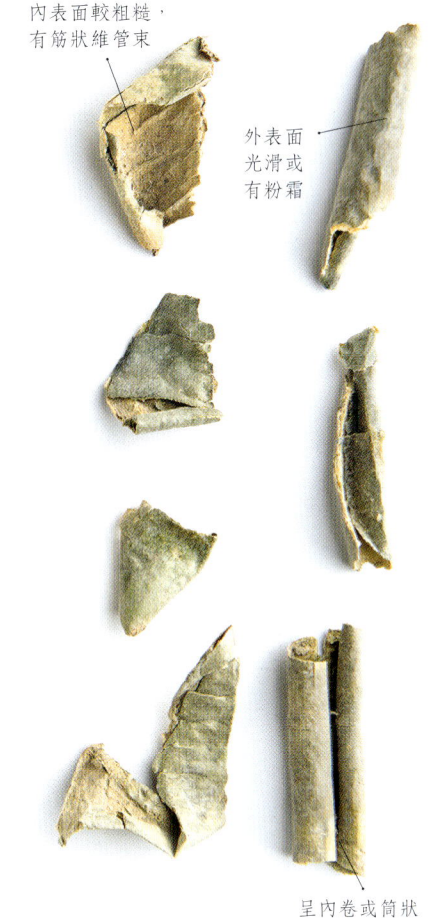

內表面較粗糙，有筋狀維管束

外表面光滑或有粉霜

呈內卷或筒狀

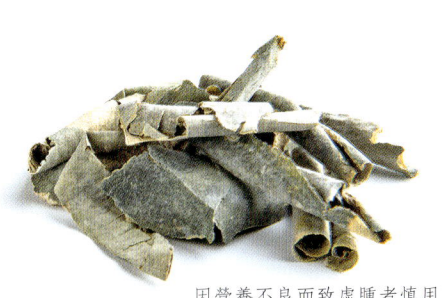

因營養不良而致虛腫者慎用

家用養生

煎服：治咳嗽

冬瓜皮 15 克，蜂蜜少許。水煎，去渣，取汁，加蜂蜜溫服。

代茶飲：治蕁麻疹

冬瓜皮適量。水煎，去渣，代茶飲。

燒灰研末：治腰痛

冬瓜皮 15 克。燒灰研末，溫酒送服。

237. 玉米鬚

別　　名 玉麥鬚、五蜀黍蕊、棒子毛、西番麥、玉蜀秫、紅鬚麥、薏米苞、包穀、陸穀、西天麥、粟米、苞粟等。

性味歸經 性平，味甘，歸膀胱、肝、膽經。

用法用量 一般用量30~60克（鮮者加倍），煎服。

功效主治

玉米鬚具有利尿消腫、清肝利膽、利濕退黃的功效。可以用於治療腎炎水腫、腳氣、黃疸肝炎、高血壓、膽囊炎、膽結石、糖尿病、鼻出血、鼻淵、乳癰等。

治病配方

1 治急性腎炎：玉米鬚60克，西瓜皮30克，螻蛄7個，生地黃15克，肉桂1.5克。水煎，去渣，溫服。隔日1劑，連服4劑。（出自《全國中草藥彙編》）

2 治產後小便不通：鮮玉米鬚80克（乾品30克），鮮冬瓜皮50克（乾品30克），陳皮15克。水煎，去渣，溫服。每日1劑。

3 治尿路感染：玉米鬚15克，金錢草45克，萆薢30克。水煎，去渣，溫服。（出自《湖北中草藥志》）

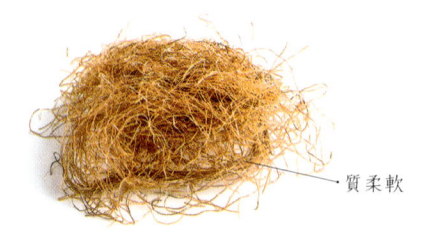

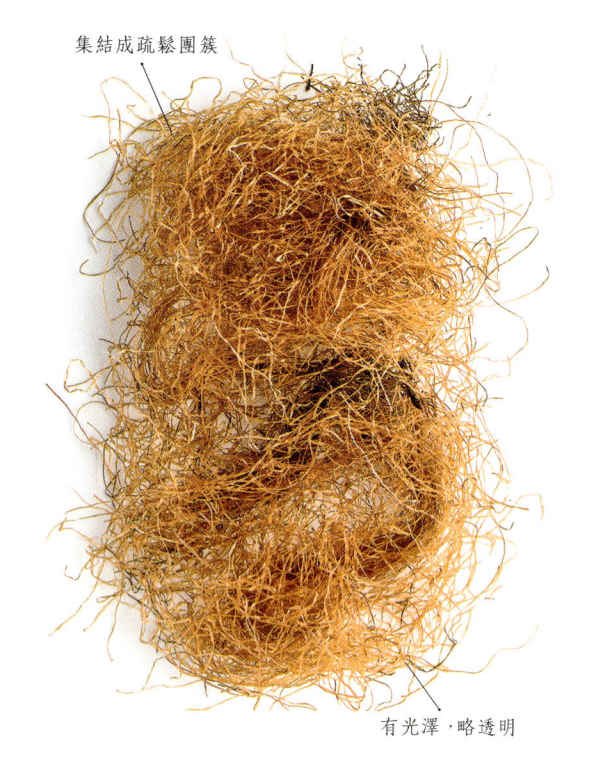

集結成疏鬆團簇

有光澤，略透明

質柔軟

家用養生

代茶飲：治糖尿病併發腎病

玉米鬚、冬瓜皮、蘆根各30克，車前子25克。將車前子用紗布包好，與其他藥一起放入砂鍋，用清水煎煮，代茶飲。每日1劑。

煲湯：降血糖

玉米鬚30克，豬胰200克。豬胰處理乾淨，放入砂鍋中，加清水和玉米鬚一起煲湯。喝湯，食豬胰。每天1劑。

煎服：治黃疸

玉米鬚30克，茵陳20克。水煎，去渣，溫服。每日1劑，分早、晚2次口服，7天為一個療程。

238. 葫蘆

別　名 葫蘆殼、抽葫蘆、壺蘆、蒲蘆等。
性味歸經 性平，味甘，歸肺、腎經。
用法用量 一般用量15~30克（鮮者加倍），煎服。

功效主治

葫蘆具有利水消腫的功效。可以用於治療面目浮腫、大腹水腫、小便不利、煩熱口渴、熱淋、癰腫、瘡毒等。

治病配方

1. 治水腫、小便不利、濕熱黃疸、肺燥咳嗽：鮮葫蘆1個。搗爛，絞取汁液。每次用1小碗，加入適量蜂蜜調服。具有清熱利水、潤肺的作用。

2. 治水腫、小便不利：葫蘆60克，蟲筍30克。水煎，去渣，溫服。葫蘆、蟲筍皆有利水的功效，二者合用，能明顯增強利尿行水作用。（葫蘆蟲筍湯）

239. 香加皮

別　名 狹葉蘿藦、羊奶條、臭槐、羊角槐等。
性味歸經 性溫，味辛、苦，有毒，歸肝、腎、心經。
用法用量 一般用量3~6克，可煎服、泡酒、入丸、入散等。

功效主治

香加皮具有利水消腫、祛風濕、強筋骨的功效。可以用於治療風寒濕痹、腰膝酸軟、心悸氣短、下肢浮腫等。

治病配方

1. 治風濕性關節炎、關節拘攣疼痛：香加皮、穿山龍、白鮮皮各25克，白酒1,000毫升。將以上中藥放入瓷罐中，倒入白酒浸泡7天即可。每天服10毫升。（出自《陝甘寧青中草藥選》）

2. 治水腫、小便不利：香加皮、陳皮、生薑皮、茯苓皮、大腹皮各15克。水煎，去渣，溫服。（出自《陝甘寧青中草藥選》）

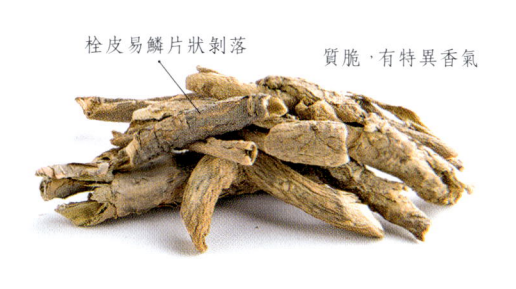

中間細，下部大於上部

種子白色，倒卵狀

栓皮易鱗片狀剝落

質脆，有特異香氣

第七章 利水滲濕藥 241

240. 枳椇子

別名 萬子梨、蜜屈律、山林果、木蜜、木珊瑚、雞距子、雞爪子、萬壽果、金鉤子、金鉤梨、梨棗、雞爪梨、雞爪蓮、臭杞子、蓮慶、糾結子等。

性味歸經 性平，味甘、酸，歸脾經。

用法用量 一般用量10~15克，可煎服、泡酒、生吃等。

功效主治

枳椇子具有利水消腫、解酒毒的功效。可以用於治療水腫、酒醉。

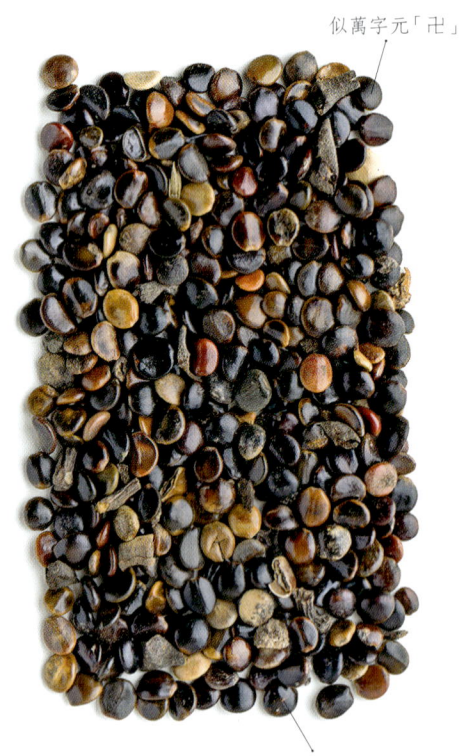

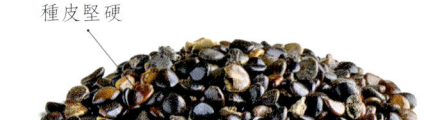

治病配方

治酒醉：枳椇子12克，豬心、豬肺各1具，紅糖30克。豬心、豬肺處理乾淨，切條，放入砂鍋中，加入清水、枳椇子和紅糖一起燉煮，食用前加入鹽調味即可。具有解渴除煩的功效，可作為酒癆吐血患者的飲食治療。（出自《重慶草藥》）

家用養生

泡酒：祛風勝濕

枳椇子15克，低度白酒500毫升。先將枳椇子洗淨，用刀切開，浸入燒酒中，密封，7天後啟封服用。每日2次，每次20毫升。適宜於風濕性關節炎患者服用。

煎服：祛風通絡

鮮枳椇子30克，四匹瓦、蛇莓各10克。水煎，去渣，溫服。可用於治療肝風內動、手足抽搐、小腹疼痛、頭風等。

蒸食：健脾消疳

枳椇子15克，雞肝1具。枳椇子研成細末。雞肝洗淨，用刀切十字刀花，盛於盤中，撒上枳椇子末和適量鹽，入籠中蒸20分鐘取出食用。可用於治療小兒疳積。

241. 澤漆

別名 漆莖、貓兒眼睛草、五鳳靈枝、五鳳草、涼傘草、五盞燈、五朵雲、白種乳草、五點草、五燈頭草、乳漿草、馬虎眼、倒毒傘、一把傘、乳草、龍虎草、鐵骨傘、九頭獅子草等。

性味歸經 性微寒，味辛、苦，有毒，歸大腸、小腸、肺經。

用法用量 一般用量5~10克，可煎服、外用等。

功效主治

澤漆具有利水消腫、化痰止咳、解毒散結的功效。可以用於治療通身浮腫、腹水脹滿、痰飲咳喘、肺熱咳喘、瘰癧、癬瘡等。

治病配方

1. 治水腫盛滿、氣急喘嗽、小便澀赤如血：澤漆15克，桑白皮、郁李仁各9克，白朮、陳皮各3克，杏仁、人參各4.5克。水煎，去渣，溫服。（出自《聖濟總錄》澤漆湯）

2. 治癬瘡：澤漆適量。曬乾研成細末，香油調搽。（出自《衛生易簡方》）

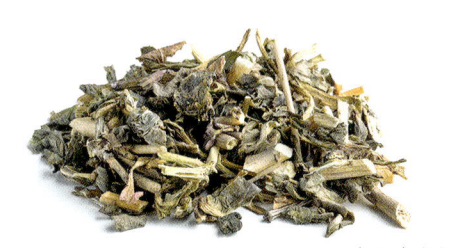

氣血虛者禁用

242. 螻蛄

別名 蟪蛄、天螻、螻蟈、仙姑、石鼠、梧鼠、杜狗等。

性味歸經 性寒，味鹹，歸膀胱、大腸、小腸經。

用法用量 煎服，6~9克；研末服，3~5克；外用適量。

功效主治

螻蛄具有利水消腫、通淋的功效。可以用於治療水腫、石淋、小便不利、瘰癧、癰腫惡瘡、牙痛等。

治病配方

1. 治牙痛：螻蛄1個，酒糟適量。螻蛄裹酒糟中，濕紙包好煨焦，去酒糟，研末敷患處。

2. 治石淋：螻蛄7個，鹽適量。在新瓦上焙乾，研為末。每服3克，溫酒送服。

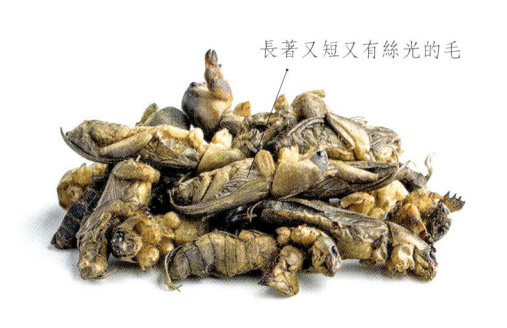

長著又短又有絲光的毛

第七章 利水滲濕藥

243. 薺菜

別　　名 扁鍋鏟菜、地丁菜、地菜、靡草、花花菜、護生草、羊菜、雞心菜、淨腸草、清明菜、香田芥、枕頭草、地米菜、雞腳菜、假水菜、山蘿葡苗、百花頭、辣菜等。

性味歸經 性涼，味甘，歸肝、胃經。

用法用量 一般用量15~30克（鮮品加倍），可煎服、外用等。

功效主治

薺菜具有利水消腫、明目、止血的功效。可以用於治療腎結核尿血、產後子宮出血、月經過多、肺結核、咯血、高血壓、感冒發熱、腎炎水腫、泌尿系結石、乳糜尿、腸炎等。

治病配方

1 治崩漏、月經過多：薺菜、龍牙草各30克。水煎，去渣，溫服。（出自《廣西中草藥》）

2 治水腫：薺菜根、車前草各30克。水煎，去渣，溫服。（出自《廣西中草藥》）

3 治暴赤眼、疼痛磣澀：薺菜根適量。搗爛取汁，以點目中。（出自《太平聖惠方》）

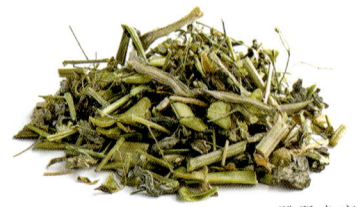

體質虛寒者忌服

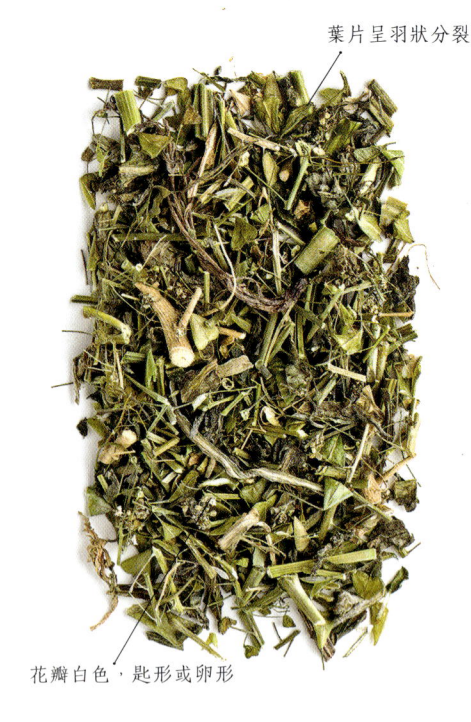

葉片呈羽狀分裂

花瓣白色，匙形或卵形

家用養生

做湯：降血壓

淡菜、薺菜各30克。淡菜和薺菜清洗乾淨，煮湯喝。每日1劑，15日為一個療程。

代茶飲：治女性更年期子宮出血

新鮮薺菜花30克，當歸10克，丹參5克。水煎，去渣，代茶飲。每日1劑。

煮粥：清熱止血、平肝明目、和脾利水

石榴皮15克，鮮薺菜30克，白米50克，蜂蜜適量。將石榴皮用乾淨紗布包好。鍋內加水適量，放入石榴皮袋、白米煮粥，八分熟時加入鮮薺菜，再煮至粥熟，揀出石榴皮袋，調入蜂蜜即成。每日2次，連服3天。

【利尿通淋藥】

本類藥物性味多屬苦寒，或甘、淡而寒。苦能降泄，寒能清熱，走下焦，特別能清利下焦濕熱，以利尿通淋為主要作用。可以用於治療熱淋、小便短赤、血淋、石淋、膏淋等。

244. 車前子

別　　名	車前實、蝦蟆衣子、豬耳朵穗子、鳳眼前仁等。
性味歸經	性微寒，味甘，歸腎、肝、肺、小腸經。
用法用量	一般用量 9~25 克，煎服（包煎）。

功效主治

車前子具有利尿通淋、滲濕止瀉、明目、祛痰的功效。可以用於治療濕熱下注所致小便淋漓澀痛；肝火上炎所致目赤腫痛；肝腎不足所致的眼目昏花、迎風流淚、肺熱咳嗽。無濕熱者及孕婦忌用，腎虛精滑者慎用。

治病配方

1 治小便赤澀、癃閉不通、熱淋：車前子、瞿麥、萹蓄、滑石、山梔子仁、炙甘草、木通、大黃各 50 克。將以上八味中藥研成細末。每服 10 克，水煎，去渣，飯後及睡前服用。（出自《太平惠民和劑局方》八正散）

2 治小兒伏暑吐瀉、煩渴引飲、小便不通：車前子、茯苓、豬苓、人參、香薷各等分。將以上五味中藥研成細末。每服 5 克，溫水送服。（出自《楊氏家藏方》車前散）

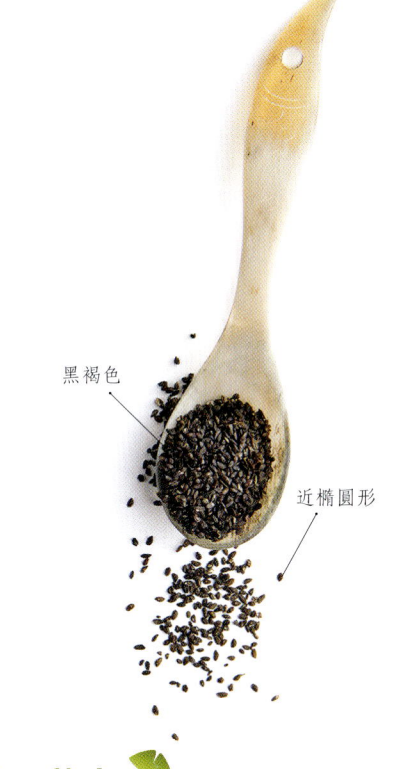

黑褐色

近橢圓形

家用養生

煮粥：健脾利水

車前子 20 克，紅豆 100 克，糯米 50 克，冰糖適量。車前子洗淨，入鍋，加適量清水煎取汁液，濾去雜質備用。車前子汁中放入紅豆煮至半爛，再放入糯米，煮至糯米熟爛時加冰糖拌勻即可。

煮粥：祛痰止咳

車前子 20 克，白米 50 克。將車前子放入紗布袋，加清水煎煮，取汁。將白米放入車前子藥汁，同煮為粥。

245. 滑石

- **別名**　畫石、液石、脫石、冷石、番石、共石等。
- **性味歸經**　性寒，味甘、淡，歸膀胱、肺、胃經。
- **用法用量**　一般用量10~20克，可煎服（包煎）、外用等。

功效主治

滑石具有利尿通淋、清熱解暑、收濕斂瘡的功效。可以用於治療熱淋、石淋、尿熱澀痛、暑濕煩渴、濕熱水瀉等；外治濕疹、濕瘡、痱子等。

治病配方

1 治身熱吐痢泄瀉、下痢赤白、癃閉、石淋、腹脹痛悶、口瘡、中暑、傷寒：滑石180克，炙甘草30克。將滑石和甘草研成細末。每服9克，溫水送服，每日3次。孕婦忌服。（出自《傷寒標本》六一散）

2 治熱淋、小便赤澀熱痛：滑石120克。研成細末。每服10克，煎木通湯送服。不拘時服，每日1劑。（出自《聖濟總錄》滑石散）

肺虛、熱病傷津者及孕婦忌用

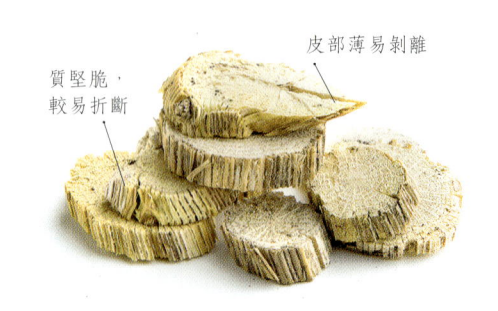

246. 木通

- **別名**　地海參、附支、丁翁、丁父、王翁、萬年、萬年藤等。
- **性味歸經**　性寒，味苦，有毒，歸心、小腸、膀胱經。
- **用法用量**　一般用量3~6克，煎服不宜過量或久服。

功效主治

木通具有利尿通淋、清心火、通經下乳的功效。可以用於治療淋濁、水腫、胸中煩熱、咽喉疼痛、口舌生瘡、風濕痺痛、乳汁不通、閉經、經痛等。內無濕熱者、兒童、孕婦及年老體弱者忌服。

治病配方

治女性閉經及月經失調：木通、牛膝、生地黃、延胡索各適量。水煎，去渣，溫服。（出自《本草經疏》）

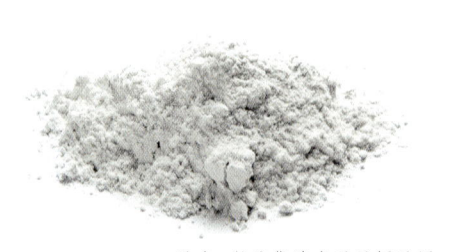

皮部薄易剝離

質堅脆，較易折斷

247. 通草

別　　名 寇脫、離南、倚商、通脫木、蔥草、白通草、通花、花草、通大海、泡通、五加風、寬腸、大通塔等。

性味歸經 性微寒，味甘、淡，歸肺、胃經。

用法用量 一般用量 3~5 克，煎服。

功效主治

通草具有利尿通淋、通氣下乳的功效。可以用於治療淋病澀痛、小便不利、水腫尿少、黃疸、濕溫病、小便短赤、產後乳少、閉經、帶下等。孕婦慎服。

治病配方

1 治淋病澀痛、小便不利：通草 9 克，冬葵子 8 克，滑石 12 克，石韋 6 克。水煎，去渣，分溫 3 服。（出自《普濟方》通草飲子）

2 治腎腫、水腫尿少：通草（蜜塗炙乾）、木豬草各等分，地龍、麝香各少許。將以上四味中藥研成細末。每服 5 克，米湯送服。（出自《小兒衛生總微論方》通草散）

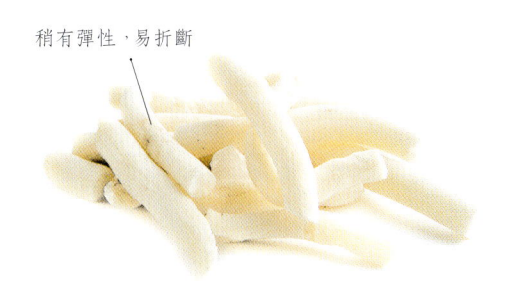

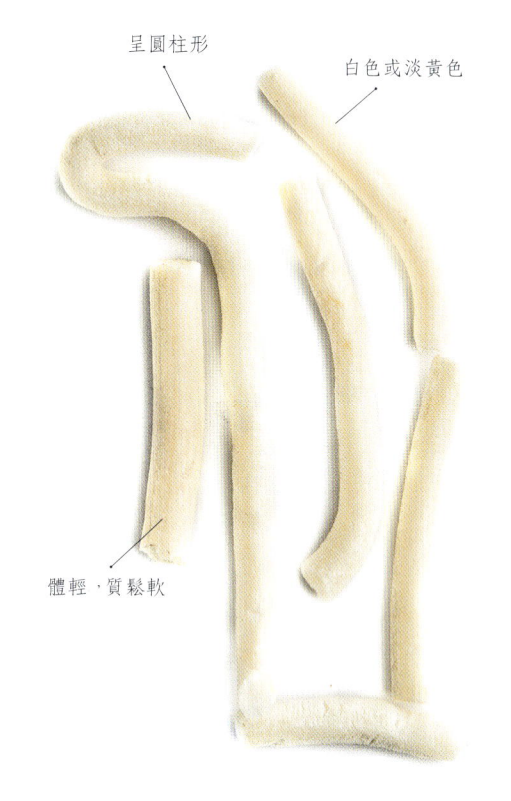

家用養生

煮粥：治產後食欲欠佳、乳汁不足、便祕

通草 5 克，花生仁 50 克，王不留行 14 克，白米 50 克，紅糖適量。先將通草、王不留行水煎，去渣，取汁。再用藥汁與花生仁、白米一起煮粥，食用前可加紅糖調味。

煲湯：和胃補脾、溫中益氣、補精填髓

豬蹄 1 隻，雞腿 2 隻，烏賊 50 克，通草 3 克，鹽適量。豬蹄和雞腿處理乾淨，分別切塊。烏賊洗淨，泡發。將所有原料放入砂鍋中，加適量清水一起煲湯，食用前加鹽調味。喝湯，食肉。

248. 瞿麥

別　　名	十樣景花、竹節草花、山瞿麥、剪絨花等。
性味歸經	性寒，味苦，歸心、小腸經。
用法用量	一般用量 9~15 克，可煎服、外用等。

功效主治

瞿麥具有利尿通淋、破血通經的功效。可以用於治療熱淋、血淋、石淋、小便不通、淋漓澀痛、閉經、月經失調等。孕婦忌服。

治病配方

1 治熱淋：瞿麥、車前子、萹蓄、滑石、山梔子仁、炙甘草、木通、大黃各 500 克。將以上八味中藥研成細末。每服 6 克，燈心草煎湯送服。（出自《太平惠民和劑局方》八正散）

2 治閉經、月經失調：瞿麥、桃仁、紅花、丹參、赤芍各等分。水煎，去渣，溫服。

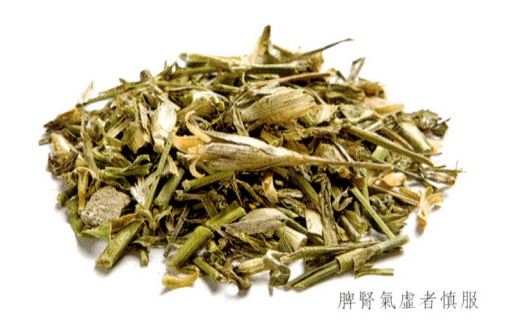

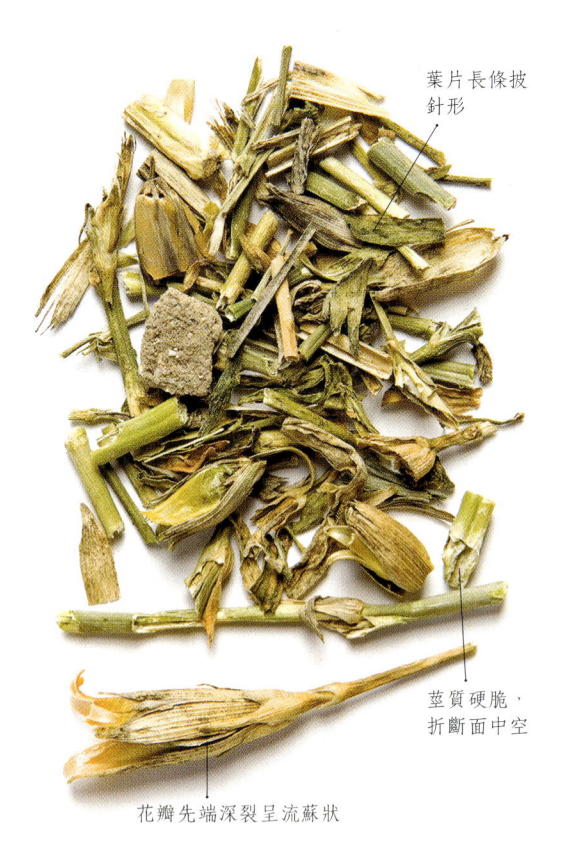

脾腎氣虛者慎服

葉片長條披針形

莖質硬脆，折斷面中空

花瓣先端深裂呈流蘇狀

家用養生

煎服：清熱利濕

瞿麥根 15 克。先將瞿麥根用米泔水洗淨，再放入砂鍋水煎，去渣，溫服。每日 1 劑。

入丸：治小便不利

瞿麥 8 克，天花粉 6 克，附子 5 克，茯苓、山芋各 9 克。共研為末，煉蜜為丸，如綠豆大。每次服 3 丸，每日 3 次。

塗抹：治魚臍毒瘡腫

瞿麥適量，生油少許。瞿麥研成細末，與生油攪拌均勻，塗抹在瘡腫處。

249. 萹蓄

別名 扁竹蓼、烏蓼、大蓄片、路柳、斑鳩台、螞蟻草、豬圈草、桌面草、路邊草、七星草、鐵片草、竹節草、扁豬牙、殘竹草、妹子草、大鐵馬鞭、牛鞭草、牛筋草等。

性味歸經 性微寒，味苦，歸膀胱經。

用法用量 一般用量9~15克（鮮者加倍），可煎服、外用等。

功效主治

萹蓄具有利尿通淋、殺蟲止癢的功效。可以用於治療熱淋、石淋、血淋、泌尿系感染、結石、濕疹、濕瘡、陰癢等。

治病配方

1 治蛔蟲心痛、熱淋澀痛：萹蓄15克。水煎，去渣，取汁。每日1劑。（出自《藥性論》）

2 治熱淋：鮮萹蓄50克。搗爛取汁，飯前服用。每日3次。（出自《藥性論》）

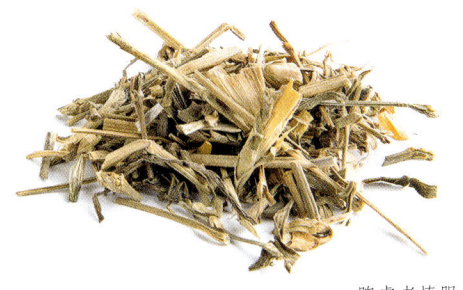

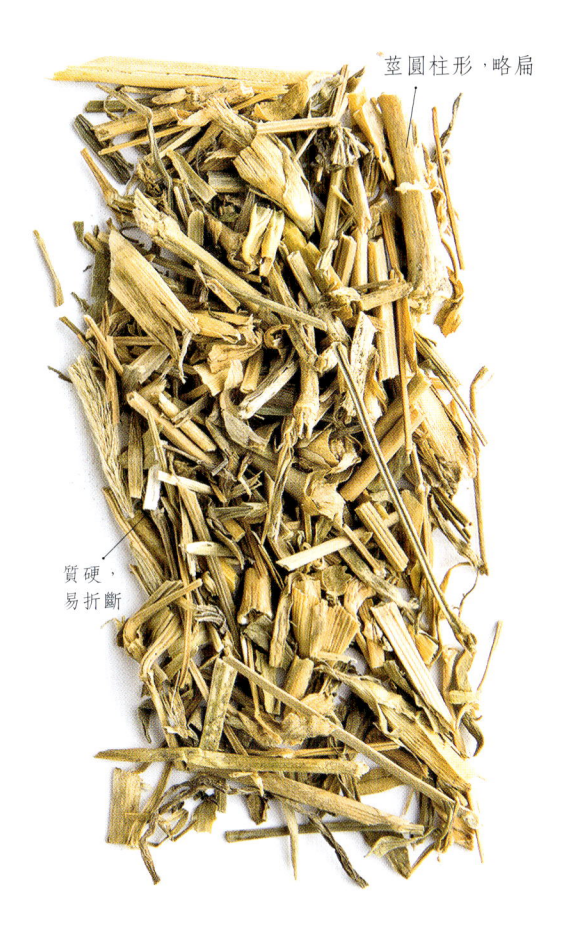

莖圓柱形，略扁

質硬，易折斷

脾虛者慎服

家用養生

煮粥：治小兒蟯蟲攻下部癢

萹蓄15克，白米50克。先將萹蓄用清水煎煮，去渣，取汁。用藥汁煮白米熬成粥。每天1劑。

煎水洗：治肛門濕癢或痔瘡初起

鮮萹蓄60克。水煎，去渣，趁熱先熏後洗。

第七章 利水滲濕藥 249

250. 地膚子

別　　名	王蔧、掃蔧、涎衣草、鴨舌草、獨蔧、白地草、黃蒿、地面草等。
性味歸經	性寒，味辛、苦，歸腎、膀胱經。
用法用量	一般用量9~15克，可煎服、外用等。

功效主治

地膚子具有利尿通淋、清熱利濕、止癢的功效。可以用於治療小便澀痛、陰癢帶下、風疹、濕疹、皮膚瘙癢等。

治病配方

1 治陽虛氣弱、小便不利：地膚子3克，黨參12克，威靈仙4.5克，麥冬18克。水煎，去渣，溫服。（出自《醫學衷中參西錄》宣陽湯）

2 治陰虛血虧、小便不利：地膚子5克，熟地黃50克，生龜板、生杭芍各25克。水煎，去渣，溫服。（出自《醫學衷中參西錄》濟陰湯）

3 治肝虛目昏：地膚子50克，生地黃250克。將地膚子和生地黃攪拌均勻，曝乾，搗細羅為散。每服10克，溫酒送服，每日2次。（出自《太平聖惠方》地膚子散）

呈扁球狀五角星形

膜質果皮，半透明

表面灰綠色或淡棕色

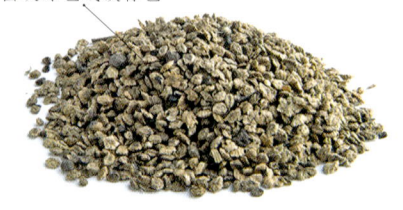

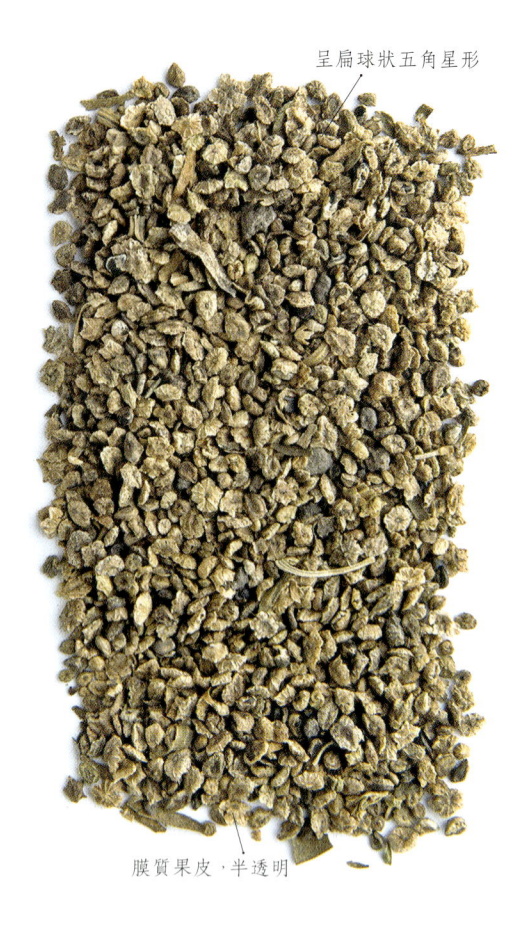

🌿 家用養生

研末：治疝氣

地膚子適量。地膚子炒香，研末，每服5克，溫酒送服。

煎水洗：治癬

地膚子、萊菔子各50克。小火煎水，去渣，取汁，趁熱用藥汁清洗患處，每日2次。

煎服：治風熱赤眼

地膚子15克，生地黃200克。水煎，去渣，溫服，分3次服用。

250　第七章　利水滲濕藥

251. 海金沙

別　　名 鐵蜈蚣、金砂截、羅網藤、鐵線藤、蛤喚藤、左轉藤等。
性味歸經 性寒，味甘、鹹，歸膀胱、小腸經。
用法用量 一般用量 6~15 克（包煎），可煎服、研末等。

功效主治

海金沙具有利尿通淋、止痛的功效。可以用於治療熱淋、石淋、血淋、膏淋、尿道澀痛、水腫等。

治病配方

1 治脾濕腫滿（腹脹如鼓，氣喘）：海金沙 9 克，白朮 12 克，甘草 1.5 克，牽牛子 4.5 克。將以上四味中藥研成細末。每服 3 克，溫水送服。能瀉為好。（海金沙散）

2 治小便不通、臍下悶滿：海金沙 30 克，臘南茶 15 克。將海金沙和臘南茶一起搗碎。每服 9 克，生薑、甘草煎湯送服。每日 2 次。

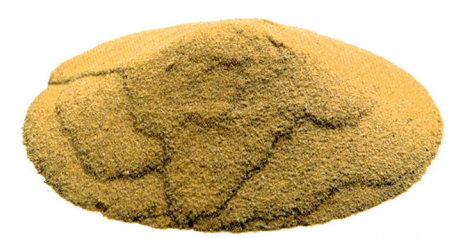

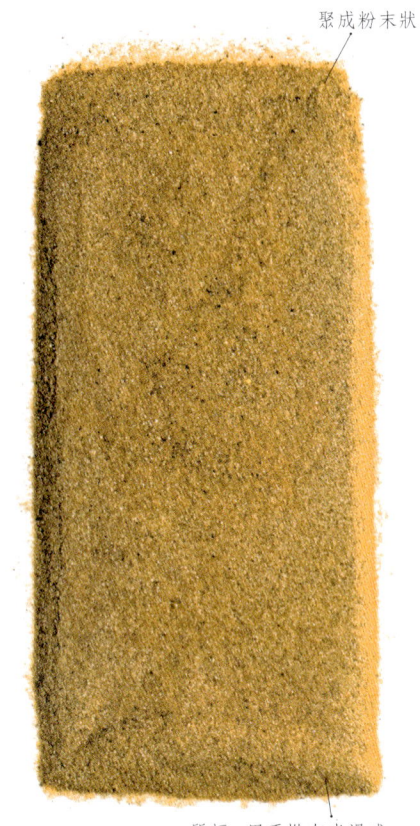

聚成粉末狀

質輕，用手撚有光滑感

家用養生

塗抹：治燙火傷

海金沙莖、海金沙葉各適量。燒灰，研成細末，用麻油攪拌均勻，塗抹於患處。

煎服：治上呼吸道感染、扁桃體炎、肺炎、支氣管炎

海金沙 30 克，大青葉 15 克。水煎，去渣，溫服。

外敷：治乳腺炎

鮮海金沙葉、鮮犁頭草各等分。搗爛外敷於患處。

腎陰虧虛者慎服

第七章 利水滲濕藥 251

252. 石韋

別　　名	飛刀劍、肺心草、蜈蚣七、鋪地娛蚣七、七星劍、大號七星劍、一枝箭、山柴刀、肺筋草、蛇舌風等。
性味歸經	性微寒，味甘、苦，歸肺、膀胱經。
用法用量	一般用量 6~12 克，煎服。

功效主治

石韋具有利尿通淋、清肺止咳、涼血止血的功效。可以用於治療淋痛、尿血、尿路結石、腎炎、崩漏、痢疾、肺熱咳嗽、慢性氣管炎、金瘡、癰疽等。

治病配方

1 治小便短澀赤黃、漸漸不通：石韋、車前子各等分。濃煎，去渣，取汁。每日 1 劑。（出自《全生指迷方》石韋湯）

2 治肺熱咳嗽：石韋、檳榔各等分。將石韋和檳榔研成細末。每服 10 克，生薑湯送服。（出自《聖濟總錄》石韋散）

3 治痢疾：石韋 10 克，冰糖 25 克。水煎，去渣，取汁，趁熱加入冰糖調味，飯前服用。（出自《閩東本草》）

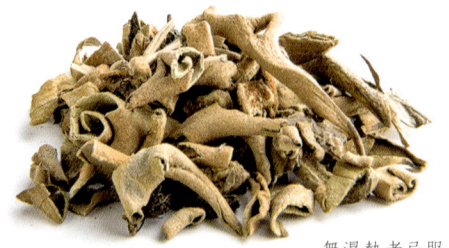

無濕熱者忌服

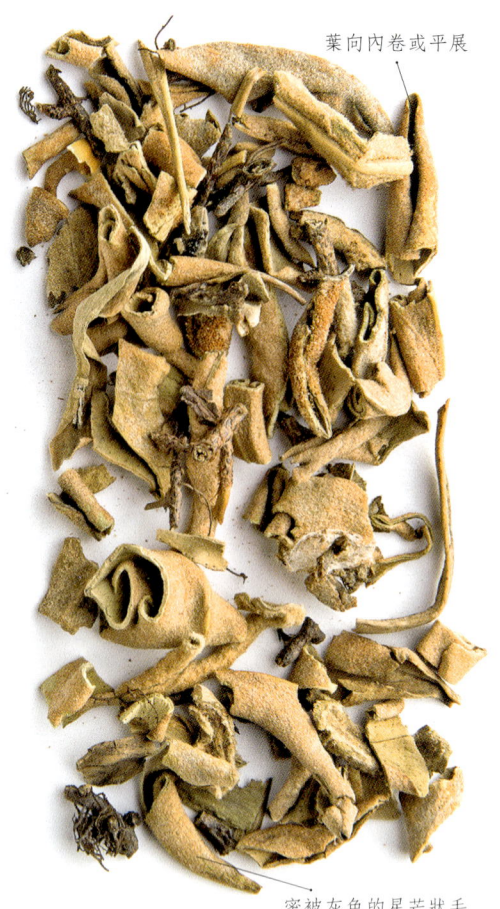

葉向內卷或平展

密被灰色的星芒狀毛

家用養生

研末：治崩中漏下

石韋適量，白酒適量。將石韋研成細末。每服 12 克，溫酒送服。

煎服：治尿路結石

石韋、車前草各 10 克，梔子 25 克，甘草 15 克。水煎 2 次，去渣，早、晚各服 1 次。

煎服：治慢性氣管炎

石韋、蒲公英、佛耳草、一枝黃花各 25 克。水煎濃縮，去渣，分 2 次服用。

253. 冬葵子

別　　名	葵子、葵菜子等。
性味歸經	性涼，味甘、澀，歸大腸、小腸、膀胱經。
用法用量	一般用量3~9克，煎服。

功效主治

冬葵子具有利尿通淋、下乳、潤腸的功效。可以用於治療二便不通、淋病、水腫、女性乳汁不行、乳房腫痛等。冬葵子寒潤滑利，脾虛便溏者及孕婦慎服。

治病配方

1 治妊娠有水氣、身重、小便不利、起即頭暈：冬葵子500克，茯苓150克。以上二味中藥研成細末。每服6克，溫水送服。每日3次。小便利則愈。（出自《金匱要略》葵子茯苓散）

2 治乳婦氣脈壅塞、乳汁不行、經絡凝滯、乳房脹痛：冬葵子、砂仁各等分。將以上二味中藥研成細末。每服6克，熱酒送服。（出自《女性良方》）

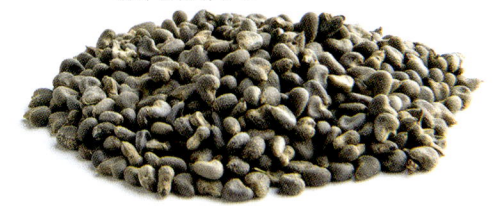

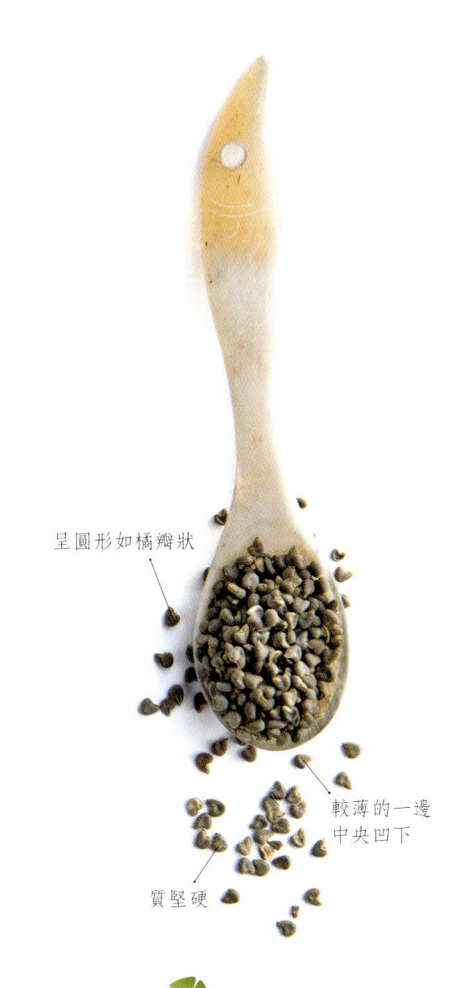

呈圓形如橘瓣狀

較薄的一邊中央凹下

質堅硬

破碎後微有香味

家用養生

煎服：治盜汗

冬葵子15克，砂糖適量。水煎，去渣，取汁，食用前加砂糖調味。

煎服：緩解便祕

冬葵子、郁李仁、杏仁、桃仁各等分。水煎，去渣，取汁，溫服。每日1劑。有潤腸通便的作用。

代茶飲：治血痢、產痢

冬葵子適量。冬葵子研成細末。每服10克，入臘茶5克，開水沖泡，代茶飲。

254. 燈心草

別　　名	燈芯草、藺草、龍鬚草、野席草、馬棕根、野馬棕等。
性味歸經	性微寒，味甘、淡，歸心、肺、小腸經。
用法用量	一般用量1~3克，可煎服、外用等。

功效主治

燈心草具有利尿通淋、清心降火的功效。可以用於治療淋病、水腫、小便不利、尿少澀痛、濕熱黃疸、心煩不寐、小兒夜啼、喉痺、口舌生瘡、創傷等。

治病配方

1 治膀胱炎、尿道炎、腎炎水腫：鮮燈心草20克，鮮車前草60克，薏仁、海金沙各30克。水煎，去渣，分3次服用。（出自《河南中草藥手冊》）

2 治熱淋：燈心草、車前草、鳳尾草各3克。淘米水煎服。（出自《河南中草藥手冊》）

3 治小兒心煩夜啼：燈心草9克。煎2次，去渣，取汁，分2次服用。（出自《江西中草藥學》）

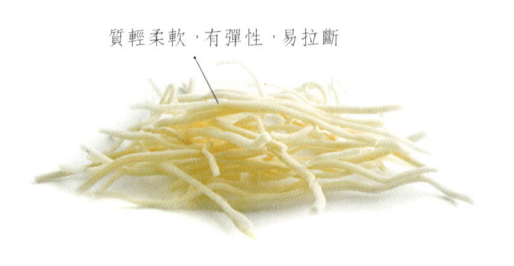

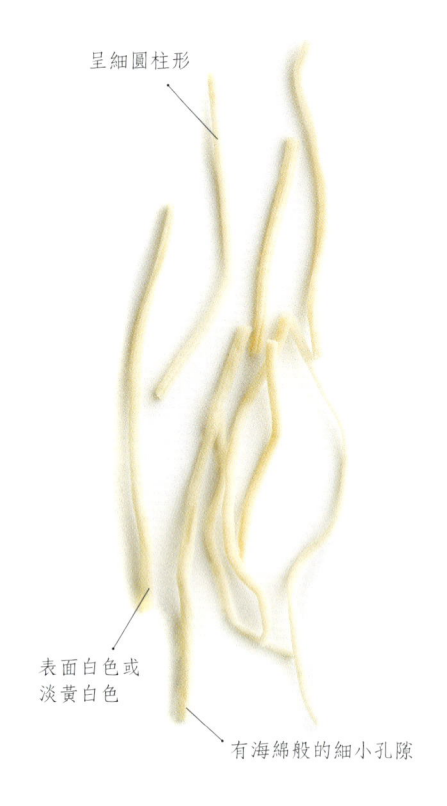

呈細圓柱形

表面白色或淡黃白色

有海綿般的細小孔隙

家用養生

代茶飲：緩解失眠

燈心草適量。水煎，去渣，取汁，代茶飲。

煮粥：治小兒流涎、口舌生瘡、煩躁不寧

燈心草6克，梔子3克，熟石膏粉10克，白米50克。水煎中藥，去渣，取汁，用藥汁與白米一起煮粥。具有清脾瀉熱的作用。

外敷：止血

燈心草適量。將燈心草嚼爛，敷於患處便可止血。

質輕柔軟，有彈性，易拉斷

255. 萆薢

別　　名 黃萆薢、黃山薑、土黃連、黃薯等。
性味歸經 性平，味苦，歸腎、胃經。
用法用量 一般用量 9~15 克，煎服。

功效主治

萆薢具有利濕去濁、祛風除痺的功效。可以用於治療膏淋、白濁、白帶過多、風濕痺痛、關節不利、腰膝疼痛等。腎陰虧虛遺精滑泄者慎服。

治病配方

1 治下焦虛寒之膏淋、白濁、小便頻數、渾濁不清：益智仁、萆薢、石菖蒲、烏藥各 9 克。水煎，去渣，取汁，加少許鹽。（出自《楊氏家藏方》萆薢分清散）

2 治小便頻數：萆薢適量。將萆薢研成細末，酒和為丸，如梧桐子大。每服 10 丸，食前，鹽湯送服。（出自《濟生方》萆薢丸）

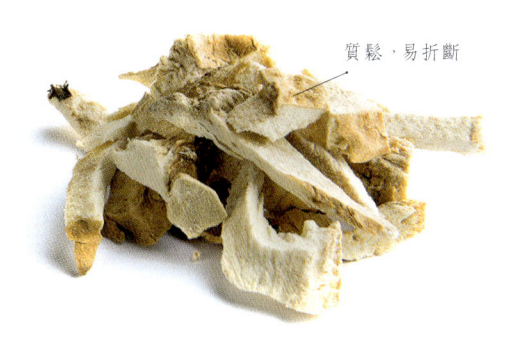

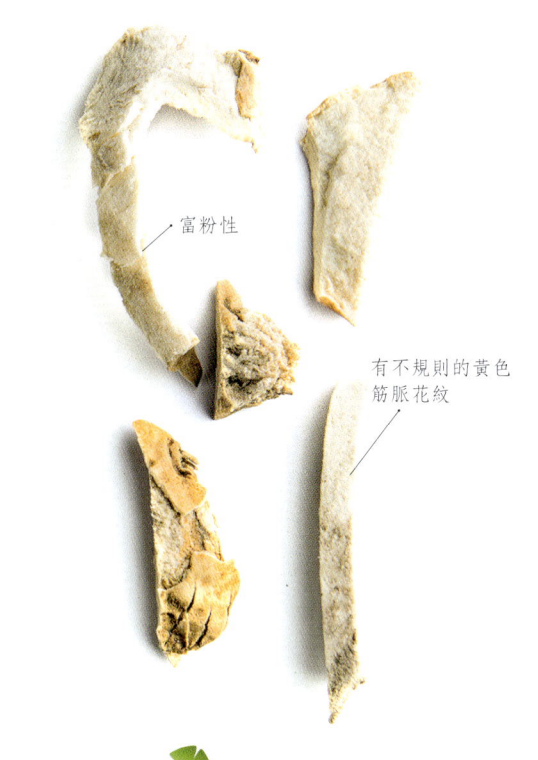

富粉性

有不規則的黃色筋脈花紋

質鬆，易折斷

家用養生

煲湯：治風寒濕痺、腰骨強痛

萆薢根 25 克，豬脊骨 250 克。豬脊骨洗淨，放入砂鍋中，加入清水和萆薢根一起煮 2 小時，除去藥渣即可。

泡酒：緩解腰痛

萆薢、附子、牛膝各 150 克，杜仲、狗脊、羌活、桂心、桑寄生各 100 克，白酒適量。將以上八味中藥放入瓷罐中，倒入白酒，浸泡 7 天。每次服用 1 小杯，飯前溫服。

煎服：治腳氣腫痛

萆薢 12 克，黃柏、蒼朮、牛膝、木瓜、豬苓、澤瀉、檳榔各 10 克。水煎，去渣，溫服。

【利濕退黃藥】

本類藥物性味多屬苦寒，入脾、胃、肝、膽經。苦寒則能清瀉濕熱，故以利濕退黃為主要作用，主要用於濕熱黃疸，症見目黃、身黃、小便黃等。部分藥物還可用於濕瘡癬腫等症。

256. 茵陳

別名	因塵、馬先、綿茵陳、絨蒿、細葉青蒿、安呂草等。
性味歸經	性微寒，味辛、苦，歸脾、胃、肝、膽經。
用法用量	一般用量6~15克，可煎服、外用、煎湯熏洗等。

標註：多為蜷縮團狀、全株密被白毛、綿軟如茸

功效主治

茵陳具有清利濕熱、利膽退黃的功效。可以用於治療身目發黃、小便短赤、黃疸、濕瘡瘙癢等。血虛萎黃者慎服。

治病配方

1 治陽明病，但頭汗出、身無汗、小便不利、瘀熱在裡、身發黃者：茵陳18克，梔子12克，大黃6克。先煎茵陳，再放入梔子和大黃，煎至湯濃，去渣，取汁，分成3份，早、中、晚各1服。（出自《傷寒論》茵陳蒿湯）

2 治陰黃、手足不溫、身體沉重、神倦食少、大便稀溏：茵陳、甘草、附子各6克，乾薑4.5克。水煎，去渣，溫服。（出自《傷寒微旨論》茵陳四逆湯）

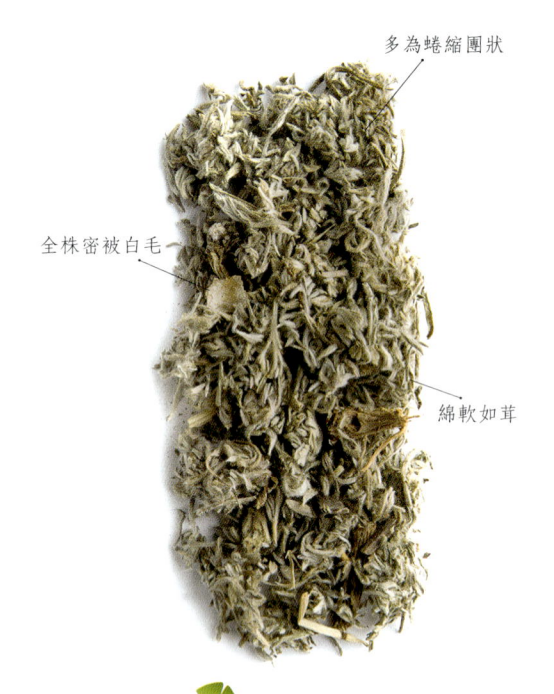

家用養生

煮粥：治黃疸

茵陳15克，乾薑、桂枝各10克，白米50克。先將中藥煎汁，去渣，取汁，與白米一起煮粥，早、晚分服。

代茶飲：治膽結石

茵陳、玉米鬚各30克。水煎，去渣，取汁，代茶飲，不拘時服。

煎服：治慢性肝炎

茵陳10克，炙黃耆30克，柴胡5克，大棗10枚。水煎，去渣，溫服。每日1劑。

257. 金錢草

別　　名	連錢草、大金錢草、神仙對坐草、遍地黃、銅錢草、一串錢等。
性味歸經	性涼，味甘、微苦，歸肝、膽、腎、膀胱經。
用法用量	一般用量15~60克，可煎服、搗汁、外用等。

功效主治

金錢草具有利濕退黃、利尿通淋、解毒消腫的功效。可以用於治療肝膽結石及尿路結石、熱淋、黃疸、瘡毒癰腫、乳癰、火丹、毒蛇咬傷及跌打損傷等。凡陰疽諸毒、脾虛泄瀉者，忌搗汁生服。

治病配方

1 治腮腺炎：金錢草適量。洗淨，加少量鹽搗爛，敷於腫處，不論一側或兩側腮腺腫大，均兩側同時敷藥。

2 治重度黃疸性肝炎：金錢草、茵陳、赤芍各60克，牡丹皮、芒硝各15克，白茅根30克，丹參18克，大黃9克，蒲公英、白花蛇舌草各20克，甘草6克。水煎，去渣，溫服，每日1劑。

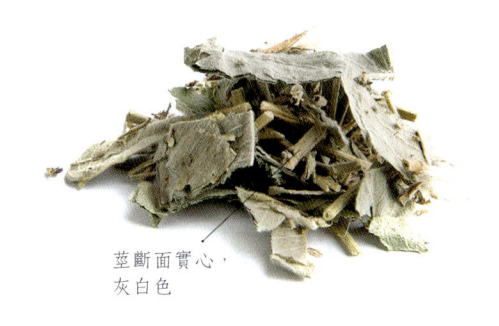

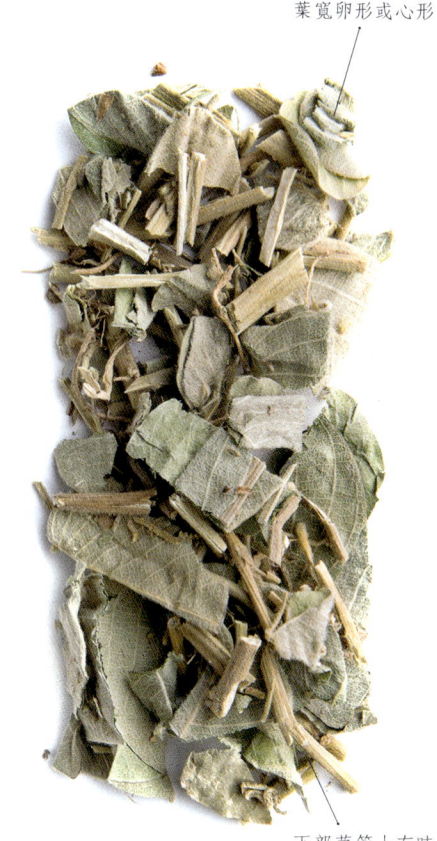

葉寬卵形或心形

下部莖節上有時著生纖細鬚

莖斷面實心，灰白色

家用養生

煮粥：通淋排石、利膽退黃

金錢草30克，白米50克，冰糖適量。水煎金錢草，去渣，取汁，用藥汁和白米一起煮粥，食用前加冰糖調味。

代茶飲：治尿道結石、膀胱結石

金錢草60克。金錢草研成粗末，開水沖泡。代茶頻頻服用，每日1劑。

燉煮：治小兒疳積

金錢草15克，豬肝100克。金錢草煎汁，去渣，取汁。豬肝洗淨，切片。用藥汁燉煮豬肝，喝湯，食豬肝。

258. 虎杖

別　　名	花斑竹、酸筒杆、酸湯梗、川筋龍、斑莊、斑杖根、大葉蛇總管、黃地榆等。
性味歸經	性微寒，味微苦，歸肝、膽、肺經。
用法用量	一般用量 9~15 克，可煎服、外用等。

呈棕黃色

木部放射狀紋理

質堅硬

功效主治

虎杖具有利濕退黃、清熱解毒、散瘀止痛、化痰止咳、瀉熱通便的功效。可以用於治療關節痺痛、濕熱黃疸、淋濁、帶下、閉經、症瘕*、咳嗽痰多、水火燙傷、跌打損傷、癰腫瘡毒、毒蛇咬傷等。

治病配方

1 治小便澀痛、淋濁帶下：虎杖適量。研成細末，每服 10 克，米湯送服。（出自《姚僧垣集驗方》）

2 治慢性膽囊炎：虎杖 12 克，砂仁、黃連、木香各 6 克，柴胡、枳實、白芥子、大黃各 10 克，金銀花、白芍各 15 克，吳茱萸、甘遂、京大戟各 3 克。水煎，去渣，溫服。每日 1 劑。

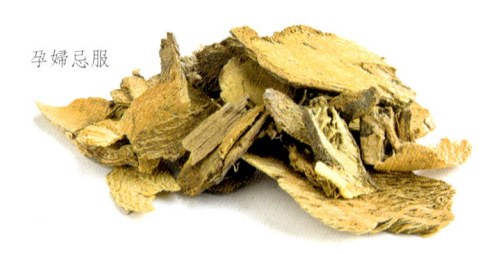

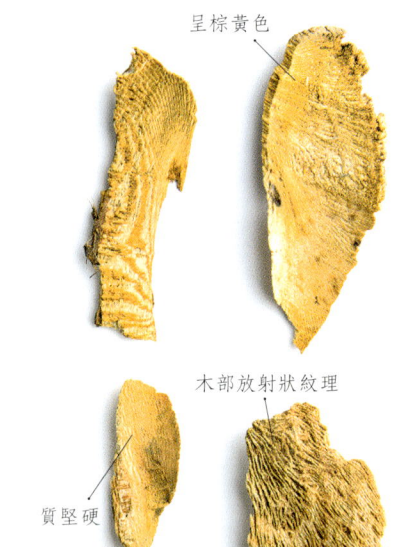

孕婦忌服

家用養生

做膏：治濕熱黃疸

虎杖 400 克，鬱金 200 克，蜂蜜 800 克。水煎，去渣，取汁，加入蜂蜜，用小火煎煮 5 分鐘成膏狀。每次 1 茶匙，每日 2 次，飯後開水沖服。

代茶飲：治脂肪肝

虎杖、澤瀉、鬱金、元胡、山楂各 10 克。水煎，去渣，取汁，代茶飲。

煎服：治尿路結石

虎杖、烏藥、八月箚各 15 克，小茴香 12 克，雞內金 18 克，金錢草 20 克，甘草 10 克。水煎，去渣，取汁。每日分 2 次趁溫服用。

* 症瘕是婦科常見病，也是婦科疑難雜症之一，表現為女性下腹結塊，伴有或脹，或痛，或滿，或異常出血等症狀。

259. 珍珠草

別　　名 葉下珠、夜合草、珠仔草、假油甘、龍珠草、油甘草、小里草、合羞草、五時合、田油甘、田青仔、葉後珠等。

性味歸經 性涼，味甘、苦，歸肝、肺經。

用法用量 煎服，乾品15~30克，鮮品30~60克；外用適量。

功效主治

珍珠草具有利濕退黃、清熱解毒、明目、消積的功效。可以用於治療赤白痢疾、暑熱痢疾、傷暑發熱、目赤腫痛、小兒疳積、夜盲等；外治毒蛇咬傷、頭蛇瘡、小兒暑癤等。

治病配方

1 治赤白痢疾：珍珠草30克，老鸛草20克。水煎，去渣，取汁，加紅糖調味。

2 治細菌性痢疾、膀胱炎：鮮珍珠草30克，金銀花葉20克，紅糖適量。水煎，去渣，取汁。每日1劑，分3次服，連服3~5天。

3 治腎炎急性期或慢性急發：鮮珍珠草40克，白花蛇舌草30克，車前草20克。水煎，去渣，取汁。每日1劑，分3次服，連服2~5天。

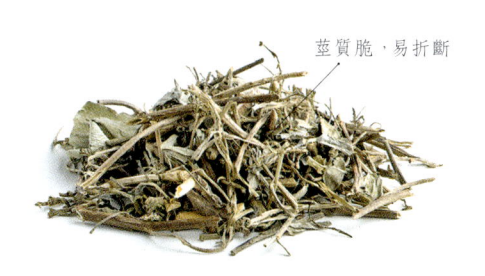

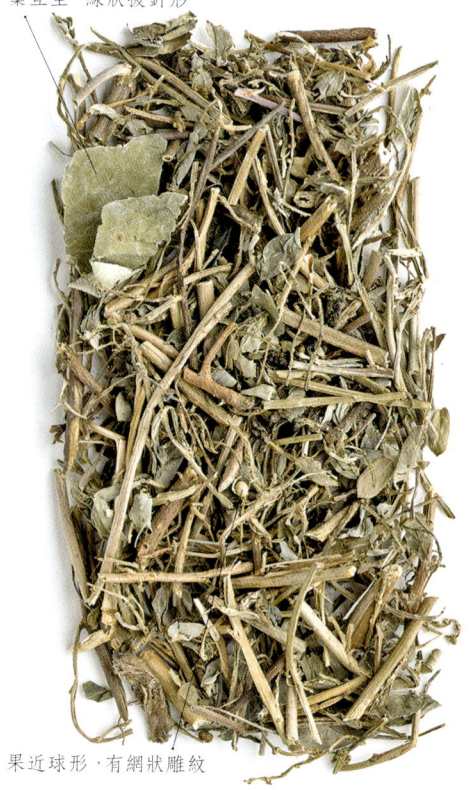

葉互生，線狀披針形

果近球形，有網狀雕紋

莖質脆，易折斷

家用養生

燉服：治小兒疳積

珍珠草20克，雞肝100克。雞肝洗淨，切片。把雞肝放入砂鍋中，加入適量清水和雞肝一起燉煮，雞肝熟爛後，除去藥渣，喝湯，食雞肝。

外敷：治竹葉青蛇咬傷

鮮珍珠草適量，米酒少許。珍珠草洗淨，搗爛取汁，用米酒沖服藥汁；將藥渣敷貼於患處。

煎服：治單純性消化不良

珍珠草15克。水煎，去渣，溫服。

260. 雞骨草

別　　名	紅母雞草、石門檻、黃食草、細葉龍鱗草、大黃草等。
性味歸經	性涼，味甘、微苦，歸肝、胃經。
用法用量	一般用量15~30克，煎服。

功效主治

雞骨草具有利濕退黃、清熱解毒、舒肝止痛的功效。可以用於治療黃疸、脅肋不舒、胃脘脹痛、急慢性肝炎、乳腺炎等。

治病配方

1. 治黃疸：雞骨草6克，大棗8枚。水煎，去渣，溫服。（出自《嶺南草藥志》）

2. 治瘰癧：雞骨草200克，豨薟草100克。將以上中藥研成細末，煉蜜為丸，每丸重3克。日服3次，每次兩丸，連服1個月。（出自《廣西中草藥新醫療法處方集》）

虛寒體弱者慎用

261. 地耳草

別　　名	田基黃、香草、雀舌草等。
性味歸經	性涼，味苦、甘，歸肝、膽經。
用法用量	一般用量15~30克，可煎服、外用等。

功效主治

地耳草具有利濕退黃、清熱解毒、活血消腫的功效。可以用於治療黃疸、熱淋、惡瘡、腫毒、毒蛇咬傷、跌打損傷等。

治病配方

1. 治跌打損傷：地耳草15克，黃酒適量。黃酒、水各半，煎1小時，溫服，每日2次。（出自《福建民間草藥》）

2. 治毒蛇咬傷：地耳草、青木香各15克，胡荽30克，黃酒適量。黃酒、水各半，煎1小時，溫服，每日2次。（出自《江西民間草藥》）

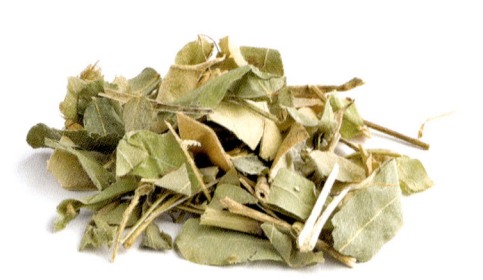

葉皺縮，紙質，易碎

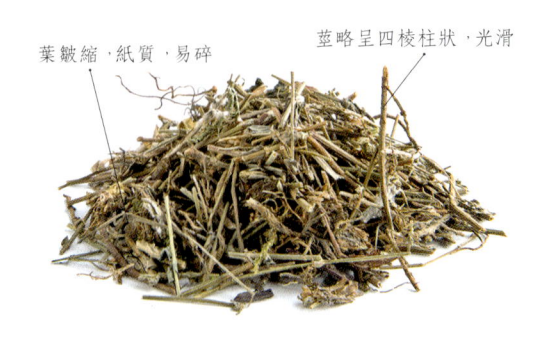

莖略呈四稜柱狀，光滑

262. 垂盆草

別　　名 狗牙半支、石指甲、半支蓮、養雞草、狗牙齒、瓜子草等。

性味歸經 性微寒，味甘、淡、微酸，歸心、肝、膽經。

用法用量 煎服，15~30 克，鮮品 250 克。

功效主治

垂盆草具有利濕退黃、清熱解毒的功效。可以用於治療濕熱黃疸、小便不利、癰腫瘡瘍、急慢性肝炎、喉痛、蛇咬傷、燙傷等。

治病配方

1 治肝癌：垂盆草、半枝蓮、生瓦楞子、石燕各 30 克，漏蘆、薏仁各 15 克，當歸、丹參、紅花各 9 克，八月箚、白芍、陳皮各 6 克。水煎 3 次，分服，每日 1 劑。

2 治肺癌：垂盆草、白英各 30 克。水煎，去渣，溫服，每日 1 劑。堅持服用，能使病情好轉，臨床症狀基本消失，病灶逐漸縮小。

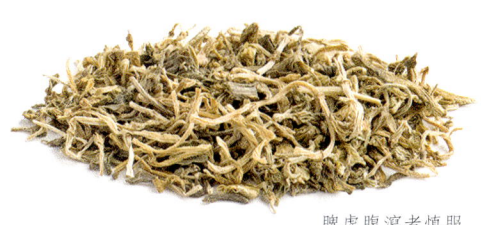

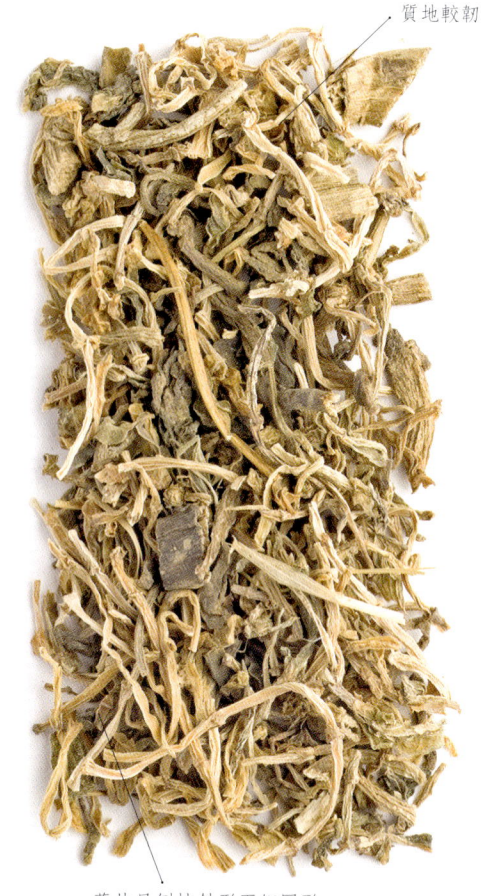

質地較韌

葉片呈倒披針形至矩圓形

脾虛腹瀉者慎服

家用養生

外敷：治燙火傷、癰腫惡瘡、乳腺炎、腮腺炎、丹毒、疤癧

鮮垂盆草適量。將垂盆草搗爛，敷於患處，數日即可痊癒。

製軟膏：消炎退腫

垂盆草 30 克。將垂盆草研成細末，用凡士林調成 50% 軟膏，局部外敷。

第八章

溫裡藥

《黃帝內經》有「寒者溫之」的說法,所以,顧名思義,溫裡藥能溫暖身體,祛除體內寒涼,治療裡寒證。

如果寒邪入侵肝經,可用吳茱萸、小茴香等。如果寒痰入侵肺部,造成咳喘,可用乾薑、細辛等。

溫裡藥多辛熱燥烈,實熱證、陰虛火旺、津虧血虛者均應忌用。孕婦慎用。

263. 附子

別　　名	無。
性味歸經	性大熱，味辛、甘，歸心、腎、脾經。
用法用量	一般用量 3~10 克，陽氣極度衰竭可用至 18~30 克，煎服。

功效主治

附子具有回陽救逆、補火助陽、散寒止痛的功效。可以用於治療吐瀉厥逆、肢冷脈微、心腹冷痛、冷痢、腳氣水腫、風寒濕痺、陽痿、宮冷、虛寒吐瀉、陰寒水腫、陽虛外感、陰疽瘡瘍以及一切沉寒痼冷之疾等。附子性大熱，口乾舌燥、舌體發紅等體內有熱者忌用。

治病配方

治寒濕型腹瀉：附子、人參、乾薑、炙甘草、白朮各 90 克。將以上五味中藥研成細末，煉蜜為丸，共做 30 丸。每服 1 丸，水煎，去渣，飯前趁熱服用。（出自《太平惠民和劑局方》附子理中丸）

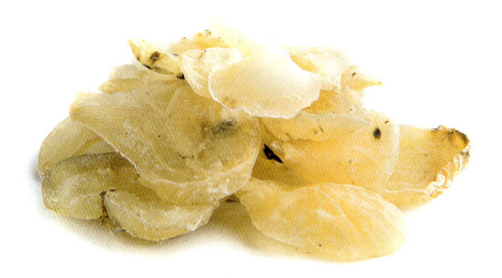

黃白色

半透明

不可與黑豆、人參、甘草一起食用

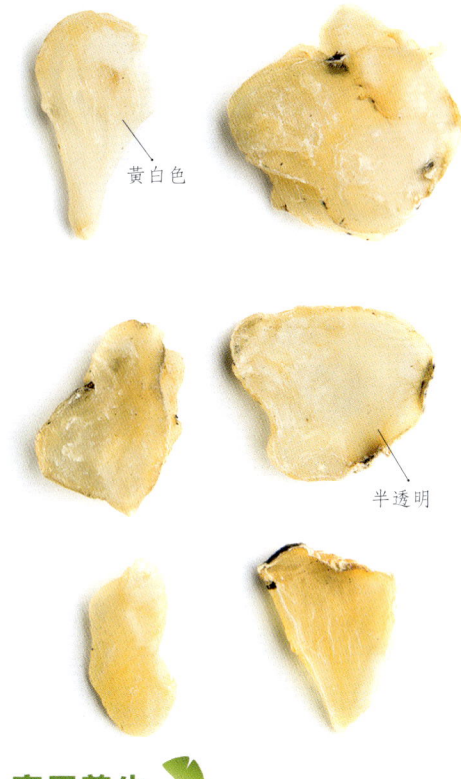

家用養生

代茶飲：治厥陰寒痛型頭痛

補骨脂 10 克，肉桂、附子、甘草各 5 克。水煎，去渣，代茶飲。

煮粥：溫中散寒

附子 5 克，乾薑 3 克，白米 50 克，蔥白 2 根，紅糖適量。將附子和乾薑研為細末，白米淘洗乾淨，蔥白洗淨切段。白米加適量清水，放入鍋中煮粥，待粥沸後，加入藥末、蔥白段、紅糖同煮為稀粥即可。

煮湯：溫中補腎

附子 10 克，肉桂 5 克，雞蛋 1 個。將肉桂、附子用清水煎煮，去渣，取汁，打入雞蛋，煮熟即可。

264. 乾薑

別　　名　白薑、均薑、乾生薑等。
性味歸經　性熱，味辛，歸脾、胃、腎、心、肺經。
用法用量　一般用量為 3~10 克，煎服。

功效主治

乾薑具有溫中散寒、回陽通脈、溫肺化飲的功效。可以用於治療脘腹冷痛、嘔吐、泄瀉、亡陽厥逆、寒飲咳喘、寒濕痺痛等。乾薑藥性大熱，陰虛內熱者、肝炎患者、多汗者忌食，患有眼疾、癰瘡和痔瘡者不宜多食，孕婦慎服。

治病配方

1 治風寒型感冒：乾薑、紅茶各 3 克。乾薑洗淨切碎，與紅茶同煮或開水沖泡 5 分鐘即可，當茶服用。有溫經祛寒、解表止痛的作用，適用於風寒感冒、畏寒發熱、鼻塞流涕等症狀。

2 治女性妊娠期嘔吐不止：乾薑、人參各 14 克，半夏 28 克。將以上三味中藥研成細末，以生薑汁煮糊為丸，如梧桐子大。每服 10 丸，每日 3 次。（出自《金匱要略》乾薑人參半夏丸）

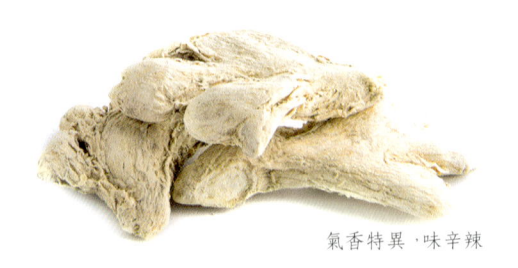

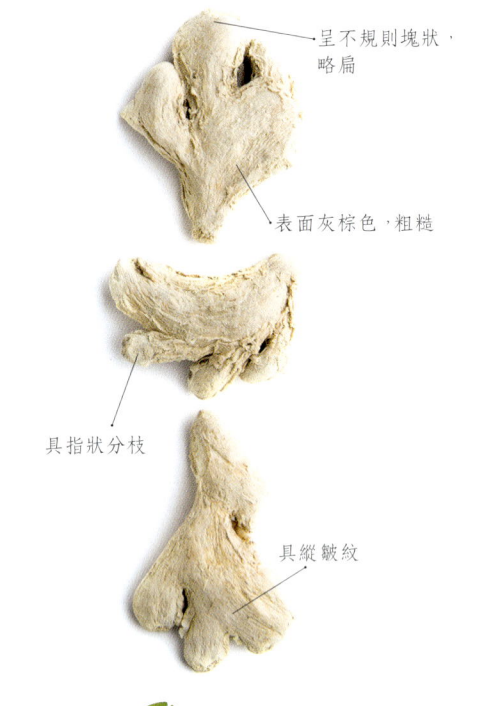

- 呈不規則塊狀，略扁
- 表面灰棕色，粗糙
- 具指狀分枝
- 具縱皺紋

氣香特異，味辛辣

家用養生

煮粥：治脾肺虛寒、心腹冷痛

乾薑 5 克，白米 50 克，砂糖適量。將乾薑洗淨，水煎取汁，加白米煮粥，待沸時調入砂糖，煮至粥熟即成。每日 1 劑，連食 3~5 天。

炒菜：溫肺補腎、止咳平喘

乾薑 90 克，豬腰 2 個，鹽適量。將豬腰洗淨，去臊筋，切細，與乾薑放入鍋中同炒，待炒至熟，加鹽調味即可。有溫肺補腎、止咳平喘的作用。

代茶飲：清熱解毒、利濕和胃

乾薑、綠茶各 6 克。放入杯中，用開水沖泡，代茶飲。有清熱解毒、利濕和胃的作用，適用於急性腸胃炎引起的腹部絞痛。

265. 肉桂

別　　名	玉桂、牡桂、菌桂、筒桂、大桂、薄桂、辣桂等。
性味歸經	性大熱，味辛、甘，歸脾、腎、心、肝經。
用法用量	煎服宜後下，或焗服，1~4.5克；研末沖服，1~2克。

外表面粗糙，有灰色地衣斑塊

質堅實而脆

內表面平滑，有細縱紋

功效主治

肉桂具有補火助陽、散寒止痛、溫經通脈、引火歸原的功效。可以用於治療老年人腎陽不足導致的畏寒肢冷、脘腹冷痛、食少溏泄、陽痿、宮冷、經痛、閉經等；老年人久病體弱、氣衰血少等。肉桂性大熱，陰虛火旺、有出血症狀者及孕婦忌用。

治病配方

1 治腎陽不足引起的腰酸腹痛，畏寒肢冷，陽痿遺精，大便溏薄：肉桂、山茱萸、炙甘草各 3 克，熟地黃、杜仲各 9 克，山藥、枸杞子、附子各 6 克。水煎，去渣，取汁，溫服。（出自《景嶽全書》右歸飲）

2 治經痛、閉經、月經失調：肉桂、當歸、川芎、莪朮、牡丹皮各 3 克，人參、牛膝、甘草各 4 克。水煎，去渣，取汁，熱服。（出自《女性良方大全》溫經湯）

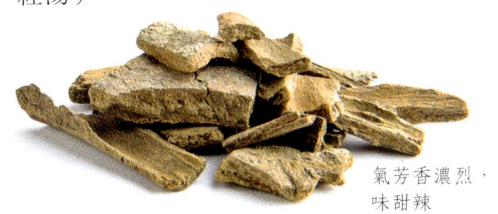

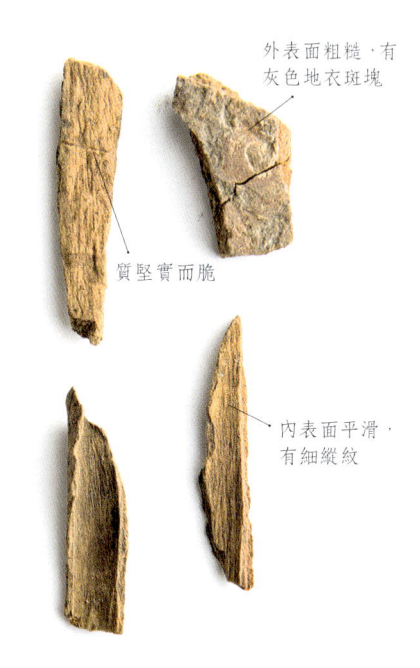

氣芳香濃烈，味甜辣

家用養生

煮粥：溫中散寒

肉桂 5 克，車前草 30 克，白米 50 克，紅糖適量。先將肉桂和車前草用水煮半小時，撈去藥渣，把白米放入藥汁，大火燒開，再用小火將粥煮爛，加紅糖調味即可。

蒸服：陰陽雙補

肉桂 5 克，甲魚 1 隻，鹽適量。甲魚去殼，洗淨、切塊。切好的甲魚與肉桂一起放入大碗中，隔水蒸熟，加鹽調味即可。

代茶飲：治低血壓

肉桂 10 克，黨參 15 克，黃精 12 克，大棗 10 枚，甘草 6 克。水煎，去渣，代茶飲。每日 1 劑，連續服 15 日見效。

266. 丁香

別　　名　丁子香、支解香、雄丁香、公丁香、雞舌香等。

性味歸經　性溫，味辛，歸脾、胃、肺、腎經。

用法用量　一般用量1~3克，可煎服、外用等。

功效主治

丁香具有溫中降逆、散寒止痛、溫腎助陽的功效。可以用於治療胃寒脹痛、呃逆、吐瀉、痺痛、疝痛、口臭、牙痛等。丁香性溫，體內有火者忌用。

治病配方

1 治小兒吐逆：丁香、半夏（生用）各50克。將以上中藥研成細末，薑汁和丸，如綠豆大。每服20丸，薑湯送服。（出自《百一選方》）

2 治胃寒脹痛：丁香、炙甘草、沉香各100克，生薑5克，紅茶8克，鹽適量。丁香、炙甘草、沉香研成細末，攪拌均勻。生薑洗淨後剁成碎粒，放入茶杯中，再加入15克藥末、紅茶和鹽。開水沖泡，清晨空腹服用。

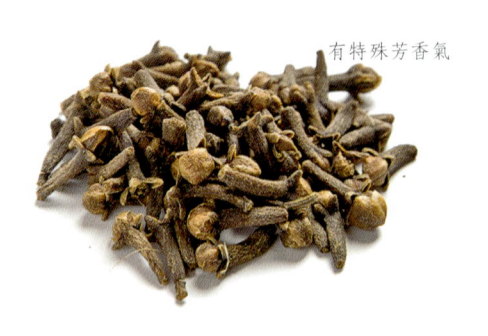

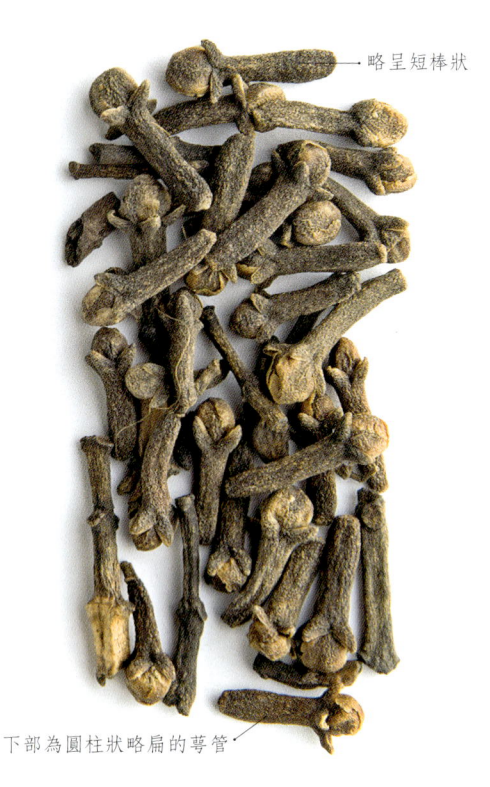

略呈短棒狀

下部為圓柱狀略扁的萼管

有特殊芳香氣

家用養生

燉煮：補益脾胃

丁香、肉桂各10克，母雞1隻，生薑、蔥白、白胡椒、鹽各適量。將母雞處理乾淨，切塊，放入鍋中，加入適量清水、丁香、白胡椒、肉桂、老薑和蔥白，用小火燉煮至雞肉將熟時，加鹽調味即可。

做羹糖：溫中散寒

丁香5克，紅糖200克，生薑碎末40克。將紅糖放入鍋中，加清水適量，以小火煎至較稠時，加入生薑及丁香拌勻，再繼續煎，至挑起成絲狀而不黏手時停火。將紅糖倒在塗過油的大瓷盤中，待稍冷切條即可。

267. 小茴香

別　　名	懷香、香絲菜、茴香等。
性味歸經	性溫，味辛，歸肝、脾、胃、腎經。
用法用量	一般用量 3~6 克，可煎服、外用等。

有 5 條隆起的棱線

橫切面呈五邊形

功效主治

小茴香具有散寒止痛、理氣和胃的功效。可以用於治療寒傷脾胃引起的胃脘寒痛、得熱則緩、受寒則重，腎陽不足引起的遺尿、腰膝酸軟等。小茴香性溫，熱證及陰虛火旺者忌用。

治病配方

1 治胃脘寒痛：小茴香、枳殼各 12 克，烏藥 10 克，川厚朴 7 克，佛手 9 克，陳皮、甘草各 8 克。水煎，去渣，每日分 2 次趁溫服用。

2 治疝氣、小腹冷痛、脹滿：小茴香 100 克，胡椒 80 克。將以上二味中藥研成細末，酒糊為丸。每次服 6 克，溫酒送服。（出自《三因方》小茴香丸）。

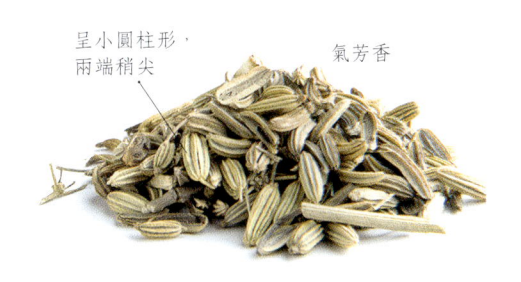

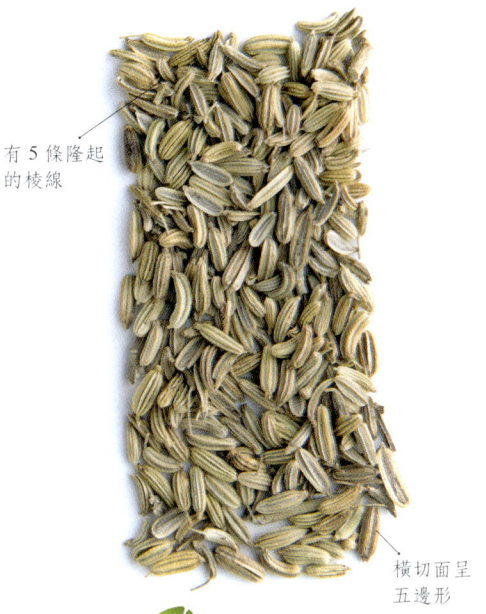

呈小圓柱形，兩端稍尖

氣芳香

家用養生

燉煮：補腎、強腰膝

小茴香、鹿茸、菟絲子各 6 克，羊腎 2 個。羊腎去筋，去膜，洗淨，切條，放入砂鍋中，加入適量清水、小茴香、鹿茸和菟絲子，大火燒開，小火燉煮 1 小時，去藥渣，喝湯，食羊腎。

煮粥：開胃消食

小茴香、鹽各適量，白米 50 克。將小茴香放入砂鍋內，加適量清水煮，取汁。將白米淘洗乾淨，與藥汁、鹽一起放入鍋中煮粥，煮至白米熟爛即可。

做茴香豆：開胃消食

小茴香、桂皮、鹽各適量，黃豆 500 克。黃豆洗淨，浸泡 8 小時後撈出瀝乾水。將所有調料放入鍋內，加適量清水，放入泡發好的黃豆，用小火慢煮至黃豆熟即可。

268. 高良薑

別　　名	風薑、小良薑、高涼薑、良薑、蠻薑、佛手根、海良薑等。
性味歸經	性熱，味辛，歸脾、胃經。
用法用量	煎服，3~6 克；研末沖服，每次 3 克。

功效主治

高良薑具有散寒止痛、溫中止嘔的功效。可以用於治療胃寒、食積導致的脘腹冷痛、胃寒嘔吐、噯氣吞酸等。

治病配方

1 治心脾疼痛、一切冷物所傷：高良薑、乾薑各等分。將以上中藥研成細末，麵糊為丸，如梧桐子大。每服 15 丸，飯後陳皮湯送服。（出自《和劑局方》二薑丸）

2 治疝氣：高良薑、荔枝核各 20 克，香附子 10 克。將以上二味中藥研成細末。每服 6 克，每日 1 次。

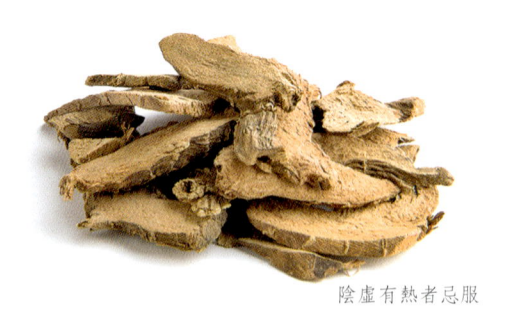

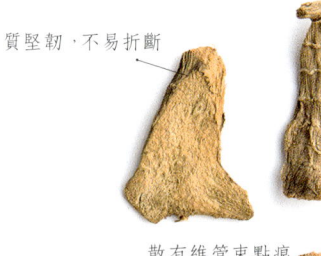

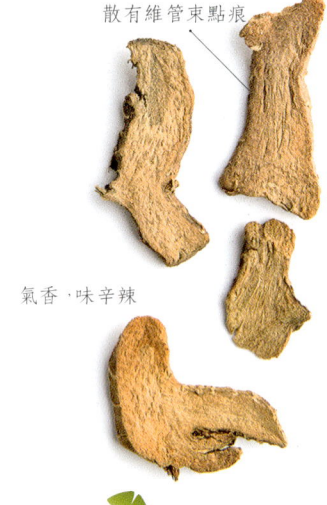

質堅韌，不易折斷

散有維管束點痕

氣香，味辛辣

家用養生

燉煮：暖胃

高良薑、乾薑各 30 克，牛肉 500 克，鹽適量。牛肉洗淨，切塊，放入砂鍋中，加入適量清水、高良薑和乾薑，大火燒開後，小火煲 2 小時，放鹽調味後食用。對胃寒型胃潰瘍、十二指腸潰瘍有較好療效。

煮粥：治吐瀉、腹痛

高良薑 15 克，白米 50 克。加適量水先煎高良薑，去渣，取汁。再用藥汁煮粥。空腹服食，對吐瀉交作、腹中疼痛等有較好療效。

煎服：止嘔

高良薑 5 克，乾薑 3 克。水煎，去渣，取汁，溫服。每日 1 劑。

陰虛有熱者忌服

269. 吳茱萸

別　　名	吳萸、茶辣、漆辣子、臭辣子樹、左力純幽子、米辣子等。
性味歸經	性熱，味辛、苦，有小毒，歸肝、脾、胃、腎經。
用法用量	一般用量 1.5~4.5 克，可煎服、外用等。

功效主治

吳茱萸具有散寒止痛、降逆止嘔、助陽止瀉的功效。可以用於治療厥陰頭痛、寒疝腹痛、寒濕腳氣、經痛、脘腹脹痛、嘔吐吞酸、五更泄瀉、外治口瘡、高血壓等。

治病配方

1 治嘔而胸滿，乾嘔吐涎沫，頭痛：吳茱萸、人參各 9 克，生薑 18 克，大棗 4 枚。水煎，去渣，溫服，每日 3 服。（出自《金匱要略》吳茱萸湯）

2 治胃痛吞酸，腹痛泄瀉：吳茱萸、黃連、白芍各 10 克。將以上三味中藥研成細末，麵糊為丸，如梧桐子大。每服 20 丸，每日 3 次，米湯送服。（出自《太平惠民和劑局方》戊己丸）

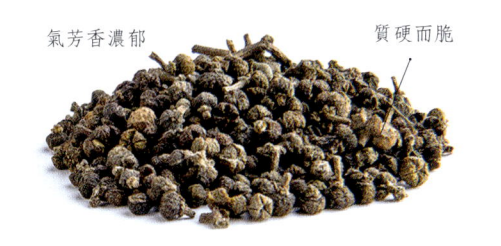

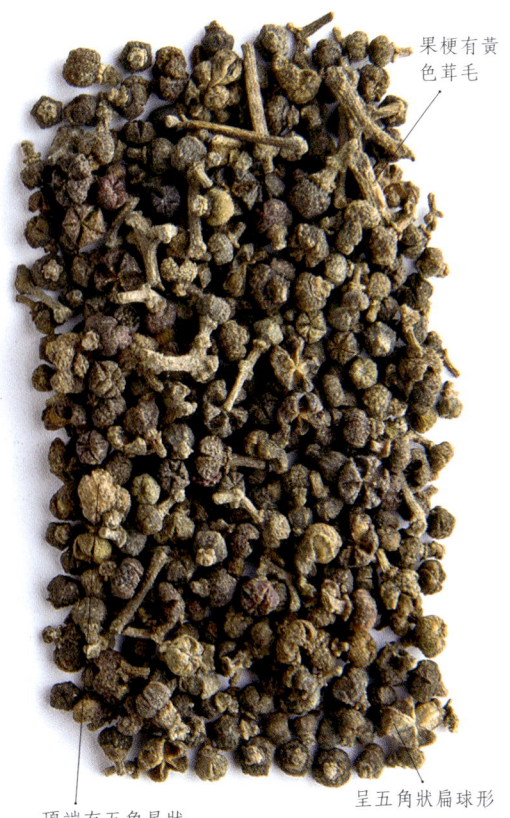

果梗有黃色茸毛

呈五角狀扁球形

頂端有五角星狀的裂隙

氣芳香濃郁

質硬而脆

家用養生

煎服：溫養脾胃

補骨脂 12 克，肉豆蔻、五味子、吳茱萸各 6 克。水煎，去渣，溫服。每日 1 劑。

塗抹：治頭風

吳茱萸適量。水煎，去渣，取汁。用棉條蘸取藥汁，塗抹於患處。

含服：治牙痛

吳茱萸適量，白酒 200 毫升。酒煎吳茱萸，去渣，取汁，含於口中 1 分鐘，吐出。反覆數次，疼痛即可減輕。

270. 花椒

別　　名	青花椒、狗椒、蜀椒、紅椒、紅花椒等。
性味歸經	性溫，味辛，歸脾、胃、腎經。
用法用量	一般用量3~6克，大劑量可用到30克，可煎服、外用等。

功效主治

花椒具有溫中止痛、殺蟲止癢的功效。可以用於治療脾胃虛寒引起的食欲減退或脘腹冷痛、嘔吐、腹瀉等，以及蛔蟲引起的腹痛。花椒性溫，陰虛火旺者忌用，孕婦慎服。

治病配方

1 治胸中大寒、嘔不能飲食、腹中寒： 花椒、人參各6克，乾薑12克，飴糖30克。將前三味中藥用水煎煮，去渣，取汁，再將飴糖放入藥汁中，小火煎30分鐘即可。分2次服用。（出自《金匱要略》大建中湯）

2 治脾虛濕阻型胃炎： 花椒6克，烏梅9克。水煎，去渣，取汁，溫服。每日3次。

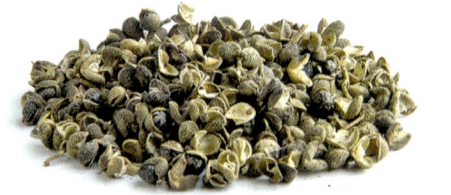

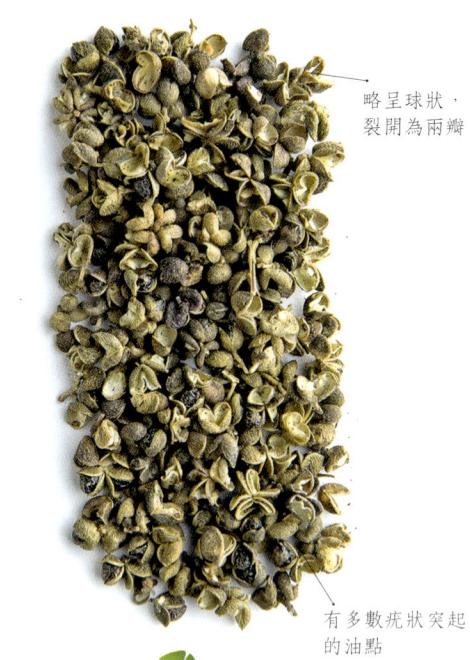

香氣濃・味麻辣

略呈球狀，裂開為兩瓣

有多數疣狀突起的油點

家用養生

做飲品：溫中補虛、暖胃止痛

花椒、紅糖各30克。將花椒先放在清水中泡1小時，花椒水倒入鍋中，用大火煮10分鐘，出鍋時加入紅糖即可。每日服用1次即可。

煮粥：溫中散寒

花椒、蔥、生薑、鹽各適量，白米50克。白米淘洗乾淨，放入鍋中，加清水熬煮成粥。將蔥、生薑、鹽加入粥中，拌勻後稍煮一會兒，趁熱撒入花椒即可。

涼拌：清熱涼血

花椒6克，鮮藕250克，醋、鹽、砂糖各適量。將藕洗淨，刮去外皮、切片、焯熟，撈入盤中，加鹽、醋、砂糖拌勻。鍋中加油燒熱，下花椒炸至變色時撈出，將炸好的花椒油倒入盤中藕片上即可。

271. 胡椒

別　　名　玉椒、浮椒等。
性味歸經　性熱，味辛，歸脾、胃、大腸經。
用法用量　煎服，2~4克；研末服，0.6~1.5克；外用適量。

近圓球形

功效主治

胡椒具有溫中散寒、下氣消痰的功效。可以用於治療胃寒、食積所致的胃腹冷痛、腸鳴腹瀉，風寒感冒，食欲不振，消化不良。胡椒性熱，不可多食。孕婦慎服，風熱感冒、濕熱實火及陰虛有火者忌用。

治病配方

1 治胃寒、胃痛：胡椒 1.5 克，甜杏仁 5 個，大棗 3 枚（去核）。將以上三味中藥研成細末，溫開水送服。成人每日 1 次，兒童酌情減量。

2 治小兒虛寒性腹瀉：胡椒粉 1 克。胡椒粉撒於白米飯中拌勻，把飯捏成餅狀，貼肚臍；或把胡椒粉直接敷於臍眼，填滿，用傷濕止痛膏封嚴，每日 1 次，一般 3 次即可痊癒。

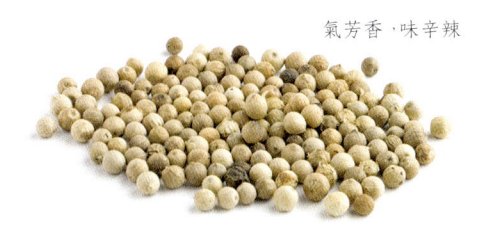

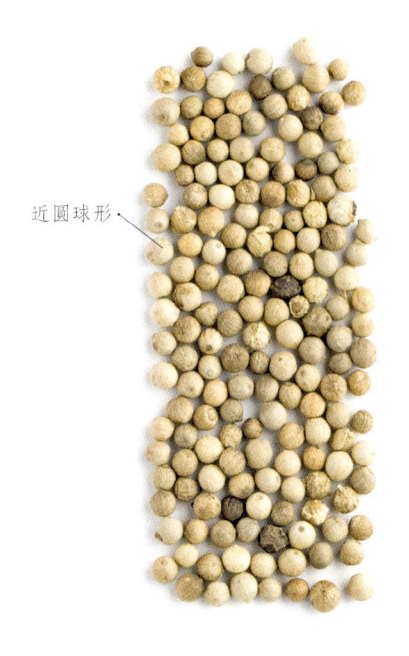

氣芳香，味辛辣

家用養生

研末：治齲齒牙痛

胡椒適量。將胡椒研成細末，取少許與少量鹽拌勻，塞入齲齒洞中。

煮粥：治脾胃虛寒所致的脘腹冷痛、食欲不振、納差食少

胡椒 4 克，白米 50 克，鹽適量。將胡椒洗淨，水煎取汁，加白米煮粥，待熟時調入食鹽即成；或將胡椒研為細末，直接調入粥中服食，每日 1 劑，連續 3~5 天。

燉煮：健脾益氣、溫中和胃

胡椒、乾薑、砂仁各 6 克，肉桂、陳皮各 3 克，豬肚 1 個，鹽適量。豬肚洗淨，所有中藥布包，加水同煮至豬肚爛熟後，去渣，取汁飲服，豬肚取出切片，放鹽調味服食。適用於胃脘隱痛、喜熱飲、納差食少、面色無華等。

272. 山奈

別　　名 三奈子、三賴、沙薑、三奈、山辣等。
性味歸經 性溫，味辛，入胃經。
用法用量 一般用量6~10克，煎服。

功效主治

可以用於治療胃寒導致的心腹冷痛、腸鳴腹瀉、納穀不香、不思飲食、食積、停食不化等。陰虛血虧及胃有鬱火者禁服。

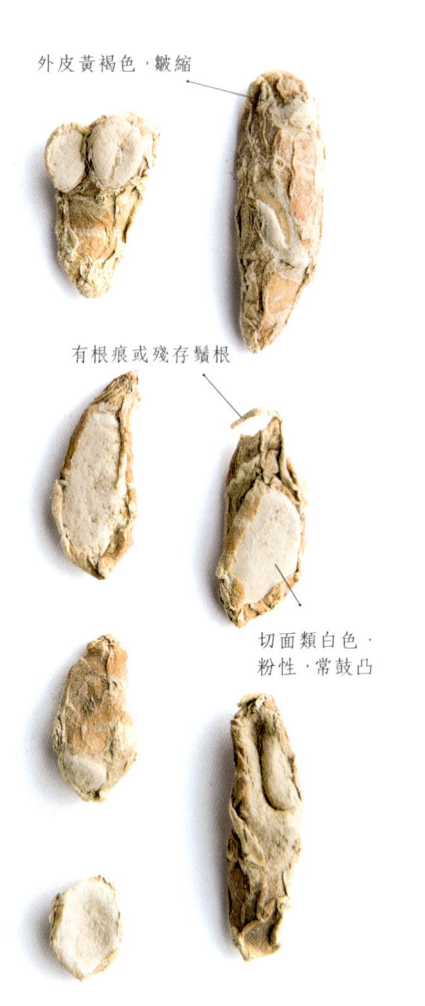

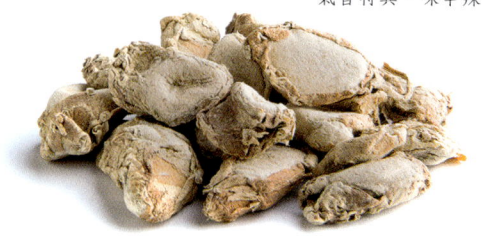

氣香特異，味辛辣

外皮黃褐色，皺縮

有根痕或殘存鬚根

切面類白色，粉性，常鼓凸

治病配方

1 治胸腹冷痛：丁香6克，當歸、山奈各10克，甘草3克。水煎，去渣，溫服。每日1劑。（出自《瀕湖集簡方》）

2 治牙痛：山奈6克，麝香1.5克。將山奈和麝香研成細末。每取適量，擦牙或漱口，每日早、中、晚各1次。（出自《海上方》麝香一字散）

家用養生

燉煮：溫中暖胃

山奈5克，牛肉500克，調料適量。牛肉處理乾淨，切塊，放入砂鍋中，加入清水和山奈一起燉煮，牛肉熟爛後，除去藥渣，喝湯，食肉。有溫中暖胃的作用。

燉煮：健脾胃

山奈5克，豬肚1個，調料適量。豬肚處理乾淨，切條，放入砂鍋中，加入清水和山奈一起燉煮，豬肚熟爛後，除去藥渣，喝湯，食豬肚。有健脾胃的作用。

273. 華澄茄

別　　名 山蒼子、山雞椒、山香椒、山香根、豆豉薑、木薑子等。
性味歸經 性溫，味辛，歸脾、胃、腎、膀胱經。
用法用量 一般用量 1.5~3 克，煎服。

功效主治

華澄茄具有溫中散寒、行氣止痛的功效。可以用於治療胃寒嘔逆、脘腹冷痛、寒疝腹痛、寒濕鬱滯、小便渾濁、感冒頭痛、消化不良等；外用治癰癤腫痛、乳腺炎、蟲蛇咬傷等。

治病配方

治脾胃虛滿、寒氣上攻於心、心腹刺痛、兩脅作痛、頭昏、四肢困倦、吐逆、發熱、泄瀉：華澄茄、高良薑、肉桂、丁香、厚朴、桔梗、陳皮、三稜、甘草各 45 克，香附 90 克。將以上十味中藥研成細末。每服 12 克，與生薑一起水煎，和渣服用。（出自《扁鵲心書》華澄茄散）

糖尿病患者忌服

發熱咳嗽者禁服

274. 華茇

別　　名 華撥、華茇梨、椹聖、蛤蔞、鼠尾等。
性味歸經 性熱，味辛，歸胃、大腸經。
用法用量 一般用量 1.5~3 克，可煎服、外用等。

功效主治

華茇具有溫中散寒、下氣止痛的功效。可以用於治療胃寒引起的腹痛、嘔吐、腹瀉、冠心病、心絞痛、神經性頭痛及牙痛等。

治病配方

1. 治牙痛：華茇、高良薑、胡椒、細辛各等分。將以上四味中藥研成細末。每取適量，擦牙或漱口，每日早、中、晚各 1 次。（出自《禦藥院方》華茇散）

2. 治女性血氣不和、疼痛不止、月經失調：華茇、蒲黃各等分，將華茇和蒲黃研成細末，煉蜜為丸，如梧桐子大。每服 30 丸，米湯送服。（出自《普濟方》華茇丸）

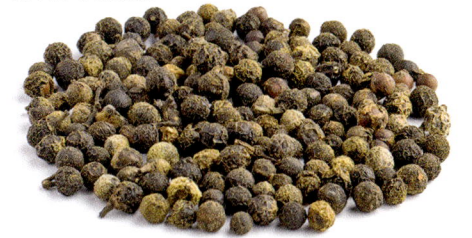

有特異香氣，味辛辣

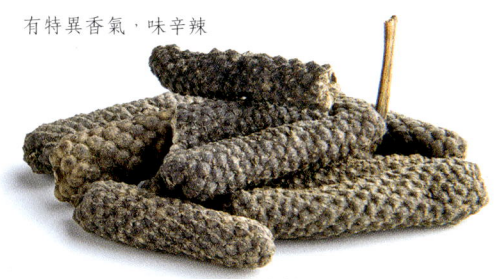

實熱鬱火、陰虛火旺者忌服

第八章 溫裡藥 273

第九章

理氣藥

　　理氣藥性味多屬辛溫而芳香。味苦能泄，味辛能行，芳香能走竄，性溫能通行，所以此類藥物有行氣、降氣、解鬱、散結的功效。主要用於治療脾胃氣滯所致的腹脘脹痛、噁心嘔吐、腹瀉、便祕等；肝氣鬱滯所致的脅肋脹痛、乳房脹痛、月經失調等；肺氣瘀滯所致的咳嗽氣喘、胸悶胸痛等。

275. 柿蒂

別　　名 柿錢、柿丁、柿子把、柿蕚等。
性味歸經 性平，味苦、澀，歸胃經。
用法用量 一般用量 4.5~9 克，煎服。

功效主治

柿蒂具有降氣止呃的功效。可以用於治療胃寒呃逆、虛寒呃逆、胃熱呃逆等。

治病配方

1 治胸滿咳逆不止：柿蒂、丁香各 30 克。將柿蒂和丁香細切。每服 12 克，加薑片水煎，去渣，取汁，熱服，不拘時服。（出自《濟生方》柿蒂湯）

2 治傷寒嘔噦不止：柿蒂 6 克，白梅 4 克。將柿蒂和白梅研成粗末。水煎，去渣，取汁，溫服，不拘時服。（出自《聖濟總錄》柿蒂湯）

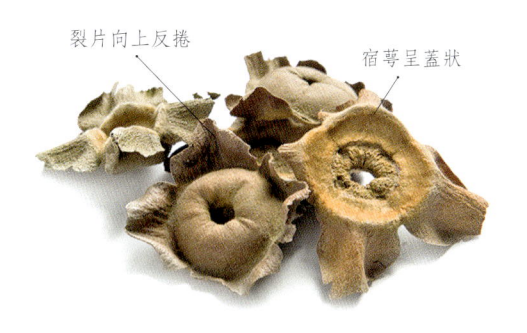

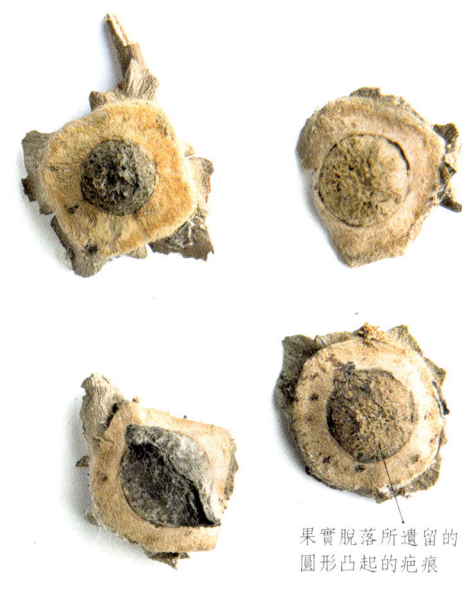

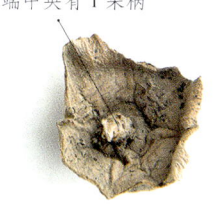

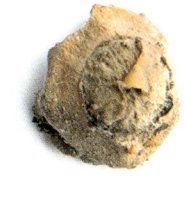

果實脫落所遺留的圓形凸起的疤痕

頂端中央有 1 果柄

裂片向上反捲

宿萼呈蓋狀

家用養生

煎服：治呃逆

柿蒂、丁香、人參各等分。水煎，去渣，取汁，溫服。每日 1 劑。

研末：清熱止血

柿蒂適量。燒炭存性，研成細末。每服 6 克，米湯送服。

煎服：治百日咳

柿蒂 12 克，烏梅核中之白仁 10 個（細切），砂糖適量。水煎，去渣，取汁。分 2 次服用，連服數日。

276. 青皮

別　　名 四花青皮、個青皮、青皮子等。
性味歸經 性溫，味苦、辛，歸肝、膽、胃經。
用法用量 一般用量 3~9 克，煎服。

功效主治

青皮具有疏肝破氣、消積化滯的功效。可以用於治療肝氣鬱滯引起的胸脅脹痛、疝氣、乳核、乳癰、食積腹痛等。

治病配方

1 治肝硬化：青皮、陳皮、黃連各 30 克，香附 120 克，蒼朮、半夏、針砂各 60 克，白朮、苦參各 15 克。將以上九味中藥研成細末，麵糊為丸。每服 3~6 丸，每日 3 次。

2 治肝脹、脅下滿而痛引小腹：青皮 4.5 克，柴胡、烏藥、陳皮、延胡索各 3 克，乾薑、木香各 1.5 克，蒺藜 12 克，鬱金 6 克，花椒 5 克。水煎，去渣，溫服。每日 1 劑。

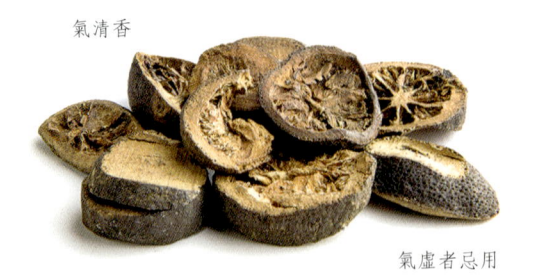

呈不規則的圓球形

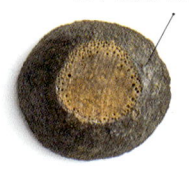

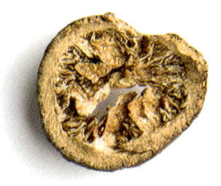

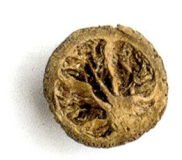

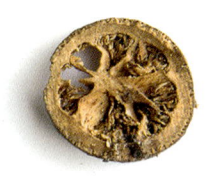

可見細密小凹點（油室）

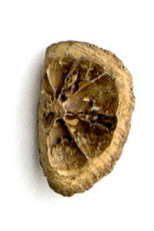

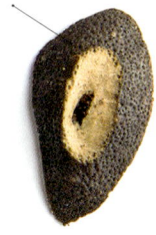

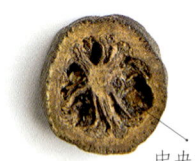

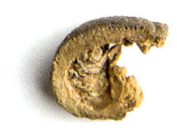

中央有瓤囊 7~13 瓣

氣清香

氣虛者忌用

家用養生

煮粥：疏肝理氣，消積化滯

青皮 10 克，山楂 15 克，白米 50 克。青皮和山楂水煎，去渣，取汁。用藥汁和白米一起煮粥。每日早、晚分服。

代茶飲：理氣活血

青皮、紅花各 10 克。青皮晾乾後切成絲，與紅花加水浸泡 30 分鐘，煎煮 30 分鐘，去渣，取汁即成。當茶頻頻服用，或早、晚 2 次分服。對氣滯血瘀型盆腔炎有較好療效。

277. 枳實

別　　名　鵝眼枳實。
性味歸經　性溫，味苦、辛、酸，歸脾、胃、肝、心、大腸經。
用法用量　一般用量3~9克，大量可用至30克，炒後性較平和。

功效主治

枳實具有破氣消積、化痰除痞的功效。可以用於治療積滯內停、痞滿脹痛、大便祕結、瀉痢後重、結胸、胃下垂、子宮脫垂、脫肛等。

治病配方

1 治腹脘脹痛、下痢泄瀉：炒枳實、大黃、神曲各15克，茯苓、黃芩、黃連、白朮各9克，澤瀉6克。將以上八味中藥研成細末，湯浸蒸餅為丸，如梧桐子大，每服5丸，溫水送服，每日2次。（出自《內外傷辨惑論》枳實導滯丸）

2 治胸陽不振、胸中滿悶、胸痛徹背：枳實、瓜蔞、厚朴各12克，薤白9克，桂枝6克。水煎，去渣，取汁，分3次溫服。（出自《金匱要略》枳實薤白桂枝湯）

切面果皮略隆起
呈半球形，少數為球形
具顆粒狀突起和皺紋
瓤囊棕褐色

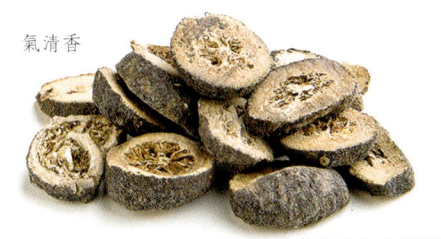

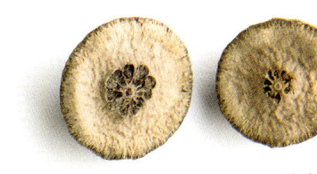

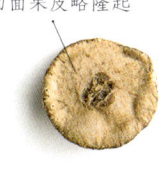

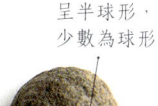

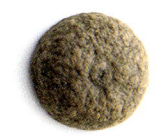

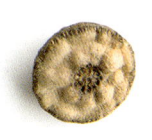

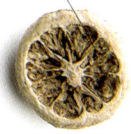

氣清香
脾胃虛弱者及孕婦慎服

家用養生

研末：治療失眠、抑鬱

炙枳實、白芍、炙甘草、柴胡各9克。將上述四味中藥研成細末，白開水調服。每天1劑，分3次服用。

代茶飲：改善大便乾結、形體消瘦、頭暈耳鳴

炒枳實15克，炒白朮30克，生地黃40克。研成粗粉，用紗布包好，放在保溫瓶中，用開水沖泡，代茶飲。

煎服：治慢性膽囊炎

枳實、柴胡、白芥子、大黃各10克，砂仁、黃連、木香各6克，虎杖12克，金銀花、白芍各15克，吳茱萸、甘遂、京大戟各3克。水煎，去渣，溫服。每日1劑。

278. 沉香

別　　名	蜜香、棧香、沉水香、瓊脂、白木香、莞香等。
性味歸經	性溫，味辛、苦，歸脾、胃、大腸、膽、三焦經。
用法用量	一般用量 1.5~6 克，可煎服（後下）、生用、外用；入丸、入散，每次 0.5~1 克。

功效主治

沉香具有行氣止痛、溫中止嘔、納氣平喘的功效。可以用於治療氣逆喘息、嘔吐呃逆、脘腹脹痛、腰膝虛冷、大腸虛祕、小便氣淋、男子精冷等。

治病配方

1 治心絞痛：沉香、丁香各 30 克，陸香 15 克，麝香 3 克。將以上四味中藥研成細末，每服 6 克。水煎，去渣，飯後溫服。（出自《聖濟總錄》沉香湯）

2 治冷氣攻沖，心腹絞痛，食慾易傷，嘔逆冷痰，精神不清：沉香、木香、檳榔、烏藥各等分。水煎，去渣，溫服。（出自《衛生家寶》沉香四磨湯）

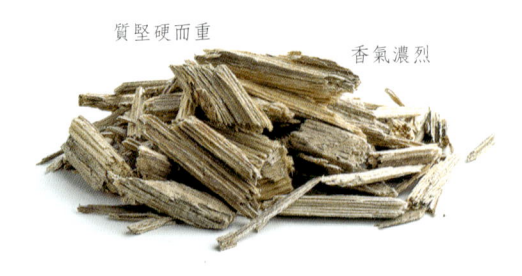

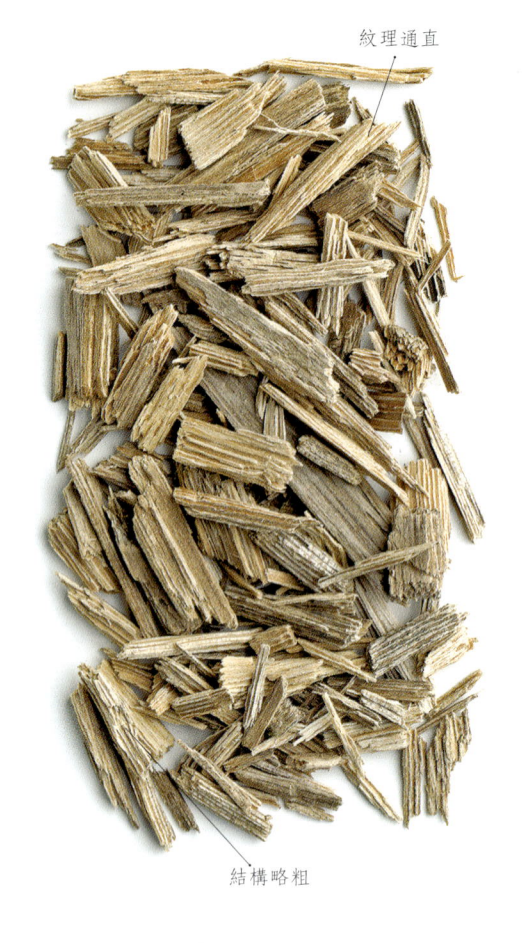

紋理通直
結構略粗
質堅硬而重
香氣濃烈

家用養生

代茶飲：治脾胃虛寒型胃痛

沉香、丁香、炙甘草各 5 克，紅茶 8 克，生薑適量。沉香、丁香、炙甘草研成細末，裝入紗布袋中。生薑洗淨後剁成碎粒。將紗布袋和生薑放入茶杯中，開水沖泡，代茶飲，清晨空腹服用。

煎服：治腹脹氣喘，坐臥不安

沉香、木香、枳殼各 6 克，炒萊菔子 15 克。水煎，去渣，溫服。

279. 烏藥

別　　名　旁其、天臺烏藥、矮樟等。
性味歸經　性溫，味辛，歸肺、脾、腎、膀胱經。
用法用量　一般用量 3~9 克，煎服。

功效主治

烏藥具有行氣止痛、溫腎散寒的功效。可以用於治療胸腹脅肋悶痛、腹脘脹痛、寒疝腹痛、經痛、尿頻、遺尿等。

治病配方

1 治肝經氣滯、小腸疝氣：烏藥、木香、小茴香、青皮、高良薑各 15 克，檳榔 9 克，川楝子、巴豆各 12 克。巴豆與川楝子同炒黑，去巴豆，水煎，去渣，取汁，沖入適量黃酒服用。（出自《聖濟總錄》烏藥散）

2 治產後氣逆、食滯脹痛：烏藥、澤瀉、香附各 6 克，陳皮、藿香、枳殼各 1.5 克，厚朴 3 克，木香 2.1 克。水煎，去渣，取汁，溫服。（出自《沈氏尊生書》排氣飲）

呈放射狀
切面淡黃棕色
質堅硬

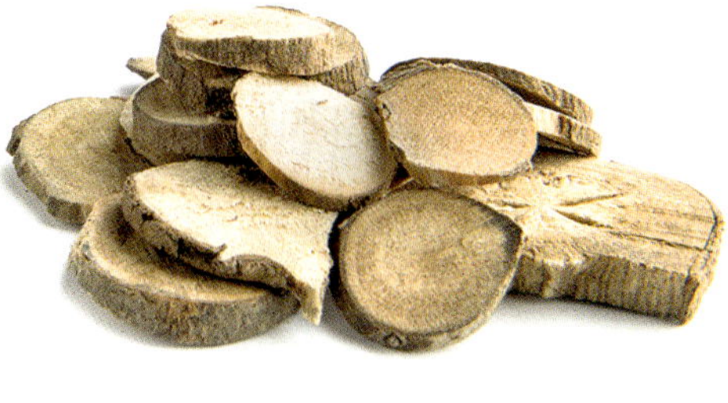

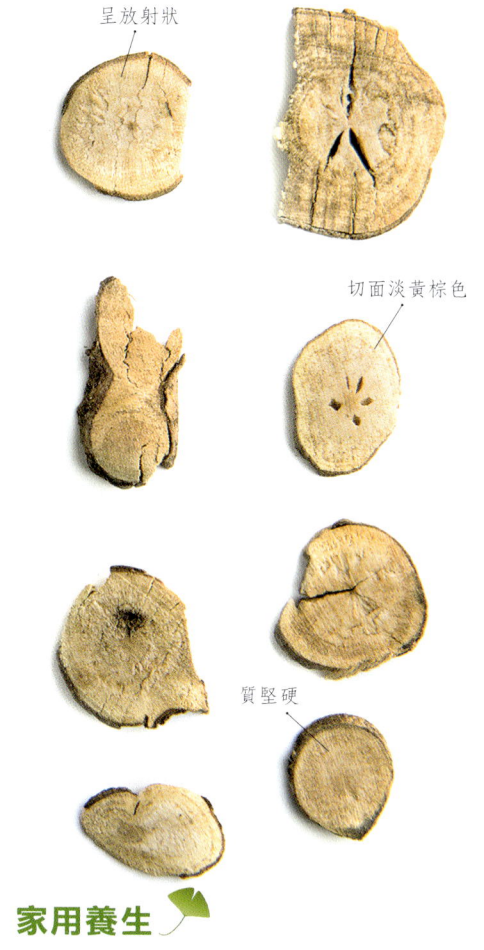

家用養生

煎服：治小兒遺尿

石菖蒲、益智仁、萆、烏藥各 9 克，鹽適量。水煎，去渣，取汁，加鹽適量，飯前服用。

研末：治風濕麻痺

烏藥 9 克，沉香 6 克，人參 3 克，甘草 4 克，薑、鹽適量。將以上四味中藥共研為末，薑鹽湯送服。每天 2 次。

煎服：治跌打損傷

烏藥 3 克，威靈仙 5 克。水煎，去渣，溫服。每日 1 劑。

氣香，味微苦、辛，有清涼感

第九章 理氣藥

280. 檀香

別　　名 山葫蘆、灰木、砒霜子、蛤蟆
涎、白花茶、牛筋葉、檀花
青等。

性味歸經 性溫，味辛，歸脾、胃、心、
肺經。

用法用量 煎服，2~5克，宜後下；入散、
入丸，1~3克。

功效主治

檀香具有行氣止痛、散寒調中的功效。可以用於治療寒凝氣滯、胸腹冷痛、胃脘寒痛、嘔吐食少等。陰虛火旺、實熱吐衄者慎服。

治病配方

1 治風熱型咳嗽：檀香5克，丁香6克，石膏、紅花、甘草、北沙參各10克。水煎，去渣，取汁，時時服之。

2 治萎縮性胃炎：檀香5克，玉竹、丹參各30克，山楂、砂仁各10克。水煎，去渣，溫服，早、晚分服。

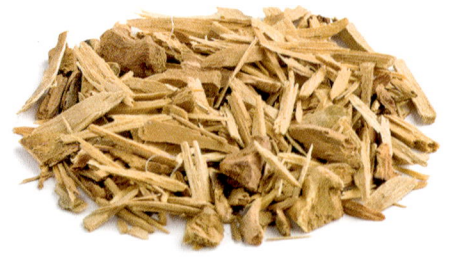

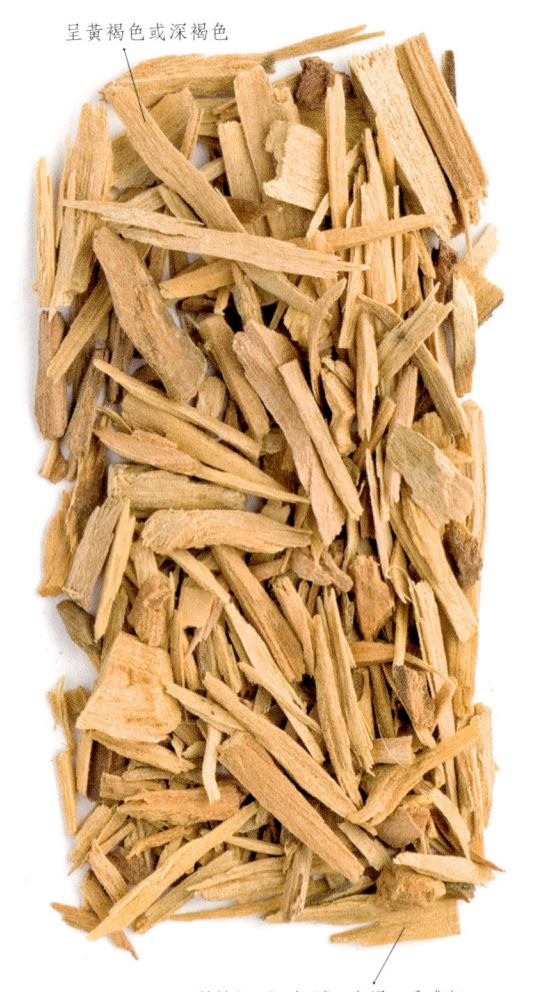

呈黃褐色或深褐色

質地堅硬、細膩、光滑、手感好

香氣醇厚，經久不散

家用養生

代茶飲：治血瘀型經痛

檀香、紅花各5克，綠茶2克，紅糖30克。用開水沖泡，加蓋悶5分鐘，代茶飲。

研末：治胃脘寒痛、嘔吐食少

檀香、沉香、白豆蔻、砂仁各等分，乾薑適量。將以上四味中藥研成細末，乾薑湯送服。

281. 川楝子

別名 楝實、金鈴子、仁棗、苦楝子、楝子、石茱萸、川楝樹子、川楝實等。

性味歸經 性寒，味酸、苦，有小毒，歸肝、胃、小腸、膀胱經。

用法用量 一般用量 4.5~9 克，可煎服、外用等。炒用寒性減低。

功效主治

川楝子具有疏肝、行氣止痛、殺蟲的功效。可以用於治療胸脅、脘腹脹痛、疝痛、蟲積腹痛等。川楝子有小毒，不宜過量或持續服用，以免中毒。又因性寒，脾胃虛寒者慎服。

治病配方

1 治寒疝、小腸痛：川楝子 9 克，小茴香 1.5 克，木香、吳茱萸各 3 克。水煎，去渣，取汁，溫服。（出自《醫方簡義》導氣湯）

2 治熱厥心痛：川楝子、延胡索各 30 克。將川楝子和延胡索研成細末。每服 9 克，溫酒送服。（出自《活法機要》川楝子散）

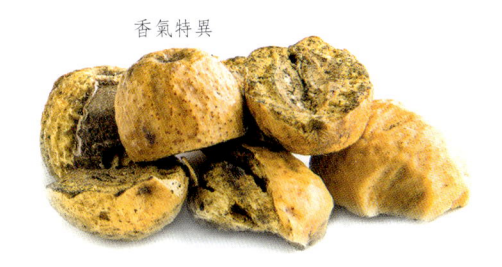

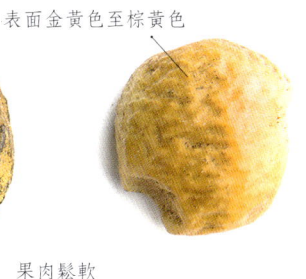

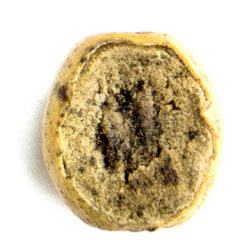

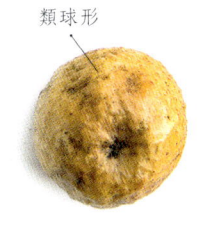

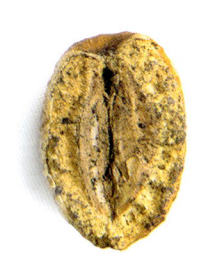

表面金黃色至棕黃色

果肉鬆軟

類球形

香氣特異

家用養生

煎服：理氣解鬱

川楝子 6 克、佛手 10 克、青皮 9 克。水煎，去渣，溫服。

研末：小兒疳積

川楝子、川芎各等分。將川楝子和川芎研成細末，豬膽汁和為丸，米湯送服。

外敷：治耳有惡瘡

川楝子適量。將川楝子搗爛，以純棉紗布裹好，塞入耳內。每天更換 1 次。

282. 木香

別　　名 蜜香、五香、五木香等。
性味歸經 性溫，味辛、苦，歸脾、胃、大腸、膽、三焦經。
用法用量 一般 1.5~6 克，可煎服、生用等。

功效主治

木香具有行氣止痛、健脾消食的功效。可以用於治療脾胃氣滯、脘腹脹痛、嘔吐泄瀉、裡急後重、腹痛脅痛、黃疸、疝氣疼痛等。

治病配方

1 治脘腹脹痛、赤白痢疾、裡急後重：木香、檳榔、青皮、陳皮、廣茂、枳殼、黃連各 30 克，黃柏、大黃各 90 克，香附、牽牛子各 120 克。將上述十一味中藥研成細末，水泛為丸。每服 3~6 丸，飯後溫水送服，每日 2 次。（出自《儒門事親》木香檳榔丸）

2 治腹脅脹滿，大便不利：木香、訶子皮各 150 克，枳殼 100 克，大黃、牽牛子各 200 克。將上述五味中藥研成細末，煉蜜為丸，如梧桐子大。每服 30 丸，飯前生薑湯送服。（出自《太平聖惠方》木香丸）

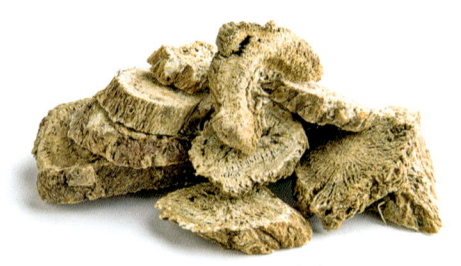

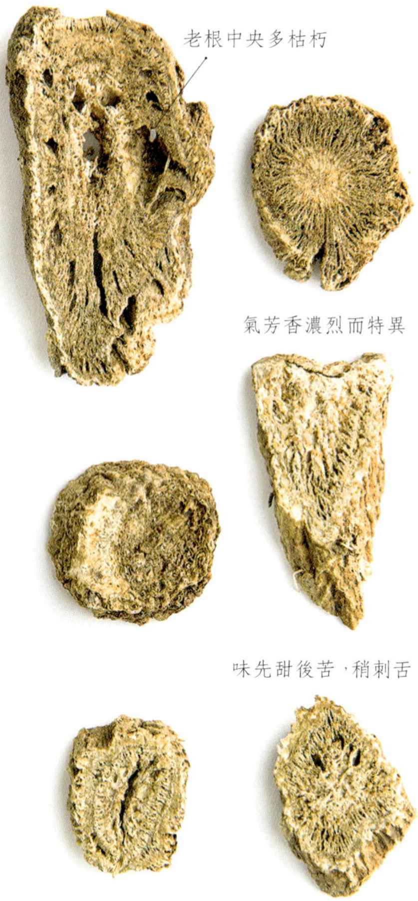

老根中央多枯朽

氣芳香濃烈而特異

味先甜後苦，稍刺舌

陰虛津液不足者慎服

家用養生

代茶飲：濕熱型腹瀉

木香、葛根、黃連、黃芩各 10 克，甘草 5 克。水煎，去渣，取汁，代茶飲。不拘時服。

煎服：治膽囊炎

木香、鬱金、黃芩各 20 克，大黃 30 克，茵陳 25 克，金錢草 50 克。水煎，去渣，取汁，每日 1 劑，分 3 次服。

283. 青木香

別　　名 馬兜鈴根、獨行根、兜零根、雲南根、青藤香、蛇參根、鐵扁擔、痧藥等。
性味歸經 性寒，味辛、苦，歸肝、胃經。
用法用量 煎服，3~9 克；散劑，1.5~2 克，溫開水送服；外用適量。

功效主治

青木香具有行氣止痛、解毒消腫的功效。可以用於治療脘腹疼痛、脅脹腹痛、疔瘡腫毒、皮膚濕瘡、毒蛇咬傷等。青木香不宜多服，過量可引起噁心、嘔吐等胃腸道反應。

治病配方

1 治腸炎，腹痛下痢：青木香 9 克，檳榔 4.5 克，黃連 1.5 克。將以上三味中藥研成細末。開水沖服。（出自《現代實用中藥》）

2 治毒蛇咬傷：青木香 30 克，白芷 60 克。將青木香和白芷共研成末。每服 9 克，甜酒或溫開水送服；另用不拘量，調敷傷口處。（出自《中醫藥實驗研究》）

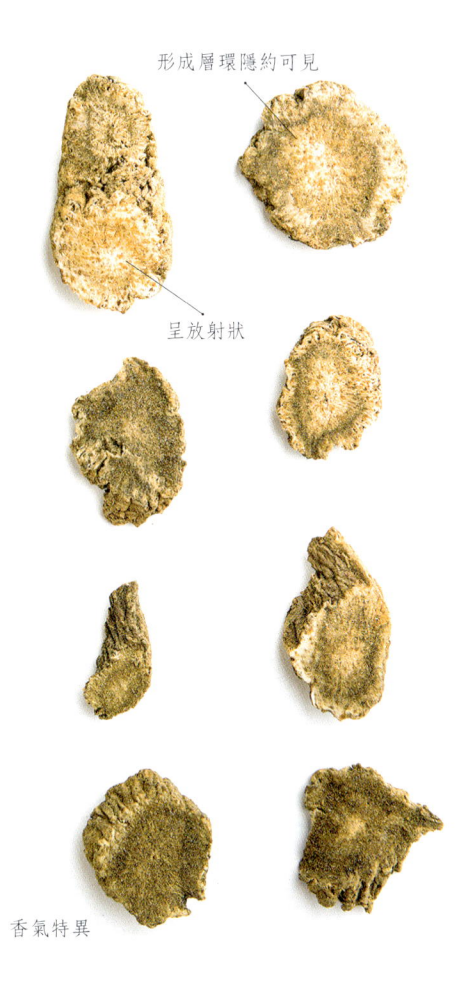

鑑別用藥

中藥	入藥材質	功效	主治
木香	菊科食物木香的乾燥根	行氣止痛、健脾消食	黃疸、疝氣等
青木香	馬兜鈴科植物馬兜鈴的乾燥根	行氣止痛、解毒消腫	脘腹疼痛、疔瘡腫毒、皮膚濕瘡等

284. 香附

- **別　　名** 香頭草、回頭草、苦羌頭、毛香附等。
- **性味歸經** 性寒，味微苦、微甘辛，歸肝、三焦、脾經。
- **用法用量** 一般用量6~9克，煎服。醋炙止痛力增強。

功效主治

香附具有疏肝解鬱、調經止痛、理氣調中的功效。可以用於治療肝鬱氣滯引起的胸脅脹痛、脘腹脹痛、消化不良、月經失調、閉經、經痛、寒疝腹痛、乳房脹痛等。氣虛無滯者慎服，陰虛、血熱者禁服。

治病配方

1 治氣滯血瘀型經痛：香附、益母草各12克，丹參15克，白芍10克。水煎，去渣，取汁，溫服，時時飲之，行經前3~5天開始，每日1劑，早、晚各1次。

2 治脾胃陰虛型胃炎：香附、黃芩各10克，生石膏30克，黃連、枳殼、甘草各5克。水煎，去渣，取汁，溫服，時時飲之。

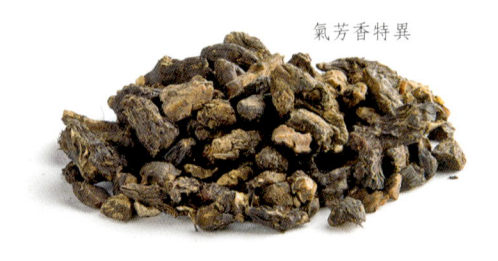

根莖多呈紡錘形

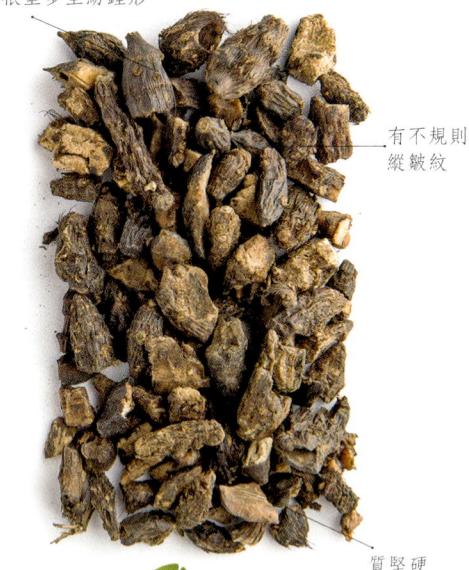

有不規則縱皺紋

質堅硬

氣芳香特異

家用養生

蒸服：疏肝解鬱

醋香附9克，陳皮6克，乳鴿1隻，生薑、蔥、料酒、鹽各適量。將陳皮、醋香附、乳鴿、生薑、蔥、料酒同放入砂鍋內，大火蒸40分鐘，加鹽調味即可。

煲湯：行氣健脾

香附9克，豆腐200克，生薑、蔥、鹽各適量。豆腐洗淨，切成塊。生薑切片，蔥切段。把炒鍋置大火上燒熱，加入油燒至六成熱時，下入蔥、生薑爆香，加適量清水，放入香附和豆腐，煮熟後加鹽調味即可。

燉煮：溫經行氣

香附6克，雞1隻，胡蘿蔔1根，鹽適量。水煎香附，去渣，取汁備用。雞處理乾淨，切塊。胡蘿蔔洗淨，切塊。雞肉放入砂鍋燉煮至八分熟，加入胡蘿蔔和香附汁，煮熟後，加鹽調味即可。

285. 荔枝核

別　　名	荔支、丹荔、麗枝等。
性味歸經	性溫，味辛、苦，歸肝、胃經。
用法用量	一般用量 4.5~9 克，可煎服、入丸、入散等，用時搗碎。

功效主治

荔枝核具有行氣散結、散寒止痛的功效。可以用於治療疝氣痛、睾丸腫痛、胃脘久痛、經痛、產後腹痛等。

治病配方

1 治疝氣痛、睾丸腫痛：荔枝核、小茴香、青皮各等分。將以上三味中藥研成細末。每服 6 克，溫酒送服，每日 2 次。（出自《世醫得效方》荔枝核散）

2 治經痛、產後腹痛：荔枝核 25 克，香附 50 克。將荔枝核和香附研成細末。每服 10 克，鹽湯送服。（出自《女性良方》蠲痛散）

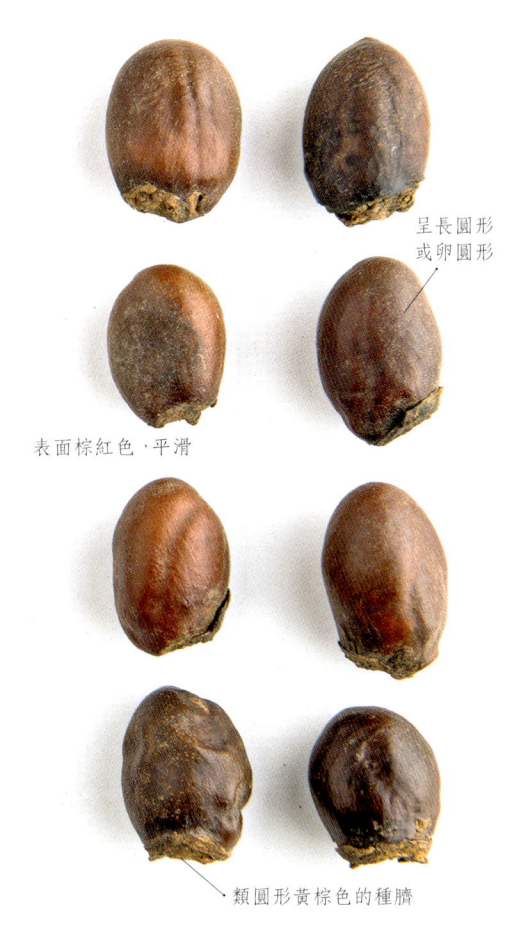

呈長圓形或卵圓形

表面棕紅色，平滑

類圓形黃棕色的種臍

質硬

無寒濕滯氣者勿服

家用養生

塗抹：治癬

荔枝核適量，醋少許。將荔枝核研成細末，用醋攪拌均勻，塗抹於患處。

研末：治心腹胃脘久痛

荔枝核 5 克，木香 4 克。將荔枝核和木香研成細末，清湯調服。

煎服：治肋間神經痛

木香、荔枝核各 6 克。荔枝核燒炭存性，搗碎，加木香，水煎，去渣，溫服。

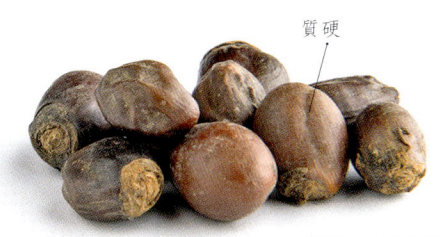

第九章 理氣藥

286. 佛手

別　　名 九爪木、五指橘、佛手柑等。
性味歸經 性溫，味辛、苦，歸肝、脾、肺、胃經。
用法用量 一般用量5~30克，鮮用或乾製後使用皆可，煎服。

功效主治

佛手具有疏肝解鬱、理氣和中、燥濕化痰的功效。可以用於治療肝鬱氣滯引起的胸脅脹痛；脾胃氣滯引起的脘腹脹痛、嘔逆少食等。佛手有行氣之功，陰虛血燥、氣無鬱滯者慎服。

治病配方

1 治嘔吐：佛手、生薑各10克，砂糖適量。用清水煎煮，去渣，取汁，加入砂糖，時時飲服。

2 治氣虛血瘀型冠心病：佛手、山楂各10克。水煎，去渣，取汁，時時飲之。

3 治哮喘：佛手15克，藿香9克，薑皮3克。水煎，去渣，取汁，溫服。

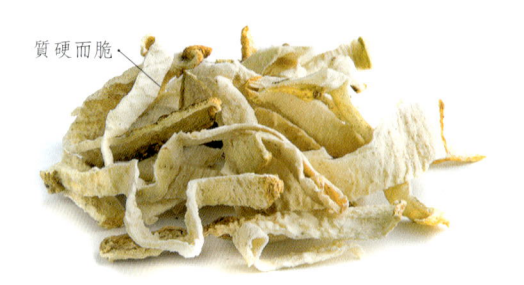

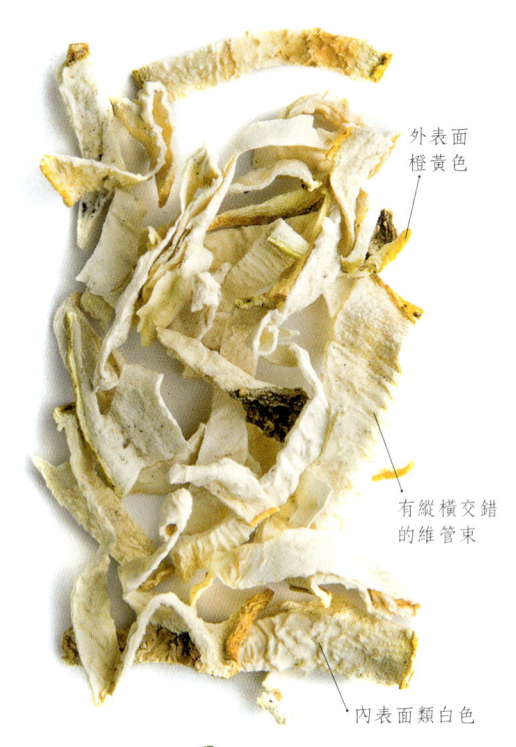

質硬而脆
外表面橙黃色
有縱橫交錯的維管束
內表面類白色

家用養生

代茶飲：治甲狀腺功能亢進症

佛手、竹茹、茯苓各5克，山楂1枚。開水沖泡，蓋上蓋子悶30分鐘，當茶飲用，可重複沖泡。

煮粥：疏肝理氣

佛手、麥芽各30克，山藥、白扁豆各50克，砂糖適量。同煮粥，熟時加入砂糖調味即可。適用於肝病消化不良、食欲不振、胃脹、腹瀉等症。

炒菜：行氣止痛

佛手20克，韭菜200克，料酒、鹽各適量。韭菜切段，佛手切片，加料酒同炒，熟時加鹽調味即可。適用於關節脫位復位中期，關節仍腫脹，活動不便者。

287. 香櫞

別　　名　枸櫞、鉤緣乾、香泡樹、柑枸櫞、香圓等。
性味歸經　性溫，味辛、微苦、酸，歸肝、脾、胃、肺經。
用法用量　一般用量3~9克，煎服。

功效主治

香櫞具有疏肝解鬱、理氣和中、燥濕化痰的功效。可以用於治療肝鬱胸脅脹痛、氣滯腹脘脹痛、噯氣吞酸、嘔惡食少、痰飲咳嗽、胸膈不利等。

治病配方

1 治氣逆不進飲食、嘔噦：香櫞20克，川貝50克，當歸45克，通草、西瓜皮各30克，甜桔梗9克。將以上六味中藥研成細末，用白檀香劈碎煎濃汁泛為丸，如梧桐子大。每服9丸，開水送服。（出自《梅氏驗方新編》香櫞丸）

2 治臌脹：香櫞9克，核桃仁18克，砂仁6克。各煅存性為散，砂糖拌調。飯前服用。（出自《本經逢原》）

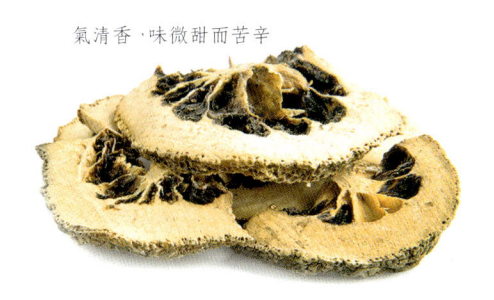

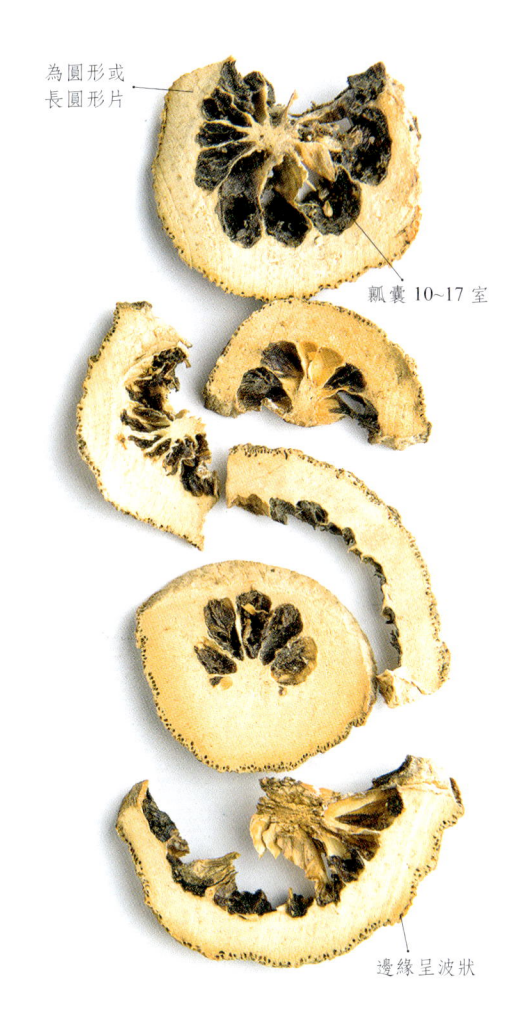

為圓形或長圓形片

瓤囊10~17室

邊緣呈波狀

氣清香，味微甜而苦辛

家用養生

泡酒：治咳嗽

香櫞20克，白酒1,000毫升。將香櫞放入瓷罐內，倒入白酒，密閉7天即可。

煎服：疏肝理氣、寬胸化痰

香櫞、香附、鬱金、柴胡各等分。水煎，去渣，取汁，溫服。

288. 玫瑰花

別　　名　徘徊花、刺客、穿心玫瑰等。
性味歸經　性溫，味甘、微苦，歸肝、脾經。
用法用量　一般用量 1.5~6 克，煎服。

功效主治

玫瑰花具有疏肝行氣解鬱、活血、止痛的功效。可以用於治療胸膈滿悶、胃脘痛、乳房脹痛、月經失調、赤白帶下、泄瀉痢疾、跌打損傷、風痺、癰腫等。

治病配方

1 治月經過多：玫瑰花根、雞冠花各 9 克，紅糖適量。水煎，去渣，取汁，加紅糖調味即可。

2 治肝風頭痛：玫瑰花 6 克，蠶豆花 12 克。開水沖泡，代茶飲。不拘時服。

3 治乳腺增生：玫瑰花、菊花各 10 克，青皮 5 克。開水沖泡，代茶飲。不拘時服。

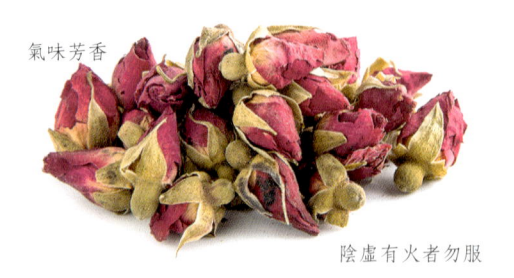

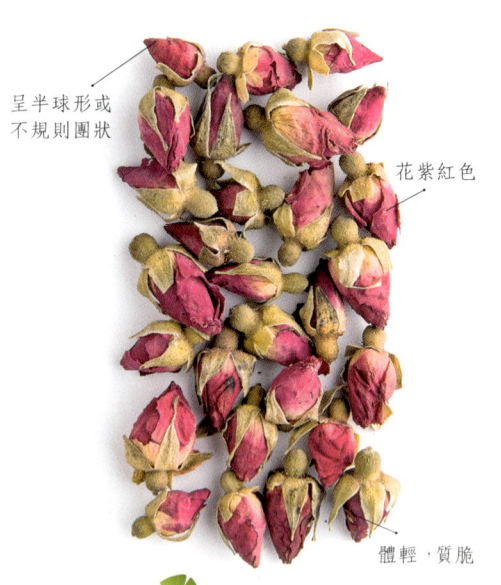

呈半球形或不規則團狀
花紫紅色
體輕，質脆

家用養生

煲湯：清熱解毒

玫瑰花 6 克，海帶 50 克，綠豆 30 克，杏仁 9 克，紅糖適量。綠豆放入攪拌機中攪成綠豆粉。海帶洗淨，切絲。鍋里加適量清水，放入杏仁、玫瑰花、綠豆粉，大火煮開後轉小火煮 20 分鐘。再放入海帶絲煮 5 分鐘，加紅糖調味即可。

煮粥：活血調經

玫瑰花 10 克，白米 50 克，紅糖適量。白米淘洗乾淨，玫瑰花洗淨。用白米煮粥，將熟時加入玫瑰花、紅糖，再略煮即可。

泡茶：治青春痘

玫瑰花、鮮槐花、月季花、金銀花、雞冠花各 10 克，石膏 30 克（先煎半小時），紅糖、蜂蜜適量。用清水煎煮，再放入蜂蜜適量，放涼，裝瓶，每次 1 茶匙，每日 3 次，溫水沖服。

氣味芳香
陰虛有火者勿服

289. 綠萼梅

別　　名	白梅花、綠梅花。
性味歸經	性平，味微酸、澀，歸肝、胃、肺經。
用法用量	一般用量3~5克，可煎服、外用等。

功效主治

綠萼梅具有疏肝解鬱、和中、化痰的功效。可以用於治療梅核氣*、肝胃氣痛、食欲不振、頭暈、瘰癧等。

治病配方

1 治瘰癧不消：綠萼梅5克，雞蛋1個。雞蛋一端開孔，放入綠萼梅，封口，飯上蒸熟。除去綠萼梅，食用雞蛋。每日1個，連服7日。（出自《本草綱目拾遺》）

2 治梅核氣：綠萼梅、半夏、厚朴、茯苓各適量。水煎，去渣，取汁，溫服。

呈圓球形

褐色鱗片狀

花瓣內有黃色絲狀的雄蕊

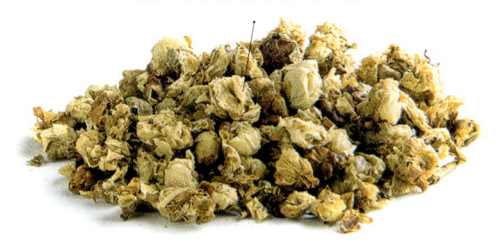

* 梅核氣是指咽喉中有異常感覺，但不影響進食為特徵的病症。如梅核塞於咽喉，咯之不出，咽之不下，時發時止為特徵的咽喉疾病。相當於西醫的咽喉部神經官能症。

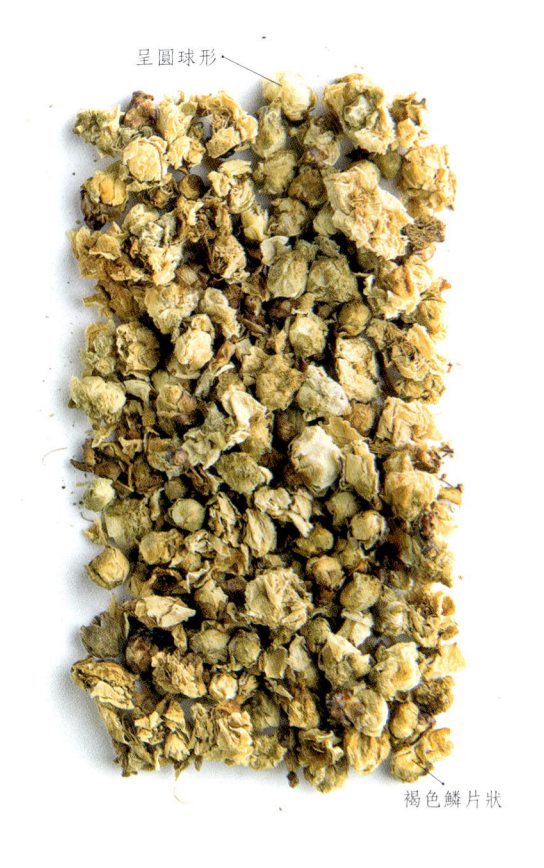

家用養生

煮粥：治脾胃虛弱、胃脘脹痛

綠萼梅3克，白米50克。白米煮成稀粥，加入綠萼梅再煮至花剛熟即成。

代茶飲：治暑熱或熱傷胃陰的心煩口渴

綠萼梅3克，蜂蜜適量。用開水沖泡，代茶飲。

煎服：治噯氣

綠萼梅、柴胡、佛手、香附各等分。水煎，去渣，取汁，溫服。

290. 薤白

別名 小根蒜、山蒜、苦蒜、小麼蒜、小根菜、小根菜、大腦瓜兒、野蒜等。

性味歸經 性溫，味辛、苦，歸肺、胃、大腸經。

用法用量 一般用量5~9克，煎服。

功效主治

薤白具有通陽散結、行氣導滯的功效。可以用於治療胸痹、心痛徹背、胸脘痞悶、咳喘痰多、脘腹疼痛、裡急後重、白帶異常、瘡癤癰腫等。

治病配方

1 治霍亂、乾嘔不止：薤白6克，生薑15克，陳皮9克。水煎，去渣，取汁。分2次溫服。（出自《奇效良方》薤白湯）

2 治胸痹、不得臥、心痛徹背：薤白9克，栝樓實5克，半夏3克，白酒適量。將薤白、栝樓實和半夏放入白酒中同煎，去渣，取汁，溫服。每日3次。

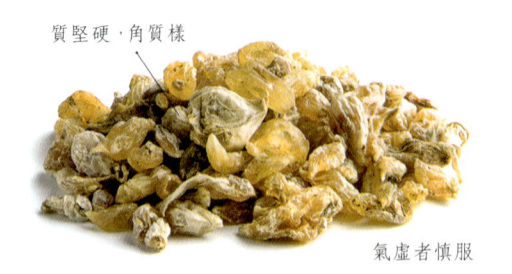

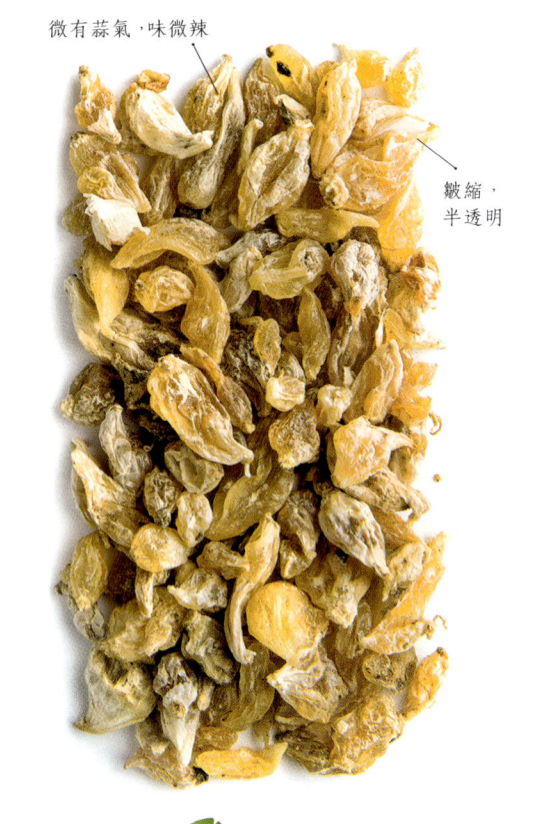

微有蒜氣，味微辣

皺縮，半透明

質堅硬，角質樣

氣虛者慎服

家用養生

煎服：減肥

薤白、決明子、澤瀉各20克。水煎，去渣，取汁。每日1劑，分為3次服用。

煎服：通陽益陰、宣痹散寒

薤白15克，三七粉3克，桂枝9克，沙參30克，黃酒適量。前四味中藥水煎，去渣，用黃酒沖服。每日2次，連服數日。

煮粥：治反胃

薤白6克，人參3克，粟米10克。薤白和人參水煎，去渣，取汁。用藥汁和粟米一起煮粥即可。

291. 娑羅子

別　　名　蘇羅子、棱羅子、開心果等。
性味歸經　性溫，味甘，歸肝、胃經。
用法用量　一般用量 3~9 克，煎服。

功效主治

娑羅子具有疏肝解鬱、和胃止痛的功效。可以用於治療胸悶脅痛、腹脘脹痛、女性經前乳房脹痛、疳積蟲痛、瘧疾、痢疾等。

治病配方

1 治肝胃氣滯之胸悶脅痛、腹脘脹痛：娑羅子、八月箚、佛手各等分。水煎，去渣，取汁，溫服。每日 1 劑。

2 治女性經前乳房脹痛：娑羅子、路路通、香附、鬱金等各等分。水煎，去渣，取汁，溫服。每日 1 劑。

呈扁球形或類球形，似板栗

292. 玳玳花

別　　名　枳殼花、酸橙花等。
性味歸經　性平，味甘、微苦，歸肝、胃經。
用法用量　一般用量 3~5 克，泡茶。

功效主治

玳玳花具有疏肝和胃、理氣解鬱、破氣行痰、散積消痞的功效。可以用於治療胸中痞悶、脘腹脹痛、嘔吐少食、胃脘作痛、咳嗽氣逆等。孕婦忌用。

治病配方

治胸中痞悶、脘腹脹痛：玳玳花 5 克。用開水沖泡，加蓋悶 10 分鐘，代茶飲，不拘時服。（出自《浙江中藥手冊》）

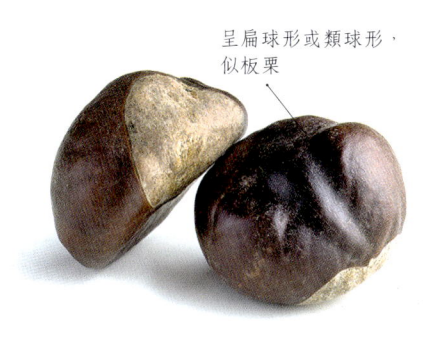

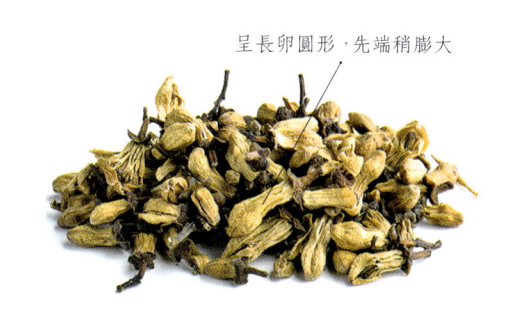

呈長卵圓形，先端稍膨大

第九章 理氣藥 291

293. 天仙藤

別　　名　都淋藤、兜鈴苗、馬兜鈴藤、青木香藤、長痧藤、香藤、臭拉秧子、癢辣菜等。
性味歸經　性溫，味苦，歸肝、脾經。
用法用量　一般用量 4.5~9 克，可煎服、外用等。

功效主治

天仙藤具有理氣、祛濕、活血止痛的功效。可以用於治療胃脘痛、疝氣痛、產後腹痛、妊娠水腫、風濕痺痛、症瘕積聚等。

治病配方

1 治女性有水氣而成胎，以致雙足浮腫：天仙藤、香附、陳皮、甘草、烏藥各 25 克。將以上五味中藥研成細末。每服 25 克，生薑、木瓜、蘇葉各 10 克，水煎，去渣，取汁，每日 3 服。（出自《女性良方》天仙藤散）

2 治症瘕積聚：天仙藤 50 克，乳香、沒藥、延胡索、吳茱萸、乾薑各 10 克，小茴香 15 克。將以上七味中藥研成細末。每服 15 克，溫酒調服。（出自《本草匯言》）

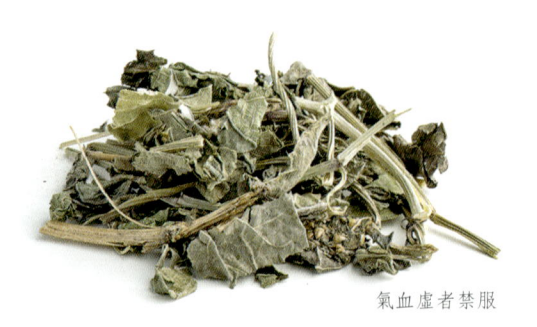

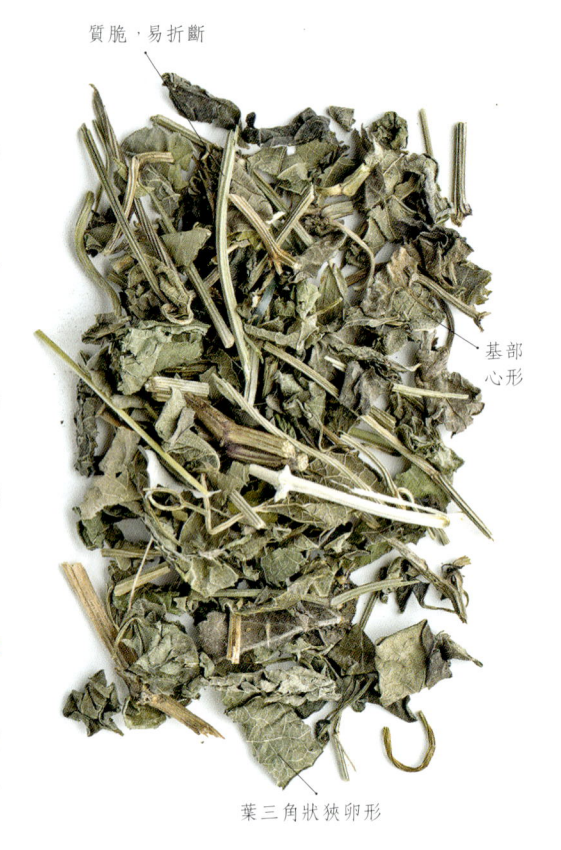

氣血虛者禁服

質脆，易折斷
基部心形
葉三角狀狹卵形

家用養生

外敷：治乳腺炎

鮮天仙藤適量。用紗布包裹，揉成糊狀，外敷於患處，每日換藥 1 次。

外敷：治毒蛇毒蟲咬傷、痔瘡腫痛

鮮天仙藤適量。搗爛，敷於患處，每日換藥 1 次。

研末：治血氣瘀滯導致腹痛

天仙藤 25 克。炒焦，研成細末。每服 10 克。溫酒送服。

294. 大腹皮

別名　檳榔皮、大腹毛、茯毛、檳榔衣、大腹絨等。

性味歸經　性微溫，味辛，歸脾、胃、大腸、小腸經。

用法用量　一般用量 4.5~9 克，煎服。

功效主治

大腹皮具有行氣寬中、利水消腫的功效。可以用於治療胃腸氣滯、腹脘脹痛、大便祕結、泄而不爽、水腫脹滿、腳氣浮腫、小便不利等。

治病配方

1 治腳氣沖心、胸膈煩悶：大腹皮 3 克，紫蘇、乾木瓜、甘草、木香、羌活各 0.3 克。水煎，去渣，取汁。每日 1 劑，分 3 次服。（出自《傳家祕寶方》木瓜散）

2 治三焦氣逆、大便祕結、胸脅脹滿：大腹皮、紫蘇、獨活、沉香、木瓜、川芎各 3 克，白朮、木香、甘草、檳榔各 1 克，陳皮 0.6 克。水煎，去渣，取汁。每日 1 劑，分 2 次服。（出自《傳家祕寶方》大三脘散）

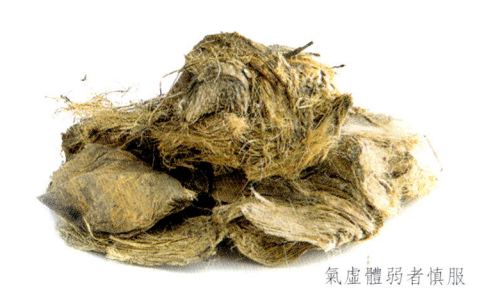

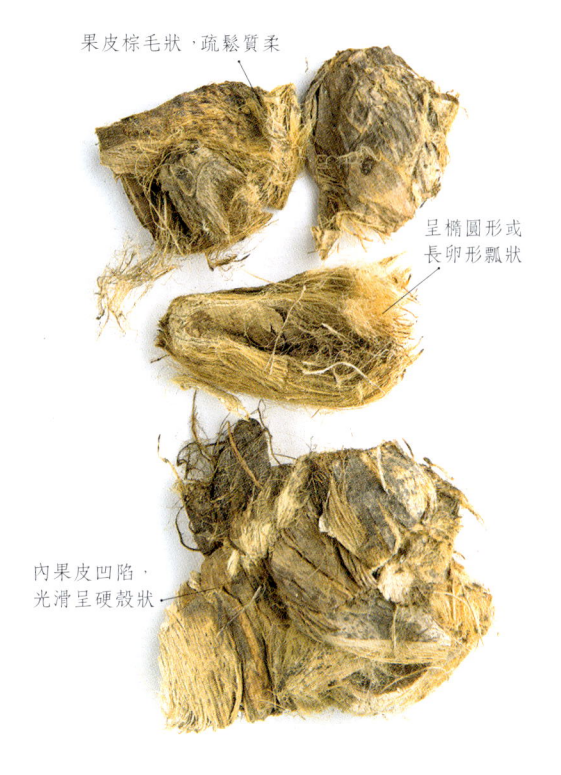

氣虛體弱者慎服

果皮棕毛狀，疏鬆質柔

呈橢圓形或長卵形瓢狀

內果皮凹陷，光滑呈硬殼狀

家用養生

煎水洗：治漏瘡惡穢

大腹皮適量。水煎大腹皮，去渣，取汁。用藥汁清洗患處。

煎服：治頭面虛浮、四肢腫滿、上氣喘急

大腹皮、五加皮、地骨皮、生薑皮、茯苓皮各等分。將以上五味中藥研成粗末。每服 15 克，水煎，去渣，取汁，熱服。不拘時服。

入丸：治手足水腫

大腹皮 60 克，莪朮、三稜各 30 克，檳榔 0.3 克，木香 15 克，生薑適量。將以上五味中藥研成細末，煉蜜為丸，如梧桐子大，每服 20 丸，生薑湯送服。

295. 甘松

別　　名	香松、甘松香等。
性味歸經	性溫，味辛、甘，歸脾、胃經。
用法用量	一般用量3~6克，可煎服；外用適量，泡湯漱口、煎湯洗腳或研末敷患處。

功效主治

甘松具有行氣止痛、開鬱醒脾、祛濕消腫的功效。可以用於治療中焦寒凝氣滯、脾胃不和、食欲不振、嘔吐等；外用可治牙痛、腳氣等。氣虛血熱者慎服。

治病配方

1 治脾胃虛寒、心腹滿痛：甘松、香附、麥芽、砂仁、藿香、甘草、肉桂、陳皮、丁香、烏藥各等分。水煎，去渣，取汁，溫服。（出自《和局方劑》大七香丸）

2 治脾虛運化不健而脹滿：甘松、黨參、白朮、木香各適量。水煎，去渣，取汁，溫服。

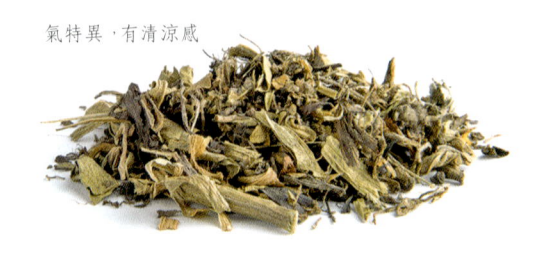

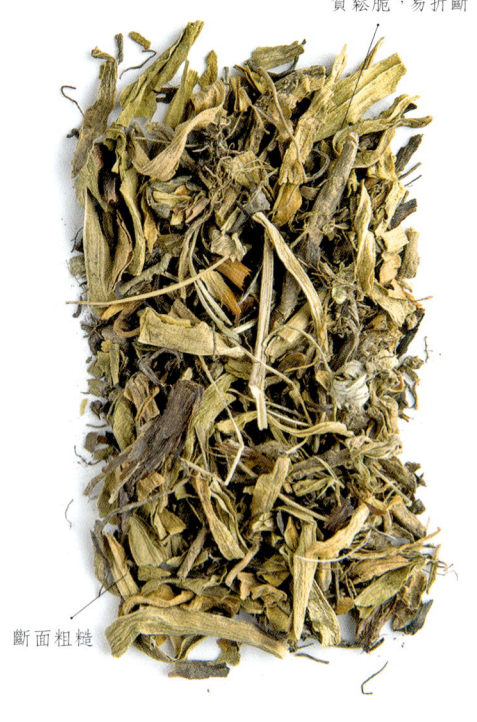

質鬆脆，易折斷

斷面粗糙

氣特異，有清涼感

家用養生

煎水洗：治腳氣

甘松、荷葉、藁本各等分。水煎，去渣，取汁。用藥汁泡腳。每天睡前泡30分鐘。

代茶飲：治肝胃不和、脘腹疼痛

甘松9克，炒白芍12克，沉香10克。將以上三味中藥搗碎，放入杯中，開水沖泡，蓋悶15分鐘，代茶頻頻服用。每日1劑。

泡茶：理脾開胃、鎮靜安神

甘松70克，石菖蒲90克，茯神10克。將以上三味中藥研成粗末。每取30克，放入熱水瓶中，開水沖泡，蓋悶15分鐘，代茶頻頻服用。每日1劑。

296. 九香蟲

別　　名	黑兜蟲、瓜黑蝽、屁板蟲、打屁蟲、屁巴蟲等。
性味歸經	性溫，味鹹，歸肝、脾、腎經。
用法用量	一般用量 3~9 克，可煎服；入丸、入散，每次 1.5~3 克。

功效主治

九香蟲具有理氣止痛、溫腎助陽的功效。可以用於治療胸脅脹痛、腹脘脹痛、胃寒疼痛、陽痿、腰膝冷痛、尿頻等。

治病配方

1 利膈間滯氣：九香蟲 6 克，車前子、陳皮各 12 克，白朮 15 克，杜仲 24 克。將以上五味中藥研成細末，煉蜜為丸，如梧桐子大。每服 5 丸，鹽湯送服。早、晚各 1 次。（出自《攝生眾妙方》烏龍丸）

2 治胸脘脅痛：九香蟲 90 克，炙全蠍 60 克。將以上二味中藥研成細末，煉蜜為丸，如梧桐子大。每服 10 丸。每日 2 次。（出自《吉林中草藥》）

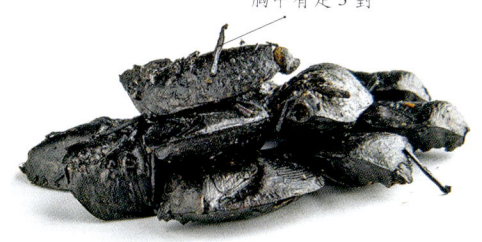

表面棕褐色至棕黑色

頭小，呈三角形

蟲體呈六角狀扁橢圓形

背部有半透明翅 2 對，胸中有足 3 對

家用養生

炒食：補腎助陽

九香蟲 30 克，花椒粉、鹽各適量。油炒熟，撒上花椒粉、鹽嚼食；或用酒或溫開水送服。用於腎虛陽痿。

煎服：治胃寒疼痛

九香蟲、木香、延胡索、厚朴各等分。水煎，去渣，取汁，溫服。

研末：治陽痿、腰膝冷痛

九香蟲、淫羊藿、杜仲、巴戟天各等分。將以上四味中藥研成細末。每服 10 克，溫水送服。每日早、晚各 1 次。

297. 刀豆

別　　名	挾劍豆、野刀板藤、葛豆、刀豆角等。
性味歸經	性溫，味甘，歸胃、腎經。
用法用量	種子6~9克；果殼及根30~60克，煎服。

功效主治

①刀豆子具有溫中、下氣、止呃、補腎的功效。可以用於治療虛寒呃逆、嘔吐、腎虛、腰痛、胃痛等。②刀豆果殼具有通經活血、止瀉的功效。可以用於治療腰痛、久痢、閉經等。③刀豆根具有散瘀止痛的功效。可以用於治療跌打損傷、腰痛等。

治病配方

1 治氣滯呃逆、膈悶不舒：刀豆子9克。研成細末，溫水送服。（出自《醫級》刀豆散）

2 治百日咳：刀豆子10粒，甘草3克，冰糖適量。水煎，去渣，取汁。頻頻服用。（出自《江西中草藥學》）

3 治小兒疝氣：刀豆子適量。研粉，每次4.5克，溫水沖服。（出自《湖南藥物志》）

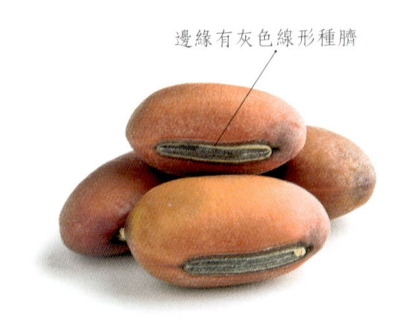

呈扁腎形或扁橢圓形

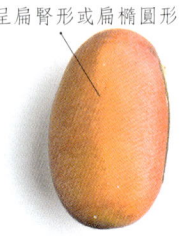

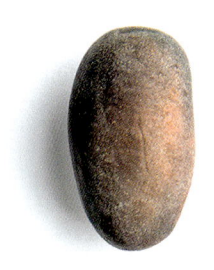

表面淡紅色或紅紫色

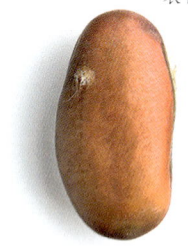

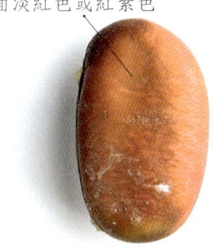

嚼之有豆腥氣

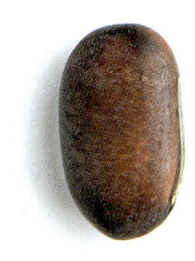

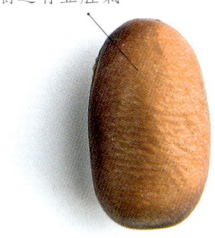

邊緣有灰色線形種臍

家用養生

做菜：補腎健腰

刀豆子20粒，豬腎1副，荷葉適量。豬腎切成兩半，洗淨。把刀豆放入豬腎，合攏，外用荷葉包裹，入炭灰中煨熟，取出刀豆，將豬腎切片，調味，裝盤即可。

拌飯：治老年腰痛

刀豆殼適量。燒炭存性研末，拌入米飯，每日1劑，分2次服。

塗抹：治鵝口瘡

刀豆殼適量。燒灰，塗抹於患處。

298. 陳皮

別名	橘皮、紅皮、黃橘皮、廣橘皮、柑皮等。
性味歸經	性溫，味甘、苦，歸脾、肺經。
用法用量	一般用量6~15克，最多可用至30克，煎服。

功效主治

陳皮具有理氣健脾、燥濕化痰的功效。可以用於治療脾肺氣滯引起的胸膈痞滿、消化不良、噁心嘔吐、脘腹脹滿等症；以及痰濕壅肺引起的咳嗽、咳痰等。

治病配方

1 治泄瀉下痢：陳皮15克，藿香10克。因虛者，加白朮15克，茯苓10克，甘草5克；因實者，加枳實15克，厚朴10克，木香5克。水煎，去渣，溫服。（出自《本草匯言》）

2 治乾嘔噦逆、手足厥冷：陳皮20克，生薑25克。水煎，去渣，溫服。（出自《醫心方》引《小品方》橘皮湯）

內有實熱者忌服

299. 橘絡

別名	橘絲、橘筋等。
性味歸經	性平，味甘、苦，歸肝、肺經。
用法用量	一般用量3~5克，煎服。

功效主治

橘絡具有行氣通絡、化痰止咳的功效。可以用於治療痰滯經絡引起的胸痹氣逆、咳嗽、痰多等。

治病配方

治胸痹氣逆：橘絡、枳實、陳皮各30克，白朮60克。將以上四味中藥研成細末，煉蜜為丸，如梧桐子大。每服3丸，溫水送服。每日3次。

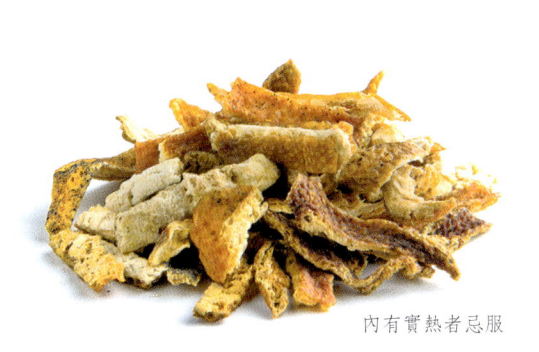

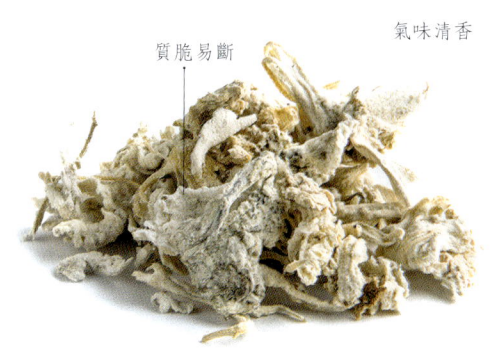

質脆易斷　氣味清香

300. 梧桐子

別　　名	瓢兒果、桐麻豌、青桐。
性味歸經	性平，味甘，歸心、肺、腎經。
用法用量	一般用量 3~9 克，煎湯、研末；外用適量。

功效主治

梧桐子具有順氣和胃、健脾消食、止血的功效。可以用於治療胃脘疼痛、傷食腹瀉、疝氣、鬚髮早白、小兒口瘡等。

治病配方

1 治傷食腹瀉：梧桐子適量。將梧桐子炒焦研成細末，每服 3 克，溫水送服。（出自《廣州部隊常用中草藥手冊》）

2 治白髮：梧桐子、黑芝麻各 9 克，何首烏、熟地黃各 15 克。水煎服。（出自《山東中草藥手冊》）

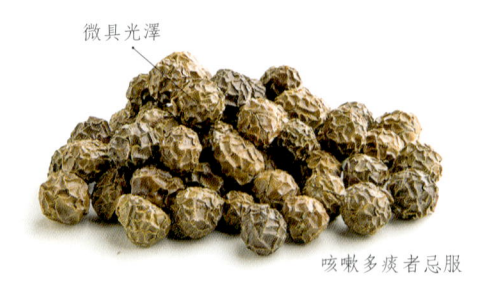

種子球形，狀如豌豆

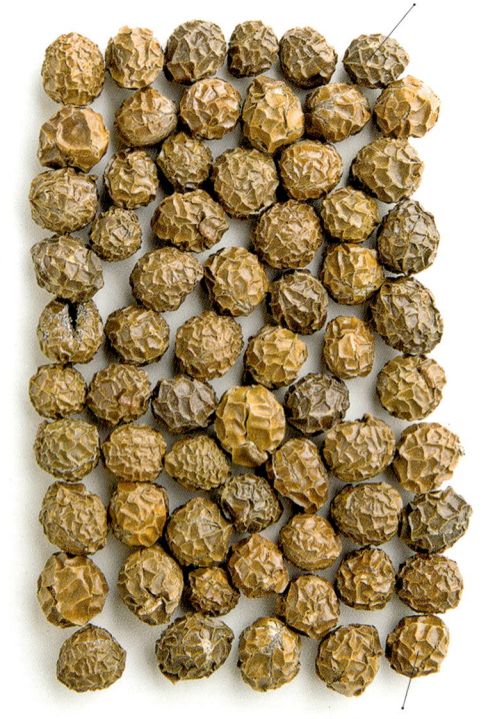

有明顯隆起的網狀皺紋

家用養生

外敷：治口瘡

梧桐子數枚。燒灰存性，研細為末和雞蛋清調成糊狀塗抹於患處，每日 3 次。

研末：治胃脘痛

梧桐子適量。研細為末。每服 6 克，溫水沖服，每日 2 次。

炒食：治疝氣

梧桐子適量。梧桐子炒香，剝殼食之。

微具光澤

咳嗽多痰者忌服

第十章

消食藥

　　食物積在腸胃中不消化，導致胃脹胃痛、噁心嘔吐、大便失常，對飲食也失去了興趣，這時，就應該服用一些消食藥，能消食化積、健脾開胃、和中益氣。

　　不同的食積症狀和病因，應選擇不同的消食藥治療。如果對所有食物都不易消化，應常用山楂、神曲，病情較重用雞內金，輕者則用麥芽、穀芽等；如果吃了油膩的肉食不消化要用山楂消食。

301. 神曲

別　　名 六神曲、泉州神曲、范志曲、百草曲等。
性味歸經 性溫,味甘、辛,歸脾、胃經。
用法用量 一般用量 6~15 克,煎服。

功效主治

神曲是辣蓼、青蒿、杏仁等藥加入麵粉或麩皮混合後,經發酵而形成的曲劑。具有消食和胃的功效。可以用於治療食滯脘腹脹痛、食少納呆、腸鳴腹瀉等。

治病配方

1 治脾胃俱虛、胸膈痞悶、口苦無味:烏梅、乾薑各 120 克,小麥蘗 90 克,神曲 360 克。將以上四味中藥研成細末,煉蜜為丸,如梧桐子大。每服 20 丸,米湯送服,每日兩服,不拘時服。(出自《太平惠民和劑局方》消食丸)

2 治白內障:神曲 12 克,磁石 9 克(火煅醋淬),夜明砂 6 克。將以上三味中藥研成細末。溫水送服,不拘時服。神曲性溫製磁石成寒之性,使磁石不礙胃氣,有利藥效的發揮。

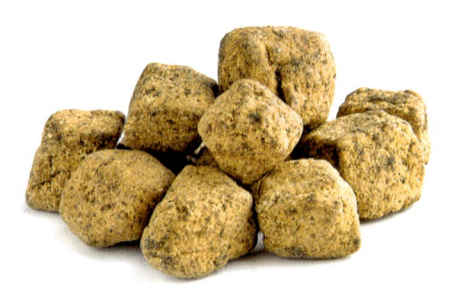

外表土黃色,粗糙

質硬脆,易斷

具陳腐氣

胃火旺、脾陰不足者,以及孕婦慎服

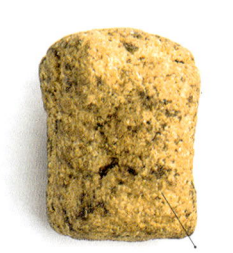

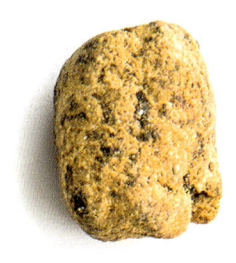

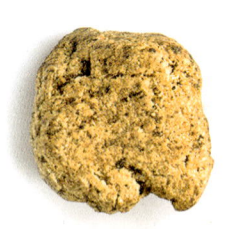

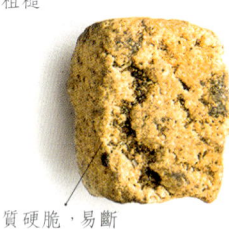

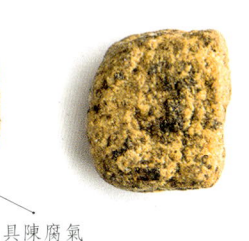

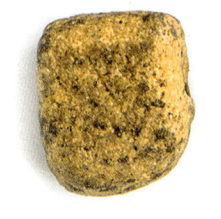

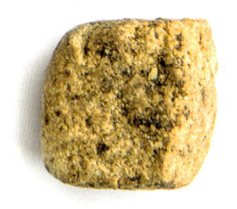

家用養生

煎服:治消化不良

神曲 15 克。將神曲放入水中煎煮至藥汁濃稠即可,不拘時服。

沖服:治腹瀉

炒神曲 5 克,紅糖適量。加溫開水調成糊狀,加適量紅糖,每日 3 次。

302. 山楂

別名 赤爪實、赤爪子、棠球子、鼠楂、赤棗子、柿楂子、山里果子、映山紅果、海紅、酸梅子、山梨、山梨果、山果子等。

性味歸經 性微溫，味酸、甘，歸脾、胃、肝經。

用法用量 煎服，10~15克，大劑量可用至30克；生用適量。

功效主治

山楂具有消食化積、行氣散瘀的功效。可以用於治療肉食積滯不消化、脘腹脹滿、腹痛便祕等；氣滯所致的脘腹脹痛；產後瘀滯疼痛，及瘀血所致的疼痛。山楂味酸，消化性潰瘍、齲齒、氣虛便溏、脾虛者忌用。山楂能加強子宮平滑肌的收縮，孕婦慎服，易導致流產。

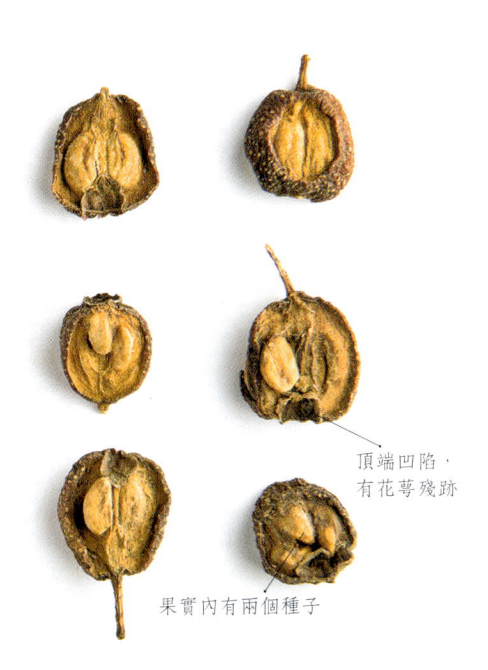

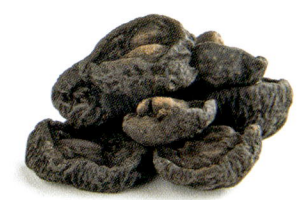

焦山楂不可與豬肝一起食用

頂端凹陷，有花萼殘跡

果實內有兩個種子

治病配方

1 治一切食積：山楂、白朮各200克，神曲100克。將以上三味中藥研成細末，蒸熟，製成丸，如梧桐子大。每服70丸，溫湯送服。（出自《丹溪心法》）

2 治氣滯血瘀型高血脂症：山楂、決明子各15克，荷葉8克。洗淨後用紗布袋包好放到砂鍋裡，加適量清水，先大火燒開，再改小火繼續煎煮30分鐘，除去藥包即可。

家用養生

煮粥：補血養顏

山楂30克，大棗10枚，白米50克。將大棗掰開，與山楂、白米放入鍋中，加適量清水同煮，至白米熟爛即可。

代茶飲：化痰降濁

鮮山楂、鮮橘皮各15克，鮮白蘿蔔100克。水煎，去渣，取汁，代茶飲。

做羹：消食潤肺

山楂50克，銀耳20克，西米40克，鹽、砂糖各適量。將銀耳水發後撕成小塊。西米用水煮至發亮，煮透，過涼水。將所有材料同煮15分鐘，加鹽、砂糖調味即可。

第十章 消食藥

303. 萊菔子

別　　名　蘿蔔子、蘿白子、菜頭子等。
性味歸經　性平，味辛、甘，歸肺、脾、胃經。
用法用量　一般用量6~10克，煎服。

功效主治

①萊菔子具有消食除脹、降氣化痰的功效。可以用於治療食積所致的胃脘脹痛、噯氣吞酸、腹痛等症狀。②炒用有降氣祛痰的作用，適用於久咳痰喘實證。

治病配方

1 治癲狂：萊菔子、大黃各10克，芒硝24克，白芥子9克。水煎，去渣，取汁，溫服。每日1劑。

2 治腸梗阻：萊菔子24克，大黃10克，芒硝6克，蜂蜜適量。先水煎萊菔子、大黃，去渣，取汁。另煮蜂蜜至沸入芒硝，煎熬20分鐘，與前藥汁混合，1次頓服。也可少量多次，頻頻飲服。

3 治老年性便祕：萊菔子6克。溫水送服，每日3次。

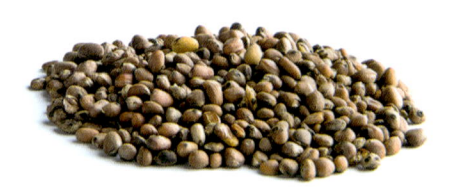

類卵圓形或橢圓形

有數條縱溝　　有深棕色圓形種臍

氣虛無食積、痰滯者慎用

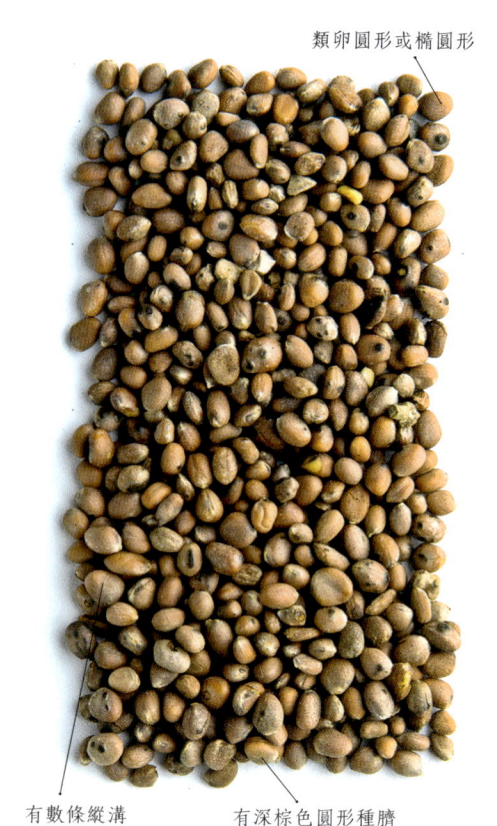

家用養生

煮粥：治慢性氣管炎、肺氣腫

萊菔子15克，白米50克。萊菔子和白米共煮成粥。早、晚溫熱食用。

研末：消食理氣，寬中

萊菔子6克。將萊菔子研成細末，溫水送服。

做飲品：降眼壓

萊菔子10克，胡蘿蔔適量。先將萊菔子裝入小紗布袋中與切成碎末的胡蘿蔔同煮，待胡蘿蔔熟後，取出萊菔子，連湯食用。每日1次。

304. 阿魏

別　　名　臭阿魏、細葉阿魏等。
性味歸經　性溫，味辛、苦，歸肝、脾、胃經。
用法用量　內服，1~1.5克，多入丸、入散，不宜入煎劑；外用適量，多入膏藥。

功效主治

阿魏具有散痞、消積、殺蟲的功效。可以用於治療肉食積滯、瘀血症瘕、腹中痞塊、蟲積腹痛等。脾胃虛弱及孕婦忌用。

治病配方

1 治氣積、肉積、心腹膨滿、結塊疼痛、不思飲食：木香、檳榔各15克，胡椒、阿魏各6.5克。將以上四味中藥研成細末，與粟米飯混合，杵和為丸，如梧桐子大。每服40丸。不拘時服，生薑皮湯送服。（出自《濟生方》阿魏丸）

2 治小兒食積、肚痛、小便白濁：阿魏、黃連各15克，花鹼9克，山楂、半夏各30克，連翹45克。將以上六味中藥研成細末，炒神曲糊丸，如萊菔子大。每服20丸，米湯送服。（出自《醫學綱目》阿魏丸）

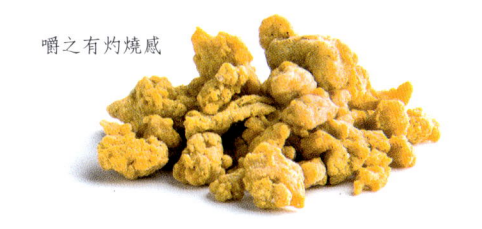

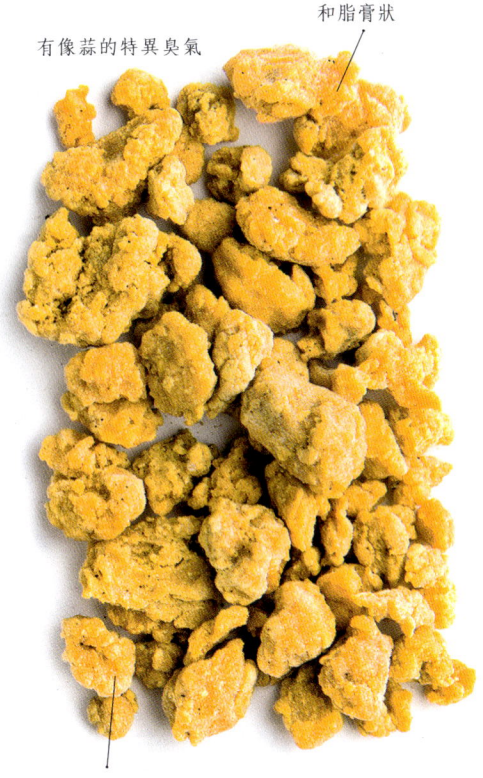

呈不規則的塊狀和脂膏狀

有像蒜的特異臭氣

表面蠟黃色至棕黃色

嚼之有灼燒感

家用養生

入丸：治牙齒蟲痛

阿魏、臭黃各等分。將阿魏和臭黃研成細末，加糊做成丸，如綠豆大。每取1丸，用藥用紗布裹好，放入齒痛一側，咬住。

做菜：消食健胃

鮮阿魏適量。用開水燙30秒，瀝乾水，用涼水浸泡，涼拌即可。

第十章 消食藥 303

305. 隔山消

別　　名	隔山撬、隔山牛皮消、白首烏、白何首烏、山瓜蔞等。
性味歸經	性平，味甘、苦，歸脾、胃、肝經。
用法用量	煎服，6~15 克；研末，1~3 克。

功效主治

隔山消具有消食健胃、理氣止痛、催乳的功效。可以用於治療飲食積滯、腹脘脹痛、小兒痞塊、小兒疳積、宿食不消、乳汁不下或不暢等。

治病配方

1 治胃氣痛，年久未愈：隔山消 6 克，苦蕎 3 克。將以上中藥研成細末，每天 3 次，溫水送服。（出自貴州《常用民間草藥手冊》）

2 治氣膈噎食，轉食：隔山消 60 克，雞內金、天南星、朱砂各 30 克，急性子 6 克。將以上五味中藥研成細末，煉蜜為丸，如紅豆大。每服 3 克，淡薑湯送服。（出自《孫天仁集效方》）

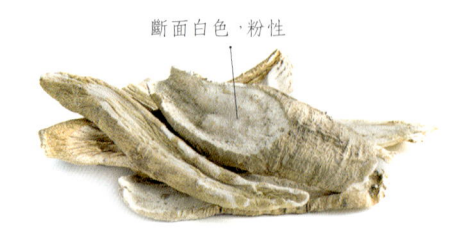

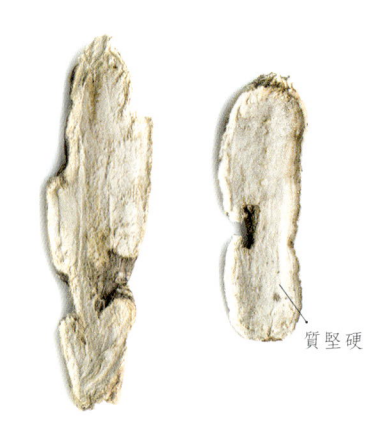

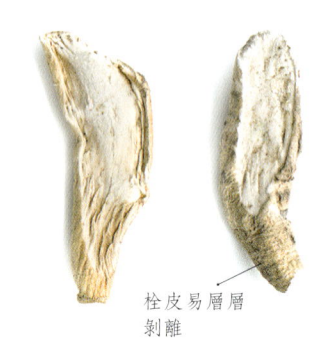

質堅硬

栓皮易層層剝離

家用養生

燉煮：治胃病

隔山消 15 克，雞屎藤 10 克，豬瘦肉 300 克。豬瘦肉洗淨，切塊，放入砂鍋中，加入清水、隔山消和雞屎藤一起燉煮 1 小時，除去藥渣，喝湯，食肉即可。

代茶飲：治小兒痞塊

隔山消 15 克，砂糖適量。水煎，去渣，取汁，加入適量砂糖調味，代茶飲。

研末：治食積飽脹

隔山消 3 克。研成細末，開水送服。每天 1 次。

斷面白色，粉性

304 第十章 消食藥

306. 雞內金

別　　名　雞肫皮、雞黃皮、雞肫、雞膆等。

性味歸經　性平，味甘，歸脾、胃、小腸、膀胱經。

用法用量　一般用量 8~20 克，煎服；研末服，每次 1.5~3 克。研末服效果比煎劑好。

功效主治

雞內金具有消食健胃、澀精止遺的功效。可以用於治療飲食積滯、消化不良、噯氣、脘腹脹滿、大便夾雜不消化食物；消化系統和泌尿系統結石，如膽結石、腎結石等；腎虛遺精遺尿、白帶色白清稀量多。脾虛無食積者慎服。

治病配方

1　治食傷型腹瀉：陳皮、雞內金各 9 克，雞蛋殼 30 克。放鍋中炒黃後研成細末，每次取 6 克，用溫水送服，每天 3 次，連服 2 天即有效果。

2　治濕熱型腹瀉：雞內金、山楂、炒麥芽各 10 克，萊菔子 20 克，甘草 5 克。水煎，去渣，取汁，溫服。每日 1 劑。

3　治腸炎：雞內金 10 克，紅豆 30 克。水煎，去渣，取汁。代茶飲，有清熱利濕、消積化瘀的作用。

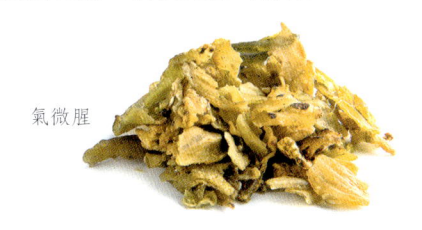

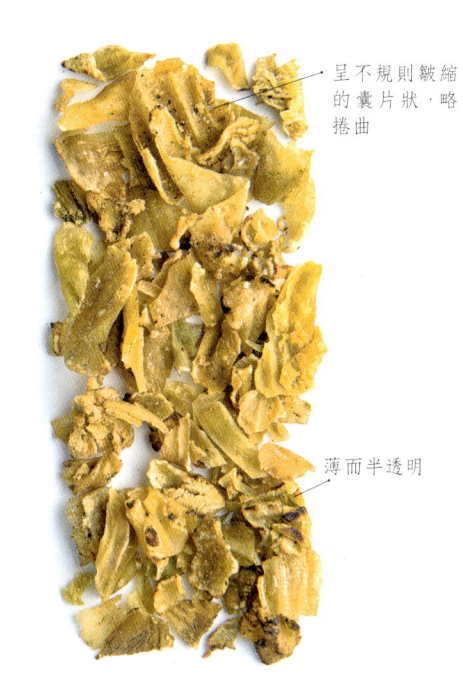

呈不規則皺縮的囊片狀，略捲曲

薄而半透明

氣微腥

家用養生

煮粥：消積和胃

雞內金 6 個，陳皮 3 克，砂仁 2 克，白米 50 克。雞內金、陳皮、砂仁研末，白米煮粥，粥成後放入藥末，早、晚分食。

泡茶：消食導積

雞內金 10 克，麥芽 30 克，綠茶 5 克。放入鍋內，用小火焙黃，略搗碎後，放保溫杯中，用開水泡 20 分鐘即可。

燉煮：溫胃散寒

雞內金、大棗、乾薑各 15 克，羊肉 250 克，蔥、鹽、黃酒各適量。羊肉切塊、炒乾，放入雞內金、大棗、乾薑、蔥，加入清水、黃酒，用中火燉約 2 小時，加鹽調味即可。

307. 雞屎藤

別　　名 女青、主屎藤、臭藤根、清風藤、臭屎藤、雞腳藤等。
性味歸經 性微寒，味甘、苦，歸脾、胃、肝、肺經。
用法用量 煎服，一般用量 15~60 克；外用適量，外敷或煎水洗。

功效主治

雞屎藤具有消食健胃、化痰止咳、清熱解毒、止痛的功效。可以用於治療飲食積滯、小兒疳積、熱痰咳嗽、熱毒瀉痢、咽喉腫痛、癰瘡癤腫、燙火傷、胃腸疼痛、膽絞痛、腎絞痛、分娩痛、經痛等。

治病配方

1 治氣鬱胸悶，胃痛，食積腹瀉：雞屎藤 30 克。水煎，去渣，取汁，溫服。（出自《福建中草藥》）

2 治紅痢：雞屎藤 120 克，路邊薑 60 克，豬瘦肉 300 克。豬瘦肉洗淨，切塊，放入砂鍋中，加入清水、路邊薑和雞屎藤一起燉煮 1 小時，除去藥渣，喝湯，食肉。（出自《重慶草藥》）

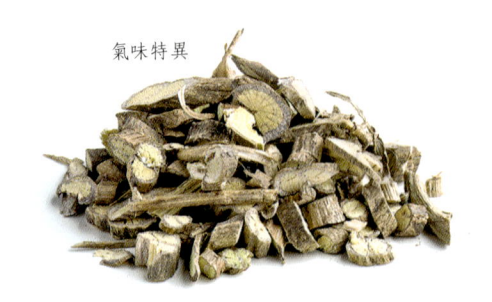

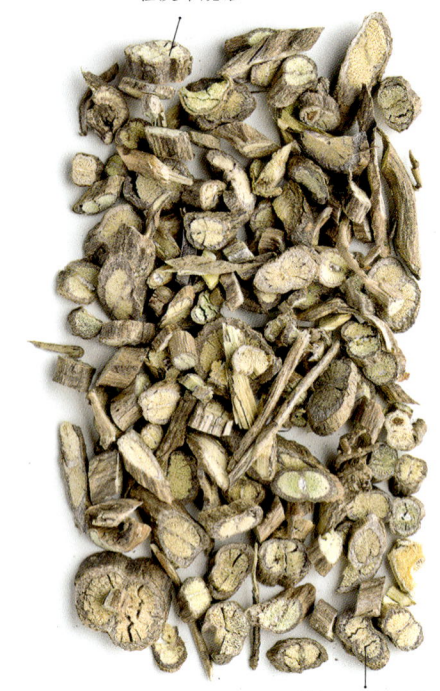

家用養生

燉煮：治小兒疳積

雞屎藤 15 克，豬肚 1 副，鹽適量。豬肚處理乾淨，切條，放入砂鍋中，加清水和雞屎藤根一起燉煮 2 小時，除去藥渣，加鹽調味。喝湯，食豬肚。

外敷：治背疽

鮮雞屎藤適量。搗爛，敷於患處。

做粑仔：消食健胃、化痰止咳

雞屎藤葉 60 克，白米 500 克，紅糖適量。雞屎藤葉和浸泡過的白米放在石臼中研成粉狀，然後用水和勻，掐成約小指大似小蟲狀的粑仔。等鍋中水燒開後，下粑仔，再加適量紅糖即可。

308. 麥芽

別　　名 大麥芽、大麥毛、草大麥等。
性味歸經 性平，味甘，歸脾、胃經。
用法用量 煎服，一般用量10~15克，大劑量可用30~120克。

功效主治

①麥芽長於健胃，通乳。用於脾虛食少、消化不良、乳房脹滿、乳汁鬱積。②炒麥芽偏於行氣消食，回乳。用於脾運不佳、便溏日久、女性欲斷乳汁。③焦麥芽藥效較猛，長於消食導滯。用於食積吞酸、脘腹悶脹。哺乳期女性不宜使用。

治病配方

1. 治乳腺增生：麥芽50克，山楂、五味子各15克。水煎，去渣，取汁，溫服。每日1劑，10日為一個療程。

2. 治手足癬、股癬：麥芽40克，75％酒精100毫升。將麥芽放入酒精中浸泡7天左右。用時外塗於患處，每日2次，連用30天。

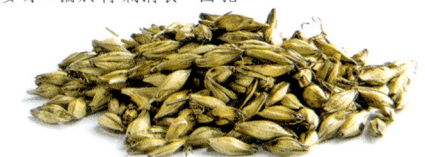

炒麥芽：偏於行氣消食，回乳

焦麥芽：專於消食導滯

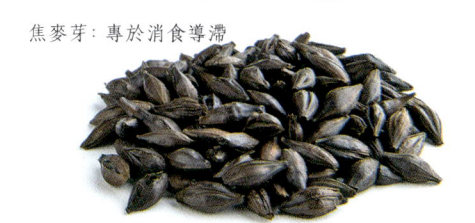

麥芽：長於健胃，通乳

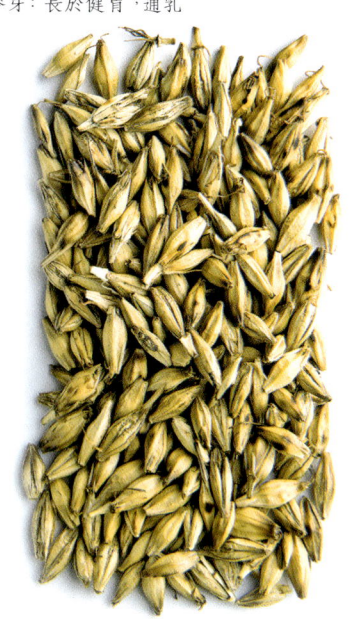

家用養生

煮湯：消積和胃

麥芽100克，豬瘦肉300克，蜜棗4枚，料酒、油、鹽各適量。麥芽炒至微黃。豬瘦肉洗乾淨，切成薄片，加調料醃製。鍋內加清水，大火燒開，放入蜜棗、麥芽，煮45分鐘，放入豬瘦肉，煮至豬瘦肉熟透，加鹽調味即可。

泡茶：治小兒腹瀉

麥芽30克，茶葉2克。用小火將麥芽炒過，再炒焦茶葉，用開水浸泡，悶10分鐘。放溫後服用，每日1次。

洗劑：治產後缺乳

炒麥芽120克。水煎數次，去渣，取汁。用藥汁清洗雙側乳房20分鐘，再用木梳由周圍向乳頭輕輕梳理數遍。

第十章 消食藥 307

第十一章

驅蟲藥

　　驅蟲類藥物入脾、胃、大腸經，部分藥物具有一定的毒性，對人體內的寄生蟲特別是腸道寄生蟲有殺滅和麻痺作用，促使其排出體外。主要用於治療蛔蟲病、蟯蟲病、條蟲病、鉤蟲病、薑片蟲病等腸道寄生蟲病。

309. 使君子

別　　名 留求子、史君子、五梭子、索子果、冬均子、病柑子等。

性味歸經 性溫，味甘，歸脾、胃經。

用法用量 搗碎煎服，9~12 克；取仁炒香嚼服，6~9 克。小兒每歲 1~1.5 克，每日總量不超過 20 克。空腹服用，每日 1 次，連用 3 天。不可當茶飲，否則會引起呃逆、腹瀉等。

功效主治

使君子具有殺蟲消積的功效。可以用於治療蛔蟲病、蟯蟲病、小兒疳積等。

治病配方

1 治小兒腹中蛔蟲攻痛、口吐清沫：使君子 6 克。使君子研成細末，米湯送服。每天 1 劑。（出自《補要袖珍小兒方論》使君子散）

2 治血吸蟲病：使君子、木香各 15 克，蓽澄茄 30 克，蒼朮 18 克，花椒、瞿麥各 9 克。將以上六味中藥研成細末，加麵粉製成水丸。7~10 歲每次 4 克，11~15 歲每次 4.5~5 克，16 歲以上每次 6 克，上午 10 時、下午 3 時各服 1 次，10~12 天為一個療程。

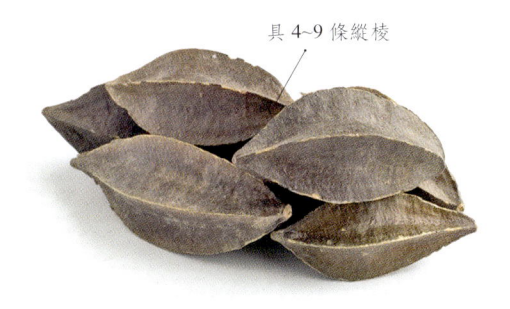

呈橢圓形或卵圓形

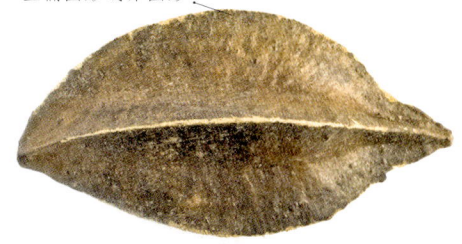

橫切面呈五角星形

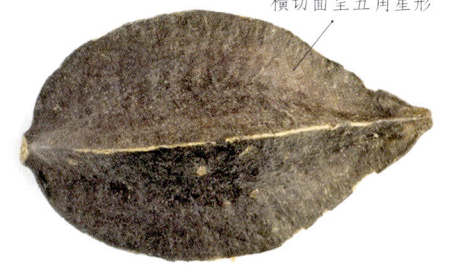

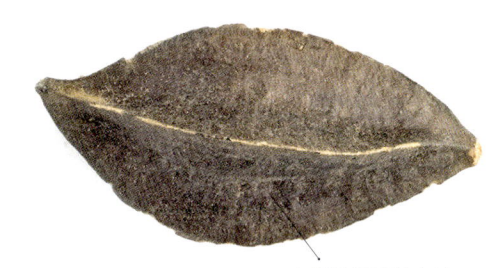

中間呈類圓形空腔

具 4~9 條縱棱

家用養生

研末：治小兒營養不良

蘆薈、使君子各等分。將蘆薈和使君子研成細末。每服 3 克，米湯送服。

外抹：治頭瘡久不瘥

使君子適量。燒令焦，研成為末，以生油攪拌均勻，塗抹於患處。

310. 苦楝皮

別　　名	苦楝、翠樹、紫花樹、川楝皮等。
性味歸經	性寒，味苦，有毒，歸肝、脾、胃經。
用法用量	煎服，4.5~9 克，鮮品 15~30 克；外用適量。

功效主治

苦楝皮具有殺蟲、療癬的功效。可以用於治療蛔蟲病、蟯蟲病、鉤蟲病、疥癬、濕瘡、痢疾等。

治病配方

1 治蟯蟲病：苦楝皮、苦參各 10 克，蛇床子 5 克，皂莢 2.5 克。將以上四味中藥研成細末，煉蜜為丸，如大棗大，放入肛門或陰道內。（出自《藥物圖考》楝皮殺蟲丸）

2 治痼瘡：苦楝皮、當歸各 100 克，薤白 150 克，生地黃 250 克，臘月豬膏 100 毫升。水煎，熬成膏，敷於孔上，令生肉。（出自《劉涓子鬼遺方》坐肉膏）

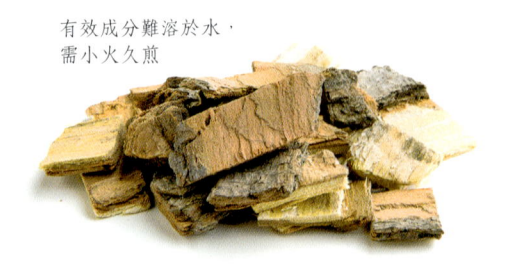

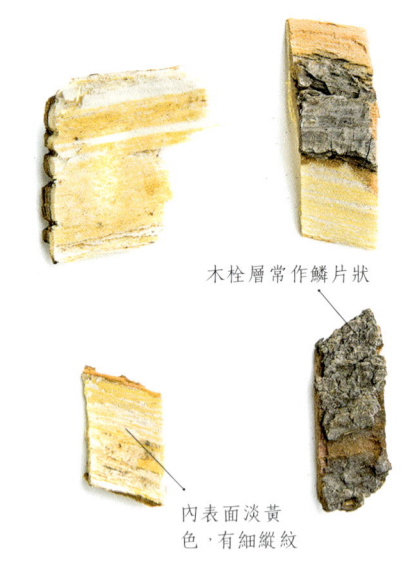

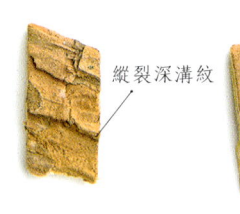

木栓層常作鱗片狀

內表面淡黃色，有細縱紋

縱裂深溝紋

家用養生

塗抹：治頑固性濕癬

苦楝皮適量，茶油少許。苦楝皮洗淨，晒乾，燒灰，調茶油塗抹患處，隔日洗去再塗，重複 3 次。

煎水漱口：治蟲牙痛

苦楝皮適量。水煎，去渣，取汁，漱口。每日 3 次。

煎服：治痢疾

苦楝皮 12 克，骨碎補、梣木花各 9 克，荊芥、青木香各 6 克。水煎，去渣，取汁，溫服。

有效成分難溶於水，需小火久煎

311. 南瓜子

別　　名 北瓜子、窩瓜子等。
性味歸經 性平，味甘，歸胃、大腸經。
用法用量 研末，60~120克，冷開水調服。

功效主治

南瓜子具有殺蟲的功效。可以用於治療蛔蟲病、蟯蟲病、條蟲病、鉤蟲病、血吸蟲病等。

治病配方

1 治蛔蟲：南瓜子（去殼留仁）30克，蜜或糖適量。將南瓜子研碎，加開水、蜜或糖攪拌成糊狀，溫水送服。（出自《閩東本草》）

2 治血吸蟲病：南瓜子、砂糖各適量。炒黃、研成細末。每日服60克，分成2次，加砂糖開水沖服。15日為一個療程。（出自《驗方選集》）

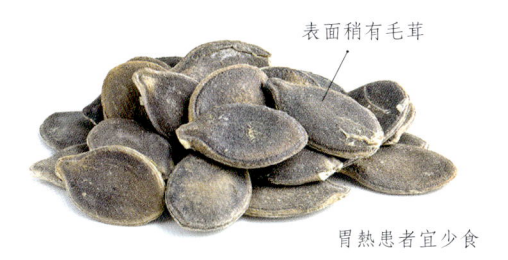

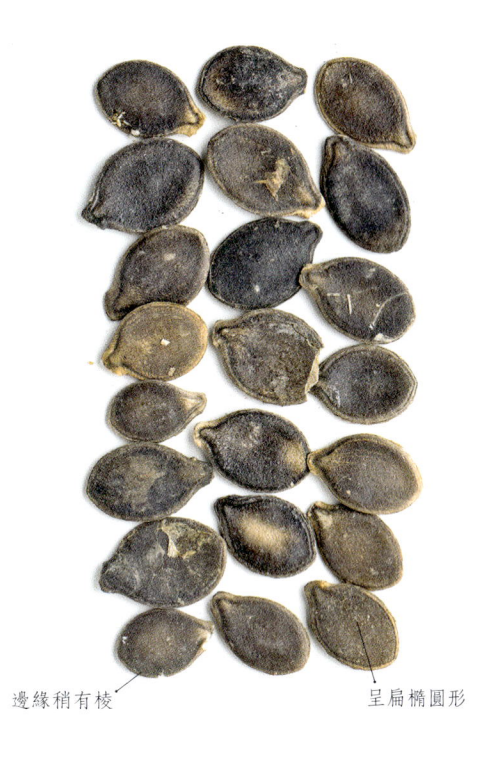

邊緣稍有棱　　　呈扁橢圓形

表面稍有毛茸

胃熱患者宜少食

家用養生

煎水洗：治內痔

南瓜子100克。水煎，去渣，取汁。用藥汁塗抹患處。每日2次，連用數天。

生吃：治營養不良、面色萎黃

南瓜子、花生仁、胡桃仁各適量。一起嚼服。

煎服：健脾利水、消腫

南瓜子20克，薏仁30克。水煎服。可用於脾虛水腫、小便短少。

搗爛：治產後缺乳

南瓜子仁15克，砂糖適量。搗爛成泥狀，沖入適量開水，再加砂糖調味。早、晚空腹各服1次。

312. 雷丸

別　　名	竹苓、雷實、竹鈴芝等。
性味歸經	性寒，微苦，有小毒，歸胃、大腸經。
用法用量	入丸、入散，15~21克，飯後溫水送服，每日3次，連服3天。不宜入煎劑，因本品含蛋白酶，加熱60℃左右藥效就被破壞了。

功效主治

雷丸具有殺蟲消積的功效。可以用於治療條蟲病、鉤蟲病、蛔蟲病、小兒疳積等。有蟲積而脾胃虛寒者慎服。

治病配方

1 消疳殺蟲：雷丸、使君子、鶴虱、榧子肉、檳榔各等分。將以上五味中藥研成細末，每服3克，米湯送服。（出自《楊氏家藏方》雷丸散）

2 治皮膚癮疹疼痛：雷丸、人參、苦參、牛膝、附子、防風、白花蛇舌草、炙甘草各60克，丹參45克。將以上九味中藥研成細末。每服10克，飯前溫酒送服。（出自《聖濟總錄》雷丸散）

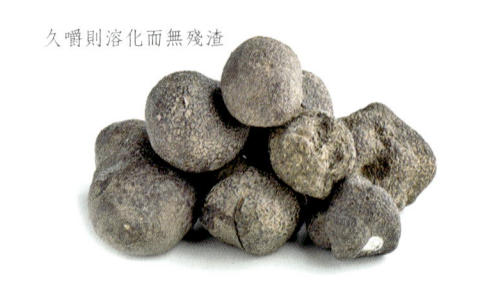

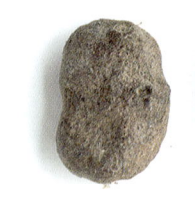

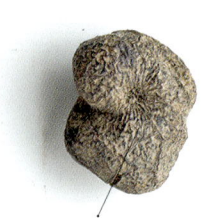

呈球形或不規則的圓塊狀

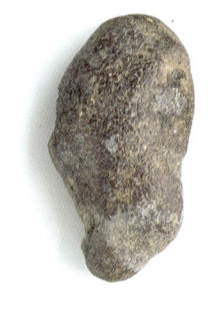

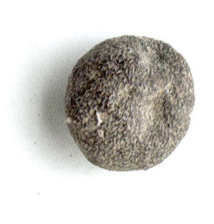

有稍隆起的網狀皺紋

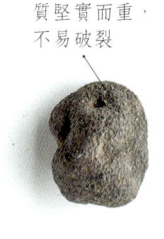

質堅實而重，不易破裂

久嚼則溶化而無殘渣

家用養生

煎水洗：治小兒寒熱、驚啼不安

雷丸、牡蠣、黃芩、細辛各1克，蛇床子30克。水煎，去渣，取汁。將藥汁兌水，給患兒洗澡。每日1次。

研末：治蟯蟲病

雷丸3克，大黃、二醜各9克。共研成細末混勻，晨起空腹時用冷開水1次送服。

313. 鶴蝨

別　　名	鵠蝨、鬼蝨、北鶴蝨等。
性味歸經	性平，味辛、苦，有小毒，歸脾、胃經。
用法用量	一般用量 3~10 克，可煎服、入丸、入散、外用等。

功效主治

鶴蝨具有殺蟲消積的功效。可以用於治療蛔蟲病、鉤蟲病、蟯蟲病、條蟲病等引發的蟲積腹痛，以及小兒疳積等。孕婦、腹瀉者忌用。

治病配方

1 治痔瘻、膿血不止、積年不瘥：鶴蝨、雷丸、白礬各 30 克，皂莢刺、硫磺各 15 克，雄黃適量。將以上五味中藥研成細末，醋煮麵糊為丸，如梧桐子大，雄黃為衣。每服 20 丸，麝香溫酒送下，飯前服用。（出自《聖濟總錄》鶴蝨丸）

2 治小兒吐蛔蟲：鶴蝨、大黃各 0.3 克，芒硝 15 克。水煎，去渣，取汁。每日 1 劑，分 2 次服用。（出自《太平聖惠方》鶴蝨散）

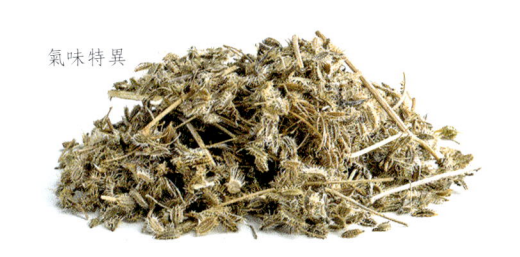

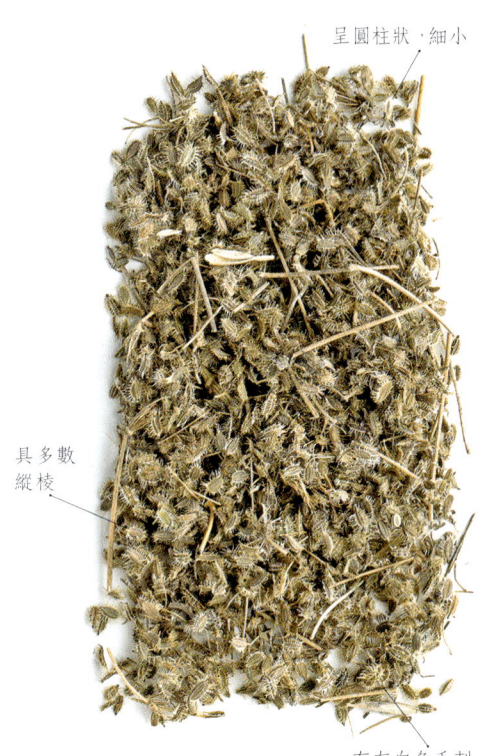

呈圓柱狀，細小
具多數縱稜
有灰白色毛刺
氣味特異

家用養生

煎水洗：治療陰癢

鶴蝨、蛇床子各 30 克，百部 15 克。水煎，趁熱熏洗，每次 20 分鐘，每晚 1 次。病程短者 10 天見效，病程長者則需熏洗 1~2 個月。

煎服：治療小兒蛔蟲性腸梗阻

鶴蝨、梔子、蕪黃各 9 克，使君子、檳榔各 12 克，烏梅 5 枚，川椒 3 克，細辛 0.5 克，大黃、苦楝皮各 6 克。水煎，去渣，取汁，溫服。

漱口：治齒痛

鶴蝨適量。研成細末，含入口中 30 分鐘，吐出後漱口，反覆直到疼痛消除。

314. 檳榔

別　　名	大腹檳榔、青仔、檳榔玉等。
性味歸經	性溫，味辛、苦，歸胃、大腸經。
用法用量	一般用量3~10克，驅蟲宜30~60克，煎服。

功效主治

檳榔具有殺蟲消積、行氣、利水、截瘧的功效。可以用於治療各種腸道寄生蟲病、食積氣滯、腹脹、便祕、水腫、腳氣腫痛、瘧疾等。

治病配方

1 治積滯內停、濕蘊生熱、脘腹痞滿、赤白痢疾等：檳榔、木香、青皮、陳皮、廣茂、枳殼、黃連各30克，黃柏、大黃、香附、牽牛子各120克。將以上十一味中藥研成細末，水泛小丸。每服3~6克，飯後生薑湯送服。每日2次。（出自《儒門事親》木香檳榔丸）

2 治小兒蛔蟲病：檳榔5克，豬牙皂角3克，苦楝子10克。將以上三味中藥研成細末。溫水送服。每日1劑。（出自《太平聖惠方》檳榔散）

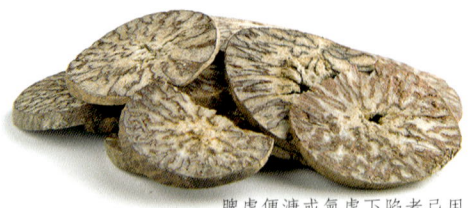

大理石般的花紋

凹陷的珠孔　　孕婦慎用

脾虛便溏或氣虛下陷者忌用

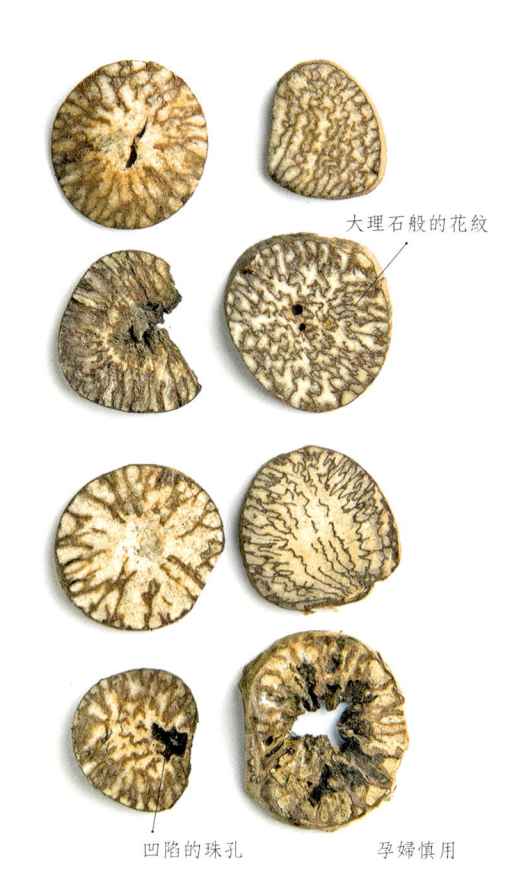

家用養生

煮粥：清熱、益胃、止痢

檳榔5克，馬齒莧25克，白米50克。馬齒莧洗淨，切碎。檳榔和白米一起放入鍋中煮粥，粥快熟時放入馬齒莧，食用前加砂糖調味。

研末：治耵耳出膿

檳榔適量。檳榔研成細末，吹入耳中。

煮粥：消導積滯

陳皮6克，生麥芽30克，雞內金、檳榔各10克。將雞內金、檳榔、陳皮煎煮30分鐘，去渣，加生麥芽煮成粥，加適量糖或鹽調味即可。

315. 鶴草芽

別　　名	龍芽草。
性味歸經	性涼，味苦、澀，歸肝、小腸、大腸經。
用法用量	不宜入煎劑，研末服，30~45克。小兒 0.7~0.8 克／千克，每日 1 次，早晨空腹服用。

功效主治

鶴草芽具有收斂止血、止痢、殺蟲的功效。可以用於治療赤白痢疾、勞傷脫力、癰腫、跌打、創傷出血、條蟲病、小兒頭部癤腫等。服藥後若有噁心、嘔吐、腹瀉、頭暈、出汗等反應，停服。

治病配方

1. 治條蟲病：鶴草芽 30 克。研成細末，溫水送服。

2. 治金瘡：鶴草芽適量。搗爛，敷貼於患處即可。每日 1 劑。（出自《寶慶本草折衷》）

316. 榧子

別　　名	野杉、香榧、木榧等。
性味歸經	性平，味甘，歸肺、胃、大腸經。
用法用量	一般用量 10~15 克，可煎服、炒熟嚼服。榧子不能與綠豆同服。

功效主治

榧子具有殺蟲消積、潤腸通便、潤肺止咳的功效。可以用於治療腸道寄生蟲病、腸燥便祕、肺燥咳嗽等。大便溏薄、肺熱咳嗽者不宜服用。

治病配方

1. 治十二指腸蟲病、蛔蟲病、蟯蟲病等：榧子、使君子、大蒜瓣各 30 克。水煎，去渣，每日 3 次，飯前空腹時服。（出自《現代實用中藥》）

2. 治痔瘡、便祕：榧子適量。炒熟嚼服，每日服用不超過 15 克。（出自《本草衍義》）

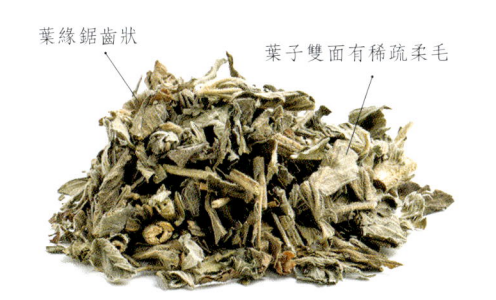

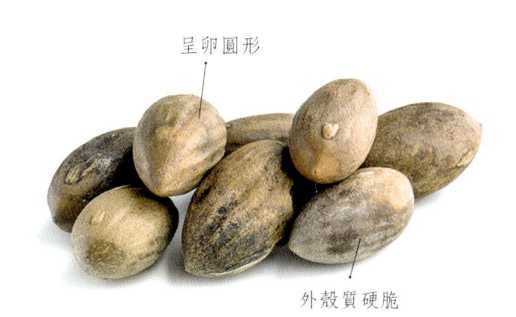

葉緣鋸齒狀
葉子雙面有稀疏柔毛

呈卵圓形
外殼質硬脆

第十一章 驅蟲藥

317. 蕪荑

別　　名	黃榆、毛榆、山榆、殿塘、無夷、蕪荑仁、山榆子、山榆仁、大果榆糊等。
性味歸經	性溫，味辛、苦，歸脾、胃經。
用法用量	煎服 3~10 克；入丸、入散，每次 2~3 克；外用適量，研末調敷。

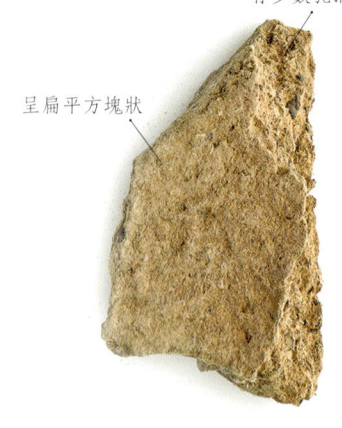

功效主治

蕪荑具有殺蟲消積的功效。可以用於治療蛔蟲病、蟯蟲病、條蟲病、小兒疳積、腹痛等。

治病配方

1 治蛔蟲病：蕪荑、雷丸各 15 克，乾漆 30 克。將以上三味中藥研成細末，每服 9 克，水煎，去渣，溫服，不拘時服。嚴重者不過 3 服。小兒每服 1.5 克。（出自《奇效良方》蕪荑散）

2 治久患脾胃氣泄不止：蕪荑 150 克。搗成細末，以飯糊丸。每日午飯前，用米湯送服 30 丸。（出自《續傳信方》）

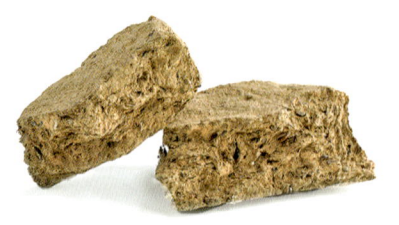

有多數孔洞和孔隙

呈扁平方塊狀

具特異的惡騷臭氣

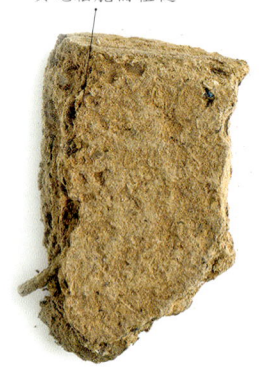

質地鬆脆而粗糙

脾胃虛弱、脾肺燥熱者忌服

家用養生

研末：治蟲牙作痛

蕪荑適量。研成細末，塞入蛀牙縫隙中或漱口，直到疼痛消除。

入丸：治小兒疳積

蕪荑 30 克，大茴香、木香各 15 克，紅麴適量。將以上三味中藥研成細末，紅麴打糊為丸，如梧桐子大。每服 6 丸，米湯送服。

第十二章

止血藥

　　止血藥是治療各種體內外出血病證的藥物。主治咯血、吐血、便血、尿血、崩漏、紫癜以及外傷出血等各種出血證，有涼血止血、溫經止血、收斂止血、化瘀止血之功。

【涼血止血藥】

本類藥物性屬寒涼，味多甘苦，入血分，能泄血分之熱而止血，適用於血熱妄行所致的各種出血病證。但本類藥物清熱作用不強，在治療血熱出血病證時，常須配清熱涼血藥同用。

318. 小薊

別名 野紅花、小刺蓋、刺菜貓薊、青刺薊、千針草、刺薊菜、刺兒菜、青青菜等。

性味歸經 性涼，味甘、苦，歸心、肝經。

用法用量 一般用量10~15克，鮮品可用30~60克，煎服；外用適量，搗爛敷於患處。

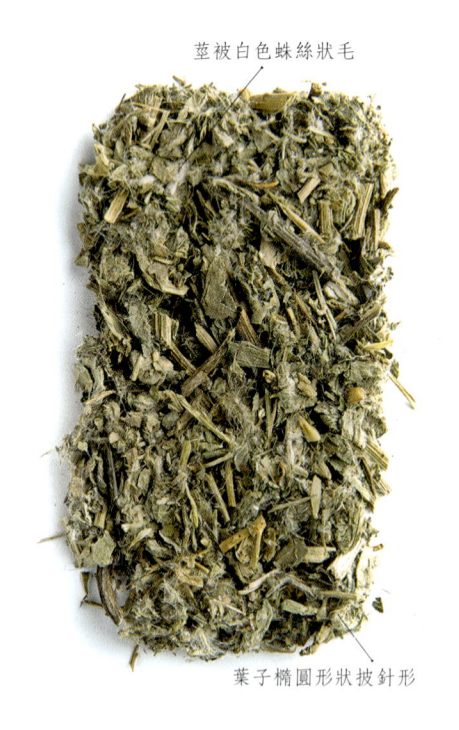

莖被白色蛛絲狀毛

葉子橢圓形狀披針形

功效主治

小薊具有涼血止血、散瘀解毒、消癰的功效。可以用於治療血熱妄行之出血證，如吐血、鼻出血、尿血、崩漏等；熱毒癰腫。脾胃虛寒而無瘀滯者忌服。

治病配方

1 治蛋白尿：小薊、藕節、木通、竹葉各10克，荷蒂7克。水煎，去渣，取汁，溫服。每日1劑，分3次服用。

2 治急性傳染性肝炎：鮮小薊、鮮柳枝各50克。水煎，去渣，取汁，分兩份，飯後2小時溫服。

家用養生

煮粥：清熱解毒、解暑

小薊100克，白米50克，蔥、鹽、香油各適量。小薊摘洗乾淨，入開水焯過，冷水過涼，撈出切細。白米淘洗乾淨。取砂鍋加入冷水、白米，先用大火燒開，再改用小火煮至粥將成時，加入小薊，待沸，加鹽調味，撒上蔥末，淋上香油，即可盛起食用。

搗汁：治血熱吐血、口乾而渴

鮮小薊根、鮮藕、鮮地黃、鮮牛蒡根各等分。搗爛，取汁。每次1小杯，加入適量蜂蜜，攪和均勻，不拘時服。

319. 大薊

別　　名　馬薊、虎薊、刺薊、山牛蒡、雞項草、雞腳刺、野紅花、茨芥、牛觸嘴、鼓椎等。

性味歸經　性涼，味甘、苦，歸心、肝經。

用法用量　一般用量9~15克（鮮品可用至60克），煎服。

功效主治

大薊具有涼血止血、散瘀解毒、消癰的功效。可以用於治療血熱妄行所致的出血症，如鼻出血、崩漏、尿血；熱毒癰腫。脾胃虛寒而無瘀滯者忌服。

治病配方

1 治蕁麻疹：鮮大薊（洗淨，取中層肉質部分）60克（乾品用15克）。水煎，去渣，取汁，溫服。連用3~5日。

2 治血尿：鮮大薊、鮮小薊各30克。清水洗淨，搗爛取汁，小火水煎，加糖調味後服下。若用乾品，每次各15克，水煎服。輕症每日2次，重症每日3次。此方有良好的止血效果。

基部有白色絲狀毛

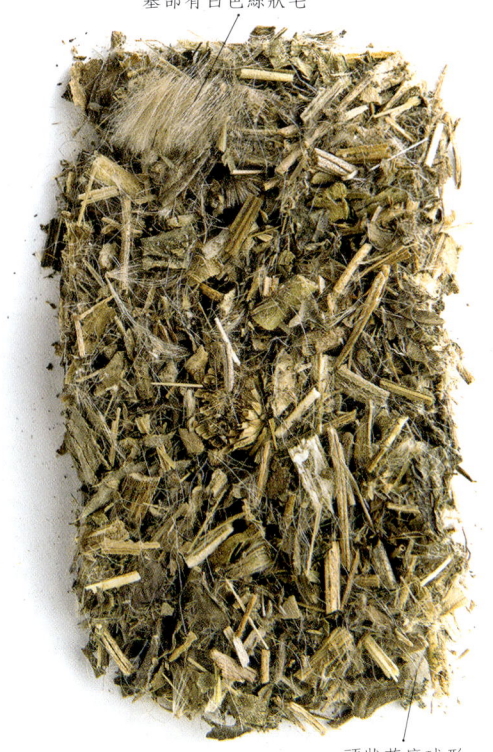

頭狀花序球形

葉片羽狀深裂，邊緣具有不等長針刺

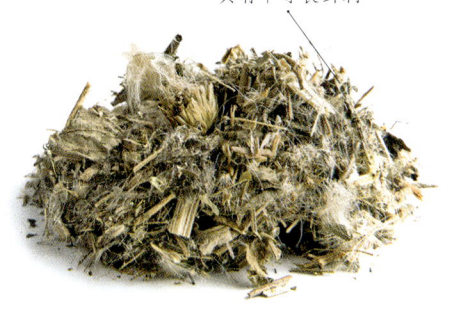

家用養生

炒菜：治虛勞吐血、咽喉腫痛

鮮大薊葉60克，雞蛋3個，油、鹽各適量。大薊葉洗淨，入開水焯一下，撈出用清水洗去苦味，擠乾水切碎。雞蛋打入碗內攪勻。油鍋燒熱，投入大薊葉炒，加入鹽炒入味，倒入雞蛋炒勻，炒至成塊即可出鍋。

燉煮：治肺結核

大薊根30克，豬肺100克。豬肺處理乾淨，切塊，放入砂鍋中，加入清水和大薊根一起燉煮1小時，除去藥渣，喝湯，食豬肺。連續服用3個月為一個療程。

320. 地榆

別名 黃瓜香、山地瓜、豬人參、血箭草等。

性味歸經 性微寒，味苦、酸、澀，歸肝、大腸經。

用法用量 煎服、入丸、入散，10~30 克；外用適量。止血多炒用，解毒斂瘡多生用。

形成層環明顯
有放射紋理
略具粉質

功效主治

地榆具有涼血止血、解毒斂瘡的功效。可以用於治療鼻出血、尿血、便血、痔血、血痢、崩漏、赤白帶下、瘡癰腫痛、濕疹、陰癢、水火燙傷、蛇蟲咬傷等。

治病配方

1 治血痢不止：地榆 100 克，炙甘草 25 克。將地榆和炙甘草研成粗末。每服 25 克，水煎，去渣，取汁，溫服。每日 2 次。（出自《聖濟總錄》地榆湯）

2 治女性漏下赤色不止，令人黃瘦虛渴：地榆 100 克，醋 1,000 毫升。醋煎地榆，去渣，取汁。飯前稍熱服。（出自《太平聖惠方》）

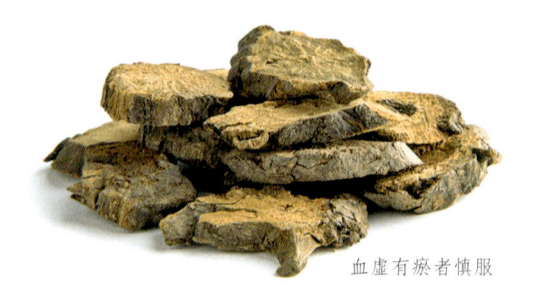

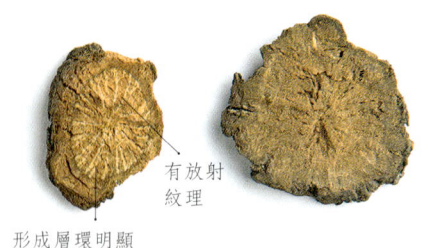

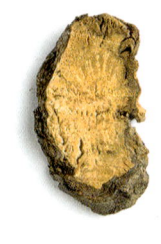

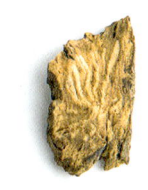

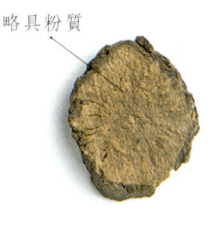

血虛有瘀者慎服

家用養生

外敷：治濕疹及濕疹樣皮炎、脂溢性濕疹

地榆適量。地榆炙黃，研成細末，以凡士林配成 30% 藥膏，外敷於患處。

塗抹：治燒傷

地榆適量。將地榆焙乾研成細末，過篩；另用麻油燒開，然後迅速投入地榆粉，攪拌成糊狀。用時將藥糊直接塗於創面，可以很快形成一層厚厚的藥痂，能起到預防和控制感染、消除疼痛、促進創面癒合的作用。

煮粥：清熱涼血

地榆 20 克，白米 50 克，砂糖適量。將地榆浸泡 5~10 分鐘後，水煎，去渣，取汁，加白米煮粥，待粥熟時加砂糖調味即可。每日 1 劑。

321. 槐花

別　　名 槐蕊、槐米等。
性味歸經 性微寒，味苦，歸肝、大腸經。
用法用量 一般用量 10~15 克，可煎服、外用等。

功效主治

槐花具有涼血止血、清肝瀉火的功效。可以用於治療腸風便血、痔血、血痢、尿血、血淋、崩漏、鼻出血、肝火頭痛、目赤腫痛、喉痺、失音、癰疽瘡瘍等。

治病配方

1. 治大腸下血：槐花、荊芥穗各等分。將以上中藥研成細末。每服 6 克，溫水送服。每日早、晚各 1 次。（出自《經驗方》）

2. 治赤白痢疾：槐花 10 克，白芍 6 克，枳殼 3 克，甘草 1.5 克。水煎，去渣，取汁，溫服。（出自《本草匯言》）

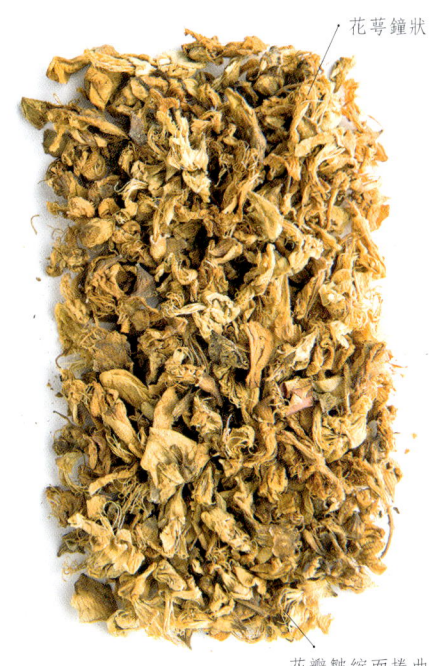

花萼鐘狀

花瓣皺縮而捲曲

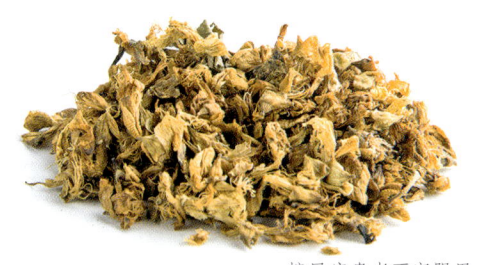

家用養生

煎服：清熱涼血、抗癌止血

槐花 30 克，地榆 60 克，蜂蜜適量。水煎槐花和地榆，去渣，取汁，待其溫熱時，放入適量蜂蜜調味。早、晚 2 次分服。

代茶飲：消脂化積

陳皮、荷葉、山楂各 15 克，生槐花 5 克。所有材料裝到紗布袋裡，放入鍋中，加適量清水，先大火燒開，再用小火熬煮 30 分鐘，代茶飲。

煮粥：治脫髮、頭痛

槐花 20 克，側柏葉 15 克，丹皮 10 克，白米 50 克，冰糖 30 克。槐花、側柏葉、丹皮加水適量煮 30 分鐘，去渣，取汁，再入白米，待粥半熟時加入冰糖調味，至熟食用。每日 1 劑，連服 10 日。

糖尿病患者不宜服用

322. 羊蹄

- **別名**：東方宿、連蟲陸、鬼目、敗毒菜根、羊蹄大黃、土大黃、牛舌根、牛蹄、牛舌大黃、野蘿蔔、野菠菱、癬藥、山蘿蔔、牛舌頭、牛大黃等。
- **性味歸經**：性寒，味苦、澀，歸心、肝、大腸經。
- **用法用量**：煎服，10~15克；鮮品搗汁去渣服用，30~50克；外用適量。

功效主治

羊蹄具有涼血止血、解毒殺蟲、瀉下的功效。可以用於治療血熱所致的咯血、吐血、鼻出血等；以及疥癬、瘡瘍、燙傷、大便祕結等。

治病配方

治小兒頑癬久不愈：羊蹄根120克，白礬15克，白醋少許。將以上中藥研成細末。用白醋將藥末攪拌均勻，塗於患處，至痛即止。隔日洗去再塗。（出自《衛生寶鑑》羊蹄散）

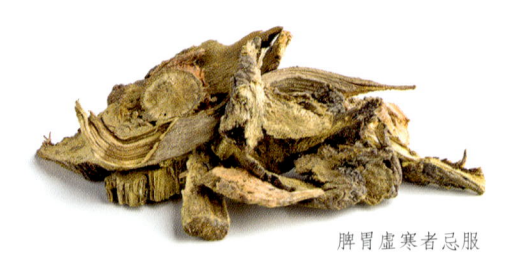

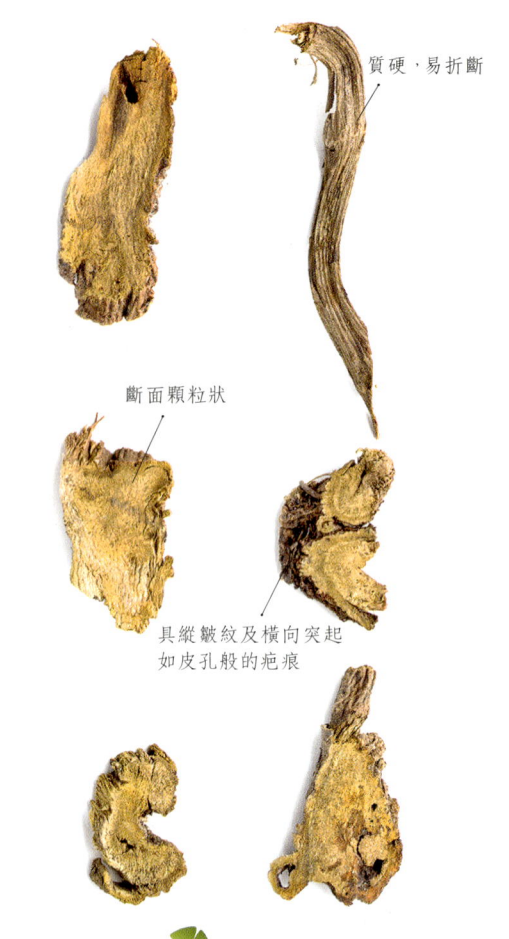

脾胃虛寒者忌服

質硬，易折斷

斷面顆粒狀

具縱皺紋及橫向突起如皮孔般的疤痕

家用養生

外敷：治燙傷

鮮羊蹄30克。將羊蹄搗爛，敷於患處。6小時換1次藥。

燉煮：治內痔出血

羊蹄15克，豬瘦肉200克。將豬瘦肉洗淨，切塊，放入砂鍋中，加入適量清水和羊蹄，大火燒開，小火慢燉煮1小時，除去藥渣即可。喝湯，食肉。

研末：治疥癬

羊蹄15克，白礬30克。將以上中藥研成細末。取適量藥末撒在患處即可。

323. 苧麻根

別　　名	苧根、苧麻頭、苧麻等。
性味歸經	性寒，味甘，歸心、肝經。
用法用量	乾品10~30克，鮮品30~60克，煎服、搗汁服；外用適量，煎水洗，或用鮮品外敷。

中間有同心環紋

功效主治

苧麻根具有涼血止血、安胎、清熱解毒的功效。可以用於治療血熱出血證、胎動不安、胎漏下血、熱毒癰腫等。

治病配方

1 治吐血不止：苧麻根、人參、白堊、蛤粉各10克。將以上四味中藥研成細末。每服2克，糯米飲送服調下，不拘時服。（出自《聖濟總錄》苧根散）

2 治習慣性流產：苧麻根30克，蓮子、山藥各15克。水煎，去渣，取汁，溫服。（出自《福建中草藥》）

3 治妊娠胎動、忽下黃汁如膠、腹痛不可忍：苧麻根15克，白酒100毫升。酒煎，去渣，取汁，溫服。（出自《梅師集驗方》）

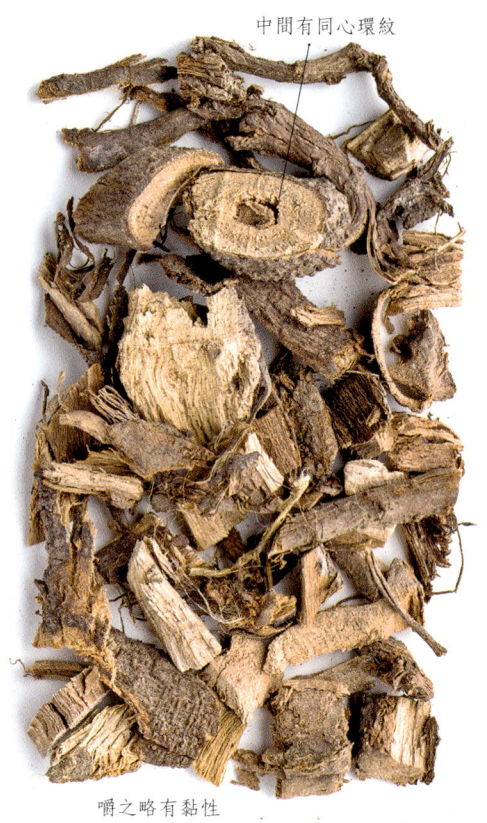

嚼之略有黏性

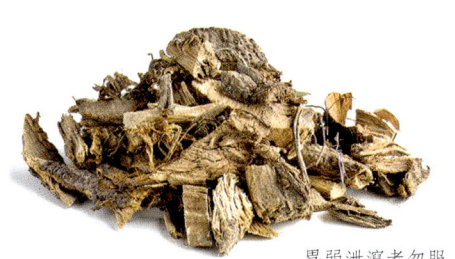

家用養生

外敷：治熱毒癰腫

鮮苧麻根40克。將苧麻根洗淨，搗爛，敷於患處。

煎水洗：治丹毒

苧麻根15克。苧麻根洗淨，水煎，取汁。用藥汁清洗患處。

煎服：清熱安胎

苧麻根15克。苧麻根洗淨，水煎，取汁，溫服。每日1劑。

胃弱泄瀉者勿服

第十二章 止血藥

324. 白茅根

別　　名	茅根、蘭根、茹根、地節根、茅草根等。
性味歸經	性寒，味甘，歸肺、胃、膀胱經。
用法用量	15~30克，鮮品加倍，可搗汁服、煎服。

功效主治

白茅根具有涼血止血、清熱利尿、清肺胃熱的功效。可以用於治療血熱出血證、水腫、熱淋、黃疸、胃熱嘔吐、肺熱咳喘等。

治病配方

1 治血尿：鮮白茅根60克，小薊、車前草各30克。水煎，去渣，取汁，溫服。每日1劑。

2 治急性腎炎：鮮白茅根40克，一枝黃花30克，葫蘆殼15克，白花蛇舌草20克。水煎，去渣，取汁，溫服。每日1劑。

3 治病毒性肝炎：白茅根60克。水煎2次，藥液混合，分2次服。每天1劑。

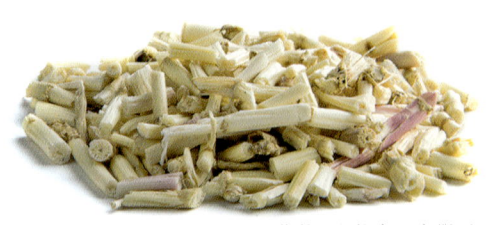

濕痰停飲，發熱者不宜服用

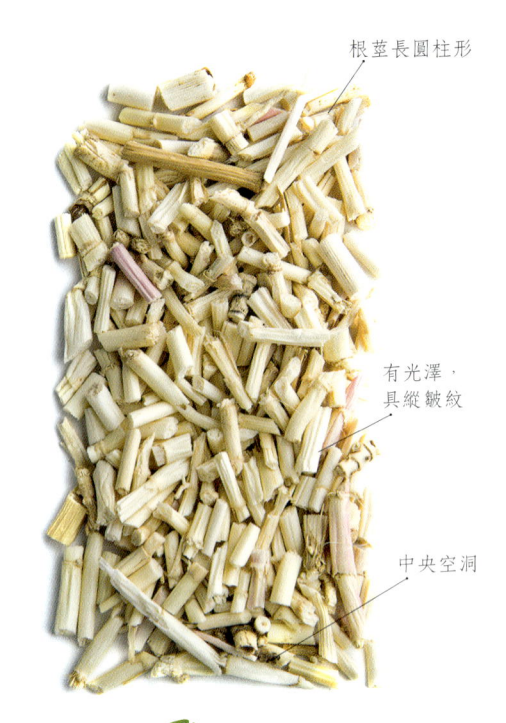

根莖長圓柱形

有光澤，具縱皺紋

中央空洞

家用養生

煮粥：治腎炎、小便不利、尿血

鮮白茅根60克，白米50克，冰糖適量。鮮白茅根洗淨切碎入鍋，加適量水煎煮取汁去渣，再入白米、冰糖煮至粥熟即可。

做飲品：治肺熱引起的鼻出血

鮮白茅根、鮮藕片各50克，蜂蜜35毫升。將白茅根和藕片一起榨汁，去渣，取汁，調入蜂蜜即可。每日2次。

燉煮：治肝膽濕熱、膽道結石、胸脅隱痛

鮮白茅根60克，豬瘦肉500克，鹽適量。鮮白茅根、豬瘦肉洗淨，肉切片，白茅根切成小段，一起入鍋中。加清水適量，先用大火燒開，再用小火燉至肉熟爛。加鹽調味。喝湯，食肉。

325. 側柏葉

別　　名 柏葉、叢柏葉等。
性味歸經 性寒，味苦、澀，歸肺、肝、脾經。
用法用量 一般用量10~15克，可煎服、外用等。

功效主治

側柏葉具有涼血止血、化痰止咳、生髮烏髮的功效。可以用於治療血熱出血證、肺熱咳嗽、痰稠難咳、血熱脫髮、鬚髮早白等。

治病配方

1 治腸風、髒毒、酒痢、下血不止：側柏葉100克，槐花50克（炒半黑色）。將以上中藥研成細末，煉蜜為丸，如梧桐子大。每服40丸，溫酒送服。（出自《普濟方》側柏散）

2 治吐血不止：側柏葉、乾薑各15克，艾葉10克。水煎，去渣，取汁，溫服。（出自《金匱要略》柏葉湯）

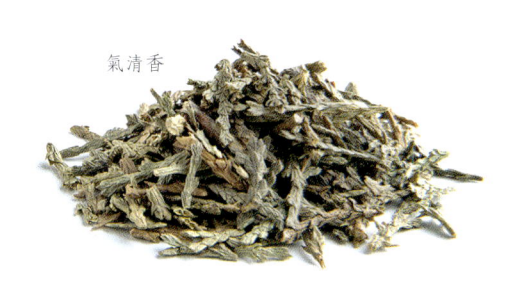

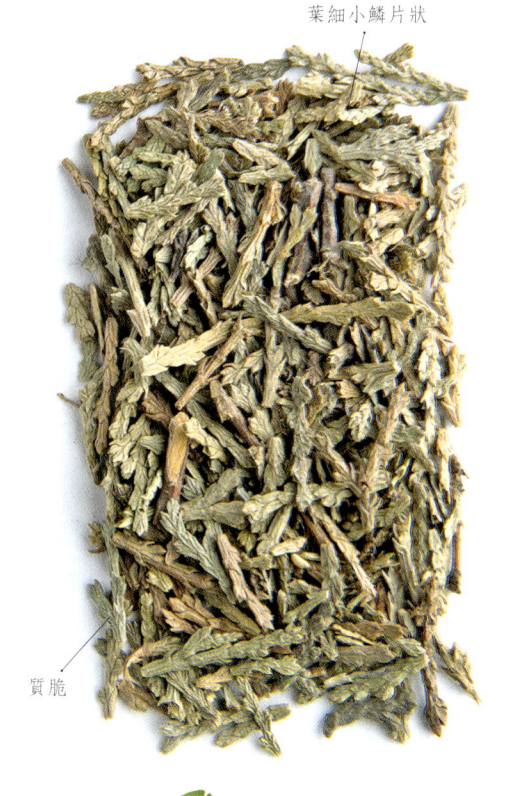

葉細小鱗片狀

質脆

氣清香

家用養生

研末：治鼻出血過多，不省人事

側柏葉、石榴花各等分。將以上中藥研成細末。每次取少許藥末，吹入鼻中。

煮粥：治嘔血、煩滿少氣、胸中疼痛

側柏葉10克，白米50克。將側柏葉研成細末，放入鍋中和白米一起煮粥。不拘時服。

外敷：治深部膿腫

側柏葉50克，白礬25克，白酒100毫升。先將側柏葉搗碎，再將白礬置酒中溶化，再將側柏葉倒入酒內和勻，調敷患處，每日換藥2次。

326. 斷血流

別　　名　燈籠草、山藿香、繡球草、樓臺草、蜂窩草等。
性味歸經　性涼，味微苦，歸肝經。
用法用量　一般用量 15~30 克，可煎服、搗汁外用、研末等。

功效主治

斷血流具有涼血止血、清熱解毒的功效。可以用於治療風熱感冒、咳嗽、目赤腫痛、咽喉腫痛、白喉、腹痛痢疾、吐血、尿血、崩漏、外傷出血、肝炎、膽囊炎、胃痛、關節疼痛、瘡瘍腫痛、毒蛇咬傷、濕疹、痔瘡、跌打腫痛等。

治病配方

治牙齦出血：斷血流 15 克，蜂蜜適量。斷血流水煎，去渣，取汁，放涼後放入蜂蜜調味。牙齦不出血即可停藥。

327. 大青鹽

別　　名　戎鹽。
性味歸經　性寒，味鹹，歸心、腎、肝、肺、膀胱經。
用法用量　煎服，0.9~1.5 克；或入丸、入散；外用適量，研末揩牙，或水化漱口、洗目。

功效主治

大青鹽具有涼血、瀉熱、明目、潤燥的功效。可以用於治療尿血、吐血、齒舌出血、目赤腫痛、風眼爛瞼、牙痛、大便祕結等。

治病配方

1. 治腎臟虛冷、肝膈浮熱上沖、兩目生翳：大青鹽、蒼朮、木賊各等分。將以上三味中藥研成細末，水煎，去渣，取汁。溫服。（出自《古今醫統》青鹽煎）

2. 治小便不利：大青鹽 1 克，茯苓 15 克，白朮 12 克。水煎，去渣，取汁，溫服。（出自《金匱要略》茯苓戎鹽湯）

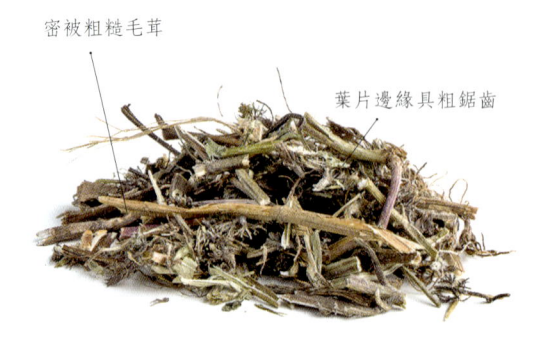

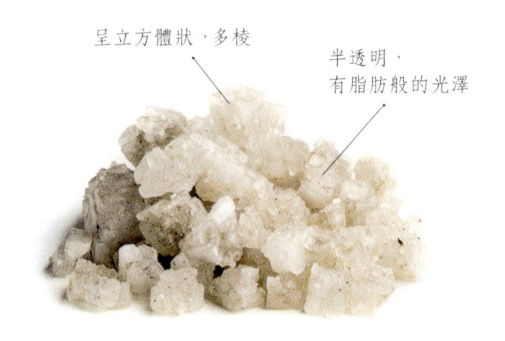

密被粗糙毛茸

葉片邊緣具粗鋸齒

呈立方體狀，多稜

半透明，有脂肪般的光澤

328. 山羊角

別　　名 無。
性味歸經 性寒，味鹹，歸心、肝經。
用法用量 一般用量 3~6 克，磨粉或燒焦研末，內服。

功效主治

山羊角具有清熱、鎮驚、散瘀止痛的功效。可以用於治療小兒發熱驚癇、頭痛、產後腹痛、經痛等。

治病配方

治小兒驚癇：山羊角適量，燒焦研末。每次 1.5 克，每日 2 次。（出自《吉林中草藥》）

329. 槐角

別　　名 槐實、槐子、槐豆、天豆、槐連豆等。
性味歸經 性寒，味苦，歸肝、大腸經。
用法用量 煎湯，6~15 克；或入丸、散；嫩角搗汁外用，適量，水煎洗；或研末摻或油調敷。

功效主治

槐角具有清熱瀉火、涼血止血的功效。可以用於治療腸熱便血、痔腫出血、肝熱頭痛、眩暈目赤等。

治病配方

治眼熱目暗：槐角、黃連各 60 克。將以上中藥研成細末，煉蜜為丸，如梧桐子大。每於飯後以溫水送服 20 丸，臨睡時再服。（出自《太平聖惠方》明目槐角丸）

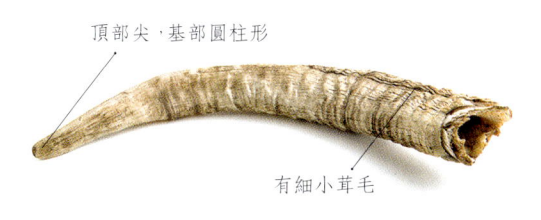

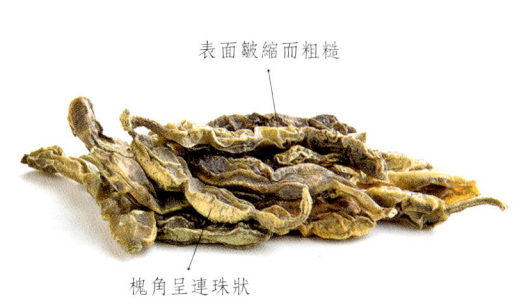

頂部尖，基部圓柱形
有細小茸毛

表面皺縮而粗糙
槐角呈連珠狀

第十二章 止血藥 327

【化瘀止血藥】

本類藥物有化瘀止血的功效，具有止血而不留瘀的特點，適用於瘀血內阻、血不循經的出血病證。部分藥物還有消腫、止痛的功效，可用於治療跌打損傷、閉經、瘀滯心腹疼痛等症。孕婦慎服此類藥物。

330. 三七

別　　名	田七、金不換、銅皮鐵骨、盤龍七等。
性味歸經	性溫，味甘、微苦，歸肝、胃經。
用法用量	研末吞服，1~1.5 克；煎服，3~10 克；也可入丸、入散；外用適量，研末外敷或調敷。

功效主治

三七具有化瘀止血、活血定痛的功效。可以用於治療跌打瘀腫、胸痺絞痛、癥瘕、血瘀閉經、經痛、產後瘀阻腹痛、瘡癰腫痛、慢性肝炎、冠心病、中風等。

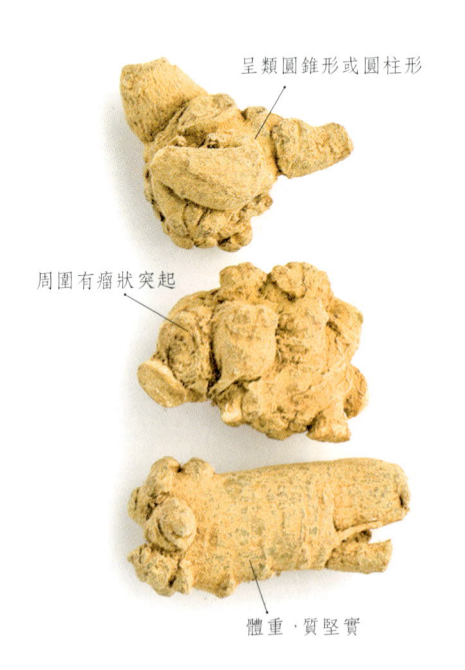

呈類圓錐形或圓柱形
周圍有瘤狀突起
體重，質堅實

治病配方

1 治慢性肝炎：三七粉、靈芝粉、生晒參粉各 1 克。開水沖服，早、中、晚分服，1 個月為一個療程。

2 治冠心病心絞痛：三七粉、紅參粉、元胡粉各 1 克。溫水或黃酒沖服，每日 3 次。

家用養生

代茶飲：治中風及中風後遺症

三七、川芎各 10 克，水蛭 5 條。水煎，去渣，取汁，代茶飲。

煎服：益氣活血

三七、黃耆、桃仁各 10 克 (打碎)，紅花 5 克。水煎，去渣，取汁。分早、中、晚服用。

外敷：褥瘡

三七鮮葉適量。洗淨甩乾，搗爛，敷於傷口表面，紗布包紮，1 天更換 1 次，至癒合。

沖泡：理氣和胃

三七粉 2 克，砂仁 5 克，藕粉 30 克，砂糖適量。沖泡，不拘時服。

331. 茜草

別　　名　血見愁、活血丹、土丹參、紅內消等。
性味歸經　性寒，味苦，歸肝經。
用法用量　一般用量10~15克，大劑量可達30克，可煎服、入丸、入散等。

功效主治

茜草具有涼血、止血、祛瘀、通經的功效。可以用於治療鼻出血、崩漏、外傷出血、閉經瘀阻、關節痹痛、跌打腫痛、慢性氣管炎、慢性腹瀉、風濕性關節炎等。

治病配方

1　治吐血後虛熱燥渴：茜草、黑豆、炙甘草各等分。將以上三味中藥研成細末。加水和丸，如彈子大。每服1丸，熱水送服，不拘時服。（出自《聖濟總錄》茜草丸）

2　治鼻出血：茜草根、艾葉各50克，烏梅肉（焙乾）25克。將以上三味中藥研成細末，煉蜜為丸，如梧桐子大。每服30丸，烏梅湯送服。（出自《本事方》茜梅丸）

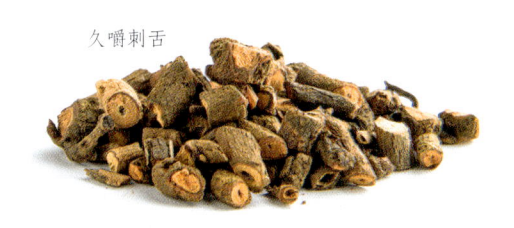

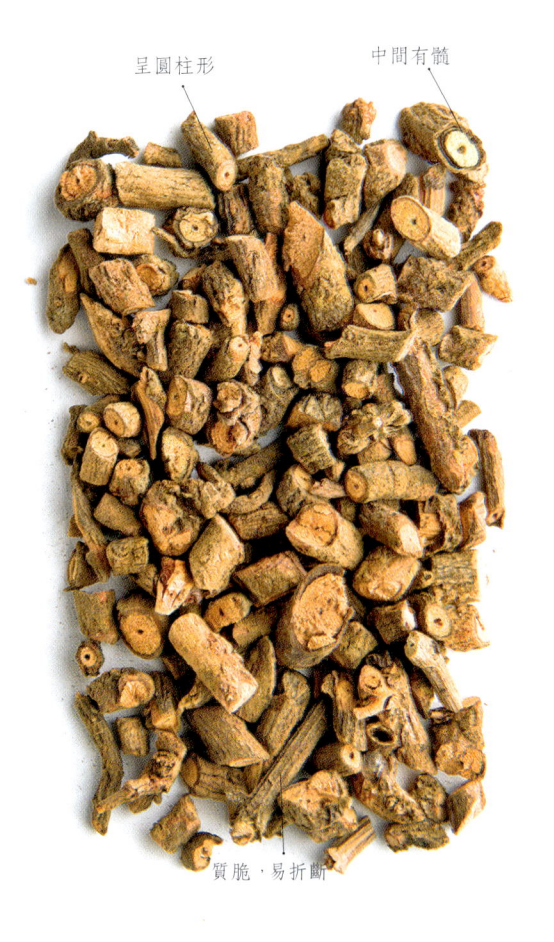

呈圓柱形
中間有髓
質脆，易折斷
久嚼刺舌

家用養生

熬膏：烏髮

茜草500克、生地黃1,500克。水煎3次，去渣，取汁，再熬成膏。每日1小勺，空腹溫酒送服。連續服用1個月。

煎服：治月經過多

茜草、炒槐花各9克，生地黃、白芍、女貞子、旱蓮草各12克，大薊、小薊各15克，蒲黃6克。水煎，去渣，取汁，溫服。每日1劑，日服2次。

332. 降香

別　　名	降真香、紫藤香、降真、花梨母等。
性味歸經	性溫，味辛，歸肝、脾經。
用法用量	煎服，3~6克；研末吞服，每次1~2克；外用適量，研末外敷。

功效主治

降香具有化瘀止血、理氣止痛的功效。可以用於治療脘腹疼痛、肝鬱脅痛、胸痺刺痛、跌打損傷、外傷出血、嘔吐、腹痛等。癰疽潰後，諸瘡膿多者及陰虛火盛者不宜用。

治病配方

1. 治跌打損傷、外傷出血：降香末、五倍子末、自然銅末各等分。將以上三味中藥攪拌均勻，塗於患處，用藥用紗布包紮好。每天換藥1次。（出自《百一選方》）

2. 治痧毒中腎：降香15克，牛膝60克，桃花、紅花、鳳仙花各35克，白蒺藜30克。將以上六味中藥研成細末。每服6克，童便沖服。（出自《痧脹玉衡》降香桃花散）

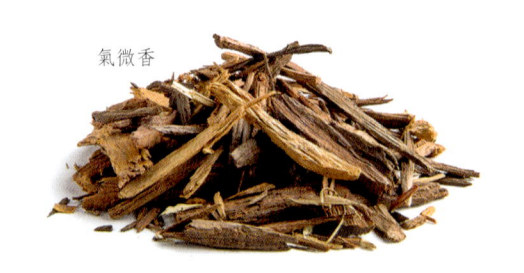

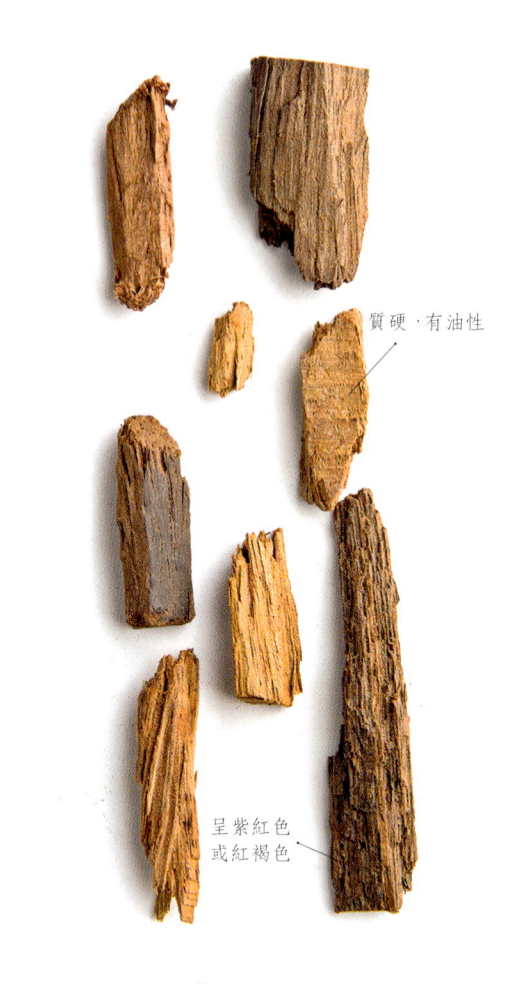

質硬，有油性

呈紫紅色或紅褐色

氣微香

家用養生

研末：治外傷性吐血

降香、花蕊石各3克，沒藥、乳香各1.5克。將以上四味中藥研成細末。每服0.3克，黃酒送服。

外敷：治刀傷出血

降香適量。研成細末，敷於患處即可止血。

煎服：和中止嘔

降香、藿香、木香各等分。水煎，去渣，取汁，溫服。

333. 花蕊石

別　　名	花乳石、白雲石等。
性味歸經	性平，味酸、澀，歸肝經。
用法用量	煎服，10~15 克；研末吞服，1~1.5 克；外用適量，研末調敷。

功效主治

花蕊石具有化瘀止血的功效。可以用於治療鼻出血、便血、崩漏、產婦血暈、死胎、胞衣不下、金瘡出血、目翳等。孕婦忌服。

治病配方

1 治咯血、吐血、二便下血：煅花蕊石 9 克，三七 6 克，血餘炭 3 克。將以上三味中藥研成細末，分 2 次沖服。（出自《醫學衷中參西錄》化血丹）

2 治繭唇*：花蕊石、兒茶、雞內金、血竭各 6 克，飛丹、乳香、紅絨灰、黃連各 3 克，冰片 0.3 克。將前八味中藥研成細末，加入冰片，攪拌均勻，塗於患處。不拘時服。（出自《醫部全錄》生肌散）

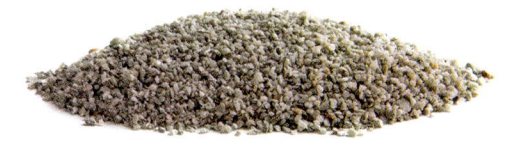

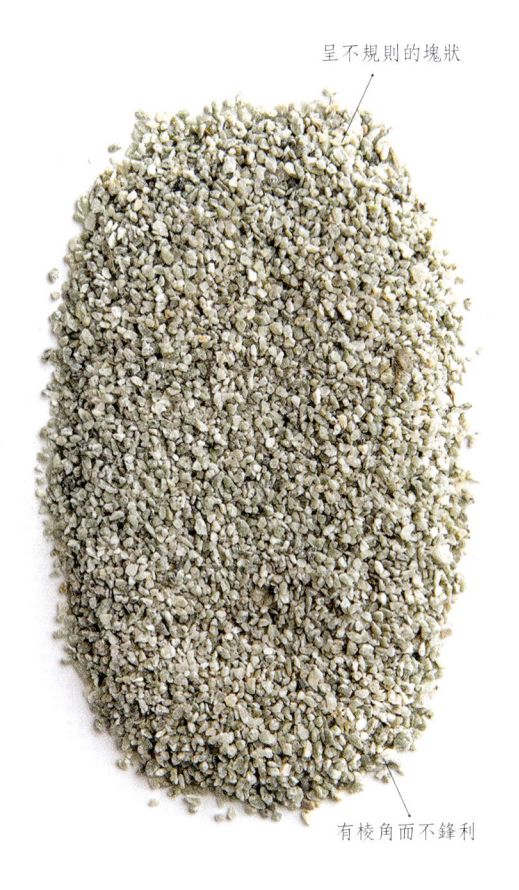

陽光下有閃爍的星狀光澤

呈不規則的塊狀

有棱角而不鋒利

家用養生

研抹外敷：治腳縫出水

花蕊石粉、鉛丹各等分。將以上中藥攪拌均勻，敷於腳縫處，不拘時服。

研抹沖服：治目翳

花蕊石（水飛，焙過）、防風、川芎、菊花、附子、牛蒡子各 30 克，灸甘草 15 克。將以上七味中藥研成細末。每服 1.5 克，茶湯送服。

---

* 繭唇生於口唇部位，以初起下唇為無痛性局限性硬結，或似乳頭、蕈狀突出，潰爛後翻花如楊梅為主要表現的惡性腫瘤。

334. 蒲黃

別　　名	水蠟燭、毛蠟燭、蒲棒等。
性味歸經	性平，味甘，歸肝、心包經。
用法用量	一般用量 3~10 克，煎服（包）；外用適量，研末調敷。

功效主治

蒲黃具有止血、化瘀、利尿的功效。可以用於治療吐血、鼻出血、便血、崩漏、心腹疼痛、閉經腹痛、產後瘀痛、經痛、跌打腫痛、血淋澀痛。勞傷發熱、陰虛內熱、無瘀血者禁用。孕婦慎服。

治病配方

1 治女性月經過多、血傷漏下不止：蒲黃 150 克，龍骨 125 克，艾葉 50 克。將以上三味中藥研成細末，煉蜜為丸，如梧桐子大。每服 20 丸，米湯送服。每日 1 次。（出自《聖濟總錄》蒲黃丸）

2 治便血不止：蒲黃（微炒）100 克，鬱金 150 克。將以上中藥研成細末。每服 5 克，粟米湯調下，空腹晚飯前服。（出自《聖濟總錄》蒲黃散）

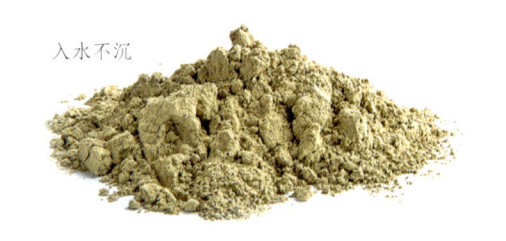

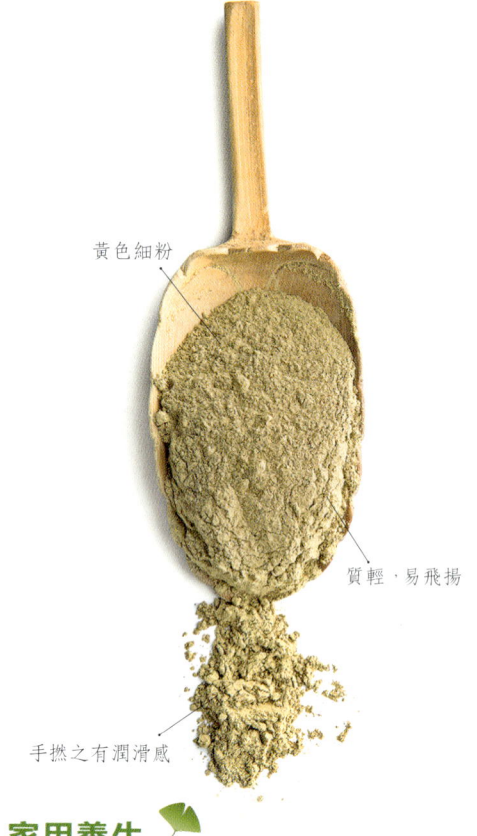

入水不沉

黃色細粉

質輕，易飛揚

手撚之有潤滑感

家用養生

煮粥：治吐血、鼻出血、崩漏、便血、尿血等

生蒲黃 10 克，白米 50 克，砂糖適量。將蒲黃洗淨，裝入紗布袋中，紮緊，水煎，去渣，取汁。加適量水及白米煮粥，待粥熟時調入砂糖，再煮兩沸即可。每日 1 劑，連續 3~5 天。

煎服：緩解心絞痛

蒲黃、五靈脂（布包）各 6 克，葛根 10 克，丹參 5 克。水煎服，降香 3 克研末，用藥液沖服。

製散劑：預防腦血栓

生蒲黃、五靈脂（醋製）各等分。製成散劑。每日 20 克，分成 3 次服用。

335. 卷柏

別　　名　九死還魂草、石柏、岩柏草、鐵拳頭、岩松等。
性味歸經　性平，味辛，歸肝、心經。
用法用量　一般用量 15~30 克，可煎服、外用等。

功效主治

卷柏具有活血通經的功效。可以用於治療閉經、經痛、症瘕痞塊、黃疸、跌打損傷、刀傷、吐血、崩漏、便血、脫肛等。

治病配方

1 治咯血、崩漏：卷柏 21 克。水煎，去渣，取汁，溫服。（出自《泉州本草》）

2 治痰嗽哮喘：卷柏 30 克，馬鞭草 15 克，冰糖適量。水煎，去渣，取汁，溫服。（出自《江西民間草藥》）

3 治黃疸：卷柏 30 克，黃酒 100 毫升。水煎，去渣，取汁，溫服。每日 2 次。（出自《福建民間草藥》）

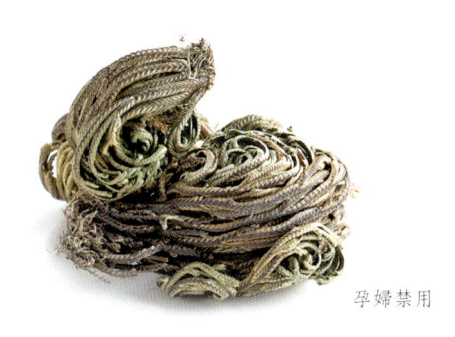

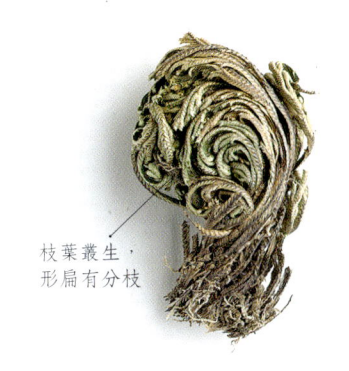

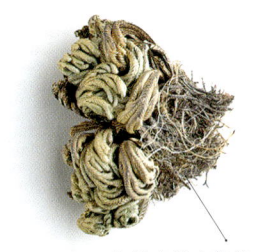

枝葉叢生，形扁有分枝

基部殘留少數簇生的鬚根

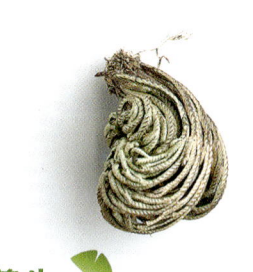

孕婦禁用

家用養生

燉服：治哮喘

卷柏 30 克，冰糖適量。卷柏和冰糖，加水燉服，每日 2 次。

塗抹：治燙傷

卷柏、茶油各適量。研成細末，茶油攪拌均勻，塗於患處。

煎服：治狂犬咬傷

卷柏適量。水煎，去渣，取汁，溫服。

外敷：治創傷出血

鮮卷柏適量。搗爛，敷於傷口。

【收斂止血藥】

本類藥物大多味澀，具有收斂止血的功效。可以用於治療各種出血證。多配化瘀止血或活血祛瘀的藥同用。對於出血有瘀或出血初期邪實者，應該慎服。

336. 白及

呈不規則扁圓形

橫切面呈半透明角質狀

別　　名 連及草、白給、冰球子、白鳥兒頭、地螺絲、羊角七、千年棕、君求子、一兜棕、白雞兒、利知子等。

性味歸經 性寒，味苦、甘、澀，歸肺、胃、肝經。

用法用量 煎服，3~30克；研末，2~5克；外用適量。

功效主治

白及具有收斂止血、消腫生肌的功效。可以用於治療吐血、鼻出血、便血、外傷出血、癰瘡腫毒、燙灼傷、手足皸裂、肛裂等。

治病配方

1 治吐血：白及30克，枇杷葉（去毛，蜜炙）、藕節各15克。將以上三味中藥研成細末。另以阿膠15克，銼如豆大，蛤粉炒成珠，生地黃搗汁調之，火上燉化。入前藥為丸，如桂圓大。每服1丸。（出自《證治準繩》白及枇杷丸）

2 治肺痿：白及、阿膠、款冬花、紫菀各等分。水煎，去渣，取汁，溫服。（出自《醫學啟蒙》白及散）

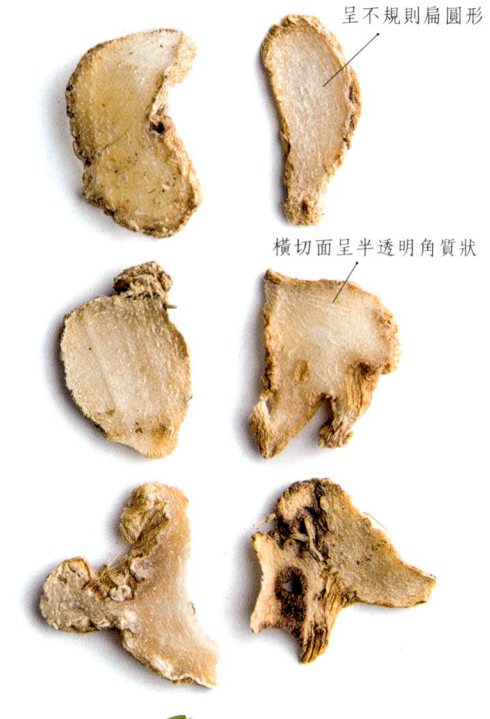

家用養生

研末：治冬季手足皸裂

白及適量。研成細末，加水攪拌均勻，填入裂口。患處不能沾水。

外敷：治疗瘡腫毒

白及末1.5克。以水澄之，去水，攤於厚紙上，敷於患處。每日1貼。

煮粥：治咯血

冬蟲夏草3克，白及10克，白米50克。將前兩味中藥研成細末。白米加水煮成稀粥，米近熟時加入藥末，煮至米熟粥稠。

337. 仙鶴草

別　　名	龍牙草、脫力草等。
性味歸經	性平，味苦、澀，歸肺、肝、脾經。
用法用量	煎湯，10~15克，大劑量可用30~60克；可入散劑，外敷或熬膏塗敷。

功效主治

　　仙鶴草具有收斂止血、止痢、截瘧、補虛的功效。可以用於治療吐血、尿血、便血、赤白痢疾、崩漏帶下、勞傷脫力、癰腫、跌打損傷、創傷出血等。

治病配方

1 治細菌性痢疾：鮮仙鶴草（連根）適量。切除整棵仙鶴草的上三分之二，留取三分之一的根部，洗淨後切碎烤乾，研成細末。成人每日4次，每次5克。一般3~5日便可治癒。

2 止血：仙鶴草、白茅根、小薊各適量。將以上三味中藥研成細末，撒在出血處即可止血。

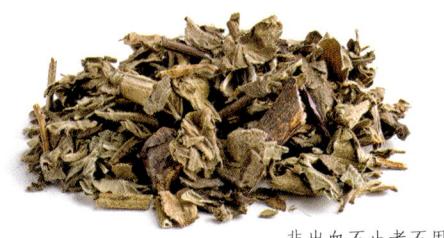

莖和葉脈上有短柔毛

葉邊緣鋸齒粗大

非出血不止者不用

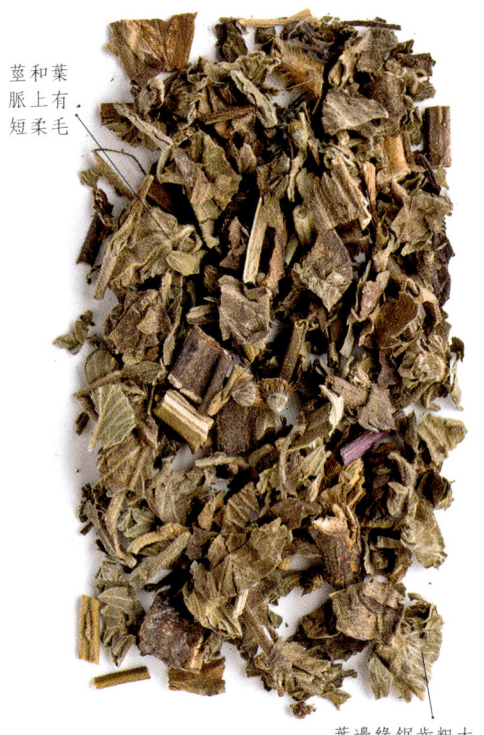

家用養生

製膏：防癌

　　仙鶴草、海藻、茯苓各適量。加水煎濃稠汁，過濾後加蜂蜜適量攪拌均勻，冷卻成凍膏狀。分3次服用。

煎服：治各種出血

　　仙鶴草、蒲黃各6克，槐米、白及各9克。水煎，去渣，取汁，溫服。

煎水漱口：治口腔潰瘍

　　仙鶴草根30克。水煎，去渣，取汁，漱口。每日2次。

338. 藕節

別　　名	光藕節、藕節疤等。
性味歸經	性平，味甘、澀，歸肝、肺、胃經。
用法用量	煎服，10~15克；鮮品30~60克，搗汁服用；可生吃、入丸、入散、外用等。

功效主治

藕節具有收斂止血的功效。主要用於體內有瘀血時引起的出血症狀，如嘔血、咯血等。脾胃虛寒者慎服。

治病配方

1 治急性咽喉炎：鮮藕節適量。洗淨，切片，放入鹽，放入冰箱儲存兩周以上備用。取藕節，以開水洗後含服，每日 2 次，每次 1 片。

2 治鼻息肉：藕節、白礬各 15 克，烏梅肉 30 克，冰片 3 克。將以上四味中藥研成細末。每次取適量，吹入患側鼻孔中。

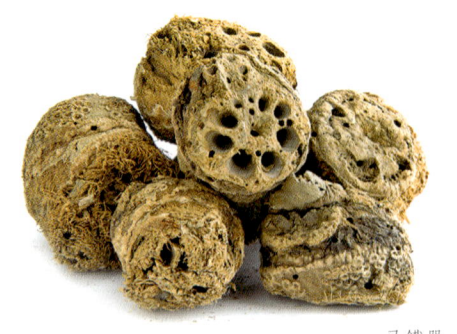

橫切面可見很多圓孔

呈短圓柱形

節部質堅硬

忌鐵器

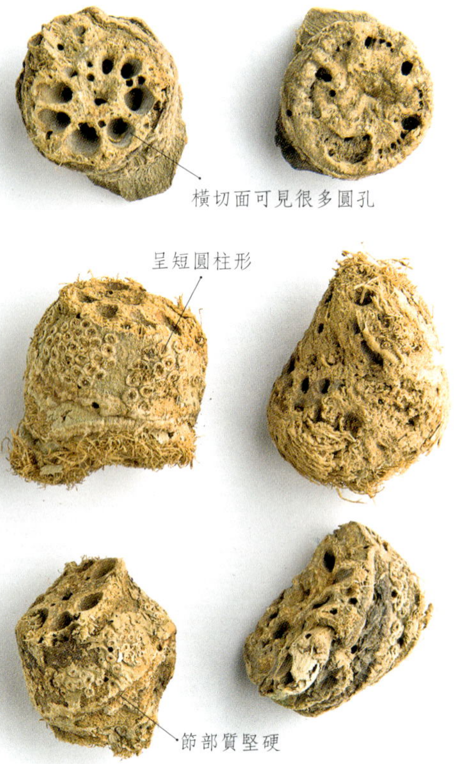

家用養生

生吃：清熱生津、涼血散瘀

藕節適量。洗淨，直接生吃，有清熱生津、涼血散瘀的作用。

燉煮：治慢性胃腸道出血

藕節 60 克，豬瘦肉 100 克。將藕節洗淨，切碎後用布包。豬瘦肉洗淨後切成片狀，與藕節一起放入鍋中，加水同煮。煮熟後，去除藕節，調入鹽即可。每日 1 劑，連服 5~7 天。

搗汁：涼血、止血

鮮藕節適量。搗汁，頻飲，可涼血、止血，治發熱、煩渴、吐血、尿血、鼻出血、便血、紫癜。

339. 血餘炭

別　　名	亂髮炭、頭髮炭、人髮炭等。
性味歸經	性平，味苦，歸肝、胃經。
用法用量	煎服，6~10 克；研末吞服，1.5~3 克；外用適量。

功效主治

血餘炭*具有收斂止血、化瘀利尿的功效。可以用於治療吐血、鼻出血、血痢、血淋、女性崩漏及小便不利等症；熬膏外敷止血生肌。

治病配方

1 治咳嗽有血：血餘炭、麝香各少許，白酒適量。血餘炭和麝香研成細末，白酒送服。（出自朱氏《集驗醫方》）

2 治消渴、小便不利：血餘炭、滑石、白魚各 15 克。將以上三味中藥研成細末。每服 1.5 克，米湯送服。每日 3 次。（出自《金匱要略》滑石白魚散）

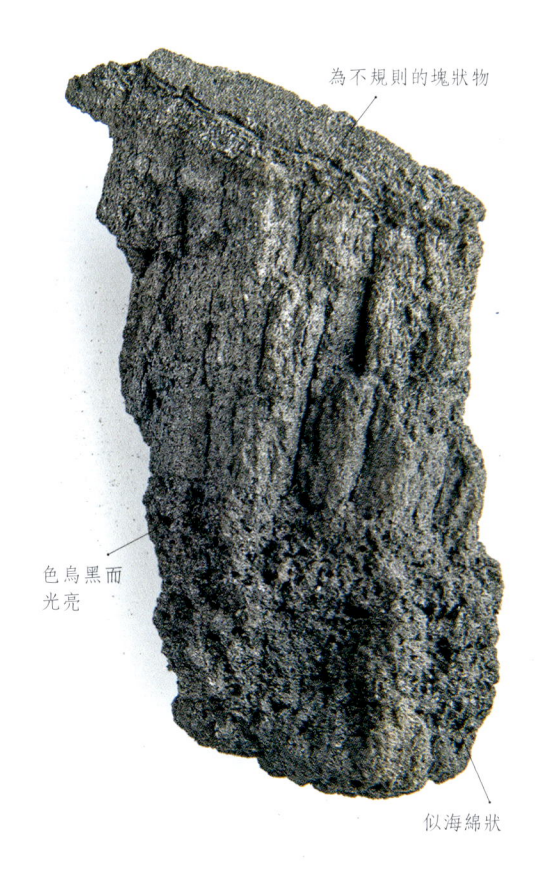

為不規則的塊狀物

色烏黑而光亮

似海綿狀

火燒有焦臭氣

家用養生

研末：治流鼻血

血餘炭適量。將血餘炭研細末，分成兩份。一份溫水送服，一份吹入鼻中。

研末：治齒縫出血

血餘炭適量。血餘炭研成細末，用消毒棉花蘸後，塞於出血處。

燒灰：治久瘡不合

血餘炭、蜂房、蛇蛻各適量。將以上三味中藥燒灰存性。每取 3 克，溫酒送服。

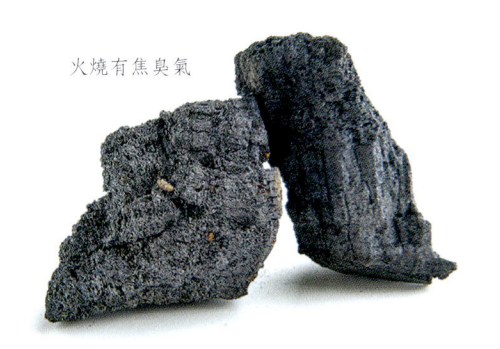

* 血餘炭是人髮製成的炭化物。

340. 棕櫚炭

別　　名 棕櫚皮、棕櫚木皮、棕皮等。
性味歸經 性平，味苦、澀，歸肝、肺、大腸經。
用法用量 煎服，3~10克；研末吞服，1~1.5克。

功效主治

棕櫚炭具有收斂止血的功效。可以用於治療吐血、鼻出血、便血、崩漏、月經過多、久瀉久痢、赤白帶下等。出血兼有瘀滯、濕熱下痢初起者慎服。

治病配方

1 治妊娠胎動、下血不止、臍腹疼痛：棕櫚炭、蠶沙各30克，阿膠1克。將以上三味中藥研成細末。每服6克，溫酒送服。不拘時服。（出自《聖濟總錄》棕灰散）

2 治女性崩中、下血：棕櫚炭90克，紫參30克，麝香3克，伏龍肝60克。將以上四味中藥研成細末。每服6克，熱酒送服。不拘時服。（出自《太平聖惠方》棕櫚散）

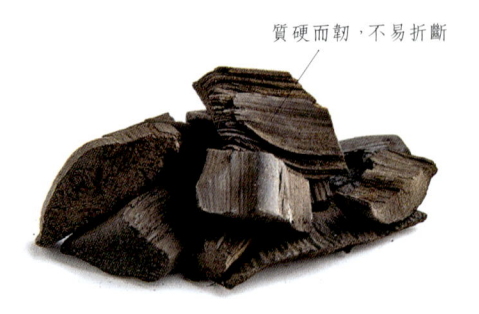

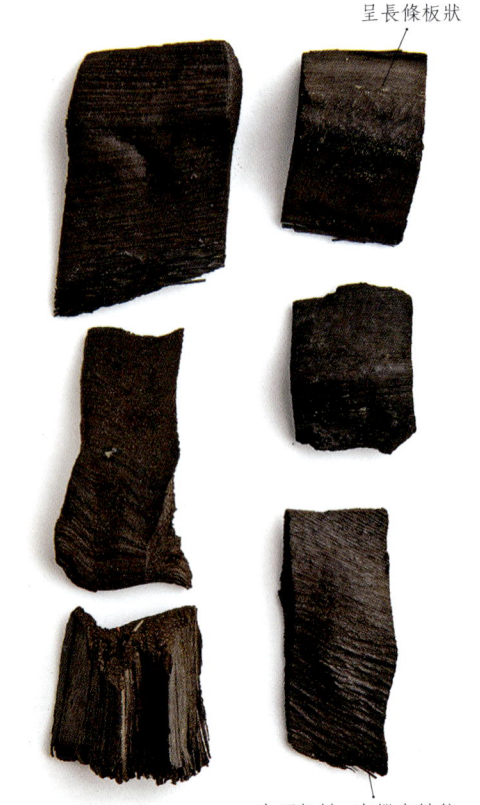

質硬而韌，不易折斷

呈長條板狀

表面粗糙，有縱直皺紋

家用養生

吞服：治赤白帶下

棕櫚炭、蒲黃各等分。每服9克，溫酒送服，食前服用，每日2次。

研末：治沖任虛寒、崩漏下血、淋漓不斷

棕櫚炭、乾薑各30克，烏梅90克。將以上三味中藥研成細末。每服3克，空腹時用烏梅湯送服。久患甚者，不過3服。

燒研：治瀉痢

棕櫚炭適量。燒研，溫水送服，每日3次。

341. 花生衣

別　　名	花生皮、紅衣、長果衣、落花生衣，紅薄皮等。
性味歸經	性平，味甘、微苦、澀，歸肺、脾、肝經。
用法用量	一般用量 3~12 克，可煎服。

表皮紅色

內表皮黃白色

功效主治

花生衣具有養血止血、消腫的功效。可以用於治療血友病、類血友病、原發性及繼發性血小板減少性紫癜、肝病出血症，術後出血，癌腫出血，胃、腸、肺、子宮等出血證。

治病配方

1 治水腫：花生衣、紅糖各等分。水煎，喝湯，食花生米，連服七日。

2 治慢性腎炎：花生衣 40 克，大棗 10 枚。水煎，代茶，食花生衣和大棗。

3 治脾虛消瘦、腳氣脛腫：花生衣、大棗、紅豆、薏仁各 40 克，大蒜 20 克。水煎，每日分 2 次服。

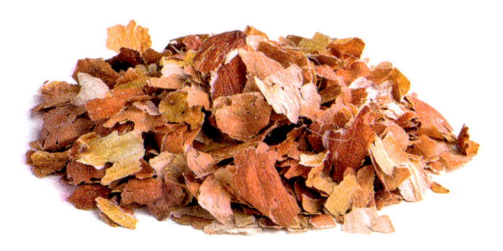

有膽囊疾病的患者不宜服用

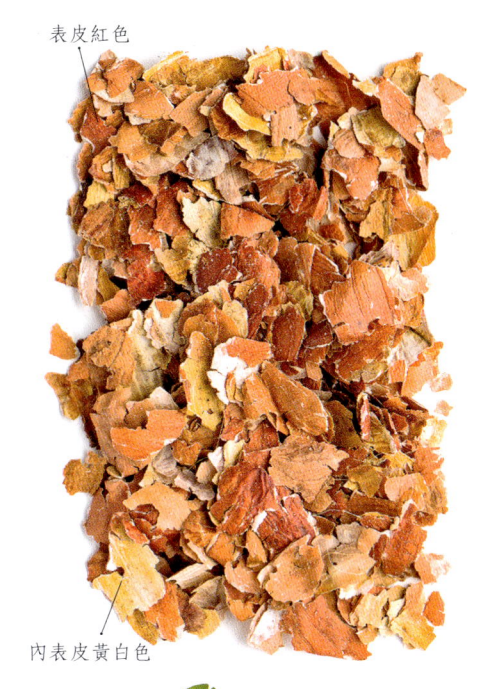

家用養生

代茶飲：清熱解毒、利濕、涼血止血

花生衣 15 克，白茅根 30 克，馬鞭草 10 克。加水煎煮，去渣，取汁，代茶飲，不拘時服。

塗抹：治凍瘡

花生衣 150 克，醋 300 毫升，樟腦 10 克。花生衣炒黃，研成細末，加醋，調成糊狀，用時加樟腦攪拌均勻，塗於凍瘡處，用乾淨紗布包好，一般 2~3 天即可痊癒。

煎服：生髮、烏髮

花生衣 15 克，何首烏 20 克，大棗 10 枚，紅糖適量。同放入鍋內，小火煎煮 30 分鐘，加入紅糖即成。每日飲 3 次，喝湯，食大棗。有養血補血之效，適於身體虛弱者。

342. 鐵樹葉

別　　名 無。
性味歸經 性涼，味甘、淡，歸肺經。
用法用量 煎湯，一般用量 25~50 克。

功效主治

鐵樹葉具有清熱、止血、散瘀的功效。可以用於治療痢疾、吐血、便血、胃痛、尿血、月經過多、跌打腫痛等。葉為收斂藥，有止血之功。花為鎮咳止痛藥。根用作滋養強壯藥，有抗癌作用。

治病配方

1 治赤痢：鐵樹葉、馬齒莧各 50 克，石榴皮 15 克，金銀花 25 克。水煎，去渣，取汁，溫服。（出自《陸川本草》）

2 治大便出血：鐵樹葉 50 克，豬瘦肉 200 克。豬瘦肉切小塊，放入砂鍋中，加入適量清水和鐵樹葉一起煲湯。喝湯，食肉。（出自《嶺南采藥錄》）

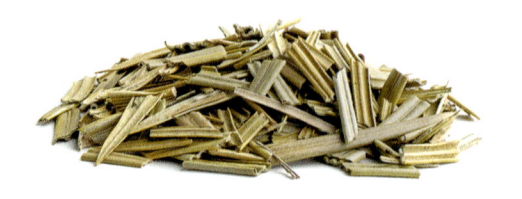

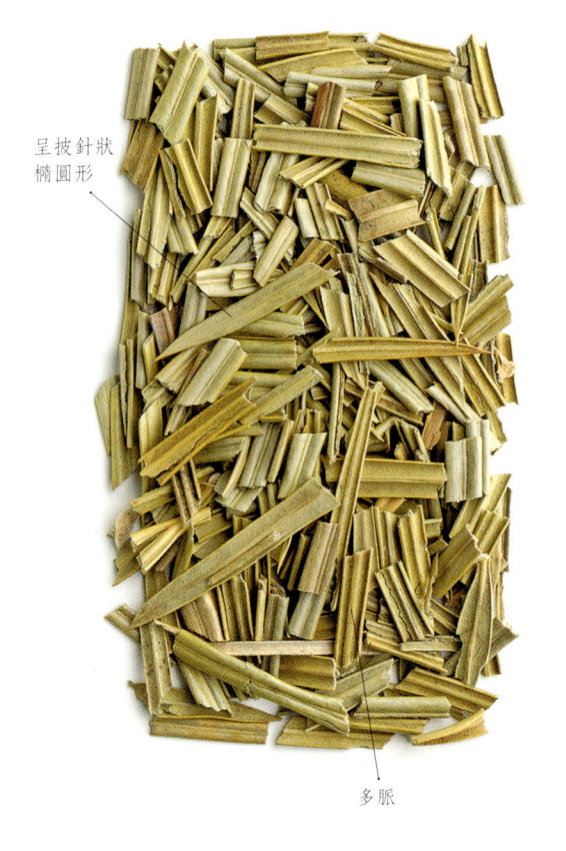

呈披針狀橢圓形

多脈

家用養生

煎服：治咳嗽咯血

鐵樹葉 15~30 克，冰糖適量。煲湯，除去藥渣，喝湯。

煲湯：治卵巢腫瘤

鐵樹葉 30 克，大棗 7 枚。將鐵樹葉和大棗放入砂鍋中，加入適量清水煲湯，每日 1 次。1 個月為一個療程。

研末：治閉經

鐵樹葉適量。研末，每服 3 克，黃酒送服。

【溫經止血藥】

本類藥物藥性多屬溫熱，能暖內臟，益脾陽，固沖脈而統攝血液，具有溫經止血的功效。可以用於治療脾不統血，沖脈失固之虛寒性出血證。因本類藥物溫熱，熱盛火旺之出血者忌用。

343. 艾葉

別　　名	艾蒿、醫草、灸草、蘄艾、黃草、草蓬、狼尾蒿子、野蓮頭、灰草、萎蒿等。
性味歸經	性微溫，味苦、辛，有小毒，入脾、肝、腎經。
用法用量	煎湯，3~10克；外用，搗絨作炷或製成艾條熏灸，外敷、煎水熏洗或炒熱溫熨。

葉片略呈羽狀分裂

密生灰白色絨毛

質柔軟，氣清香

功效主治

艾葉為婦科要藥，具有溫經止血、散寒調經、安胎的功效。可以用於治療出血證、月經失調、經痛等，尤其適用於婦科崩漏；艾葉還是安胎要藥，可治療孕婦胎漏下血、胎動不安等症。陰虛血熱者慎服。

治病配方

1 治瘧疾：艾葉30克，砂糖適量。艾葉切碎，用小火煎2小時左右，去渣，取汁，加少許砂糖，於發作前2小時服食，連服兩天。

2 治血虛氣滯、下焦虛寒所致的月經失調、經痛：艾葉、當歸各120克，香附240克，吳茱萸、川芎、白芍、黃耆各80克，肉桂20克，生地黃40克，續斷60克。將以上十味中藥研成細末。煉蜜為丸，如梧桐子大。每服50丸，淡醋湯送服。（出自《中國藥典》艾附暖宮丸）

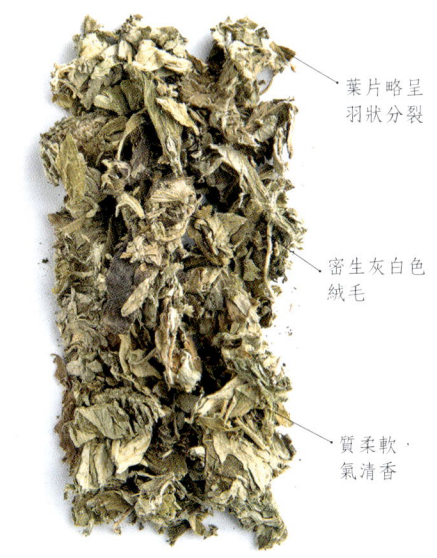

家用養生

煲湯：治月經失調

艾葉15克，老母雞1隻。將老母雞洗淨，切塊，與艾葉一起煲湯，分成3次食用。

熏洗：治崩漏

艾葉適量。艾葉放入砂鍋內煎煮30分鐘，趁熱倒入盆中，用蒸汽熏洗，出汗後擦乾，臥床並避風。

代茶飲：治經痛

艾葉、生薑、紅糖各適量。用開水沖泡15~20分鐘，代茶飲。適合體寒的經痛患者。

344. 炮薑

別名 黑薑。
性味歸經 性溫，味苦、澀，歸脾、肝經。
用法用量 一般用量 3~6 克，煎服。

功效主治

炮薑是薑科植物薑的乾燥根莖的炮製品。具有溫經止血、溫中止痛的功效。可以用於治療吐血、便血、血痢、沖任虛寒、崩漏下血、腹痛、腹瀉等。

治病配方

1 治肝脹、脅下滿而痛引小腹：炮薑、木香各 1.5 克，青皮 4.5 克，柴胡、烏藥、陳皮、延胡索各 3 克，蒺藜 12 克，鬱金 6 克，花椒子 24 粒。水煎，去渣，取汁。每日 1 劑。

2 治血痢不止：炮薑適量。將炮薑研成細末，米湯送服。每日 2 次。（出自《姚氏集驗方》）

3 治虛寒性吐血、便血：炮薑、人參、黃耆、附子各適量。水煎，去渣，取汁，溫服。

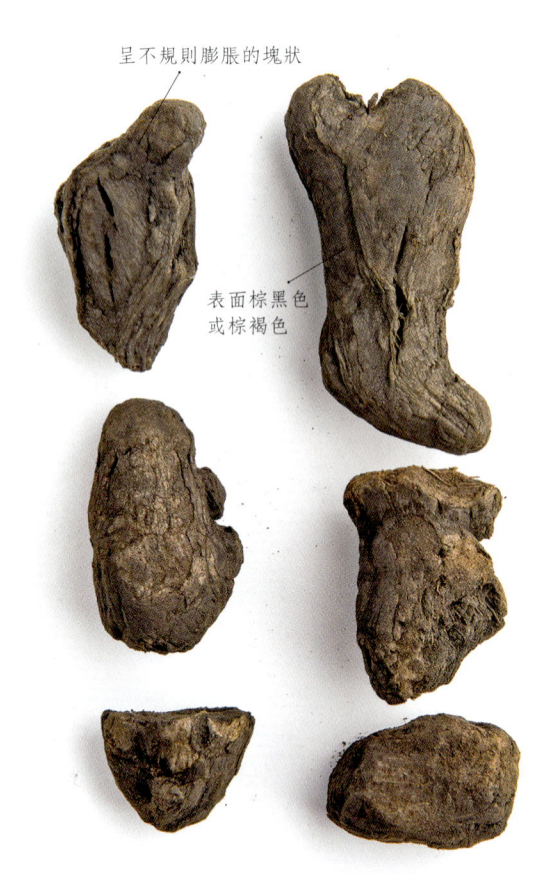

呈不規則膨脹的塊狀

表面棕黑色或棕褐色

鑑別用藥

中藥	共同點	區別
生薑	都是薑科植物薑的根莖，都具有溫中散寒的功效，適用於脾胃寒證	善於散表寒，為嘔家之聖藥
乾薑		偏於祛裡寒，為溫中散寒之至藥
炮薑		善走血分，可溫經而止血

345. 灶心土

別　　名 伏龍肝、灶中黃土、釜下土、釜月下土等。
性味歸經 性溫，味辛，歸脾、胃經。
用法用量 煎服，15~30克，布包，先煎；入丸、入散；外用適量。

功效主治

灶心土具有溫中止血、止嘔、止瀉的功效。可以用於治療吐血、便血、鼻出血、崩漏、胃寒嘔吐、妊娠嘔吐、脾虛久瀉等。

治病配方

1 **治下血先便後血**：灶心土250克，甘草、生地黃、白朮、附子、阿膠、黃芩各9克。將以上七味中藥裝入布袋中，放入砂鍋，水煎，去渣取汁。分溫兩服。（出自《金匱要略》黃土湯）

2 **治臁瘡久爛**：灶心土（時間越長越好）、黃柏、黃丹、赤石脂、輕粉各等分。將以上五味中藥研成細末，放入豬膏攪拌均勻。將藥膏放在藥用紗布上，貼於患處。會有搔癢的感覺，但不能用手撓。（出自《濟急仙方》）

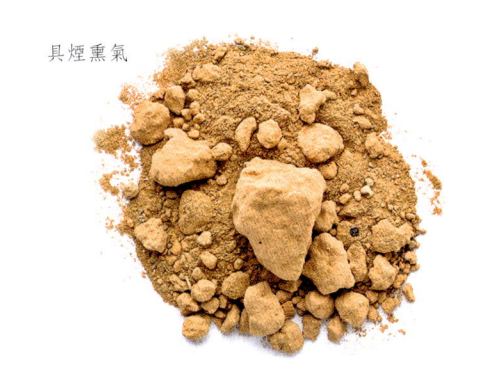

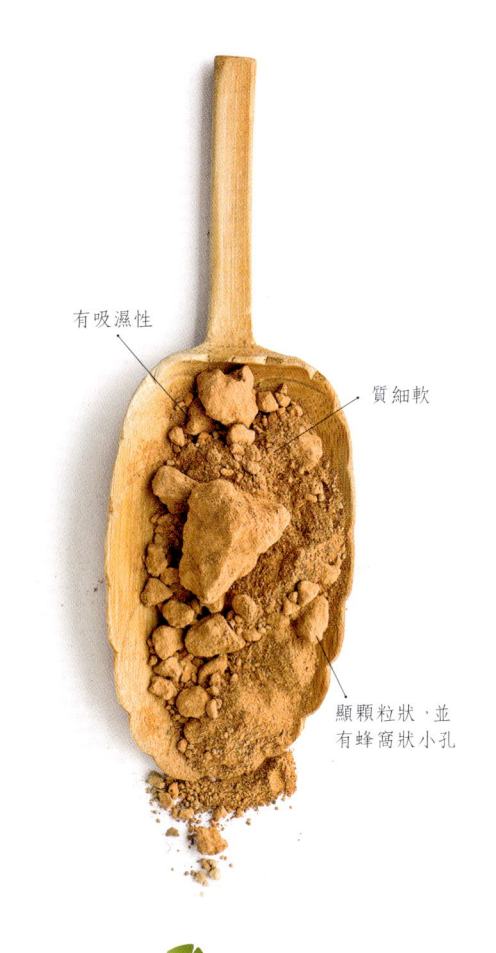

具煙熏氣

有吸濕性
質細軟
顯顆粒狀，並有蜂窩狀小孔

家用養生

塗抹：治小兒臍瘡、久不瘥

灶心土適量。將灶心土研成細末，塗抹於患處。

研末：治反胃

灶心土（時間越長越好）適量。將灶心土研成細末。每服6克，米湯送服。

入丸：治聤耳 *

灶心土15克，豬膏適量。將灶心土研成細末，以豬膏和抾如棗核大，綿裹塞耳中，早、晚各1次。

* 聤耳指耳竅中流膿的一種病症。

第十二章 止血藥

第十三章

活血化瘀藥

　　活血化瘀藥能通利血脈、促進血行、消散瘀血。主治的範圍很廣，能治胸腹痛、頭痛、中風不遂、肢體麻木，還能治療外傷形成的瘀腫疼痛、跌打損傷，對女性的月經失調、經痛、閉經也有治療作用。

　　這類藥行散力強，易耗血動血，月經過多及無瘀血現象者及孕婦要慎服。

【活血止痛藥】

本類藥物多具有辛味，辛散善行，既入血分，又入氣分，活血行氣，有良好的止痛功效，可以用於治療氣血瘀滯所致的各種痛證，如頭痛、胸脅痛、心腹痛、經痛、產後腹痛、肢體痺痛、跌打損傷等。

346. 川芎

別名 山鞠窮、香果、馬銜、雀腦芎、京芎、貫芎等。

性味歸經 性溫，味辛，歸肝、膽、心包經。

用法用量 用量一般為 3~10 克，煎服。

香氣濃郁而特殊，有麻舌感

輪節上有多數細小的瘤狀根痕

質堅實，不易折斷

功效主治

川芎具有活血行氣、祛風止痛的功效。可以用於治療頭痛眩暈、胸脅疼痛、月經失調、閉經、經痛、產後瘀滯疼痛、風寒濕痺等。川芎活血且性溫，陰虛火旺、月經過多、有出血性疾病者忌用。

治病配方

1 治血瘀型頭痛：川芎 6 克，紅花 3 克，綠茶適量。水煎當茶飲。

2 治風熱型頭痛：川芎 5 克，天麻 6 克，酸棗仁 10 克。將以上三味中藥研成細末，開水浸泡 10 分鐘，當茶服用。

3 治氣虛血瘀型冠心病：川芎、丹參各 5 克，五加皮 10 克。水煎當茶飲。

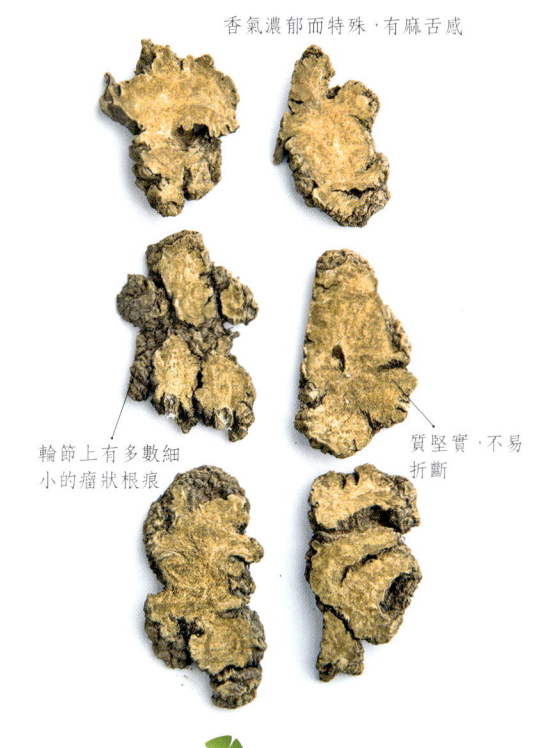

家用養生

煮蛋：補肝益腎

川芎 6 克，丹參 12 克，雞蛋 2 個。將川芎、丹參、雞蛋加清水同煮，雞蛋熟後去殼再煮片刻。喝湯，食蛋。

燉煮：祛風散寒、活血通絡

川芎、白芷各 15 克，魚頭 1 個，生薑、蔥、鹽、料酒各適量。川芎、白芷分別切片，與洗淨的魚頭一起放入鍋內，加薑、蔥、鹽、料酒、水適量，先用大火燒開，再用小火燉熟。

347. 鬱金

別　　名　馬蒁、黃鬱等。
性味歸經　性寒，味辛、苦，歸肝、心、肺經。
用法用量　一般用量 5~12 克，煎服；研末服，每次 2~5 克。

功效主治

鬱金是薑黃的塊根，具有活血止痛、行氣解鬱、清心涼血、利膽退黃的功效。可以用於治療胸脅脘腹疼痛、熱病神昏、癲癇痰閉、月經失調、經痛、閉經、倒經、血淋、尿血、黃疸、膽石症等。

治病配方

1 治癇疾：鬱金、川芎各 100 克，防風、豬牙皂角、明礬各 50 克，蜈蚣 2 條。將以上六味中藥研成細末，蒸熟製丸，如梧桐子大。每服 50 丸，茶水送服。（出自《攝生眾妙方》鬱金丹）

2 治癲癇痰閉：白礬 150 克，鬱金 350 克。將以上中藥研成細末，米糊為丸，如梧桐子大。每服 50 丸，溫水送服。（出自《本事方》白金丸）

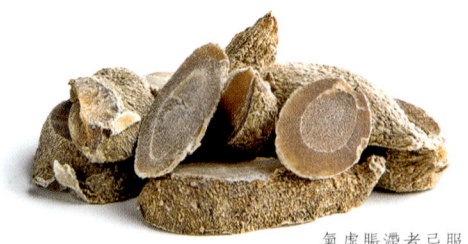

氣虛脹滯者忌服

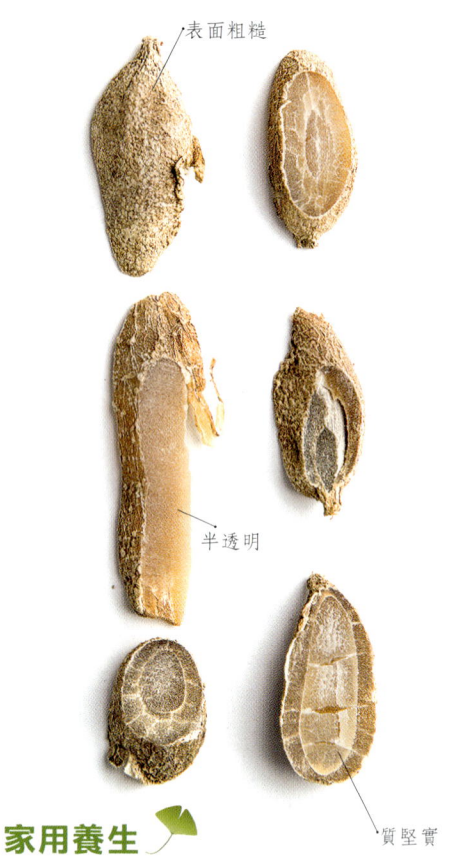

表面粗糙
半透明
質堅實

家用養生

煲湯：健脾、疏肝利膽

鬱金 10 克，黨參 20 克，三七花 12 克，豬瘦肉 100 克。豬瘦肉洗淨、切塊，鬱金、三七花放入鍋內，加清水適量，煎煮取汁。將豬瘦肉、黨參放入藥汁內，用小火煮至肉熟爛，調味即可。

塗抹：治痔瘡腫痛

鬱金適量。將鬱金研成細末，用水攪拌均勻，塗抹於患處。

代茶飲：治瘀血阻絡型肝炎

醋製鬱金 9 克，炙甘草 3 克，綠茶 2 克，蜂蜜適量。水煎，去渣，服汁，代茶飲，時時飲之。每日 1 劑。

348. 薑黃

別　　名 黃薑、毛薑黃、寶鼎香、黃絲鬱等。
性味歸經 性溫，味苦、辛，歸肝、脾經。
用法用量 一般用量 3~10 克，可煎服、外用等。

功效主治

薑黃*是薑黃的乾燥莖，具有活血行氣、通經止痛的功效。可以用於治療胸脅刺痛、心痛、閉經、癥瘕、風濕肩臂疼痛、跌打腫痛、牙痛、瘡瘍癰腫、皮癬痛癢等。

治病配方

1 治胸脅刺痛：薑黃、當歸各 30 克，木香、烏藥各 15 克。將以上四味中藥研細末，每服 6 克，煎茱萸醋湯送服。（出自《聖濟總錄》薑黃散）

2 治風濕肩臂疼痛：薑黃、甘草、羌活各 10 克，白朮 20 克。水煎，去渣，取汁，溫服。腰以下痛，加海桐皮、當歸、芍藥各適量。（出自《赤水玄珠》薑黃散）

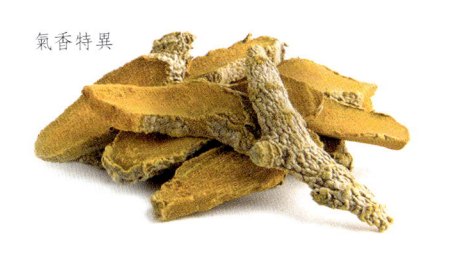

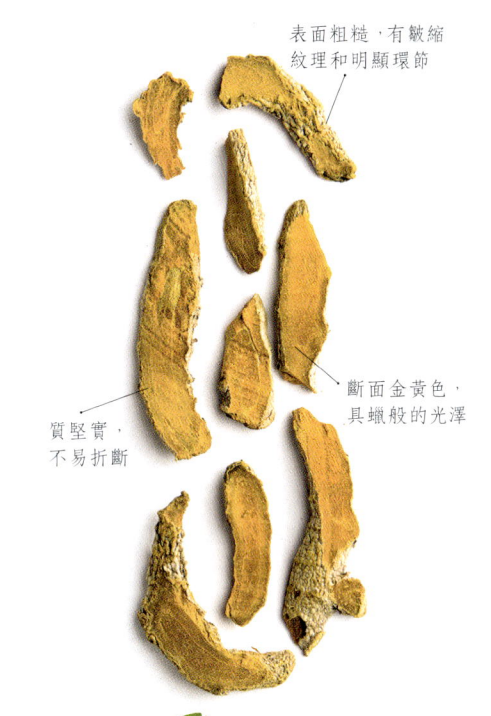

氣香特異

表面粗糙，有皺縮紋理和明顯環節

斷面金黃色，具蠟般的光澤

質堅實，不易折斷

🌿 家用養生

塗沫：治皮癬痛癢

薑黃適量。將薑黃研成細末，塗抹於皮癬痛癢處，不拘時服，時時塗之。

塗抹：治牙痛不可忍

薑黃、細辛、白芷各等分。將以上三味中藥研成細末，塗抹於患處，鹽水漱口。不拘時服。

研末：治跌打損傷

薑黃 3 克，炒香附 4 克。將以上二味中藥研成細末，溫水送服，每日 3 次。

---

* 薑黃和鬱金為同一種植物的不同藥用部位，均能活血化瘀、行氣止痛。薑黃用其莖，祛瘀能力強，主要用於風濕痺痛；鬱金用其塊根，行氣、涼血，主要用於濕熱黃疸、熱病神昏等。

第十三章 活血化瘀藥 347

349. 延胡索

別　　名 玄胡素、元胡、延胡、玄胡索、元胡索等。

性味歸經 性溫，味辛、苦，歸心、肝、脾經。

用法用量 煎服，3~10克；研粉吞服，1~3克。

功效主治

延胡索具有活血、行氣、止痛的功效。可以用於治療胸痹心痛、脅肋脘腹諸痛、頭痛、腰痛、疝氣痛、筋骨痛、經痛、閉經、產後瘀痛、跌打損傷等。

治病配方

1 治產後瘀血心痛：延胡索、當歸、白芍、厚朴、莪朮、川楝子、三稜、檳榔、木香各3克，川芎、桔梗各3.6克，黃芩2.4克，炙甘草2.1克。水煎，去渣，取汁，溫服。（出自《醫學啟蒙》延胡索湯）

2 治女性血風勞氣、身體疼痛、面色萎黃、四肢無力、大便祕澀：延胡索、三稜、赤芍、當歸、旋覆花各30克，烏賊魚骨、澤蘭、滑石各15克。將以上八味中藥研成細末，煉蜜為丸，如梧桐子大。每服20丸，溫酒送服，每日3次。（出自《聖濟總錄》延胡索丸）

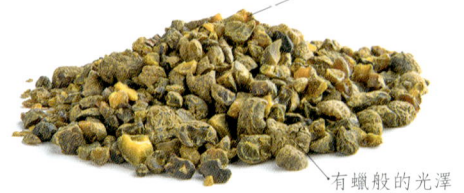

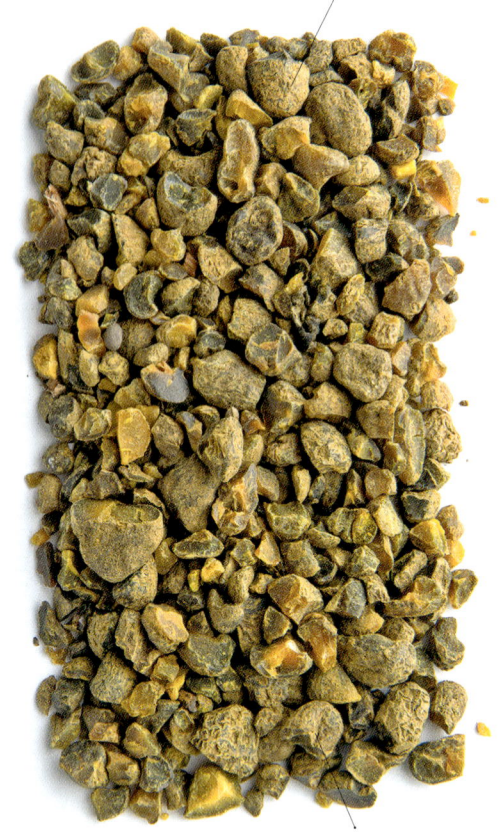

家用養生

研末：治咳喘

醋製延胡索7克，白礬3克。共研成細末。每日3次，溫酒送服。

炒製：治血痢疼痛飲食不進

延胡索適量。炒為細末。每服10克，米湯送服，每日3次，飯前服用。

煎服：治小便尿血

延胡索30克，芒硝21克。將以上中藥研成細末，每服12克，水煎，去渣，取汁，溫服。

350. 沒藥

別　　名	末藥、明沒藥等。
性味歸經	性平，味辛、苦，歸心、肝、脾經。
用法用量	一般用量 3~10 克，可煎服、外用等。

功效主治

沒藥具有活血止痛、消腫生肌的功效。可以用於治療跌打損傷、金瘡、心腹諸痛、癥瘕、閉經、癰疽腫痛、痔漏、目障等。

治病配方

1 治一切心肚疼痛：沒藥、乳香各 9 克，炙穿山甲 15 克，木鱉子 12 克。將以上四味中藥研成細末，每服 3 克，酒煎溫服，不拘時服。（出自《宣明論方》沒藥散）

2 治閉經：沒藥、硇砂、芫花、乾漆各 15 克，桂心 30 克，狗膽 2 枚，水銀 0.9 克。將以上八味中藥研成細末，以大棗肉和丸，如綠豆大。每服 19 丸，飯前以溫醋湯送服。（出自《太平聖惠方》沒藥丸）

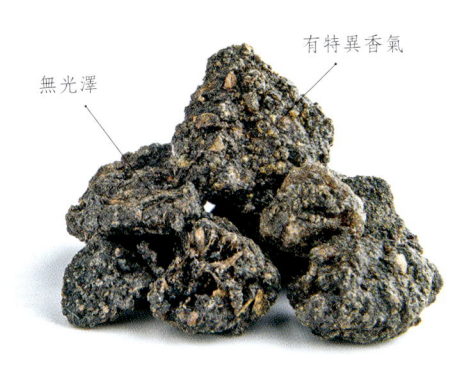

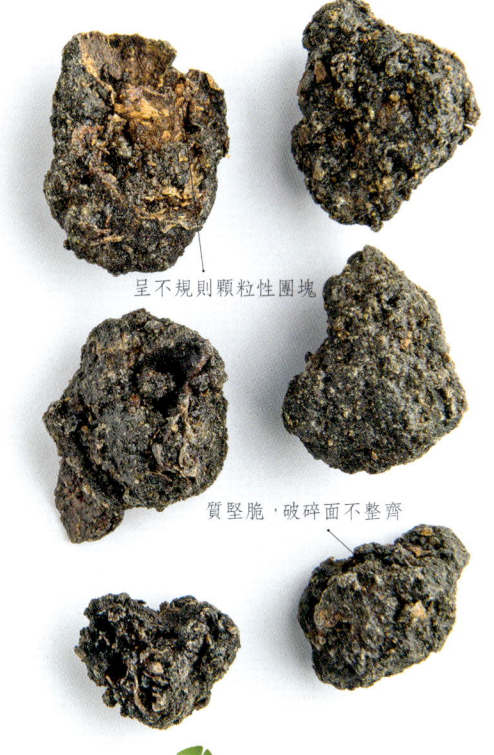

家用養生

煎服：治骨質增生

乳香、沒藥各 5 克，狗脊、丹參、絡石藤各 15 克，羌活 6 克，獨活、當歸各 10 克，血竭 3 克。水煎，去渣，取汁，溫服。每日 1 劑。

煎服：過敏性紫癜

沒藥、五靈脂、川芎、桃仁、香附、牛膝、秦艽、地龍、羌活、甘草各 10 克，當歸 15 克，紅花 5 克。水煎，去渣，取汁，溫服。每日 1 劑。

外敷：治癰疽瘡毒、去腐生新

乳香、沒藥各等分。火炙，去油，製成膏，敷於患處，用藥用紗布包好。此藥毒未盡則提膿外出，如毒已盡則收口。

351. 乳香

- **別名** 熏陸香、馬尾香、乳頭香、塌香、天澤香、摩勒香、多伽羅香等。
- **性味歸經** 性溫,味辛、苦,歸心、肝、脾經。
- **用法用量** 一般用量 3~10 克,宜炒去油後再用,可煎服、生吃、炒用、外用等。

功效主治

乳香具有活血行氣、止痛、消腫生肌的功效。可以用於治療氣血凝滯、心腹疼痛、癰瘡腫毒、跌打損傷、經痛、產後瘀血刺痛等。胃弱者慎服,孕婦及無瘀滯者忌用。

治病配方

1 治跌打折傷筋骨:乳香、沒藥各 7.5 克,當歸尾,紅花、桃仁各 15 克。水煎,去渣,取汁,溫服。(出自《本草匯言》)

2 治瘡瘍疼痛不可忍:乳香、沒藥各 10 克,寒水石、滑石各 20 克,冰片 0.5 克。將以上五味中藥研成細末,塗抹於患處。(出自《外科發揮》乳香定痛散)

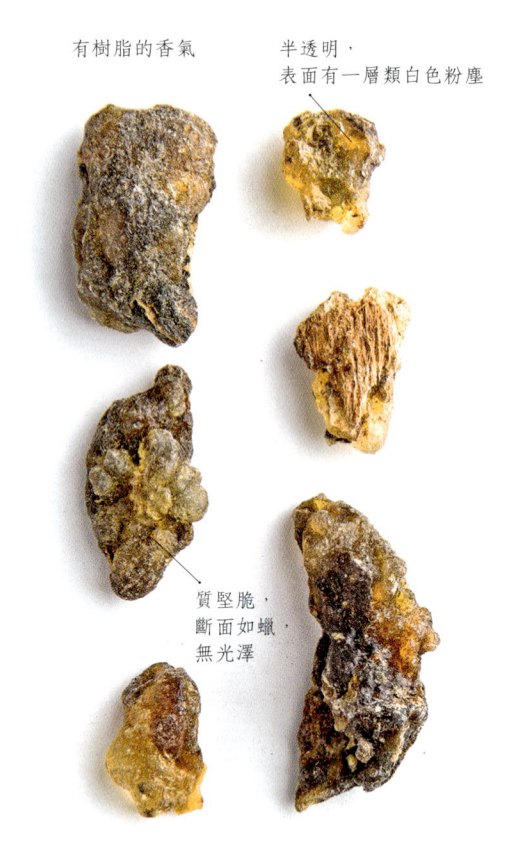

3 治心痛急發:胡椒 30 克,乳香 5 克。將以上中藥研成細末,男用薑湯送服,女用當歸湯送服。(出自《攝生眾妙方》抽刀散)

有樹脂的香氣

半透明,表面有一層類白色粉塵

質堅脆,斷面如蠟,無光澤

鑑別用藥

中藥	共同點	區別
沒藥	都可以用於治療跌打損傷、瘀滯腫痛、癰疽腫痛、瘡瘍潰後久不收口以及一切瘀滯痛證	偏於散血化瘀,多用於治療血瘀氣滯較重導致的胃痛
乳香		偏於行氣、伸筋,多用於治療各種痺證

352. 夏天無

別名 粒金丹、洞里神仙、野延胡、飛來牡丹、伏地延胡索、落水珠等。

性味歸經 性溫，味辛、苦，歸肝經。

用法用量 煎服，5~15克；研末吞服，1~3克；也可入丸服用。

功效主治

夏天無具有活血通經、行氣止痛、祛風除濕的功效。可以用於治療中風半身不遂、坐骨神經痛、腰肌勞損、跌打損傷、肝陽頭痛、頭暈、高血壓、風濕痺痛、關節拘攣等。

治病配方

1 治中風半身不遂：鮮夏天無適量。將夏天無搗爛，製成藥粒，如綠豆大。每服9丸，每天3次，米酒或開水送服，連服3~12個月。（出自《浙江民間常用草藥》）

2 治高血壓：夏天無、鈎藤、桑白皮、夏枯草各等分。水煎，去渣，取汁，溫服。（出自《江西中草藥學》）

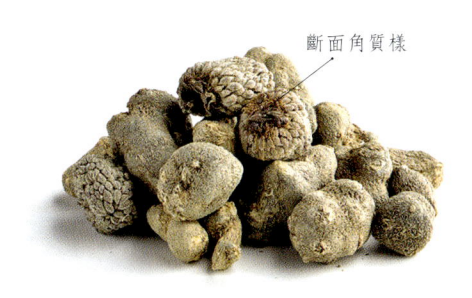

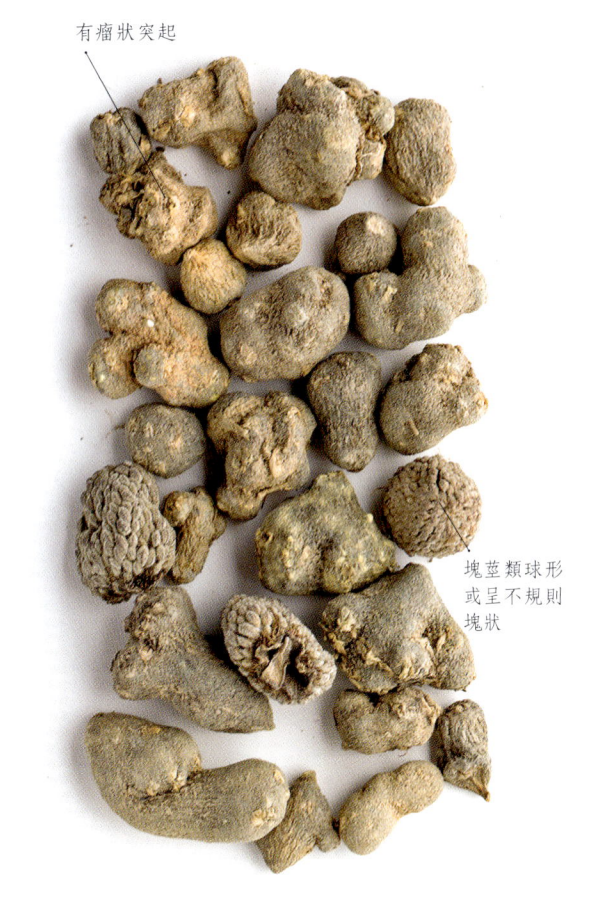

家用養生

研末：治風濕性關節炎

夏天無適量。將夏天無研成細末。每服3克，每日2次。

煎服：治腰肌勞損

夏天無15克。水煎，去渣，取汁，溫服。每日1劑。

煎服：治跌打損傷、瘀腫疼痛

夏天無、雞血藤、乳香、沒藥各適量。水煎，去渣，取汁，溫服。每日1劑。

353. 五靈脂

別　　名 寒號蟲糞、寒雀糞等。
性味歸經 性溫，味苦、甘、鹹，歸肝、脾經。
用法用量 一般用量3~10克，煎湯，或入丸、入散。

功效主治

五靈脂是鼯鼠（寒號鳥）的乾燥糞便，具有活血止痛、化瘀止血的功效。可以用於治療心腹血氣諸痛、經痛、閉經、產後瘀滯腹痛、崩漏下血、小兒疳積、蛇蟲咬傷等。

治病配方

1 治女性心痛：五靈脂、蒲黃各等分，醋適量。將以上中藥研成細末。每服10克。用醋熬成膏，再加入適量清水同煎，熱服。（出自《證類本草》引《經效方》失笑散）

2 治原發性經痛：五靈脂、生蒲黃、炒蒲黃各10克，益母草15克，白芍12克，當歸、川芎、桃仁各9克，甘草3克。水煎，去渣，取汁，溫服。每日1劑，早、晚分服，於行經前7日開始至行經日止。

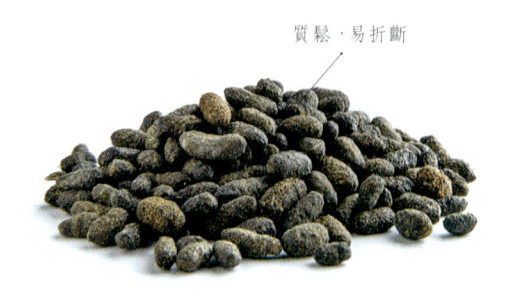

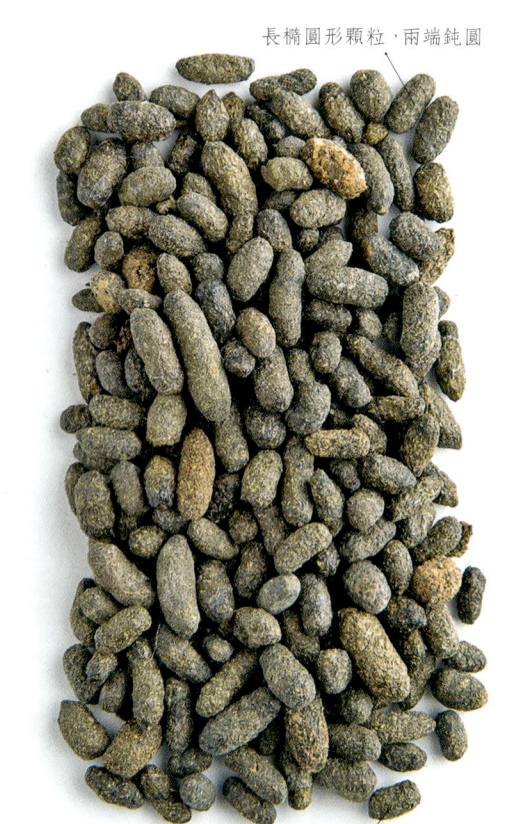

長橢圓形顆粒，兩端鈍圓

表面粗糙，有麻點

質鬆，易折斷

家用養生

煎服：胃脘刺痛、舌質紫暗屬血瘀

五靈脂40克，蒲黃30克，生山楂15克，蜂蜜60克。五靈脂、生山楂同放入砂鍋，加水適量，濃煎30分鐘。用潔淨紗布過濾，去渣取汁回入砂鍋，調入蒲黃，視濾汁量可再加清水適量，再煎煮15分鐘。離火，待煎汁溫熱時調入蜂蜜，拌勻即成。

塗抹：治骨折腫痛

五靈脂、白及各50克，乳香、沒藥各15克。將以上四味中藥研成細末，用香油攪拌均勻，塗抹於患處。

354. 楓香脂

別　　名 白膠香、楓脂、白膠、芸香、膠香等。
性味歸經 性平，味辛、苦，歸肺、脾經。
用法用量 一般用量 1.5~3 克，可煎服、入丸、入散、外用等。

功效主治

楓香脂具有活血止痛、止血、解毒、生肌的功效。可以用於治療風濕痺痛、跌打損傷、血熱吐衄、吐血、瘰癧、牙痛、癰疽腫痛、臁瘡不愈、外傷出血、皮膚皸裂等。

治病配方

1 治風濕痺痛：楓香脂 250 克，草烏頭、五靈脂各 500 克，木鱉子、地龍各 120 克，細墨、乳香各 30 克，當歸、沒藥各 60 克，麝香 3 克。將以上十味中藥研成細末，糯米麵糊和為丸，如梧桐子大。每服兩丸，溫酒送服。（出自《宣明論方》一粒金丹）

2 治跌打損傷、瘀滯疼痛：楓香脂、乳香、瀝青各等分。以麻油和如麵糊，煮成膏，以杖子剔起如絲即可。敷貼於患處。（出自《雞峰普濟方》白膠香膏）

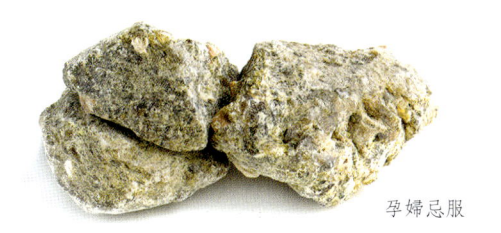

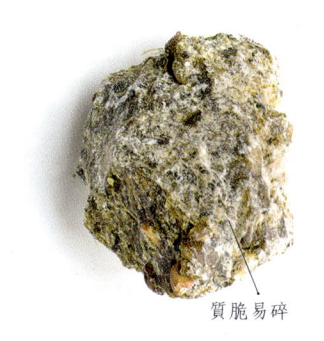

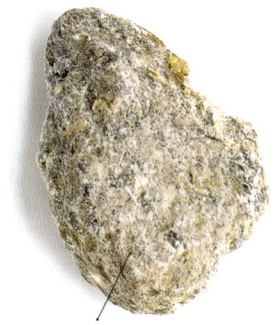

質脆易碎

氣清香，燃燒時香氣更濃

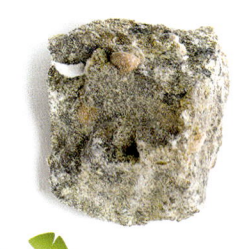

孕婦忌服

家用養生

塗抹：治牙痛

楓香脂適量。研成細末，塗抹於患處，不拘時服。

入丸：治皮疹

楓香脂、訶子、草烏、決明子、苘麻子各 5 克，硫磺 30 克。製成水丸。每次 1~1.5 克，每日 1 次，溫水送服。

研末：治胃痛

楓香脂 6 克。將楓香脂研成細末，溫水沖服。

第十三章 活血化瘀藥 353

【活血調經藥】

本類藥物大多辛散苦泄，具有活血散瘀的功效。可以用於治療血行不暢所致的月經失調、經痛、閉經、產後瘀滯腹痛、跌打損傷、瘡癰腫毒等。

355. 丹參

別　　名 紫丹參、紅根、血參根、大紅袍等。
性味歸經 性微寒，味苦，歸心、肝經。
用法用量 一般用量 5~15 克，煎服。

功效主治

丹參具有活血調經、祛瘀止痛、涼血消癰、除煩安神的功效。可以用於治療瘀血所致的月經失調、閉經、經痛、產後瘀痛、症瘕積聚、胸腹刺痛、風濕痺痛、瘡瘍癰腫等。

治病配方

1 治貧血：丹參、黃精各 10 克，綠茶 5 克。共研成粗末，用開水沖泡，加蓋悶 10 分鐘後服用，每日 1 劑。

2 治血瘀型月經失調：丹參 30 克，白酒 500 毫升。丹參洗淨切片，放入紗布袋，紮口，放酒罐中，倒入白酒，蓋好蓋，浸泡 15 天後服用。

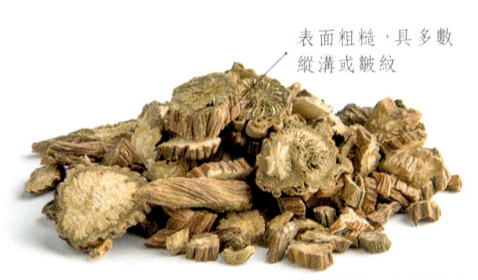

斷面不平，疏鬆有裂隙

呈放射狀

表面粗糙，具多數縱溝或皺紋

忌與藜蘆、牛奶同食

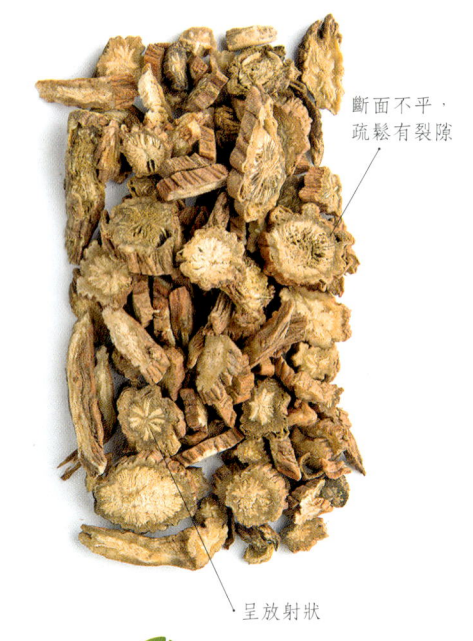

家用養生

代茶飲：益氣活血

丹參 10 克，三七、人參各 5 克。水煎，去渣，取汁，代茶飲，不拘時服。

做飲品：活血安神

丹參 15 克，冰糖適量。丹參放入鍋中，加清水，煎煮約 20 分鐘，取汁，加冰糖，溶化後分 2 次飲服。

做蜜：補血清肝

丹參、枸杞子各 15 克，山楂 25 克，蜂蜜、冰糖各適量。將山楂、丹參、枸杞子放入鍋中，用清水煎煮，稍沸時放入冰糖，冰糖溶化後去渣，取汁，放涼後加入蜂蜜，拌勻即可。

356. 紅花

別名 草紅、刺紅花、杜紅花、金紅花等。
性味歸經 性溫，味辛，歸心、肝經。
用法用量 一般用量3~10克，煎服。

功效主治

紅花具有活血通經、祛瘀止痛的功效。可以用於治療閉經、經痛、惡露不行、跌打損傷等。紅花活血作用很強，有各種出血性疾病患者忌用。孕婦忌用。服用紅花後出現鼻出血、月經延長或提前、嗜睡、萎靡不振、口乾、尿液呈粉紅色或過敏者慎服。

治病配方

1 治女性經期超前、血多有塊、色紫黏稠、腹痛：紅花6克，桃仁、白芍、當歸各9克，熟地黃12克。水煎，去渣，取汁，溫服。（出自《醫壘元戎》，錄自《玉機微義》桃紅四物湯）

2 治經痛：紅花、當歸、生地黃、牛膝各9克，桃仁12克，枳殼、赤芍、甘草各6克，柴胡3克，桔梗、川芎各4.5克。水煎，去渣，取汁，溫服。（出自《醫林改錯》血府逐瘀湯）

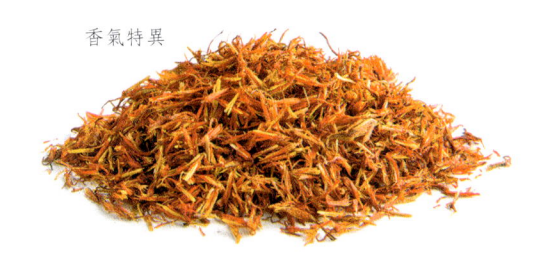

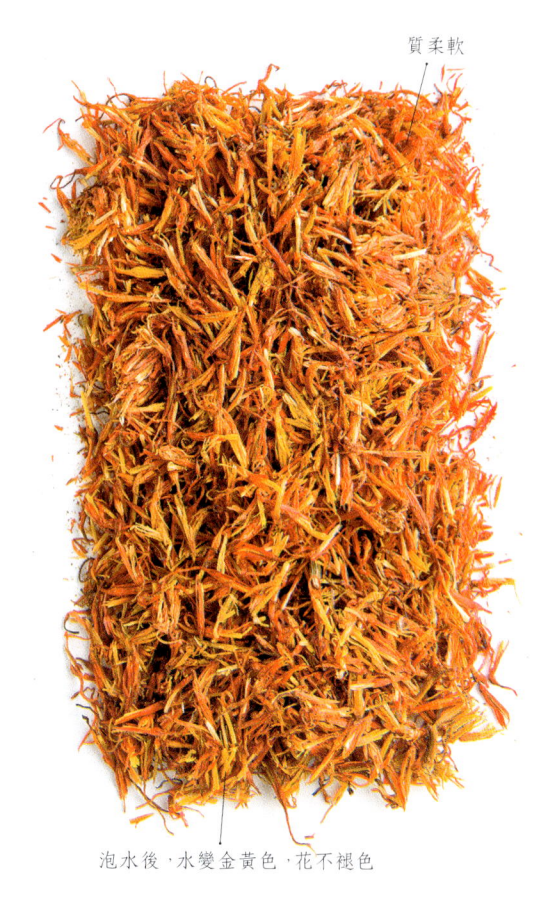

質柔軟

泡水後，水變金黃色，花不褪色

香氣特異

家用養生

煮湯：消食化積

紅花6克，生山楂100克，砂糖適量。將山楂洗淨、去核，鍋中加入清水、山楂肉、紅花，用大火燒開後，改用小火煮至熟爛，調入砂糖即可。

煮粥：活血通經

紅花6克，桃仁10克，白米50克，紅糖適量。先將桃仁搗爛成泥，與紅花一起煎煮，取汁。再與白米煮為稀粥，加紅糖調味，每日趁熱喝2次。

357. 益母草

別　　名	益母蒿、益母艾、紅花艾、坤草等。
性味歸經	性微寒，味苦、辛，歸心、肝、膀胱經。
用法用量	乾益母草一般用量為9~30克，鮮益母草為12~40克，藥用的一般為乾品煎服或熬膏、入丸劑。

功效主治

益母草具有活血調經、利水消腫、清熱解毒的功效。可以用於治療月經失調、經痛、閉經、惡露不盡、水腫尿少、急性腎炎水腫等。益母草有活血作用，陰虛血少、血虛無瘀者忌用，孕婦忌用。

治病配方

1 治氣血兩虛型經痛：益母草、香附各12克，丹參15克，白芍10克。水煎，去渣，取汁，代茶飲，行經前3~5天開始。每日1劑，早、晚各1次。

2 治氣滯血瘀型經痛：益母草30克，紅糖10克。水煎，去渣，取汁，代茶飲。每日1劑，在經前3~5日開始服用。

3 治腎炎：益母草30克。水煎，去渣，取汁，分3次，趁熱服用。有利尿消腫的功效。

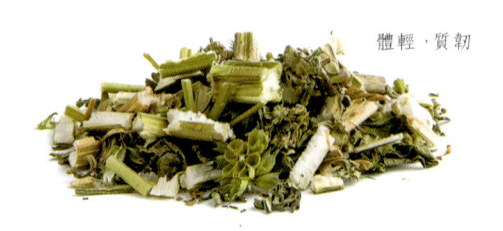

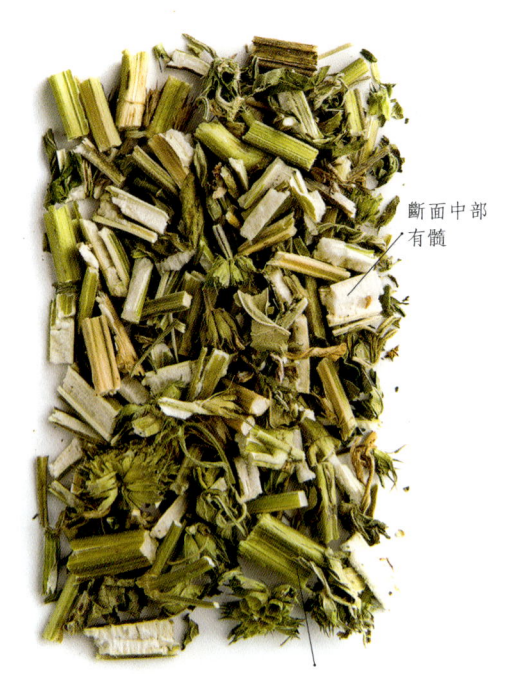

斷面中部有髓

莖表面灰綠色或黃綠色

家用養生

煲湯：治氣血瘀滯引起的經痛、月經失調

益母草30克，雞蛋2個。雞蛋和益母草放入鍋中，用水煮，熟後去殼再煮片刻，喝湯，食蛋。

煲湯：活血調經

芹菜100克，益母草30克，雞蛋2個，香油、鹽各適量。將芹菜洗淨切段，益母草洗淨。雞蛋和芹菜段、益母草一起放入鍋中加清水煎煮，熟後加香油、鹽，調味即可。

代茶飲：降血脂

益母草、薑黃各10克，綠茶5克，紅糖適量。開水沖泡，加蓋悶15分鐘即可，代茶飲。每日1劑。

體輕·質韌

358. 雞血藤

別　　名 山雞血藤。
性味歸經 性溫，味苦、甘，歸肝、腎經。
用法用量 一般用量 10~30 克，煎服、泡酒均可。

功效主治

雞血藤具有行血補血、調經、舒經活絡的功效。可以用於治療血不養筋所致的筋骨疼痛、手足麻木、肢體癱瘓、月經失調、閉經、經痛等。濕熱證及無瘀滯者忌用。

治病配方

1 治風濕痹痛：雞血藤、半楓荷、當歸、楓香寄生、海風藤、淡豆豉各 15 克，牛膝 9 克。水煎，去渣，取汁，溫服。每日 1 劑。（出自《中藥臨床應用》雞血藤湯）

2 治腰痛、白帶多：雞血藤 30 克，金櫻根、千斤拔、杜仲藤、墨旱蓮各 15 克。水煎，去渣，取汁，溫服。每日 1 劑。（出自《全國中草藥彙編》）

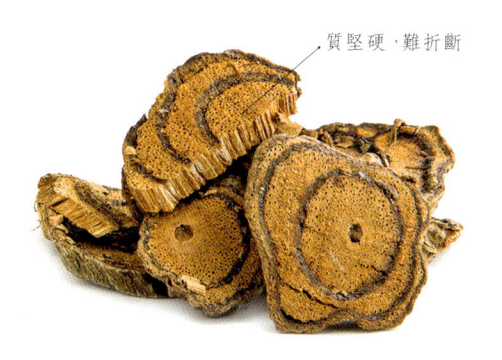

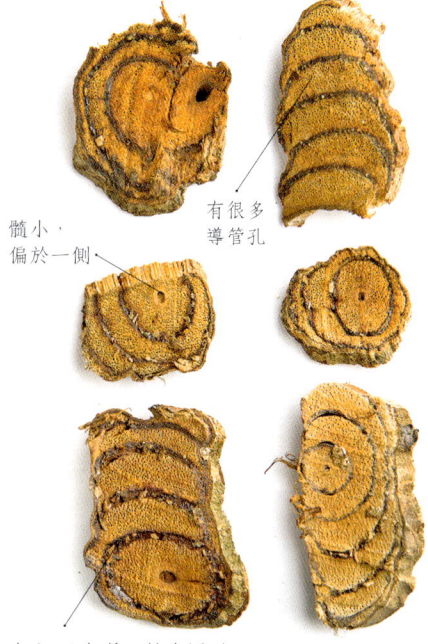

髓小，偏於一側
有很多導管孔
有 3~10 個偏心性半圓形
質堅硬，難折斷

家用養生

煲湯：治濕熱痹阻、關節紅腫

雞血藤 20 克，木瓜 10 克，黃豆芽 250 克，豬膏、鹽少許。雞血藤、木瓜煎水，去渣，取汁，放入黃豆芽、豬油同煮湯，熟後加鹽調味即可。

泡酒：治風濕、類風濕病

雞血藤適量，白酒 1,000 毫升。將雞血藤放入密閉瓷罐中，倒入白酒，浸泡 7 日後服用，每天飲 1 小杯，連飲 1 個月。

煎服：治系統性紅斑狼瘡

雞血藤、秦艽、黃耆、丹參、女貞子、熟地黃各 30 克，黃精、白芍、當歸各 15 克，蓮子心 12 克，玉竹 9 克，烏梢蛇、人參、黃連各 6 克。水煎，去渣，取汁，溫服。每日 1 劑。

359. 桃仁

別　　　名	毛桃仁、扁桃仁、大桃仁等。
性味歸經	性平，味甘、苦，有小毒，歸心、肝、大腸經。
用法用量	一般用量 5~10 克，可煎服、搗碎等。

功效主治

桃仁具有活血祛瘀、潤腸通便、止咳平喘的功效。可以用於治療氣滯血瘀引起的閉經、經痛、症瘕痞塊、跌打損傷、腸燥便祕。孕婦忌服。

治病配方

1 治閉經、五心煩熱：桃仁、紅花、當歸、牛膝各等分。將以上四味中藥研成細末。每服 9 克，飯前溫酒送服。（出自《楊氏家藏方》桃仁散）

2 治產後惡露不淨、脈弦滯澀：桃仁、當歸各 9 克，赤芍、桂心各 4.5 克，砂糖適量。水煎，去渣，取汁，溫服。（出自《醫略六書》桃仁煎）

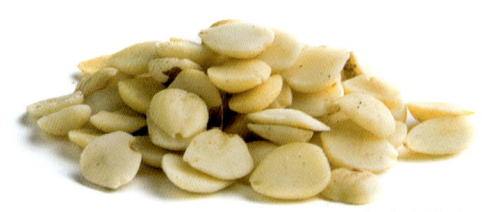

便溏者慎用

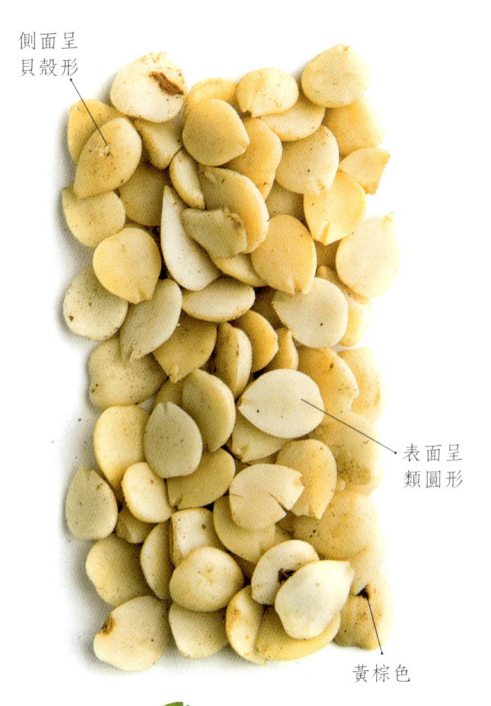

側面呈貝殼形

表面呈類圓形

黃棕色

家用養生

煮粥：治痰瘀凝結所致的痤瘡

桃仁、山楂各 9 克，荷葉 20 克，白米 50 克。將前三味中藥水煎，去渣，取汁。把白米放入藥汁中煮成粥。每日 1 劑，連用 1 個月。

燉煮：祛瘀血、通經絡

桃仁、丹參各 6 克，鱉魚 1 隻，紹酒、薑、蔥、鹽各適量。丹參潤透切片，桃仁洗淨去雜質，鱉魚宰殺後去頭、尾及內臟和爪。鱉魚、丹參和桃仁一起放入砂鍋內，放入燒酒、鹽、薑、蔥，倒入適量清水，大火燒開，再用小火燉煮 50 分鐘即成。喝湯，每次吃鱉魚 50 克。

搗碎：治聤耳

桃仁適量。搗碎，用藥用紗布包裹好，放入耳中，每日 3 次。

360. 牛膝

別　　名 百倍、牛莖、腳斯蹬、懷夕、真夕、懷膝、牛磕膝、牛克膝、牛蓋膝、黏草子根、牛胳膝蓋、野牛充膝、接骨丹等。

性味歸經 性平，味苦、甘、酸，歸肝、腎經。

用法用量 一般用量6~15克，可煎服。

功效主治

牛膝有川牛膝和懷牛膝之分，二者都具有活血通經、補肝腎、強筋骨、利水通淋、引火（血）下行的功效。但川牛膝偏於活血通經，懷牛膝偏於補肝腎、強筋骨。可以用於治療瘀血阻滯導致的閉經、經痛、跌打損傷、腰膝酸痛、下肢痿軟、淋證、水腫、小便不利、頭痛、眩暈、牙痛、口舌生瘡、吐血、鼻出血等。

治病配方

1 治濕熱成痿、足膝痿軟：懷牛膝60克，蒼朮180克，黃柏120克。將以上三味中藥研成細末，麵糊為丸，如梧桐子大。每服50丸，空腹時鹽湯送服。（出自《醫學正傳》三妙丸）

2 治閉經、經痛、月經失調：川牛膝、當歸、紅花、生地黃各9克，桃仁12克，枳殼、甘草、赤芍各6克，柴胡3克，桔梗、川芎各4.5克。水煎，去渣，取汁，溫服。（出自《醫林改錯》血府逐瘀湯）

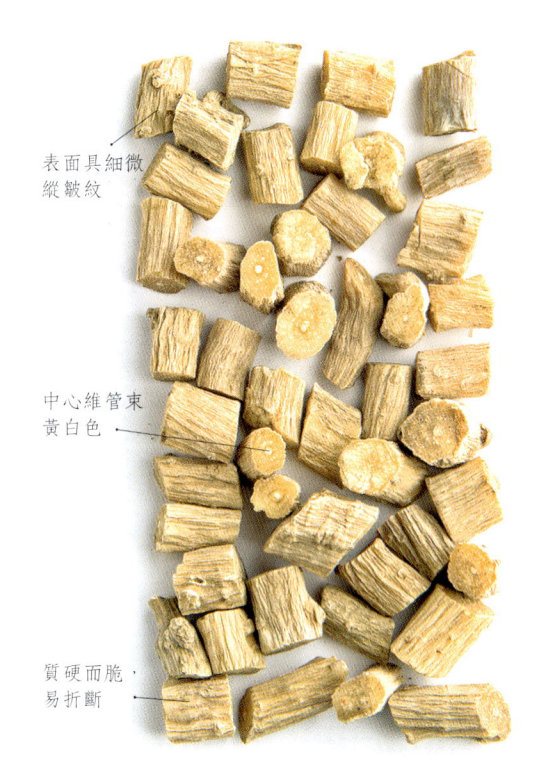

表面具細微縱皺紋

中心維管束黃白色

質硬而脆，易折斷

下元不固者忌服

家用養生

代茶飲：潤腸通便

懷牛膝、火麻仁各12克，肉蓯蓉、瓜蔞仁各15克，炒枳殼9克，升麻3克，郁李仁6克。水煎，去渣，取汁，代茶飲。每日2次。

代茶飲：治胃熱陰虛證

懷牛膝12克，麥冬、知母各10克，熟地黃、石膏各20克。水煎，去渣，取汁，代茶飲。不拘時服。

煎服：預防中風

牛膝、地龍、川芎、赤芍、丹參各10克。水煎，去渣，取汁，溫服。每日2次。

第十三章 活血化瘀藥 359

361. 王不留行

別　　名	麥藍菜、奶米、大麥牛等。
性味歸經	性平，味苦，歸肝、胃經。
用法用量	一般用量5~10克，可煎服、外用等。

功效主治

王不留行具有活血通經、下乳消癰、利尿通淋的功效。可以用於治療閉經、經痛、難產、產後乳汁不下、乳癰腫痛、瘀血腫塊、瘡癰腫毒、熱淋、血淋、石淋等。孕婦及月經過多者禁服。

治病配方

1 治虛勞小腸熱、小便淋漓：王不留行、生地黃、滑石各30克，黃芩15克，榆白皮、赤芍、當歸、木通各1克。將以上八味中藥研成細末，每服6克，飯前米湯送服。（出自《奇效良方》王不留行散）

2 治頭面久瘡：王不留行、吳茱萸根、桃枝各15克，蛇床子、牡荊子、苦竹葉、蒺藜子各10克，大麻仁6克。水煎，去渣，取汁，洗瘡。每日1劑。（出自《醫部全錄》王不留行湯）

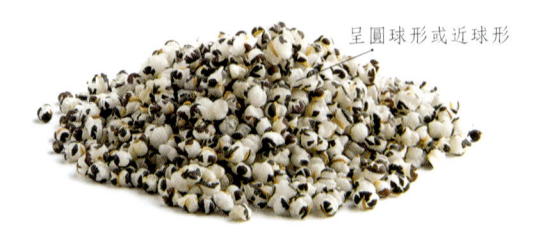

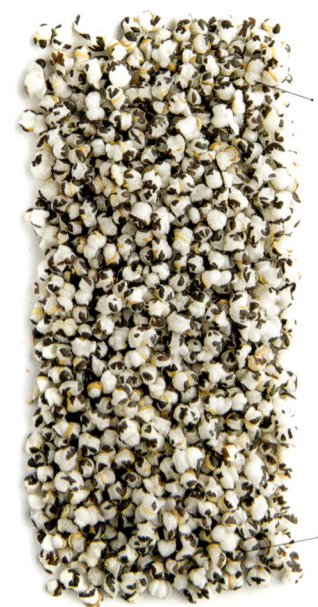

種臍的一側有1條帶形凹溝

種臍圓點狀，下陷

呈圓球形或近球形

家用養生

燉煮：通乳

王不留行15克，通草6克，豬蹄1隻，生薑、鹽各適量。豬蹄處理乾淨，切塊，放入砂鍋中，加入王不留行、通草、生薑及適量清水，大火燒開後，小火燉煮2小時，除去藥渣，加鹽調味。喝湯，食豬蹄。分3次食用。

煎服：治乳癰初起

王不留行、當歸梢各10克，蒲公英、瓜蔞仁各15克。酒煎，去渣，取汁，溫服。

塗抹：治帶狀皰疹

王不留行適量。王不留行炒黃，研碎，過篩，取細末。如患處疹未破潰，用麻油將藥末調成糊狀外塗；如皰疹已潰破，可將藥末直接撒於潰爛處。每日3次。

362. 澤蘭

別　　名　虎蘭、龍棗、水香、虎薄、地瓜兒苗、風藥、奶孩兒、蛇王草、蛇王菊、捕鬥蛇草、接古草、甘露秧、矮地瓜兒苗、野麻花等。

性味歸經　性溫，味辛、苦，歸肝、脾經。

用法用量　一般用量 10~15 克，可煎服、外用等。

功效主治

澤蘭具有活血調經、利水消腫的功效。可以用於治療血瘀閉經、經痛、產後瘀滯腹痛、跌打損傷、瘀腫疼痛、瘡癰腫毒、水腫、腹水等。血虛及無瘀滯者慎服。

治病配方

1 治產後瘀滯腹痛：澤蘭 120 克，當歸、白芍各 30 克，甘草 15 克。將以上四味中藥研成粗末。每服 15 克，水煎，去渣，溫服。不拘時服。（出自《雞峰普濟方》澤蘭湯）

2 治跌打損傷：澤蘭 15 克，當歸 12 克，熟地黃 30 克，桃仁、赤芍、枳殼各 10 克，紅花、乳香、沒藥各 9 克，水煎，去渣，取汁，溫服。每日 1 劑。

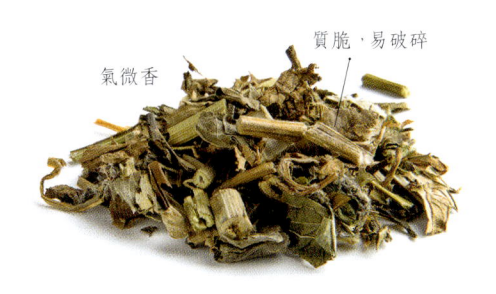

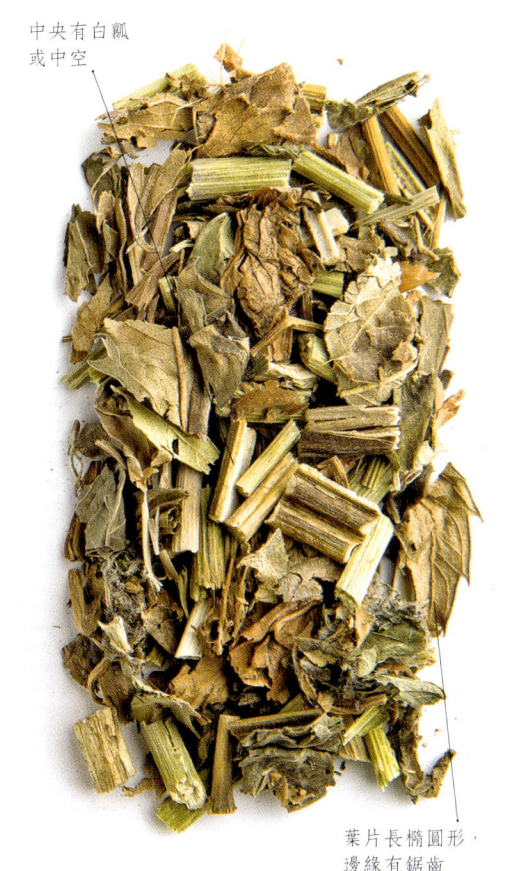

中央有白瓤或中空

葉片長橢圓形，邊緣有鋸齒

氣微香　質脆，易破碎

家用養生

研末：治產後水腫、血虛浮腫

澤蘭、防己各等分。將以上二味中藥研成細末。每服 6 克，溫水送服。

外敷：治癰疽發背

鮮澤蘭葉適量，蜂蜜少許。澤蘭葉搗爛，調入蜂蜜，塗抹於患處。每日換 2 次。

煎服：治閉經

澤蘭 12 克，赤芍 10 克，益母草、熟地黃各 30 克，當歸、香附各 9 克。水煎，去渣，取汁，溫服。每日兩劑。

363. 月季花

別　　名	四季花、月月紅、勝春、鬥雪紅、月貴花、月記、月月開、長春花、豔雪紅、勒泡、月光花、四香春、月七花等。
性味歸經	性平，味甘、淡、微苦，歸肝經。
用法用量	煎服，2~5 克，不宜久煎，還可研末吞服、泡服、外用等。

功效主治

有活血調經、疏肝解鬱、消腫的功效。可以用於治療肝鬱血滯、月經失調、經痛、閉經、胸脅脹痛、癰疽腫痛、跌打損傷、瘀腫疼痛、瘰癧等。孕婦慎服。

治病配方

1 治氣滯血瘀型月經失調：香附、月季花、當歸、益母草各 15 克。水煎，去渣，取汁。代茶飲，時時飲之。

2 治筋骨疼痛及輕微跌打損傷：月季花適量，黃酒少許。月季花焙乾，研末。每次 3 克與黃酒調服。每日 1 劑。

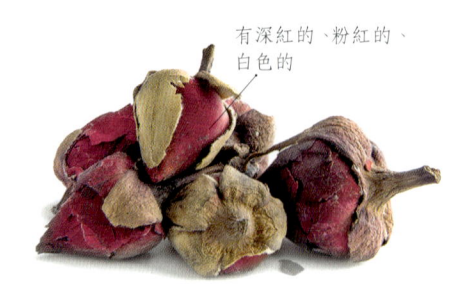

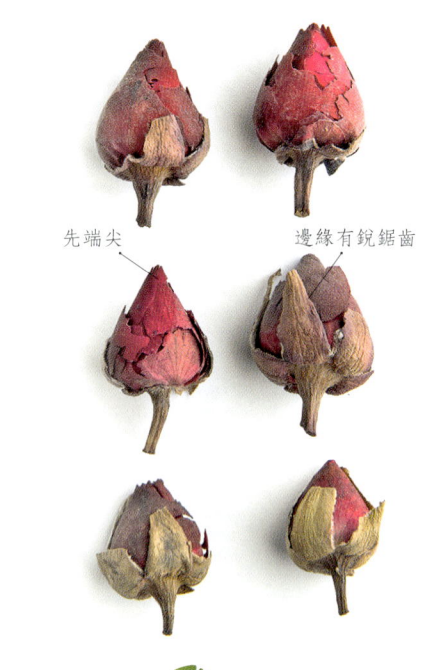

先端尖　　邊緣有銳鋸齒

有深紅的、粉紅的、白色的

家用養生

煲湯：潤肺止咳

月季花 3 克，貝母 5 克，雪梨 2 個，銀耳 50 克，冰糖適量。月季花洗淨，貝母用醋浸，雪梨切片，銀耳泡軟時去掉硬根。鍋內加水，放入梨、銀耳、貝母、冰糖，煮 30 分鐘，加入月季花稍煮片刻即可。

煮蛋：治經痛

月季花根、雞冠花各 30 克，益母草 9 克，雞蛋 2 個。一起放入鍋中水煎，去渣，取汁，喝湯，食雞蛋。

煮粥：活血消腫

月季花 5 克，白米 30 克，桂圓肉、蜂蜜各 15 克。鍋中加適量冷水，將白米、桂圓肉放入，大火燒開，然後改用小火熬煮成粥，放入蜂蜜、月季花，攪拌均勻即可。

364. 凌霄花

別　　名 紫葳、五爪龍、倒掛金鐘、上樹龍、上樹蜈蚣、白狗腸、吊牆花、藤羅花等。

性味歸經 性微寒，味辛，歸肝、心包經。

用法用量 一般用量 3~10 克，可煎服、外用等。

功效主治

凌霄花具有破瘀通經、涼血祛風的功效。可以用於治療血瘀閉經、症瘕積聚、跌打損傷、風疹、皮癬、皮膚瘙癢、痤瘡、便血、崩漏等。

治病配方

1 治血瘀閉經：凌霄花、當歸、陳皮各 15 克，大麥蘖、大黃、沒藥、桂皮、川芎各 0.3 克。將以上八味中藥研成細末。每服 3 克，飯前溫酒送服。（出自《聖濟總錄》紫葳散）

2 治血熱風盛的周身癢症：凌霄花、歸尾、防風、荊芥各 9 克，生地黃 30 克，赤芍、白鮮皮各 10 克，甘草 6 克。水煎，去渣，取汁，溫服。每日 1 劑。

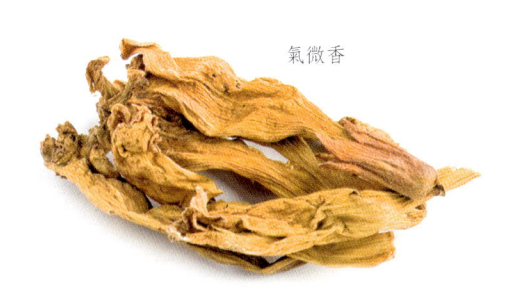

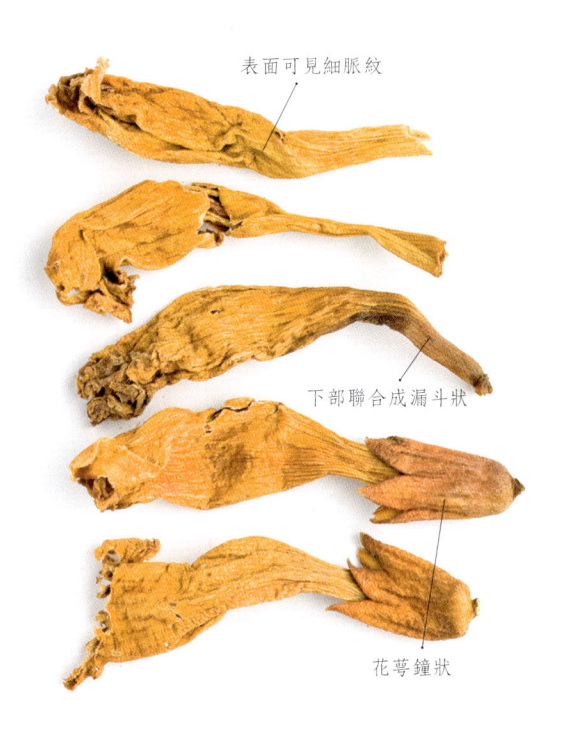

表面可見細脈紋
下部聯合成漏斗狀
花萼鐘狀
氣微香

家用養生

煮粥：活血養顏

阿膠、凌霄花各 10 克，糯米適量。凌霄花煎汁去渣，加糯米和阿膠煮粥。每日 2 次。

研末：治皮膚濕癬

凌霄花、羊蹄根各等分，白礬少許。將以上三味中藥研成細末，塗抹於患處。

煮粥：治痔瘡出血

凌霄花適量，糯米 30 克。將凌霄花研成細末。糯米煮成稀粥，撒入凌霄花粉，每日 3 次。

第十三章 活血化瘀藥

【活血療傷藥】

本類藥物性味多辛、苦、鹹，主要歸肝、腎經，大多具有活血化瘀、消腫止痛、續筋接骨、止血生肌斂瘡的功效。可以用於治療跌打損傷、瘀腫疼痛、骨折筋損、金瘡出血等傷科疾患，以及一般血瘀證等。

365. 土鱉蟲

別名　䗪蟲、地鱉蟲、土元、地烏龜等。
性味歸經　性寒，味鹹，有小毒，歸肝經。
用法用量　煎服，3~10克；研末吞服，1~1.5克，黃酒送服；外用適量。

功效主治

土鱉蟲具有破血逐瘀、續筋接骨的功效。可以用於治療跌打損傷、筋傷骨折、瘀腫疼痛、血瘀閉經、產後瘀滯腹痛、積聚痞塊等。孕婦忌用。

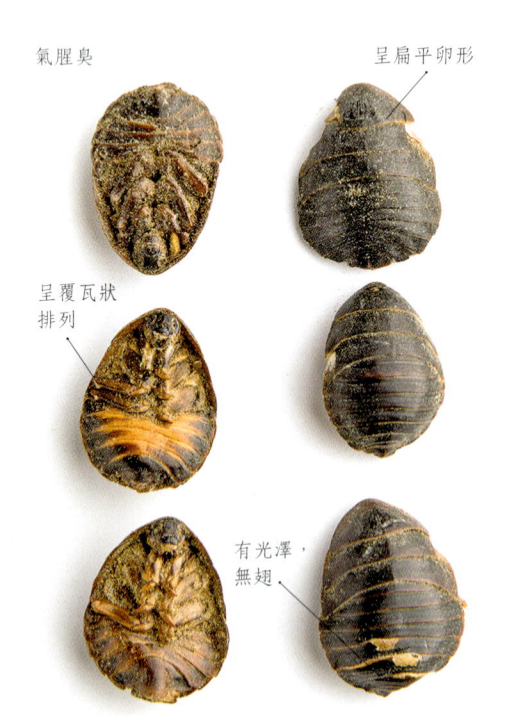

氣腥臭
呈扁平卵形
呈覆瓦狀排列
有光澤，無翅

治病配方

1 治五勞虛極羸瘦、腹滿、不能飲食、肌膚甲錯：土鱉蟲、牛膝各30克，大黃3克，黃芩60克，甘草90克，芍藥120克，生地黃10克，桃仁、杏仁、蟅蟲、蠐螬各75克，水蛭100枚。將以上十二味中藥研細末，煉蜜和丸，如紅豆大。每服5丸，溫酒送服，每日3次。（出自《金匱要略》大黃䗪蟲丸）

2 治跌打損傷、瘀血攻心：土鱉蟲、乳香、沒藥、自然銅、骨碎補、血竭、當歸尾、硼砂各3克。將以上八味中藥研成細末，放入密閉瓷器中儲存。每次8克，溫酒送服。（出自《壽世新編》八厘散）

家用養生

煎服：治瘋狗咬傷

土鱉蟲10克，生大黃15克，桃仁7克，蜂蜜、黃酒各適量。水煎，去渣，取汁，溫服。

外敷：治瘰癧

鮮土鱉蟲、陳瓦花各適量。土鱉蟲和陳瓦花一起搗爛。用膏藥敷貼於患處，未潰即消，已潰即斂。

366. 馬錢子

別名 番木鱉、苦實把豆兒、苦實、馬前、牛銀、方八等。

性味歸經 性寒，味苦，有大毒，歸肝、脾經。

用法用量 一般用量 0.3~0.6 克，炮製後入丸、入散用；外用適量，研末調塗。

功效主治

馬錢子具有散結消腫、通絡止痛的功效。可以用於治療風濕痺痛、麻木癱瘓、癰疽瘡毒、咽喉腫痛、跌打損傷、骨折腫痛等。

治病配方

1 治癰疽初起、跌打損傷、風濕痺痛：馬錢子、黑芝麻、乳香各 15 克，穿山甲 50 克。將以上四味中藥研成細末。每服 3~5 克，溫酒送服，不可多服，服後避風，否則令人戰慄不止。（出自《救生苦海》馬前散）

2 治咽喉腫痛：馬錢子、青木香、山豆根各等分。將以上三味中藥研成細末。每服 0.5 克，不可多服。（出自《醫方摘要》）

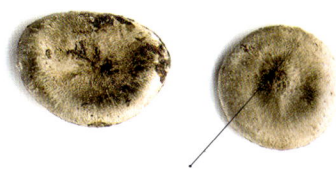

呈扁圓形，紐扣狀

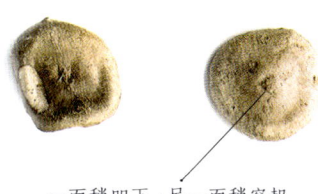

一面稍凹下，另一面稍突起

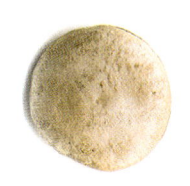

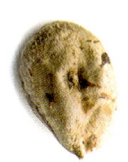

密生匐伏的銀灰色毛茸

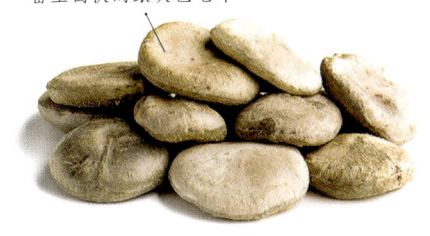

家用養生

入丸：治腳氣、手足麻痺、半身不遂

馬錢子、甘草各 10 克。煉蜜為丸，如梧桐子大，每日 3 次，每次 2 丸，飯後溫水送服，連服 7 日，停 7 日再服。

油煎：治中耳炎

馬錢子 25 克，芝麻油 50 克。馬錢子焙黃去皮毛，然後用胡麻油煎之，至漂起為度，除去馬錢子，留油備用。治療時先洗去膿垢，然後滴入藥油兩滴。每日 2 次。

367. 蘇木

別　　名　蘇枋、蘇方、蘇方木、棕木、赤木、紅柴、紅蘇木、落文樹等。

性味歸經　性平，味甘、鹹、辛，歸心、肝經。

用法用量　一般用量 3~10 克，可煎服、外用、撒敷等。

功效主治

蘇木具有活血療傷、祛瘀通經的功效。可以用於治療女性血滯閉經、經痛、產後瘀阻心腹痛、產後血暈、癰腫、跌打損傷、破傷風等。

治病配方

1 治女性血滯閉經、煩熱疼痛：蘇木 60 克，硇砂 15 克，川大黃 30 克。先煎蘇木，去渣，取汁，入硇砂和川大黃，同熬成膏。每日半茶匙，溫酒送服。（出自《太平聖惠方》蘇木煎）

2 治破傷風：蘇木、白酒各適量。研成細末。每服 9 克，溫酒送服。（出自《聖濟總錄》獨聖散）

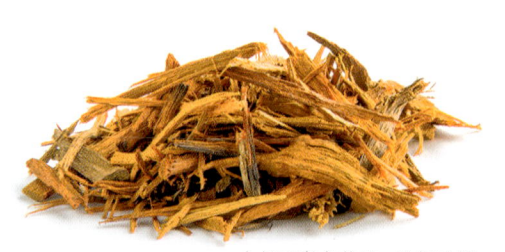

表面黃紅色至棕紅色

有縱向裂紋

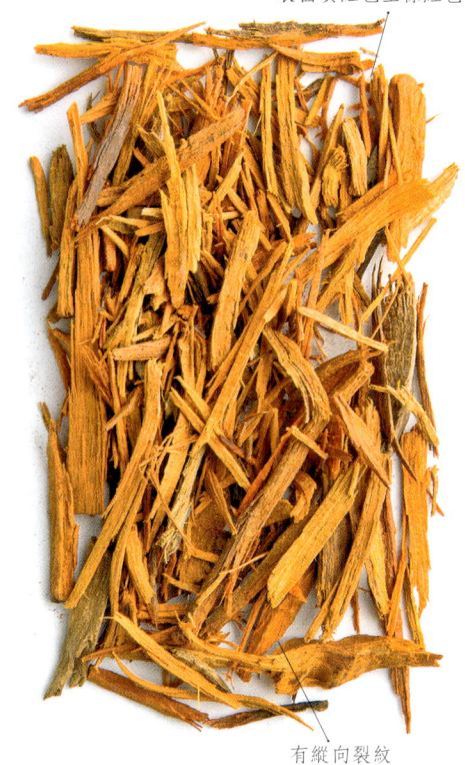

家用養生

酒煎：治跌打損傷、因瘡中風

蘇木 30 克，白酒 2,000 毫升。酒煎，去渣，取汁。分成 3 份，早、中、晚各 1 服。

煮粥：治產後血瘀、腹悶、氣喘

蘇木 10 克，炙荷葉、芍藥、鱉甲各 5 克，桂皮 3 克，白米 50 克。將中藥水煎，去渣，取汁備用。將白米放入藥汁中煮成稀粥，早、晚各 1 服。

塗抹：治皮膚刀傷

蘇木、蠶繭各適量。研為細末，塗抹於患處，外用蠶繭包裹。每日換藥 1 次。

大便不實者禁用，孕婦忌服

366　第十三章　活血化瘀藥

368. 骨碎補

別　　名 肉碎補、石岩薑、猴薑、毛薑、申薑、爬岩薑、岩連薑等。
性味歸經 性溫，味苦，歸肝、腎經。
用法用量 一般用量 10~15 克，可煎服、研末、外用等。

功效主治

骨碎補具有活血續傷、補腎強骨的功效。可以用於治療跌打損傷、創傷、筋骨損傷、瘀滯腫痛、腎虛腰痛、耳鳴耳聾、牙痛、久瀉等。

治病配方

1 治金瘡、筋骨損傷、疼痛不可忍：骨碎補、自然銅、虎脛骨、敗龜各 25 克，沒藥 50 克。將以上五味中藥研成細末。每服 5 克，以核桃仁半個，一起嚼爛，溫酒送服，每日 3 次。（出自《太平聖惠方》骨碎補散）

2 治耳鳴耳聾、牙痛難忍：骨碎補 100 克，熟地黃、山茱萸、茯苓各 50 克，牡丹皮 25 克，澤瀉 20 克。將以上六味中藥研成細末。每服 25 克，飯前白湯送服。（出自《本草匯言》）

有縱溝紋及皺紋
突起的圓形葉基痕
呈扭曲的圓柱形，略扁

家用養生

泡酒：腰酸背痛、關節不利

骨碎補、菟絲子、杜仲、核桃仁各 10 克，白酒 1,000 毫升。將中藥放入密閉瓷器中，倒入白酒浸泡 7 天即可服用，依酒量每日服用。

塗抹：治雞眼

骨碎補 12 克，95% 酒精 100 毫升。骨碎補研成粗末，放入密閉瓷器中，倒入酒精浸泡 3 天即可使用。用時先將足部雞眼用溫水洗泡柔軟，再用小刀削去外層厚皮；然後塗抹骨碎補酒精浸劑，早、中、晚各 1 次。擦後略有痛感，幾分鐘可消失。

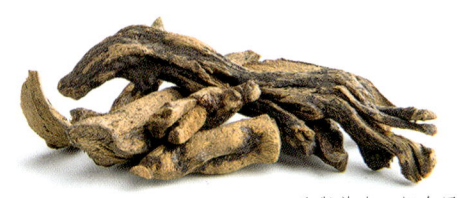

忌與羊肉一起食用

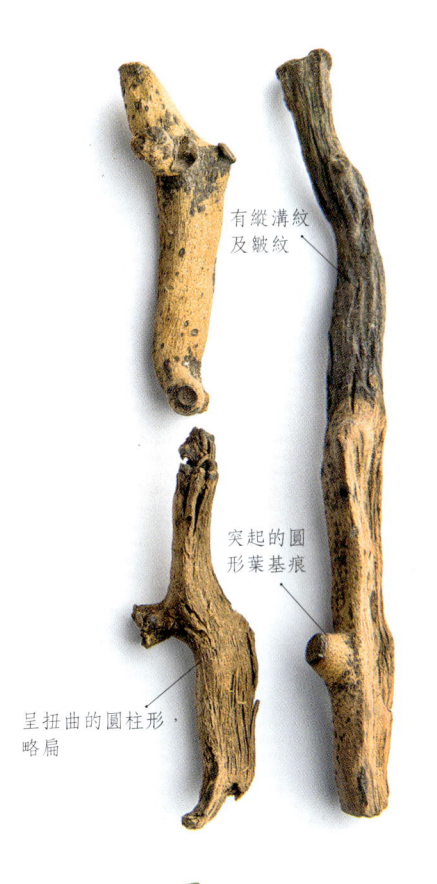

369. 自然銅

別　　　名	石髓鉛、方塊銅等。
性味歸經	性平，味辛，歸肝經。
用法用量	煎服，10~15 克；入丸、入散、醋淬研末服，每次 0.3 克；外用適量。

功效主治

自然銅具有散瘀止痛、接骨療傷的功效。可以用於治療跌打損傷、瘀腫疼痛、骨折筋斷、火燒燙傷等。陰虛火旺、血虛無瘀者慎服。

治病配方

1 治一切惡瘡及火燒燙傷：自然銅、密陀僧各 30 克，甘草、黃檗各 60 克。將以上四味中藥研成細末，放入密閉瓷器中。用時可用水調塗或乾敷。（出自《聖濟總錄》自然銅散）

2 治跌打損傷、骨折筋斷：自然銅、乳香、沒藥、當歸、羌活各等分。將以上五味中藥研成細末。每服 6 克，溫酒調服，每日 1 次。骨傷用骨碎補 15 克，酒浸搗絞取汁沖服。（出自《張氏醫通》自然銅散）

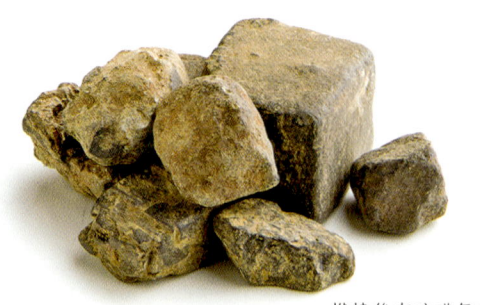

燃燒後有硫磺氣味

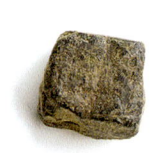

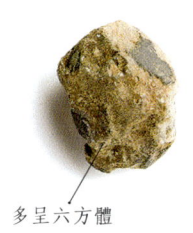

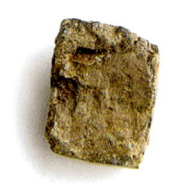

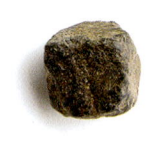

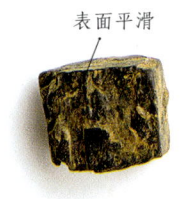

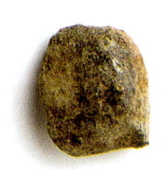

多呈六方體

表面平滑

家用養生

研末：治胸中刺痛

自然銅適量。火煅醋淬 9 次，研末，淡醋送服。

泡水、煙熏：治項下氣癭

自然銅適量。儲存於水甕中，做飯、煮湯都用此甕中水，氣癭自會消除；或火燒自然銅，呼吸煙氣，也會起到消除氣癭的作用。

入丸：治暑濕癱瘓、四肢不能動

自然銅、川烏頭、五靈脂、蒼朮各 30 克，當歸 6 克。將以上五味中藥研成細末，酒糊為丸，如梧桐子大。每服 7 丸，溫酒送服，覺四肢麻木即止。

370. 兒茶

別　　名　兒茶膏、孩兒茶、黑兒茶等。
性味歸經　性涼，味苦、澀，歸心、肺經。
用法用量　一般用量3~6克，可煎服、入丸、入散、外用等。

功效主治

兒茶具有活血療傷、止血生肌、收濕斂瘡、清肺化痰的功效。可以用於治療跌打損傷、出血、瘡瘍、濕瘡、牙疳[*]、痔瘡、肺熱咳嗽等。

治病配方

1 治牙疳、口瘡：兒茶、雄黃、貝母各等分。將以上三味中藥研成細末備用。米泔漱口，再將藥末塗於患處。不拘時服。（出自《積德堂經驗方》）

2 治急性扁桃體炎：兒茶、柿霜各9克，冰片0.4克，白礬6克。將以上四味中藥共研成細末，用甘油調成糊狀，塗抹於患處。（出自《全展選編·耳鼻咽喉疾病》）

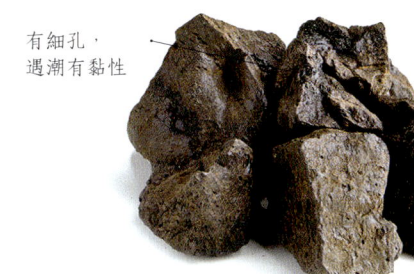

有細孔，遇潮有黏性

[*] 牙疳指牙齦紅腫、潰爛疼痛、流腐臭膿血等症。

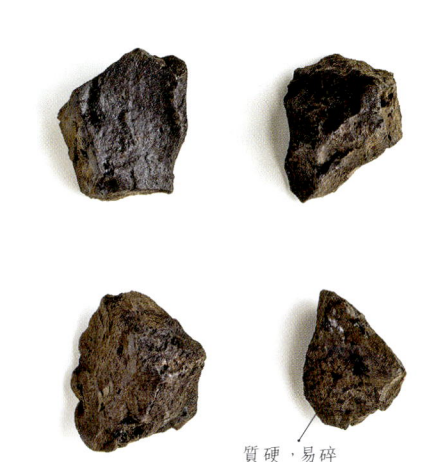

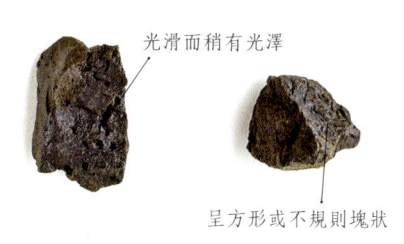

質硬，易碎

光滑而稍有光澤

呈方形或不規則塊狀

家用養生

入丸：治咳嗽

兒茶60克，細辛12克，豬膽1個。前兩味中藥共研成末，取膽汁煉熟，三味中藥共和為丸，每丸重3克。每日4次，每次1丸，空腹含化。

研末：止血

兒茶、龍骨、象皮、石灰、松香、降香、血竭、白及各等分。將以上八味中藥研成細末，撒於傷口即可止血。

研末：治一切癰疽、諸瘡破爛不斂

兒茶、乳香、沒藥、血竭、三七各9克，冰片3克，麝香0.4克。將以上七味中藥研成細末，撒於患處。

371. 血竭

別　　名	海蠟、麒麟血、木血竭等。
性味歸經	性平，味甘、鹹，歸肝經。
用法用量	一般用量 1~2 克，可研末、入丸、入散、外用等。

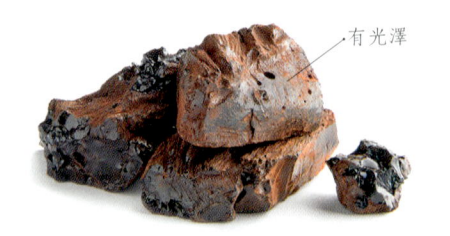

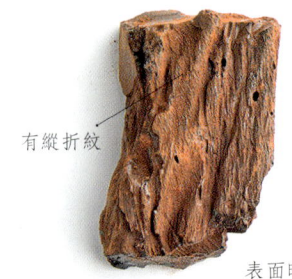

有縱折紋

表面暗紅色或黑紅色，有光澤

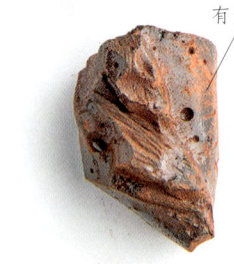

質硬脆，易碎

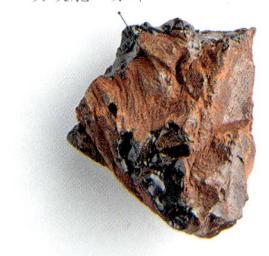

功效主治

血竭具有活血定痛、化瘀止血、斂瘡生肌的功效。可以用於治療跌打損傷、筋骨疼痛、瘀滯心腹疼痛、外傷出血、血痔腸風、瘡瘍不斂等。無瘀血者不宜用，孕婦及月經期患者忌用。

治病配方

1 治跌打損傷、骨斷筋折、瘀滯作痛，血流不止：血竭 30 克，麝香、冰片各 0.36 克，乳香、沒藥、紅花各 4.5 克，朱砂 3.6 克，兒茶 7.2 克。將以上八味中藥研成細末，收貯瓷瓶，黃蠟封口，用時每服 0.21 克，溫酒送服。（出自《全國中成藥處方集》七厘散）

2 治一切惡瘡，年深不愈：血竭 50 克，鉛丹 25 克。將以上中藥研成細末，先用鹽湯洗瘡，再用藥末塗抹於患處。（出自《聖濟總錄》血竭散）

有光澤

家用養生

塗抹：治痔漏疼痛不可忍

血竭適量。血竭研成細末，用自己的唾液攪拌均勻，塗抹於患處，不拘時候。

入丸：治腹中血塊

血竭、沒藥、滑石、牡丹皮各 50 克。將以上四味中藥研成細末，醋糊為丸，如梧桐子大，每服 5 丸，每日 2 次。不拘時服。

研末：治鼻衄

血竭、蒲黃各等分。將以上中藥研成細末，取適量吹入鼻中。

372. 劉寄奴

別　　名 金寄奴、六月雪、九里光、白花尾、千粒米、斑棗子、九牛草、苦連婆等。
性味歸經 性溫，味苦，歸心、肝、脾經。
用法用量 一般用量 3~10 克，可煎服、外用等。

功效主治

劉寄奴具有散瘀止痛、療傷止血、破血通經、消食化積的功效。可以用於治療跌打損傷、腫痛出血、血瘀閉經、產後瘀滯腹痛、食積腹痛、赤白痢疾等。

治病配方

1 治產後惡露不盡：劉寄奴、知母各 30 克，當歸、衛矛各 60 克，桃仁 45 克。將以上五味中藥研成細末。每服 4 克，水煎，去渣，空腹時溫服，每日 2 次。（出自《聖濟總錄》劉寄奴湯）

2 治產後百病血運：劉寄奴、甘草各等分。將以上中藥銼如麻豆大。每服 6 克，先水煎 30 分鐘，再倒入白酒煎 15 分鐘，去渣，取汁，溫服。（出自《聖濟總錄》劉寄奴湯）

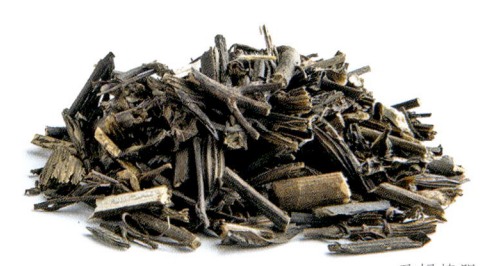

孕婦慎服

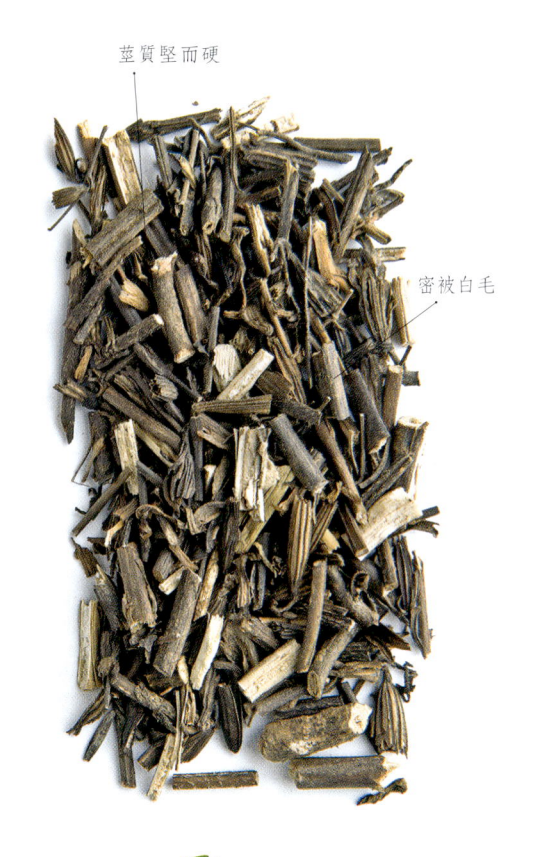

莖質堅而硬

密被白毛

家用養生

研末：斂金瘡口、止疼痛

劉寄奴適量。將劉寄奴研成細末，塗抹於金瘡口。每日早、中、晚各 1 次。

塗抹：治燙傷

劉寄奴適量，糯米少許。劉寄奴研成細末備用。糯米磨成米漿，放入藥末，攪拌均勻，塗抹於患處。一般情況，燙傷後先立即用鹽塗於患處，再塗抹上述藥物。

研末吞服：治便血

劉寄奴適量。劉寄奴研成細末。每服 6 克，茶水送服。

第十三章 活血化瘀藥

373. 仙桃草

別　　名 蚊母草、英桃草、小頭紅等。
性味歸經 性溫，味甘、苦，歸肝、胃、肺經。
用法用量 煎湯或研末內服，10~30克；鮮品適量，外敷或煎水洗。

功效主治

仙桃草具有化瘀止血、清熱消腫、止痛的功效。可以用於治療跌打損傷、咽喉腫痛、癰疽瘡瘍、吐血、鼻出血、肚胃氣痛、疝氣痛、經痛等。

治病配方

治創傷性出血：仙桃草適量。搗爛，敷於患處。（出自《陝西中草藥》）

鬚根叢生，細而捲曲
質柔軟，折斷面中空

374. 透骨草

別　　名 藥曲草、蠅毒草等。
性味歸經 性溫，味辛、甘，歸肺、肝經。
用法用量 煎服，9~15克；或入丸、散外用、煎水熏洗。

功效主治

透骨草具有活血化瘀、利尿解毒、通經透骨的功效。可以用於治療風濕性關節炎、筋骨拘攣、風濕疼痛、肢體麻木、瘡癤腫疼、毒蟲咬傷等。

治病配方

治風濕疼痛、筋骨拘攣、肢體麻木：透骨草、伸筋草、羌活、獨活、附子、千年健、海桐皮、紅花各等分。水煎服。（出自《經驗方》）

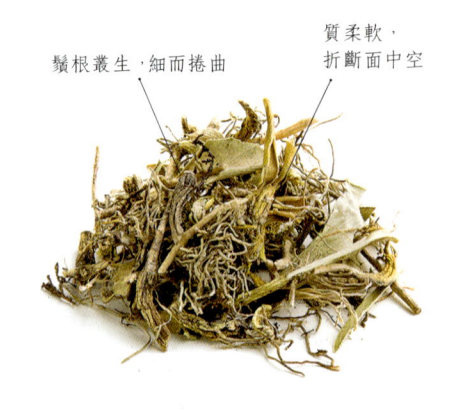

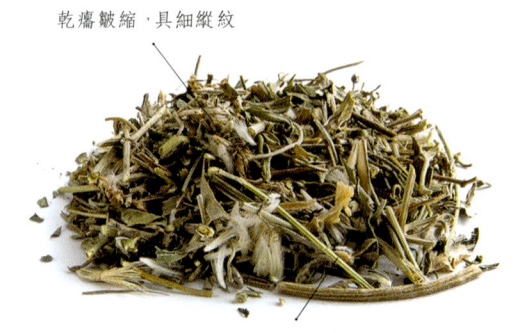

乾癟皺縮，具細縱紋
斷面中空或具白色膜質髓部

【破血消症藥】

本類藥物味多辛、苦、鹹，以蟲類為主，歸肝經血分。藥性峻猛，具有破血逐瘀、消症散積的功效。可以用於治療病情較重的症瘕積聚、血瘀閉經、偏癱等。

375. 莪朮

別　　名 蓬莪茂、蓬莪、蓬朮、羌七、廣朮、黑心薑、文朮、山薑黃、綠薑等。
性味歸經 性溫，味辛、苦，歸肝、脾經。
用法用量 一般用量 3~15 克，可煎服、外用等。

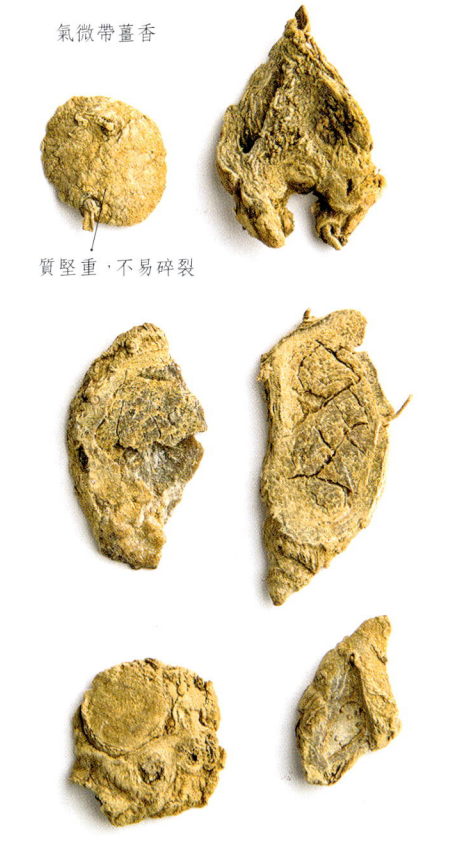

氣微帶薑香
質堅重，不易碎裂

功效主治

莪朮具有破血行氣、消積止痛的功效。可以用於治療症瘕積聚、閉經、經痛、心腹瘀痛、食積脘腹脹痛、跌打損傷、瘀腫疼痛等。孕婦及月經過多者忌用。

治病配方

1 治心腹瘀痛：莪朮、砂仁各 60 克，益智仁 180 克，甘松 240 克。將上述六味中藥研成細末，水浸蒸餅製成丸，如梧桐子大。每服 10 丸，溫水送服。每日 3 次。

2 治氣滯血瘀型閉經：莪朮、花生衣、蒲黃、牛膝各 10 克，香附 15 克，鳳仙花、益母草各 30 克。水煎，去渣，取汁，時時飲之。每日 1 劑，早、晚各 1 次。

家用養生

煎服：治吞酸、吐酸

莪朮 50 克，黃連、吳茱萸各 25 克。水煎，去渣，取汁，溫服。不拘時服。

煎服、外敷：治跌打損傷、瘀腫疼痛

莪朮、三稜各 12 克，紅花、赤芍、香附各 6 克，黃酒適量。水煎，去渣，取汁，溫服。藥渣用黃酒適量炒熱外敷。

376. 三稜

別　　名	黑三稜、湖三稜等。
性味歸經	性平，味辛、苦，歸肝、脾經。
用法用量	一般用量 3~10 克，煎服。

功效主治

三稜具有破血行氣、消積止痛的功效。可以用於治療症瘕積聚、閉經、經痛、心腹瘀痛、食積脘腹脹痛、跌打損傷、瘀腫疼痛等。孕婦及月經過多者忌用。

治病配方

1 治症瘕積聚：三稜、大黃、硼砂、乾漆、巴豆各 30 克。將以上五味中藥研成細末，醋煮糊為丸，如綠豆大，每服 3 丸，米湯送服。（出自《醫學切問》三稜丸）

2 治女性月經不通、臍下堅結大如杯：三稜、莪朮各 60 克，芫花 15 克，青皮 45 克。將以上四味中藥銼如豆大，醋煎，煮乾，焙為細末，醋糊為丸，如梧桐子大。每服 50 丸，飯前用淡醋湯送服。（出自《濟生方》三稜煎丸）

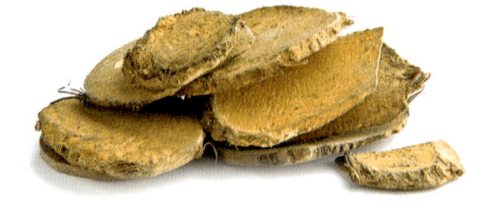

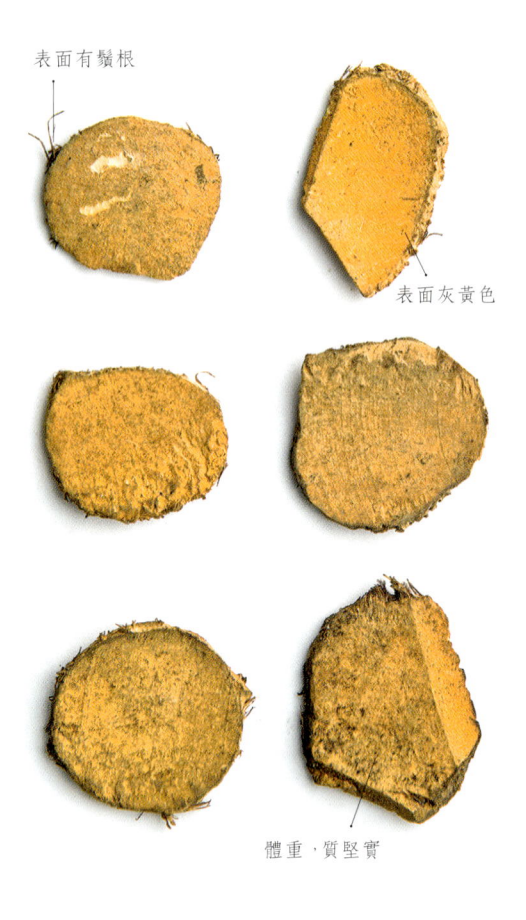

嚼之微有麻辣感

表面有鬚根

表面灰黃色

體重，質堅實

家用養生

煎服：治血瘀閉經、小腹痛

三稜、當歸各 9 克，紅花 3 克，生地黃 12 克。水煎，去渣，取汁，溫服。每日 1 劑，不拘時服。

煎服：治食積腹脹

三稜、萊菔子各 9 克。水煎，去渣，取汁，溫服。每日 1 劑，不拘時服。

377. 穿山甲

別　　名	鯪鯉甲、鱅鯉甲、鯪鯉角、川山甲、鱉鯉甲、山甲、甲片等。
性味歸經	性微寒，味鹹，歸肝、胃經。
用法用量	煎服，3~10克；研末吞服，1~1.5克；外用適量。

功效主治

穿山甲具有活血消癥、下乳、消腫排膿的功效。可以用於治療癥瘕、閉經、經痛、風濕痺痛、中風癱瘓、產後乳汁不下、癰腫瘡毒、瘰癧、痢疾等。孕婦慎服。癰腫已潰者忌用。

治病配方

1 治癰疽、消毒排膿：蜂房30克，穿山甲、蛇蛻、油發各3克。將以上四味中藥研成細末。每服6克，入乳香末1.5克，溫酒送服。（出自《普濟方》穿山甲散）

2 治痢疾、裡急後重：穿山甲、蛤粉各等分。將以上中藥研成細末。每服3克，溫酒送服。（出自《普濟方》）

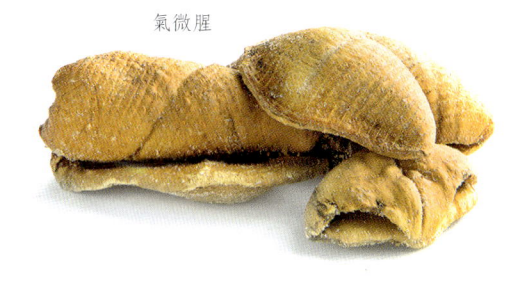

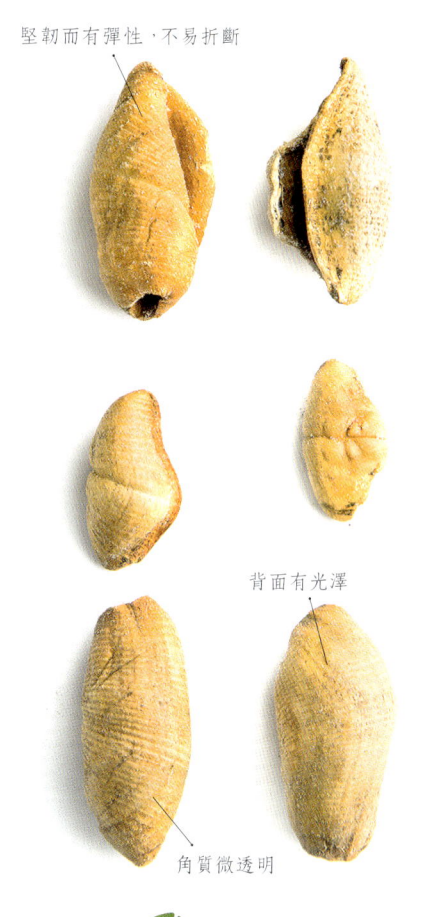

堅韌而有彈性，不易折斷

背面有光澤

角質微透明

氣微腥

家用養生

燒灰：治耵耳出膿

穿山甲適量，麝香少許。穿山甲燒灰存性，入麝香少許，吹入耳內。

研末：治痘瘡變黑

穿山甲、蛤粉、麝香各適量。將以上三味中藥研成細末。每服1.5克，溫酒送服。每日1劑，痘瘡即發紅色。

研末：治癰疽無頭

穿山甲、豬牙皂角各30克。將以上中藥共炙焦黃，研成細末。每用3克，熱酒送服。

第十三章 活血化瘀藥 375

378. 水蛭

別　　名	蛭蝚、房旭、至掌、馬蛭、馬蜞、螞蟥等。
性味歸經	性平，味鹹、苦，有小毒，歸肝經。
用法用量	煎服，1.5~3 克；研末吞服，0.3~0.5 克；外用適量。以入丸、散或研末服為宜。

功效主治

水蛭具有破血通經、逐瘀消癥的功效。可以用於治療血瘀閉經、癥瘕積聚、跌打損傷、瘀血內阻、心腹疼痛、大便不通等。孕婦及月經過多者忌用。

治病配方

1 治女性血瘀閉經：水蛭 3 克，虻蟲 5 克，桃仁 15 克，大黃 9 克。將以上四味中藥研成細末，水煎，去渣，取汁，溫服。（出自《金匱要略》抵當湯）

2 治跌打損傷、內損瘀血、心腹疼痛、大便不通：水蛭 15 克，大黃、黑牽牛子各 30 克。將以上三味中藥研成細末。每服 9 克，熱酒送服。臟腑轉下惡血，成塊或成片，惡血盡即愈。（出自《濟生方》奪命散）

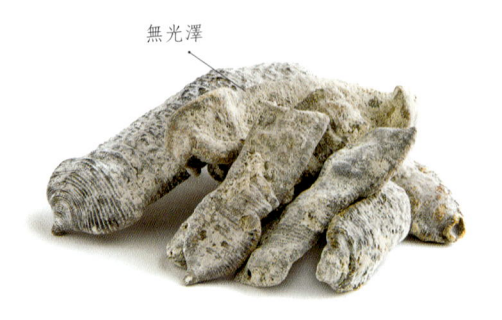

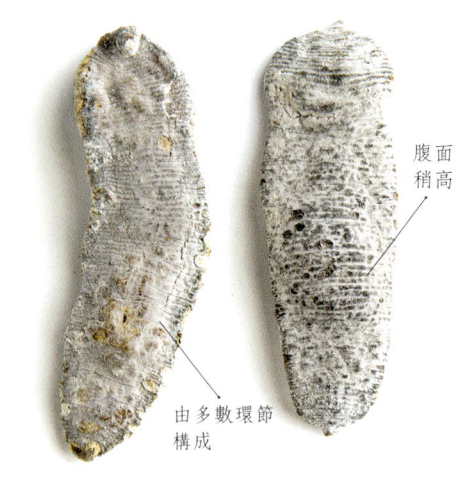

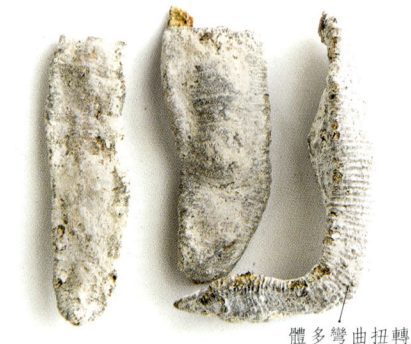

家用養生

研末：治傷骨損折疼痛

水蛭、白綿、沒藥、乳香各等分，血餘炭適量。將以上五味中藥研成細末。每服 0.3~1.5 克，溫酒送服。

吸出毒血：治背部癰腫

活水蛭數條。水蛭放於癰腫處，令其吸出毒血。

入丸：治產後惡露、臍腹作痛

水蛭、虻蟲、桃仁各 20 克，熟地黃 12 克。將以上四味中藥研成細末，煉蜜為丸，如梧桐子大。每服 5 丸，溫酒送服。

379. 虻蟲

別　　名 蜚虻、牛虻、牛蚊子、牛蒼蠅、瞎虻蟲、瞎螞蜂、瞎蠓、牛魔蚊、牛蠅子等。

性味歸經 性微寒，味苦，有小毒，歸肝經。

用法用量 煎服，1~1.5 克；研末吞服，每次 0.3 克。

功效主治

虻蟲具有破血逐瘀、散積消症的功效。可以用於治療血瘀閉經、產後惡露不盡、乾血癆、小腹蓄血、症瘕積塊、跌打傷痛、癰腫、喉痺等。孕婦及體虛無瘀、腹瀉者忌用。

治病配方

1 治月經失調、產後惡露、臍腹作痛：虻蟲、水蛭、桃仁各 20 克，熟地黃 12 克。將以上四味中藥研成細末，煉蜜為丸，如梧桐子大。每服 5 丸，溫酒送服。（出自《女性良方》地黃通經丸）

2 治太陽病*：水蛭、虻蟲各 3 克，桃仁 10 克，大黃 9 克。水煎，去渣、取汁、溫服。（出自《傷寒論》抵當湯）

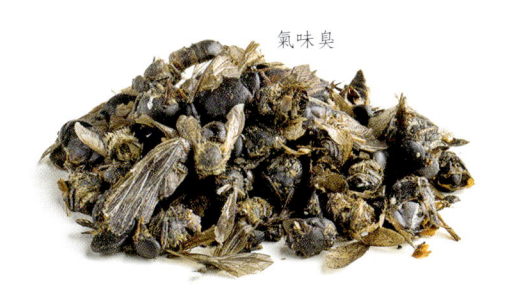

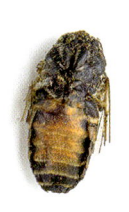

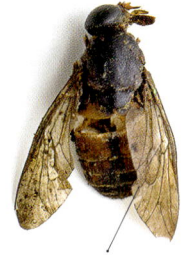

翅長超過尾部

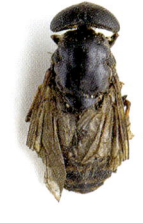

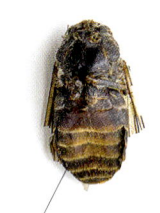

質鬆而脆，易破碎

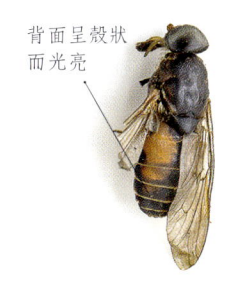

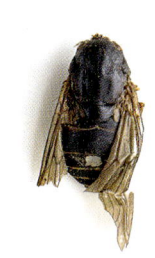

背面呈殼狀而光亮

氣味臭

家用養生

研末：治腕折瘀血

虻蟲 15 克，牡丹 30 克。將以上中藥研成細末。每服 2 克，溫酒送服。

外敷：治腫毒

虻蟲、松香各等分。研為末，置膏藥中，貼患部。

* 太陽病指出現發熱、惡寒、頭痛、項強等症狀。太陽病分為經證和腑證二類，經證為邪在肌表的病變，腑證是太陽經邪不解而內傳於膀胱所引起的病變。

第十三章 活血化瘀藥

380. 衛矛

別　　名　鬼箭羽、鬼箭、六月凌、四面鋒、蓖箕柴、四棱樹、山雞條子、見腫消、麻藥。
性味歸經　性寒，味苦、辛，歸肝經。
用法用量　內服，煎湯，4~9克；或浸酒或入丸、散；外用適量，外敷或煎湯洗，或研末調敷。

功效主治

衛矛具有破血通經、解毒消腫、殺蟲的功效。可以用於治療心腹疼痛、閉經、經痛、崩中漏下、產後瘀滯腹痛、惡露不下、疝氣、瘡腫、跌打傷痛、蟲積腹痛、火燙傷、毒蛇咬傷等。

治病配方

1 治閉經、瘀血腹痛：衛矛9克，丹參15克，赤芍12克，益母草30克，香附9克。水煎服。（出自《山東中草藥手冊》）

2 治腹內包塊：衛矛6克，赤芍、紅花各9克，赤木3克。水煎服。（出自《遼寧常用中草藥手冊》）

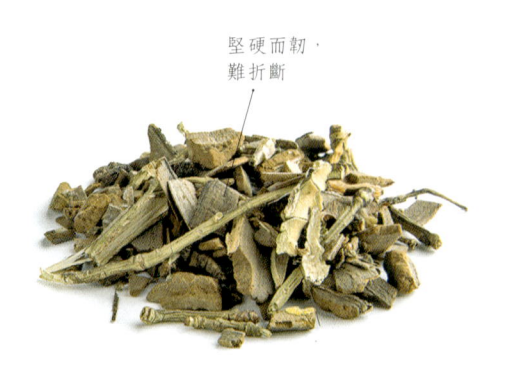

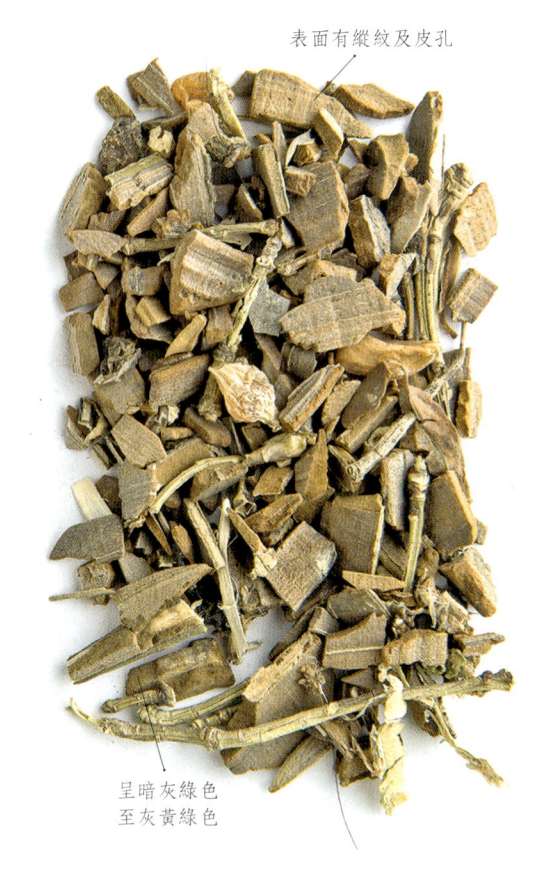

表面有縱紋及皮孔
呈暗灰綠色至灰黃綠色
堅硬而韌，難折斷

家用養生

泡酒：用於正骨手術局部麻醉

衛矛60克，黑老虎、牛耳楓、珍珠蓋浪傘各30克。將以上四味中藥置於密閉瓷器中，倒入白酒浸泡10天即可。

煎服：治全身時痛時癢

衛矛9~12克，穿山甲6克，大蒜500克。水煎服。

第十四章

化痰止咳藥

化痰止咳類藥分為化痰藥和止咳平喘藥兩種，其中化痰藥不僅能治咳喘痰多，還能治痰證引起的昏厥、癲癇、睡眠不安、中風、驚厥、肢體麻木、半身不遂等。止咳平喘藥則能宣肺、瀉肺、清肺、潤肺、降肺、斂肺。

【溫化寒痰藥】

本類藥物性多溫燥，味多辛、苦，主歸肺、脾、肝經，大多具有溫肺祛寒、燥濕化痰、消腫止痛的功效。可以用於治療咳嗽氣喘、痰多色白，以及由寒痰引起的眩暈、肢體麻木、陰疽流注等。

381. 半夏

別　　名 半月蓮、守田、水玉、羊眼等。
性味歸經 性溫，味辛，有毒，歸脾、胃、肺經。
用法用量 一般用量3~10克，大劑量可用到60克，煎服。

嚼之發黏，麻舌而刺喉

呈圓球形、半圓球形或偏斜狀

質堅實、緻密

功效主治

半夏具有燥濕化痰、降逆止嘔、消痞散結，外用消腫止痛的功效。可以用於治療脾濕痰壅引起的痰多咳喘氣逆；濕痰上犯引起的眩暈心悸失眠，以及風痰吐逆、頭痛肢麻、半身不遂、口眼歪斜等症。陰虛燥咳、津傷口渴、出血症及燥痰者忌用。

治病配方

1 治肝脾不和型胃炎：醋製半夏60克，山藥、雞內金各10克，浙貝母40克。將以上四味中藥研成細末。每服3克，溫水送服，每日3次。

2 治食傷型腹瀉：半夏、木香、陳皮、神曲各10克，黃連、甘草各5克。水煎，去渣，取汁，代茶飲，時時飲之。

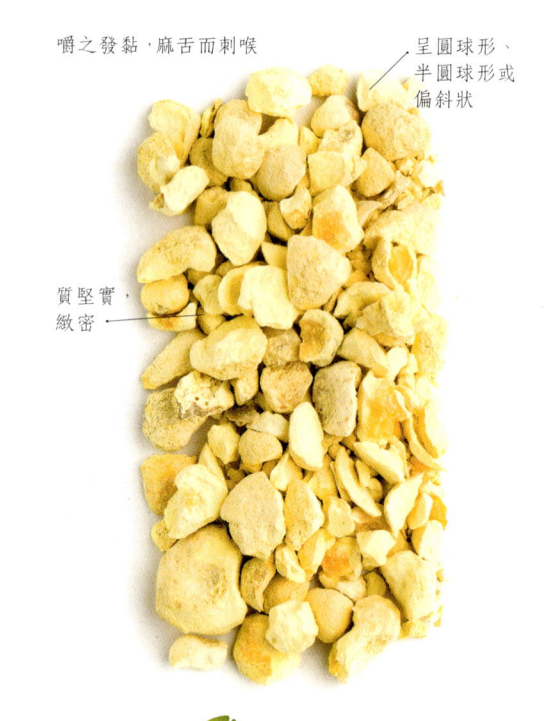

家用養生

煲湯：健脾祛濕

半夏15克，薏仁50克，百合10克，冰糖適量。將半夏、薏仁、百合用水洗淨。鍋中加適量清水，放入半夏、薏仁、百合煮30分鐘，加入冰糖調味即可。

煮粥：降逆止嘔

半夏6克，山藥30克，白米50克，砂糖適量。山藥研末。水煎半夏，去渣，取汁，加入白米煮至熟爛，加入山藥末，再煮至沸，酌加砂糖拌勻即可。

382. 天南星

- **別名** 南星、白南星、山苞米、蛇包穀、山棒子等。
- **性味歸經** 性溫,味辛、苦,有毒,歸肺、肝、脾經。
- **用法用量** 一般用量3~10克,可煎服、製用、外用等。

功效主治

天南星具有燥濕化痰、祛風解痙、散結消腫的功效。可以用於治療濕痰阻肺、咳喘痰多、熱痰阻肺、胸膈脹悶、風痰眩暈、中風、癲癇、破傷風、癰疽腫痛、蛇蟲咬傷等。陰虛燥痰者及孕婦忌用。

治病配方

1 治熱痰咳嗽、煩熱、心痛、唇口乾燥:天南星、半夏、黃芩各30克。將以上三味中藥研成細末,薑汁浸泡後,蒸餅為丸,如梧桐子大。每服50丸,飯後,薑湯送服。(出自《保命集》小黃丸)

2 治寒痰咳嗽、面色黧黑、小便急痛:天南星、半夏、官桂各30克。將以上三味中藥研成細末,蒸餅為丸,如梧桐子大。每服30丸,飯後,薑湯送服。(出自《吉古家珍》薑桂丸)

嚼之有麻辣感

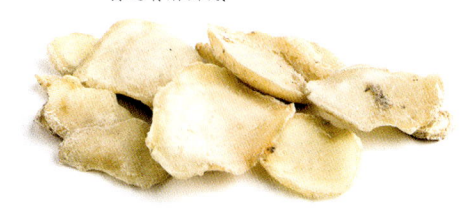

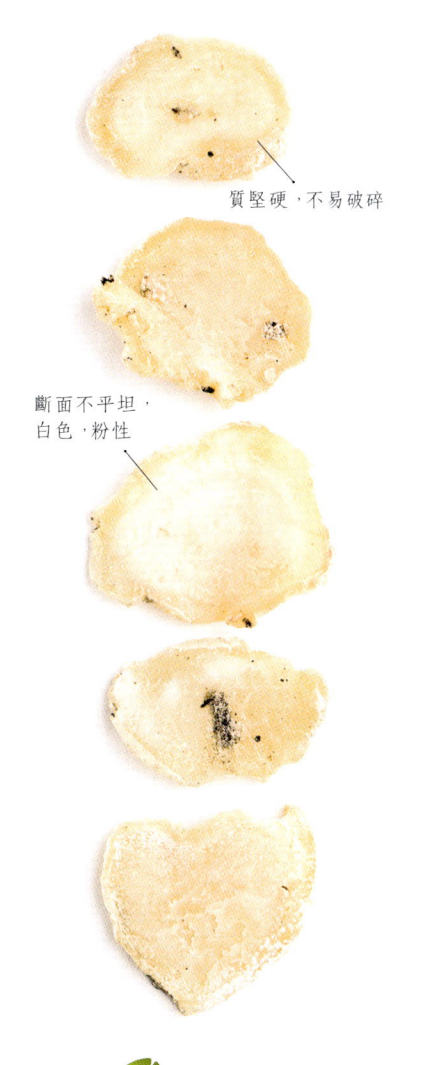

質堅硬,不易破碎

斷面不平坦,白色,粉性

家用養生

外敷:治毒蛇咬傷

天南星、雄黃各適量。天南星和雄黃研成細末,用醋攪拌均勻,敷於患處。

外敷:治癰疽腫結

天南星30克,草烏頭、白芷各15克,木鱉子1個。將以上四味中藥研成細末,分成兩份,用蜜和醋攪拌均勻,敷貼於患處。每日1貼。

383. 化橘紅

別　　名	毛橘紅、光七爪、光五爪等。
性味歸經	性溫，味苦、辛，歸肺、脾經。
用法用量	煎服，一般用量3~6克；或入丸、入散。

體虛，肺熱者忌服

功效主治

化橘紅具有散寒、燥濕、利氣、消痰的功效。可以用於治療風寒咳嗽、喉癢痰多、食積傷脾、嘔惡痞悶等。

治病配方

1 治咳嗽痰多、噁心嘔吐、心悸：生薑10克，烏梅1個，半夏、化橘紅各15克，茯苓9克，炙甘草4.5克。水煎，去渣，溫服，不拘時服。（出自《太平惠民和劑局方》二陳湯）

2 治痰涎壅盛、胸膈痞塞：半夏6克，橘紅、茯苓、枳實、天南星各3克，甘草1.5克。將以上六味中藥研成小塊，加生薑10片，水煎，去渣，溫服。（出自《女性良方》導痰湯）

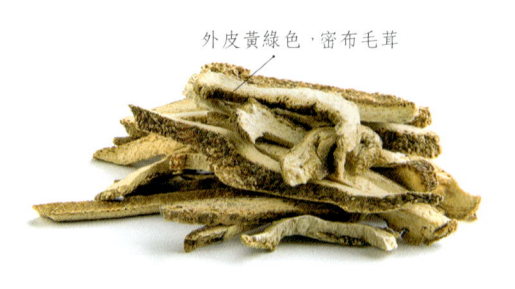

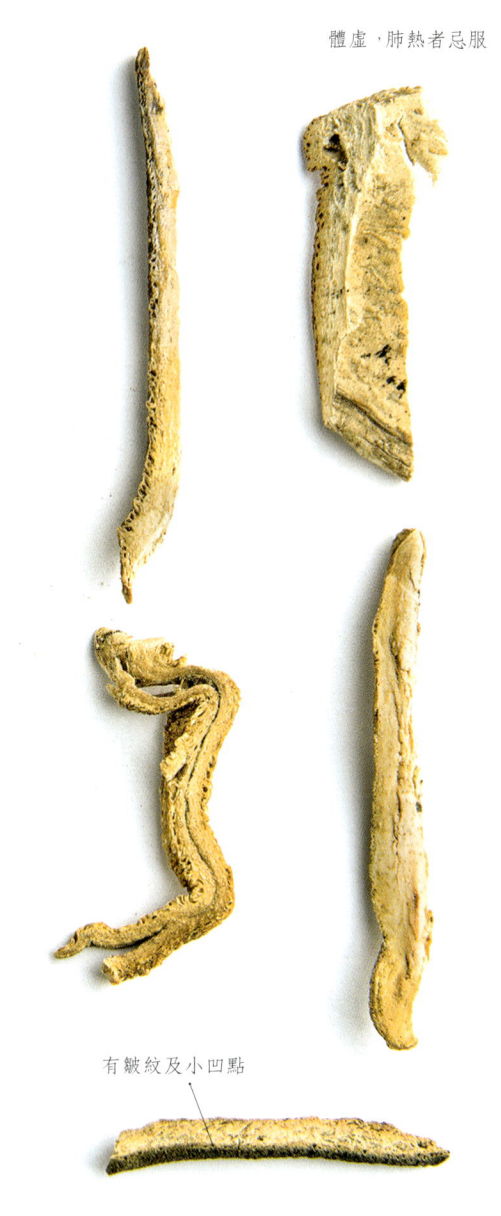

外皮黃綠色，密布毛茸

有皺紋及小凹點

家用養生

煎服：潤肺清熱、理氣化痰

化橘紅、花粉、茯苓、桔梗各2.5克，瓜蔞3克，貝母4.5克。水煎服。

384. 皂莢

別　　名　雞棲子、皂角、大皂莢、長皂莢、懸刀、長皂角、大皂角、烏犀等。

性味歸經　性溫，味辛、鹹，有小毒，歸肺、大腸經。

用法用量　一般用量1~5克，可煎服、外用等。

功效主治

皂莢具有祛頑痰、通竅開閉、祛風殺蟲的功效。可以用於治療頑痰阻肺、咳喘痰多、中風、痰厥、癲癇、喉痺痰盛、瘡腫、皮癬、便祕等。孕婦、氣虛陰虧及有出血傾向者忌用。

治病配方

1 治咳逆上氣、唾濁、不能睡臥：皂莢適量。皂莢研成細末，煉蜜為丸，如梧桐子大。每服1丸，棗膏湯送服。白天服3次，夜間服1次。

2 治腳氣腫痛：皂莢、紅豆各適量。將以上中藥研成細末，酒醋攪拌均勻，敷貼於患處。每日1貼。

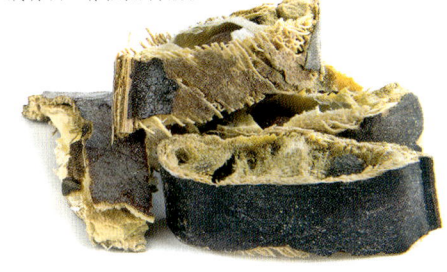

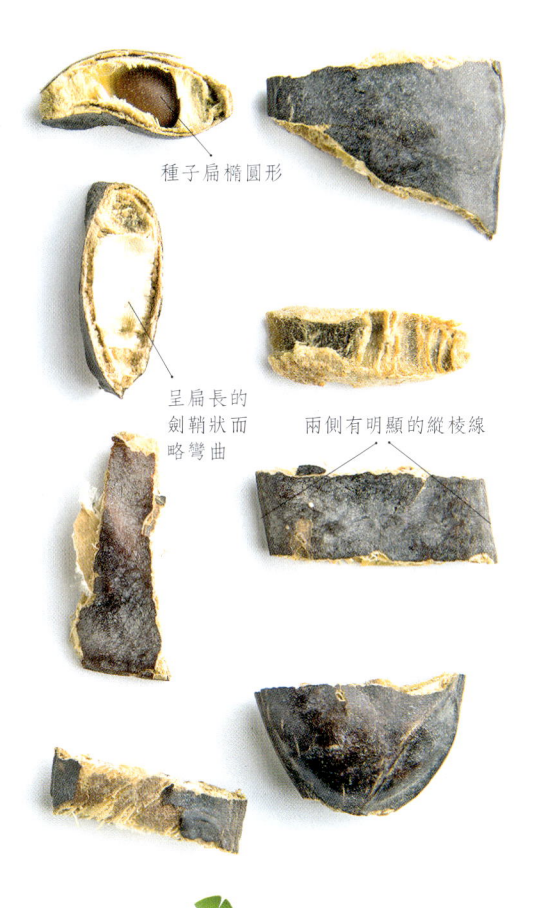

氣特異，有強烈刺激性

種子扁橢圓形

呈扁長的劍鞘狀而略彎曲

兩側有明顯的縱棱線

🌿 家用養生

塗抹：治疗腫惡瘡

皂莢適量，麝香少許。皂莢去皮，酥炙焦，研成細末，加麝香攪拌均勻，塗抹於患處，幾天後瘡根可拔出。

外敷：治肛門腫痛

皂莢、水粉各等分。將以上中藥研成細末，熱醋攪拌均勻，用布包裹，熱敷於患處，頻頻用溫水濕潤。

研末：治風熱牙痛

皂莢、白礬、鹽各適量。將以上三味中藥火煅後研成細末，每日用藥末擦牙。

第十四章 化痰止咳藥

385. 旋覆花

別　　名 金沸草、金錢花、滴滴金、盜庚、夏菊、戴椹、驢兒草、百葉草等。

性味歸經 性微溫，味苦、辛、鹹，歸肺、胃經。

用法用量 一般用量3~10克，因有絨毛易刺激喉嚨而致嗆咳，所以適合包煎；外用適量。

功效主治

旋覆花具有降氣化痰、降逆止嘔的功效。可以用於治療胸中痰結、脅下脹滿、咳喘痰多、胸膈痞滿、呃逆、噫氣不除、嘔吐、大腹水腫、風火牙痛等。陰虛勞嗽、津傷燥咳者忌用。

治病配方

1 治傷寒發汗，嘔吐，噫氣不除：旋覆花（包煎）30克，人參20克，生薑50克，代赭石10克，炙甘草9克，半夏6克，大棗12枚。水煎，去渣，取汁，再煎。分成3次，溫服。（出自《傷寒論》旋覆代赭湯）

2 治積年上氣：旋覆花（包煎）30克，皂莢33克，大黃45克。將以上三味中藥研成細末，煉蜜為丸，如梧桐子大。每服15丸，溫湯送服，每日3服。（出自《聖濟總錄》旋覆花丸）

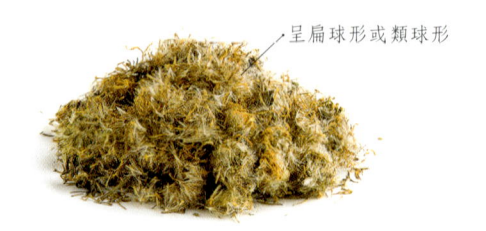

苞片及花梗表面被白色茸毛

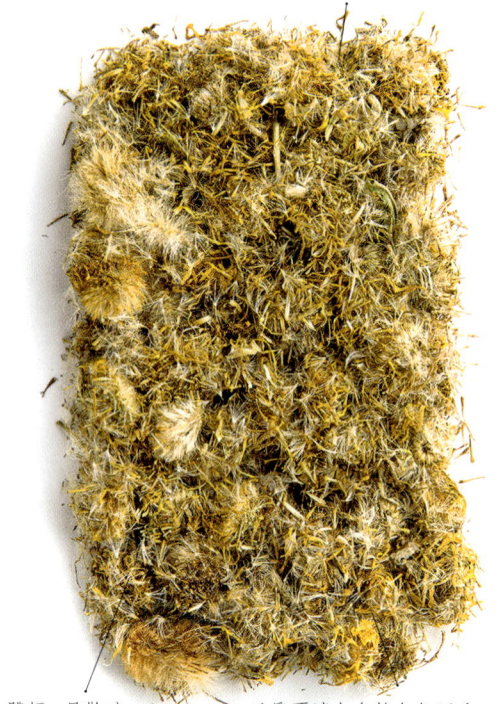

體輕，易散碎　　子房頂端有多數白色冠毛

呈扁球形或類球形

家用養生

煎服：治風痰嘔逆、飲食不下、頭目昏悶

旋覆花、枇杷葉、川芎、細辛、茯苓各3克，前胡4.5克。生薑、大棗各適量。水煎，去渣，取汁，溫服。

燉煮：治大腹水腫

旋覆花10克、鯉魚1條。鯉魚處理乾淨，將旋覆花放入魚肚內，燉煮至魚肉熟爛，除去藥渣。喝湯，食肉。

塗抹：治風火牙痛

旋覆花適量。研成細末，塗抹於牙根上。疼痛消失後，吐出藥末，清水漱口。

386. 白前

別　　名 水楊柳、鵝白前、草白前、白馬虎、石藍、嗽藥等。
性味歸經 性微溫，味辛、苦，歸肺經。
用法用量 一般用量3~10克，可煎服、入丸、入散等。

功效主治

白前具有降氣化痰的功效。可以用於治療咳嗽痰多、氣喘、痰濕、寒痰阻肺、久咳肺氣陰兩虛等。

治病配方

1 治熱性咳嗽：白前、炙麻黃、甘草各6克，紫菀、桔梗、炒杏仁、浙貝母各9克，沙參、麥冬、枇杷葉各10克，生石膏15克，蘆根20克。水煎，去渣，取汁，溫服。每日1劑。

2 治咳喘浮腫、喉中痰鳴、不能平臥：白前60克，半夏、紫菀各90克，京大戟7克。水煎，去渣，取汁，分3次溫服。（出自《深師方》白前湯）

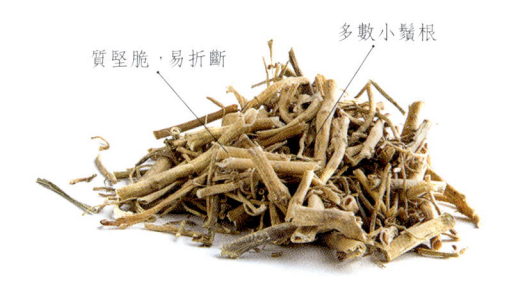

中空或有膜質的髓

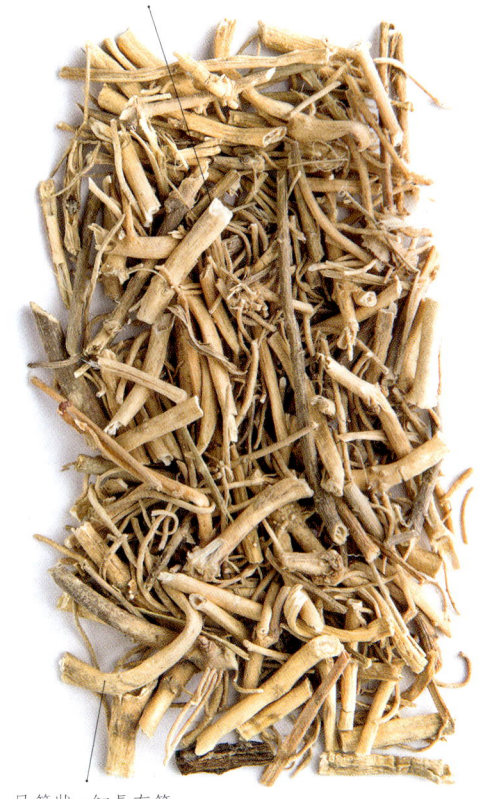

呈管狀，細長有節

家用養生

研末：治久患咳嗽、喉中作聲、不得眠

白前適量。研成細末，每次服6克，溫酒送服。

煎服：治胃脘痛、虛熱痛

白前、重陽木根各10克。水煎，去渣，取汁，溫服。

研末：開宣肺氣

白前、桔梗、荊芥、紫菀、百部、甘草各3克，陳皮6克。將上述七味中藥研成細末。每服6克，溫水送服。

質堅脆，易折斷　　多數小鬚根

第十四章 化痰止咳藥 385

387. 貓爪草

別名 貓爪兒草、三散草等。
性味歸經 性微溫，味甘、辛，歸肝、肺經。
用法用量 一般用量 9~15 克，可煎服、外用等。

功效主治

貓爪草具有化痰散結、解毒消腫的功效。可以用於治療瘰癧痰核、疔瘡、蟲蛇咬傷、偏頭痛、瘧疾、牙痛、肺結核、肺癌、惡性淋巴瘤等。

治病配方

1　治瘰癧：貓爪草 120 克。水煎，去渣，取汁，加黃酒或糯米甜酒為引，分四次溫服。第二天，將原藥再煎，不加黃酒服。兩日 1 劑，連服 4 劑。間隔 3 天再續服。（出自《河南中草藥手冊》）

2　治肺癌：貓爪草、魚腥草、仙鶴草、山海螺、蚤休各 30 克，天門冬 20 克，半夏、浙貝母各 15 克，葶藶子 12 克。水煎，去渣，取汁，分 2 次溫服。每日 1 劑。（出自《抗腫瘤中藥的治癌效驗》）

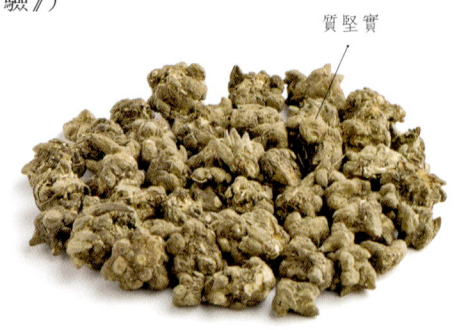

塊根紡錘形，形似貓爪

頂端有黃褐色殘莖或莖痕

家用養生

煎服：治惡性淋巴瘤

貓爪草 15 克，蚤休 18 克，烏蘞莓、水紅花、薏仁各 30 克，大黃 9 克。水煎，去渣，取汁，分 2 次溫服。每日 1 劑。

熬膏：治瘰癧

貓爪草、夏枯草各適量。水煮，去渣，取汁，再熬成膏，敷貼於患處。

煎服：治肺結核

貓爪草 30 克。水煎，去渣，取汁，分 2 次溫服。每日 1 劑。

質堅實

388. 白芥子

別　　名 辣菜子、白罌粟等。
性味歸經 性溫，味辛，歸肺、胃經。
用法用量 煎服，3~6克；外用適量，研末調敷，或作發泡用。

功效主治

白芥子具有溫肺化痰、利氣散結、通絡止痛的功效。可以用於治療寒痰喘咳、胸脅脹痛、痰滯經絡、關節疼痛、痰濕流注、陰疽腫毒等。肺虛久咳及陰虛火旺者忌用。

治病配方

1 治風濕痛、腳氣：白芥子、芸薹子、蓖麻子、木鱉子（去殼）、白膠香各50克，核桃仁15克。將以上六味搗爛，製成膏。每用10克，塗抹於患處。（出自《聖濟總錄》芥子膏）

2 治傷寒後肺中風冷，失音不語：白芥子30克，白酒適量。用酒煮白芥子，放入毛巾浸泡藥汁，趁熱敷於頸部。毛巾變涼後再浸泡，重複數次。（出自《聖濟總錄》芥子酒熨方）

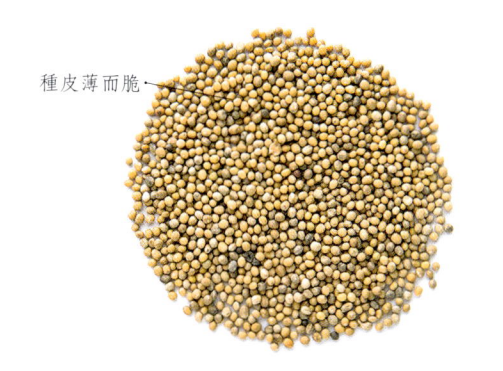

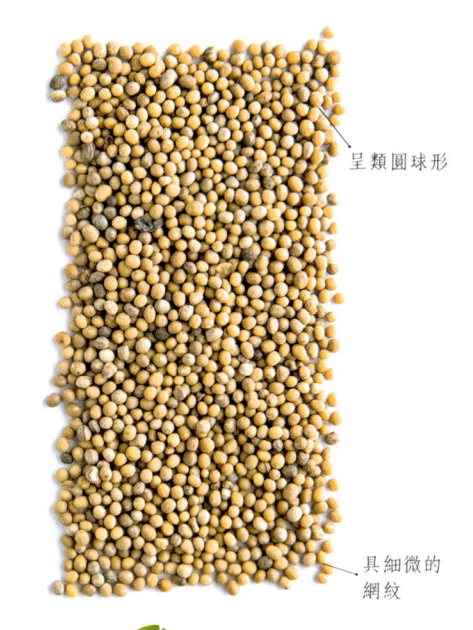

呈類圓球形

具細微的網紋

種皮薄而脆

家用養生

煎服：降氣消痰、止咳平喘

白芥子6克，紫蘇、萊菔子各9克。將上述藥材搗碎，用紗布包好，水煎，去渣，取汁，不拘時飲。

蒸服：降氣化痰、暢膈寬胸、溫中止咳

白芥子、紫蘇、萊菔子各60克，冰糖適量。白芥子、紫蘇、萊菔子洗淨後用乾淨的白紗布包好，壓碎，水煎，取汁；冰糖加水適量化成糖汁，把藥汁和糖汁合併，用大火隔水蒸2小時，裝瓶備用。每日2次，每次半茶匙，飯後服用。

外敷：治關節疼痛

白芥子50克，醋適量。白芥子研成細末，用少量開水濕潤，再加醋調成糊狀，敷貼於痛處。3小時後取下，每隔3天貼1次。

第十四章 化痰止咳藥 387

【清化熱痰藥】

本類藥物性多寒涼，有清化熱痰、潤燥、軟堅散結的功效。可以用於治療咳嗽氣喘、中風驚厥、痰熱癲癇、痰火瘰癧等。常與清熱瀉火、養陰潤肺的藥配伍使用，以期達到清化熱痰、清潤燥痰的目的。

389. 浙貝母

別　　名 土貝母、浙貝、象貝、象貝母、大貝母等。
性味歸經 性寒，味苦，歸肺、心經。
用法用量 煎服，3~10克；或入丸、入散；外用適量，研末塗抹。

功效主治

浙貝母具有清熱化痰、散結消癰的功效。可以用於治療風熱咳嗽、痰熱咳嗽、瘰癧、癭瘤、乳癰瘡毒、肺癰等。脾胃虛寒及有濕痰者不宜用。

治病配方

1 治風熱咳嗽：浙貝母、知母、桑葉、杏仁各9克，紫蘇6克，水煎，去渣，取汁，溫服。（出自《山東中草藥手冊》）

2 治癰毒腫痛：浙貝母、連翹各9克，金銀花18克，蒲公英24克。水煎，去渣，取汁，溫服。（出自《山東中草藥手冊》）

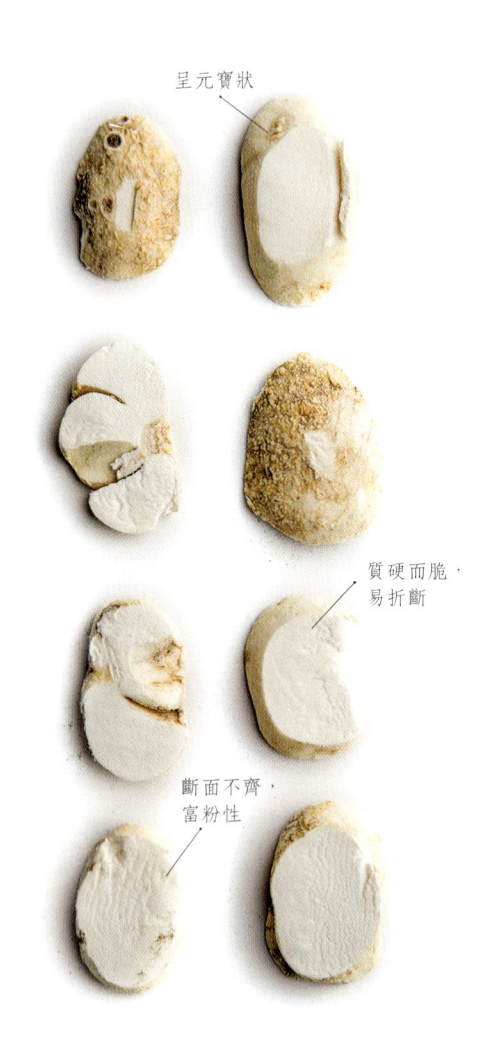

呈元寶狀

質硬而脆，易折斷

斷面不齊，富粉性

鑑別用藥

中藥	共同點	區別
浙貝母	都具有清熱化痰、散結消癰的功效	以味苦為主，性偏於泄，多用於治療風熱犯肺或痰熱鬱肺所引起的咳嗽。清熱散結之功較強
川貝母		以味甘為主，性偏於潤，多用治療於肺熱燥咳、虛勞咳嗽。清熱散結之功較弱

390. 川貝母

別　　名　川貝、黃虻、貝母、空草、貝父、藥實、苦花等。

性味歸經　性微寒，味苦、甘，歸肺、心經。

用法用量　一般用量 3~10 克，煎服；研末沖服，每次 1~2 克。

功效主治

川貝母具有清熱化痰、潤肺止咳、散結消腫的功效。可以用於治療肺有燥熱之咳嗽痰少而黏之症，及陰虛燥咳勞嗽等虛證；痰熱互結所致的胸悶心煩之症，及瘰癧痰核等病。

治病配方

1 **治燥火型咳嗽**：川貝母 10 克，茯苓 15 克，梨 3 個，蜂蜜、冰糖各適量。茯苓洗淨、切塊，川貝母去雜洗淨，梨洗淨，去蒂把，切成丁。茯苓、川貝母放入鍋中，加適量清水，用中火煮熟，再加入梨、蜂蜜、冰糖繼續煮至梨熟，出鍋即可。有清熱生津、潤肺化痰、止咳平喘的功效。

2 **治瘰癧**：川貝母、皂莢各等分。川貝母研成細末。皂莢銼碎，搓揉濃水，濾過作膏，和藥末，製成丸，如梧桐子大。每服 50 丸，早晨溫酒送服。（出自《普濟方》貝母丸）

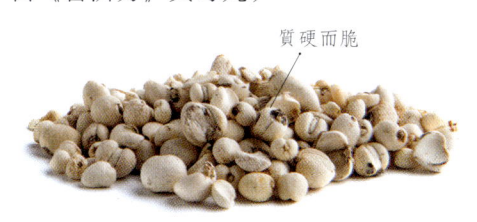

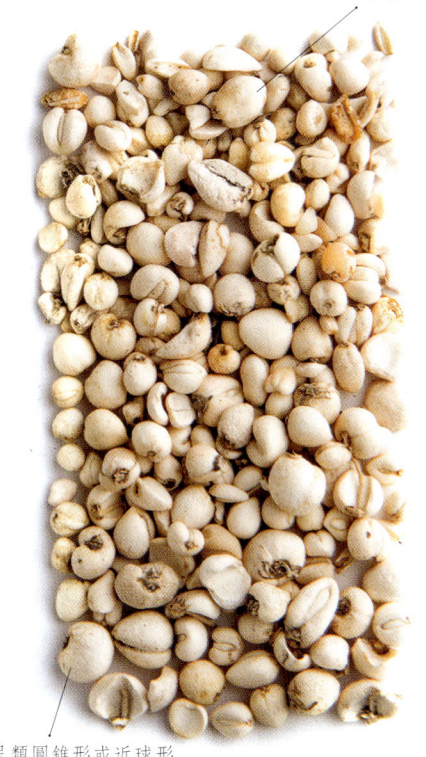

表面類白色

呈類圓錐形或近球形

質硬而脆

🌿 家用養生

燉煮：清熱潤肺

川貝母 10 克，豆腐 100 克，冰糖、鹽各適量。川貝母打碎或研粗末，豆腐沖洗乾淨。將川貝母粉與冰糖一起放在豆腐上，放入燉盅內，用小火隔水燉煮 1 小時，加鹽調味即可。

煲湯：化痰止咳

川貝母 10 克，黃瓜 2 根，蜂蜜適量。將黃瓜洗淨，對剖後，再切成長條，川貝母洗淨備用。鍋內加適量清水，先放入黃瓜，煮 15 分鐘，再下入川貝母煮熟，出鍋時加蜂蜜拌勻即可。

391. 竹茹

別　　名 竹皮、青竹茹、淡竹皮茹、淡竹茹、麻巴、竹二青、竹二皮等。

性味歸經 性微寒，味甘，歸肺、胃經。

用法用量 一般用量6~10克，煎服。

功效主治

竹茹是竹子的莖的中間層陰乾所得，具有清熱化痰、除煩止嘔的功效。可以用於治療痰熱咳嗽、膽火挾痰、煩熱嘔吐、心煩失眠、中風痰迷、舌強不語、胃熱嘔吐、妊娠惡阻、胎動不安等。

治病配方

1 治胃熱嘔吐：陳皮60克，竹茹10克，大棗12枚，生薑5克，甘草15克，人參6克。水煎，去渣，取汁，每日3服。（出自《金匱要略》陳皮竹茹湯）

2 治傷暑煩渴不止：竹茹6克，甘草3克，烏梅2枚。水煎，去渣，取汁，溫服。（出自《聖濟總錄》竹茹湯）

呈不規則的絲狀或薄帶狀

韌性強，有彈性

氣清香

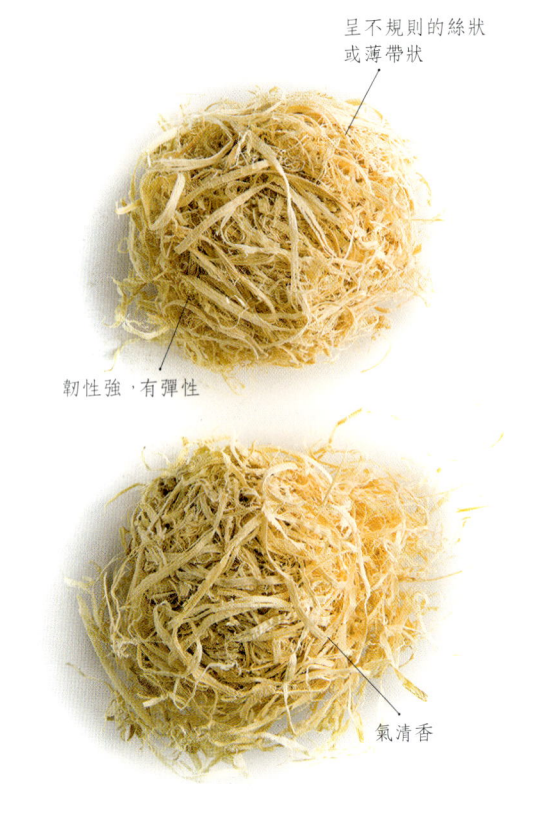

家用養生

泡茶：治甲狀腺功能亢進症

竹茹、佛手、茯苓各5克，山楂1枚。開水沖泡，蓋上蓋子悶30分鐘，當茶服用，可重複沖泡。

代茶飲：治痰熱內擾型失眠

竹茹、陳皮各20克。水煎，去渣，取汁，代茶飲。

做湯：治醉酒頭痛

竹茹15克，雞蛋2個。水煎，去渣，取汁。然後打入雞蛋，煮熟，喝湯，食雞蛋。

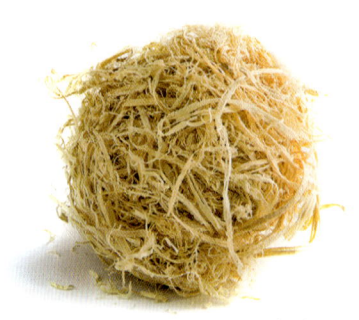

胃寒嘔吐、感寒挾食作嘔者忌服

392. 竹瀝

別　　名 竹汁、淡竹瀝、竹油等。
性味歸經 性寒,味甘,歸心、肺、肝經。
用法用量 內服 30~50 克,沖服,也可熬膏儲藏。

功效主治

竹瀝是新鮮的淡竹葉和清稈竹經火烤灼而流出的淡黃色澄清汁液,具有清熱豁痰、定驚利竅的功效。可以用於治療痰熱咳喘、中風痰迷、驚癇癲狂、小兒驚風等。竹瀝性寒滑,寒痰及便溏者忌用。

治病配方

1 **治心經實熱、夢中喜笑、驚悸恐懼不安**:竹瀝 30 克,石膏 48 克,芍藥、白朮、梔子仁、人參各 9 克,知母、茯神、赤石脂、紫菀各 6 克,生地黃 10 克。除竹瀝外十味中藥水煎,去渣,取汁,再倒入竹瀝煎 10 分鐘,分 2 次溫服。(出自《備急千金要方》竹瀝湯)

2 **治小兒驚風、四肢抽搐**:竹瀝 40 克,生薑汁 10 克,天南星 1.5 克,牛黃 3 克。調服。每日 1 劑。(出自《全幼心鑑》)

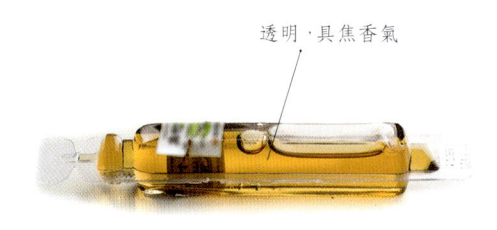

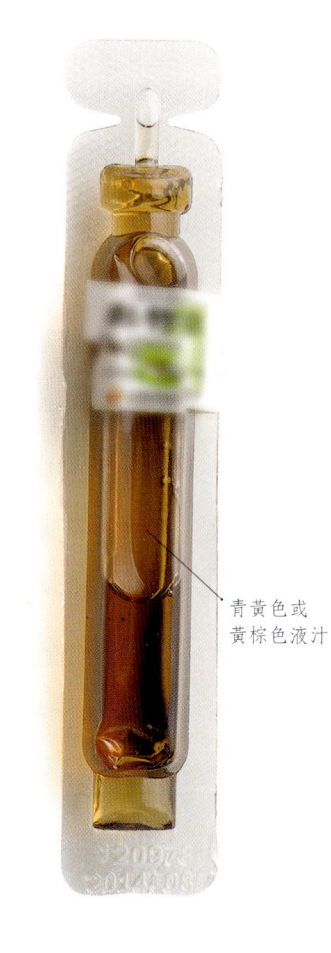

青黃色或黃棕色液汁

透明,具焦香氣

家用養生

飲服:治小兒口噤、體熱

竹瀝 50 克。用開水燙暖,分 3 次服用。

點眼、餵食:治小兒赤目

竹瀝適量,母乳適量。用竹瀝點入患兒眼中;或加入適量剛擠出的母乳,餵食。

代茶飲:止嘔

竹瀝適量。代茶飲。

393. 天竺黃

別　　名 竹黃、竹花、竹繭、赤團子等。
性味歸經 性寒，味甘，歸心、肝經。
用法用量 煎服，3~6克；研末沖服，0.6~1克。

功效主治

天竺黃是竹子內分泌物乾燥後的塊狀物，具有清熱化痰、清心定驚的功效。可以用於治療小兒驚風、中風痰壅、痰熱癲癇、熱病神昏、鼻出血、痰熱咳喘等。

治病配方

1 治小兒驚風、熱病神昏：天竺黃30克，雄黃3克，朱砂、麝香各15克，天南星120克，甘草適量。甘草煮水備用。將前五味中藥研成細末，甘草水和丸，如皂莢子大，溫水送服。百日小兒，每丸分作3服，五歲1丸，大人5丸。（出自《小兒藥證直訣》抱龍丸）

2 治鼻出血：天竺黃、川芎各0.6克，防己15克。將以上三味中藥研成細末。每服1克，飯後溫水送服。（出自《聖濟總錄》天竺黃散）

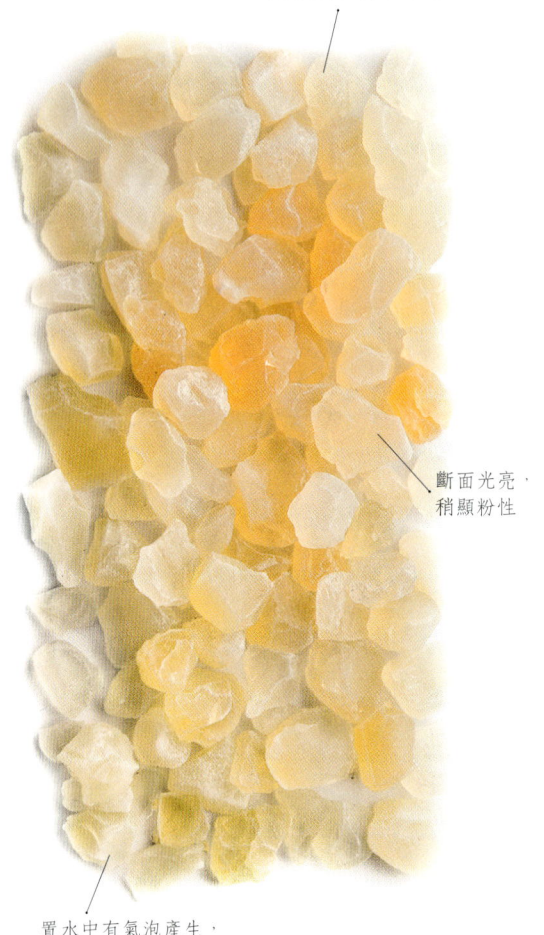

鑑別用藥

中藥	共同點	區別
竹茹	都是來源於竹，性寒，可清熱化痰，治痰熱咳喘	竹茹是竹子的莖的中間層陰乾所得，長於清心除煩，多用於治療痰熱擾心的心煩失眠
竹瀝		竹瀝是新鮮的淡竹葉和青稈竹經火烤灼而流出的淡黃色澄清汁液，長於清熱滌痰，多用於大人驚癇癲狂、肺熱頑痰難咯
天竺黃		天竺黃是竹子內分泌物乾燥後的塊狀物，長於清心定驚，多用於小兒驚風、熱病神昏

394. 前胡

別名 土當歸、野當歸、姨媽菜、羅鬼菜、野芹菜、岩風、岩川芎、鴨腳七、野辣菜等。

性味歸經 性微寒，味苦、辛，歸肺經。

用法用量 一般用量6~10克，可煎服、入丸、入散等。

功效主治

前胡具有降氣化痰、疏散風熱的功效。可以用於治療外感風熱、肺熱痰鬱、咳喘痰多、痰黃黏稠、嘔逆食少、胸膈滿悶等。

治病配方

1. **治咳嗽涕唾黏稠、心胸不利、時有煩熱**：前胡、川貝母、桑白皮各50克，麥冬75克，杏仁25克，甘草0.5克。將以上六味中藥研成細末。每服20克，加少量生薑水煎，去渣，取汁，不拘時服，溫服。（出自《太平聖惠方》前胡散）

2. **治肺熱咳嗽、痰壅、氣喘不安**：前胡、麥冬、芍藥、麻黃各75克，川貝母、白前、枳殼、大黃各50克。將以上八味中藥研成細末。每服15克，水煎，去渣，取汁，飯後溫服。每日2次。（出自《聖濟總錄》前胡飲）

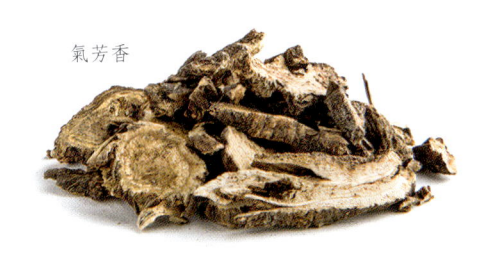

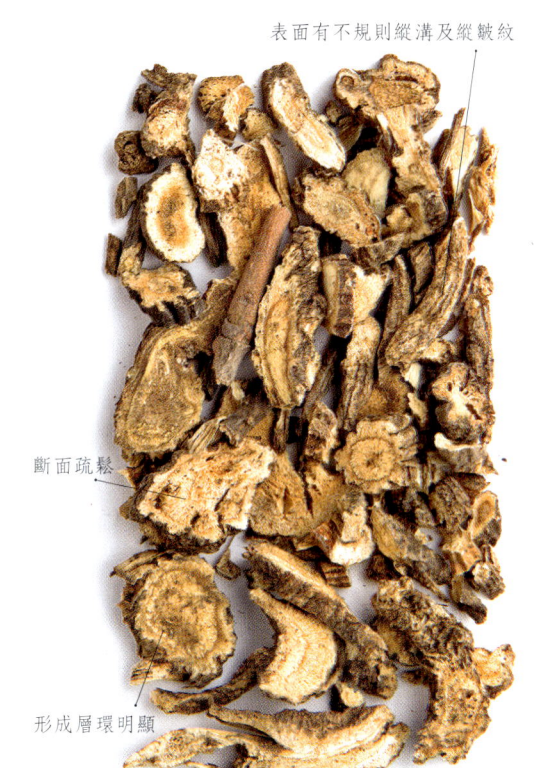

表面有不規則縱溝及縱皺紋

斷面疏鬆

形成層環明顯

氣芳香

家用養生

煎服：解表散風

前胡、荊芥、防風、人參、羌活、獨活、柴胡、桔梗、枳殼、茯苓、川芎、甘草各3克。水煎，去渣，取汁。飯後1小時服。

燉煮：治骨蒸勞熱

前胡、胡黃連各5克，柴胡10克，豬脊髓1副，豬膽1個。豬脊髓處理乾淨，放入砂鍋中，加入適量水、前胡、柴胡和胡黃連一起燉煮至熟，除去藥渣，加入豬膽汁一起食用。

395. 瓜蔞

別　　名	藥瓜、栝樓蛋、果裸、王菩、地樓、澤巨、澤冶等。
性味歸經	性寒，味甘、微苦，歸肺、胃、大腸經。
用法用量	煎服，全瓜蔞 10~20 克；瓜蔞皮 6~12 克；瓜蔞仁 10~15 克，打碎入煎。

功效主治

瓜蔞具有清熱化痰、寬胸散結、潤腸通便的功效。瓜蔞皮重在清熱化痰、寬胸理氣；瓜蔞仁重在潤燥化痰、潤腸通便。可以用於治療痰熱咳喘、胸痺、結胸、肺癰、乳癰、腸燥便祕等。

治病配方

1. 治胸痺、喘息咳唾、胸背痛、氣短：全瓜蔞 1 個，薤白 50 克，白酒 100 毫升。酒煎，去渣，取汁，溫服。（出自《金匱要略》栝樓薤白白酒湯）

2. 治一切癰疽初起、腫痛即消、膿成即潰、膿出即愈：全瓜蔞 1 個，生甘草、當歸各 25 克，乳香、沒藥各 5 克。酒煎，去渣，取汁，溫服。（出自《女性良方》神效瓜蔞散）

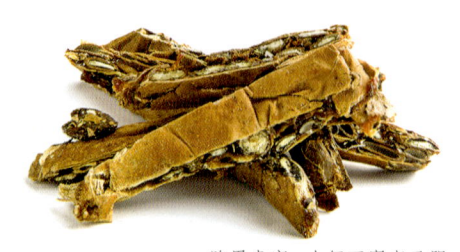

果實近球形，熟時橙紅色

種子多數，扁平

脾胃虛寒、大便不實者忌服

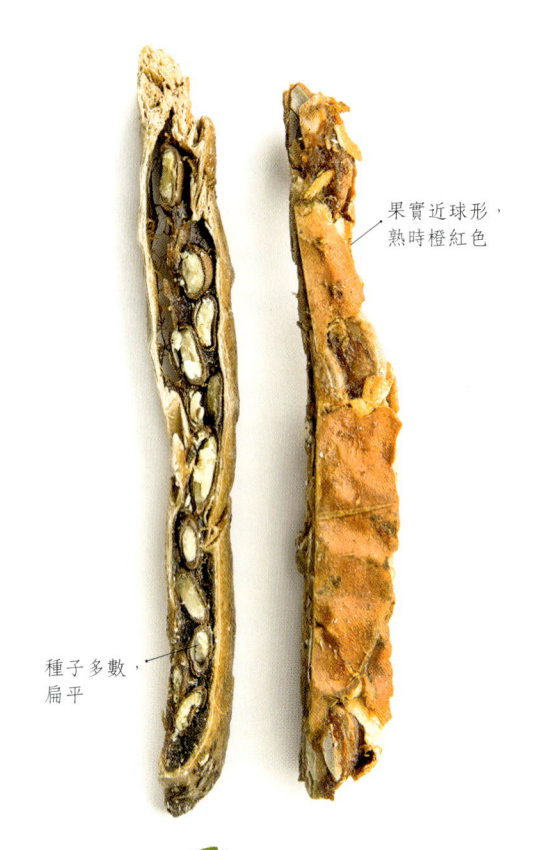

家用養生

代茶飲：潤腸通便

瓜蔞仁、肉蓯蓉各 15 克，火麻仁、懷牛膝各 12 克，炒枳殼 9 克，升麻 3 克，郁李仁 6 克。水煎，去渣，取汁，代茶飲。有潤腸通便作用，對上火引起的便祕效果顯著。

煎服：治乳癰初起

瓜蔞仁、蒲公英各 15 克，王不留行 20 克，當歸梢 10 克。酒煎，去渣，取汁，溫服。

煎服：治肝膽濕熱型慢性肝炎

瓜蔞 15 克，柴胡、山楂、白芍各 10 克，甘草 5 克。水煎，去渣，取汁，溫服。

396. 桔梗

別　　名	包袱花、鈴鐺花、僧帽花等。
性味歸經	性平，味苦、辛，歸肺經。
用法用量	一般用量5~10克，煎服或入丸、入散。

功效主治

桔梗具有宣肺、祛痰、利咽、排膿的功效。可以用於治療咳嗽痰多、咽喉腫痛、肺癰吐膿、胸滿脅痛、痢疾腹痛、小便癃閉等。

治病配方

1 治急性咽喉炎：桔梗5克，杭白菊5朵，雪梨1個，冰糖適量。杭白菊、桔梗加適量清水燒開，轉小火繼續煮10分鐘，取汁，加入冰糖拌勻後，盛出放涼。雪梨洗淨削皮，梨肉切丁，加入已涼的桔梗水即可。

2 治風寒型咳嗽：桔梗、生薑、杏仁各15克，蔥段適量。加清水煮20分鐘後，下蔥段再煮一會兒，加糖服用。

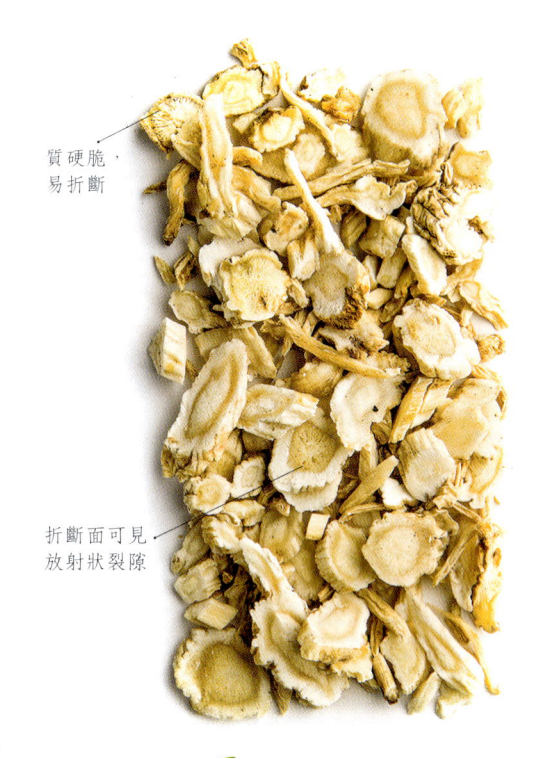

質硬脆，易折斷

折斷面可見放射狀裂隙

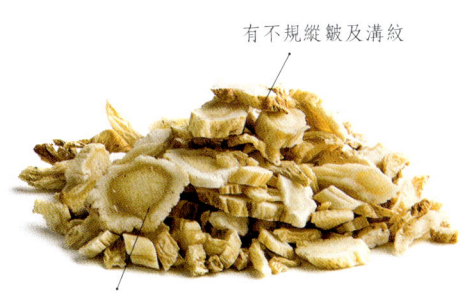

家用養生

煮粥：潤肺止咳

桔梗、貝母各10克，白米50克，冰糖適量。將桔梗洗淨，切成薄片。貝母洗淨，去雜質。白米淘洗乾淨，冰糖打碎成屑。將白米、桔梗、貝母同放鍋內，加適量清水，用大火燒開，再用小火煮35分鐘，加入冰糖，拌勻即可。

煲湯：補肺潤燥

桔梗10克，牛肚200克，胡蘿蔔80克，蔥末、生薑、蒜末、料酒各適量。將牛肚洗淨切條，放到開水中氽燙，撈出沖涼備用。桔梗洗淨後放入清水盆中泡軟，撕成條，胡蘿蔔去皮切塊。油鍋燒熱，加入蔥末、生薑、蒜末、料酒、桔梗、牛肚，翻炒後，放入胡蘿蔔和適量清水，煮10分鐘即可。

有不規縱皺及溝紋

形成層環明顯

397. 胖大海

別　　名 南子、大洞果、胡大海、大發、通大海等。

性味歸經 性寒，味甘，歸肺、大腸經。

用法用量 一般用量2~4枚，大劑量可用到10枚，煎服或浸泡服用，病好即停，切勿長期服用。

功效主治

胖大海具有清肺化痰、利咽開音、潤腸通便的功效。可以用於治療咽喉腫痛、肺熱、肺燥咳嗽、大腸熱積便祕等。

治病配方

1 治扁桃體炎：胖大海2~4枚，甘草3克。開水沖泡，服用3~5天。適用於風熱感冒引起的咽喉燥痛、乾咳無痰、聲音嘶啞等。

2 治糖尿病併發扁桃體炎：胖大海3枚。開水沖泡，即可服用。有清熱解毒、利咽潤喉的功效。

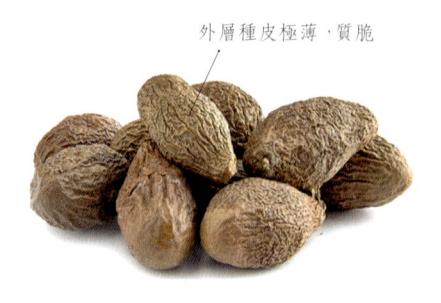

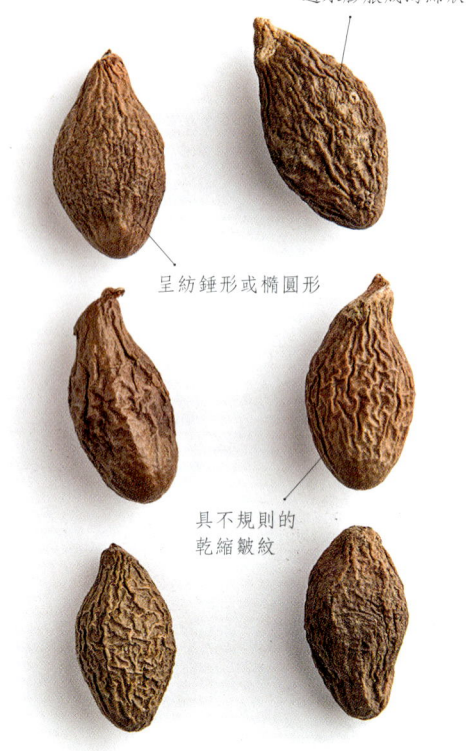

遇水膨脹成海綿狀

呈紡錘形或橢圓形

具不規則的乾縮皺紋

外層種皮極薄，質脆

家用養生

代茶飲：滋陰潤燥

胖大海2枚，麥冬5克，桔梗、烏梅各3克，大棗5枚。用開水沖泡1小時，可加冰糖適量調味。

燉煮：潤肺養顏

胖大海3枚，豬肝200克，生薑、調味料適量。胖大海泡發洗淨，生薑切末，豬肝切片，入開水中汆熟，撈出。生薑末、豬肝片、胖大海放入鍋中，加清水燉煮10分鐘，加調料即可。

代茶飲：潤腸通便

胖大海4枚，蜂蜜適量。開水沖泡，待溫，加入適量蜂蜜調味，代茶飲。

398. 昆布

別　　名 海帶、江白菜等。
性味歸經 性寒，味鹹，歸肝、腎經。
用法用量 一般用量6~12克，煎服。

功效主治

昆布具有消痰軟堅、利水消腫的功效。可以用於治療癭瘤、瘰癧、睾丸腫痛、痰飲水腫等。

家用養生

燉煮：治癭瘤、瘰癧

昆布10克，豬瘦肉50克。豬瘦肉處理乾淨，切塊，放入砂鍋中，加入適量清水和昆布煮熟。每日2次。

煲湯：降血壓、降血脂、清暑解熱、利濕健脾

昆布12克，冬瓜100克，薏仁10克，砂糖適量。所有原料放入鍋中一起煲湯，加入砂糖調味。

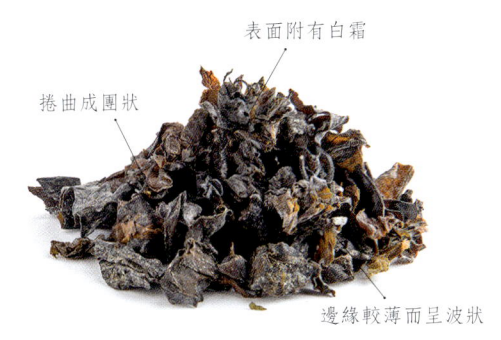

399. 海藻

別　　名 大葉藻、大蒿子、海根菜、海草等。
性味歸經 性寒，味鹹，歸肝、腎經。
用法用量 一般用量10~15克，煎服反甘草。

功效主治

海藻具有消痰軟堅、利水消腫的功效。可以用於治療癭瘤、瘰癧、睾丸腫痛、痰飲水腫等。

家用養生

煮粥：清火排毒

海藻15克，白米20克，糯米10克，綠豆30克。海藻用溫水浸泡15分鐘備用。白米、糯米和綠豆放入砂鍋中，大火燒開，小火煮至綠豆熟爛，加入海藻再煮5分鐘即可。

煲湯：消積化痰、軟堅散結

海藻15克，海帶10克，白蘿蔔250克，雞湯適量。將白蘿蔔切塊；海帶、海藻切碎，三者共煮，並加入雞湯及其他佐料，煮至白蘿蔔熟透即可。

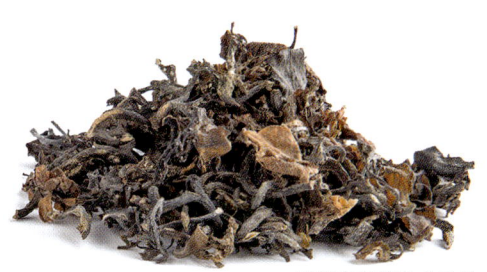

捲曲成團狀
表面附有白霜
邊緣較薄而呈波狀

脾胃虛寒蘊濕者忌服

400. 海蛤殼

別　　名	海蛤、蛤殼等。
性味歸經	性寒，味鹹，歸肺、胃經。
用法用量	一般用量 10~15 克，煎服（包煎）。

功效主治

海蛤殼具有清肺化痰、軟堅散結的功效。可以用於治療肺熱咳喘、痰熱咳喘、瘰瘤、痰核、水氣浮腫、小便不利、胃痛泛酸、濕瘡、燙傷等。

治病配方

1 治咳喘痰多：海蛤殼、半夏、桑皮、紫蘇子、貝母各 9 克，瓜蔞 15 克。水煎，去渣，取汁，溫服。（出自《山東中草藥手冊》）

2 治水氣頭面浮腫、坐臥不安：海蛤殼、郁李仁、桑白皮各 30 克，甘遂 0.9 克，大棗 30 枚。海蛤殼研成細末，大棗去核。將所有藥材放入砂鍋中，水煎至濃稠，製作成索餅。每服 6 克，空腹服食。（出自《聖濟總錄》海蛤索餅）

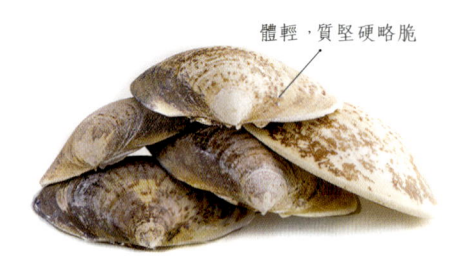

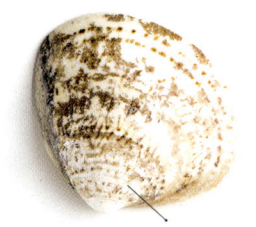

殼頂歪向一方

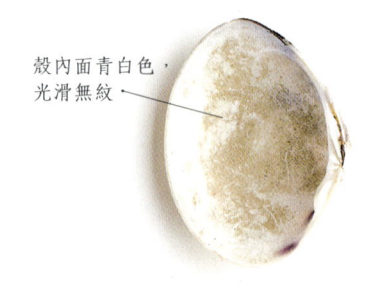

殼內面青白色，光滑無紋

有排列緊密的同心環紋

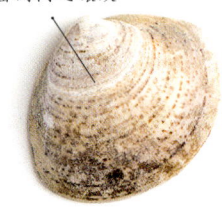

體輕，質堅硬略脆

家用養生

塗抹：治外陰炎、外陰濕疹、外陰潰瘍

海蛤殼 3 克，漳丹 3.4 克，冰片 1.2 克，液體石蠟適量。將以上三味中藥研成細末，用液體石蠟合成藥膏。患部清洗後，將藥膏塗抹於患處，每天 2 次。

研末：治血痢內熱

海蛤殼適量。研成細末，蜜水調服 6 克，每日 2 次。

研末：治小兒疳積、腫滿氣息

海蛤殼、澤瀉、防己各等分，萊菔子 30 粒。將以上四味中藥研成細末。每服 3 克，溫水送服。

401. 黃藥子

別名 黃獨、零餘薯、黃狗頭等。
性味歸經 性寒，味苦，有毒，歸肺、肝經。
用法用量 煎服，5~15 克；研末吞服，1~2 克；外用適量，外敷或磨汁塗抹。

功效主治

黃藥子具有化痰散結消癭、清熱解毒的功效。可以用於治療咽喉腫痛、乾咳無痰、癰腫瘡毒、癭瘤、蛇蟲咬傷、吐血、甲狀腺腫等。脾胃虛弱及肝腎功能損害者慎服。

治病配方

1 治吐血不止：黃藥子 15 克。將黃藥子搗碎，水煎，去渣，取汁，熱服。（出自《聖濟總錄》黃藥湯）

2 治熱病、毒氣攻咽喉腫痛：黃藥子、地龍各 30 克，芒硝 15 克。將以上三味中藥研成細末。每服 3 克，蜜水送服。（出自《太平聖惠方》）

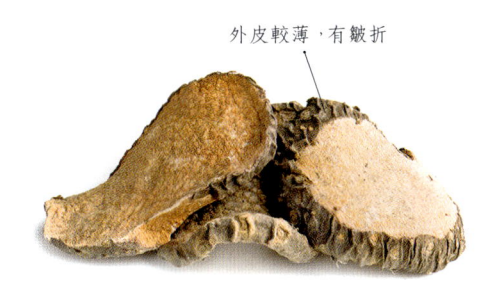

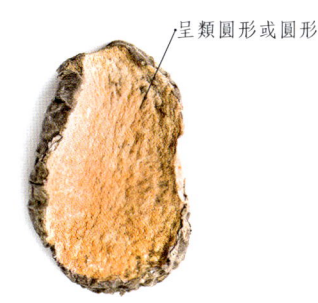

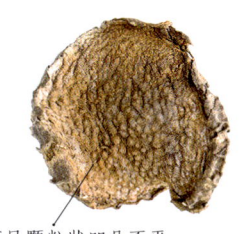

呈類圓形或圓形

切面呈顆粒狀凹凸不平

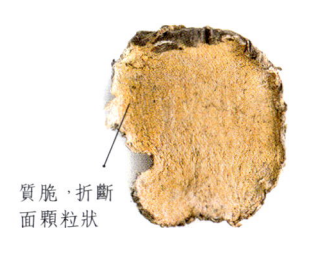

質脆，折斷面顆粒狀

外皮較薄，有皺折

家用養生

煎服：治胃痛

黃藥子、陳皮、蒼朮、金錢草各 6 克，青木香 3.5 克。研成細末，每服 2 克；或水煎，去渣，取汁，溫服。

泡酒：治食道癌

黃藥子 400 克，62 度白酒 3,000 毫升。將黃藥子置於密閉瓷器中，倒入白酒浸泡 7 天即可服用。每次 1 小杯。

外敷：治扭傷

鮮黃藥子、重樓各適量。搗爛，外敷於患處。

第十四章 化痰止咳藥 399

402. 海浮石

別　　名 水花、白浮石、海石、浮水石、羊肚石等。
性味歸經 性寒,味鹹,歸肺、腎經。
用法用量 一般用量 10~15 克,打碎煎服。

功效主治

海浮石具有清肺化痰、軟堅散結、利尿通淋的功效。可以用於治療痰熱咳喘、瘰癧、癭瘤、血淋、石淋等。

治病配方

1 治風濕燥熱、咳嗽痰喘:海浮石、滑石、杏仁各 12 克,薄荷 6 克。將以上四味中藥研成細末。每服 6 克,用百部煎湯送服。(出自《醫學從眾錄》海浮石滑石散)

2 治血淋、小便澀痛:海浮石適量,甘草少許。海浮石研成細末,甘草煎湯。每次服用海浮石 6 克,甘草湯送服。(出自《仁齋直指方》海金散)

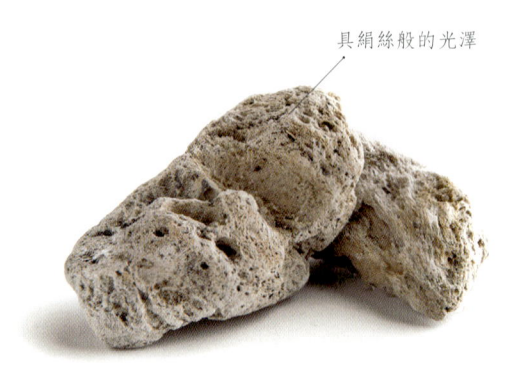

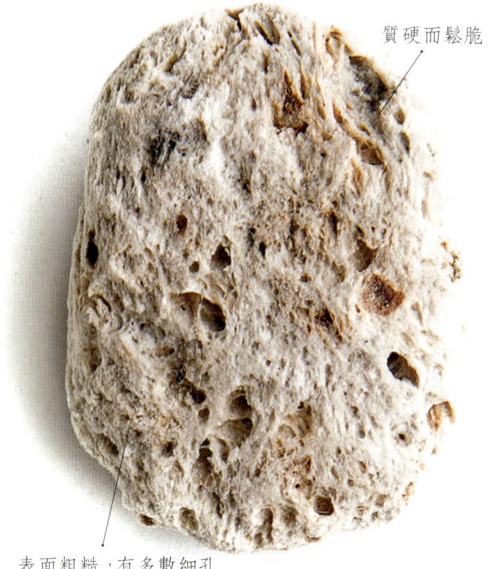

質硬而鬆脆

表面粗糙,有多數細孔

具絹絲般的光澤

家用養生

磨腳:防腳臭

海浮石適量。每天睡前先用熱水泡腳 10 分鐘,等腳底的皮膚變軟之後,再用海浮石打磨腳底及腳後跟的硬皮。動作要輕柔,如果腳上有傷口不能採用這種辦法。

入丸:治疗瘡、發背、惡瘡

海浮石 15 克,沒藥 6 克。將以上中藥研成細末,醋糊為丸,如梧桐子大。每服 6 丸,冷酒送服。

研末:治耳底有膿

海浮石 30 克,沒藥 3 克,麝香 1 克。將以上三味中藥研成細末。每次 1 克,吹入耳中。

403. 瓦楞子

別　　名　瓦屋子、瓦壟子、瓦壟蛤等。
性味歸經　性平，味鹹，歸肺、胃、肝經。
用法用量　打碎煎服，10~15克；研末吞服，1~3克。

功效主治

瓦楞子具有消痰軟堅、化瘀散結、制酸止痛的功效。可以用於治療瘰癧、癭瘤、癥瘕痞塊、胃痛吐酸等。生用消痰散結，煅用制酸止痛。

治病配方

1　治急性胃炎：煅瓦楞子9克，高良薑3克，香附、甘草各6克。將以上三味中藥研成細末。每服6克，溫水送服。每日2次。（出自《青島中草藥手冊》）

2　治胃痛吐酸水、噫氣：瓦楞子270克，烏賊骨180克，廣皮90克。將以上三味中藥研成細末。每服6克，飯後開水送服。每日3次。（出自《經驗方》）

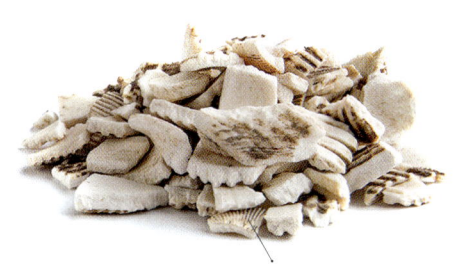

殼邊緣厚，有齒狀突起

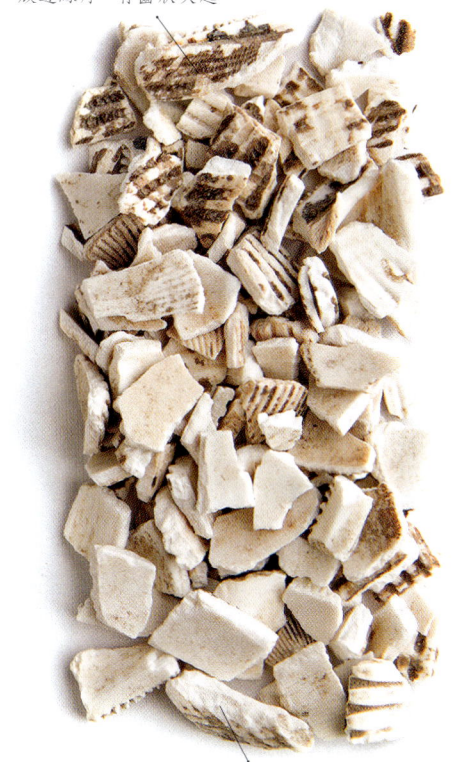

殼內面白色，光滑

殼面被棕褐色絨毛狀殼皮

家用養生

塗抹：治燒燙傷

煅瓦楞子適量，冰片、香油各少許。將煅瓦楞子研成細末，加入冰片，用香油攪拌均勻，塗抹於患處。

外敷：治外傷出血

煅瓦楞子適量。將煅瓦楞子研成細末，撒在傷口上可立即止血。

研末吞服：治消化道潰瘍

瓦楞子、甘草各等分。將瓦楞子和甘草研成細末。每服10克，溫水送服。

第十四章　化痰止咳藥　401

404. 礞石

別　　名	青礞石、金礞石等。
性味歸經	性平，味鹹，歸肺、肝經。
用法用量	打碎布包煎服，6~10克；入丸、入散，1.5~3克。

功效主治

礞石具有墜痰下氣、平肝鎮驚的功效。可以用於治療氣逆喘咳、大便祕結、癲狂、驚癇等。本品重墜性猛，非痰熱內結不化之實證不宜服用。脾胃虛弱者、小兒慢驚及孕婦忌用。

治病配方

1 治中痰並一切痰症：煅礞石、大黃、半夏、陳皮、黃芩各60克，沉香30克。將以上六味中藥研成細末，米糊為丸，如綠豆大。每服9克。（出自《惠直堂經驗方》礞石化痰丸）

2 治癲癇：礞石93克，皂刺、蛇床子、僵蠶各62克，蜈蚣7條，天南星45克，朱砂9克。將以上七味中藥研成細末，煉蜜為丸，每丸含生藥1.25克。每次1丸，每日3次。

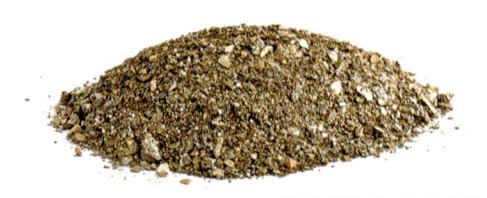

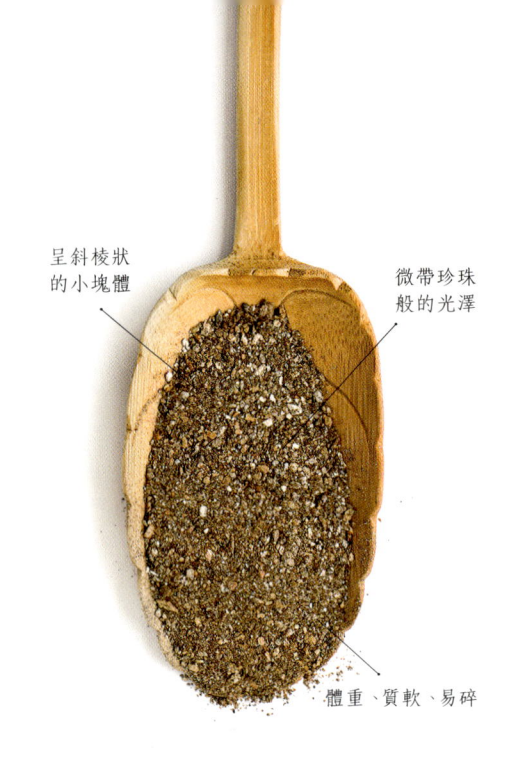

呈斜棱狀的小塊體

微帶珍珠般的光澤

體重、質軟、易碎

家用養生

研末吞服：治百日咳

礞石27克，白礬9克，芒硝18克。將以上三味中藥研成細末。每服3克，溫水送服，每日2次。

製飯丸：下氣消食

礞石、粉霜各0.6克，木香、朱砂各0.3克，硇砂15克，巴豆0.9克。將以上六味中藥研成細末，以糯米飯和丸，如綠豆大。每服兩丸，溫酒送服。

入丸：治大人小兒食積成痰、胃實多眩暈

礞石21克，芒硝18克，枳實、木香、白朮、紅麴各60克。將以上八味中藥研成細末。加少量清水打糊成丸，如梧桐子大。每服3丸，早上白湯送服。

脾胃虛弱者、孕婦忌服

【止咳平喘藥】

本類藥物性或溫或寒，味或苦或甘或辛，主入肺經，具有宣肺、清肺、潤肺、降肺、斂肺、化痰的功效。可以用於治療咳喘之證。咳喘之證病情複雜，有外感內傷之別，寒熱虛實之異，應根據不同的症狀選用不同的止咳平喘藥。

405. 苦杏仁

呈扁心形

乳白色，富油性

別　　名　杏仁。
性味歸經　性微溫，味苦，有小毒，歸肺、大腸經。
用法用量　一般用量3~10克，可煎服宜打碎入煎；也可入丸、入散等。

功效主治

苦杏仁具有止咳平喘、潤腸通便的功效。可以用於治療咳嗽氣喘、胸滿痰多、血虛津枯、腸燥便祕等。苦杏仁有降氣、潤腸通便作用，陰虛勞嗽、大便稀薄者慎服。

治病配方

1 治風熱感冒：苦杏仁、連翹各10克，竹葉12克，薄荷3克（後下）。水煎，去渣，取汁，溫服。每日1劑。

2 治肺結核：苦杏仁120克，百部100克，白及60克。將以上三味中藥研成細末。每服3克，每日3次，溫水沖服。

3 治風寒咳嗽：苦杏仁6克，生薑15克，白蘿蔔100克。水煎，去渣，取汁。每日1劑，分早、晚溫服。

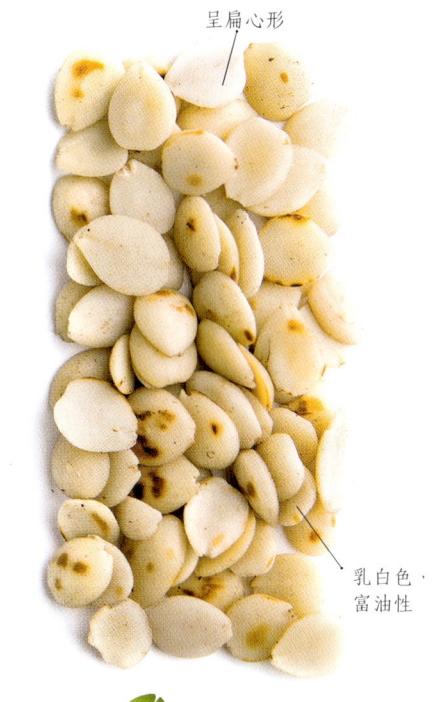

家用養生

煮粥：潤肺止咳

苦杏仁10克，鮮牛奶適量，白米50克。苦杏仁用開水燙，去衣，打成泥狀。白米洗淨，加清水適量，大火燒開後，改小火煮成粥，放入苦杏仁泥和牛奶，攪勻燒開，放入砂糖調味即可。

煲湯：暖腸胃

苦杏仁9克，桂圓肉10克，大棗10枚，枸杞子15克，紅糖少許。將所有材料放入砂鍋中，大火燒開轉小火熬30分鐘即可。每日1劑。

第十四章　化痰止咳藥　403

406. 紫蘇子

別　　名	蘇子、黑蘇子。
性味歸經	性微溫，味辛，歸大腸、肺經。
用法用量	一般用量 5~10 克，可煎服、入丸、入散等。

呈卵圓形或類圓形

有網狀紋理

功效主治

紫蘇子具有降氣化痰、止咳平喘、潤腸通便的功效。可以用於治療腸燥便祕、氣喘兼便祕、風寒感冒、咳嗽氣喘、妊娠嘔吐、胎動不安。紫蘇子滑腸耗氣，故脾虛大便稀薄、腹瀉、氣虛者忌用。

治病配方

1 治氣喘咳嗽、食痞兼痰：紫蘇子、白芥子、萊菔子各等分。將以上三味微炒，擊碎。每劑不過 9 克，包煎，煮作湯飲。若大便素實者，臨服加熟蜜少許；若冬寒，加生薑 3 片。（出自《韓氏醫通》三子養親湯）

2 治風熱感冒：紫蘇子、荊芥各 10 克，大青葉、四季青、鴨跖草各 30 克。水煎，去渣，取汁，溫服。

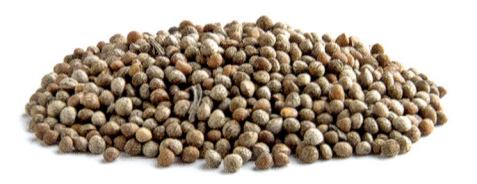

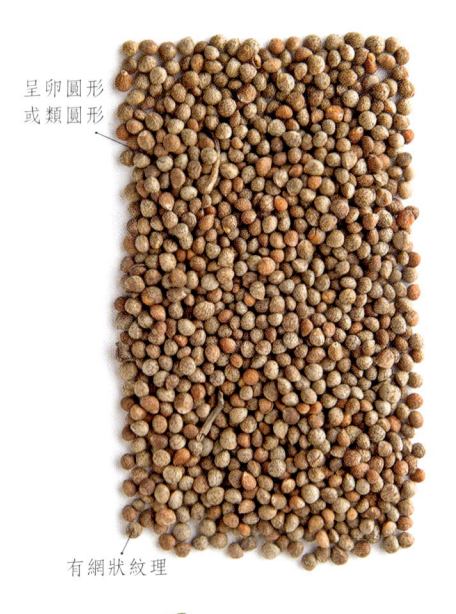

陰虛喘咳者慎服

家用養生

煮粥：防治感冒

紫蘇子 6 克，白米 50 克，紅糖適量。紫蘇子（布包）水煎，取汁備用。白米另加水煮粥，待粥熟時，再加入紫蘇子汁和紅糖即成。

製湯團：理氣利肺、寬中開胃

紫蘇子 30 克，糯米粉 100 克，砂糖、豬油各適量。將紫蘇子炒熟，出鍋晾涼研碎，放入豬油、砂糖拌勻成餡。將糯米粉用開水和勻，做成 1 個個米團，包入餡即成湯糰，入開水鍋煮熟即可。

煲湯：治習慣性流產

紫蘇子 10 克，陳皮 6 克，蓮子 60 克。蓮子去皮、心後放入砂鍋內，加水煮至八成熟，然後加入紫蘇子、陳皮，再煮 5 分鐘，喝湯，食蓮子。每日 2 次。

407. 紫菀

別　　名　青菀、紫倩、小辮、返魂草、山白菜等。
性味歸經　性微溫，味辛、甘、苦，歸肺經。
用法用量　一般用量 5~10 克，煎服。

功效主治

紫菀具有潤肺化痰、止咳的功效。可以用於治療外感風寒、咳嗽痰多、肺虛久咳、勞嗽咯血等。有實熱者忌服。

治病配方

1 治傷寒後肺痿勞嗽、唾膿血腥臭：紫菀、天門冬、貝母各 30 克，桔梗、生地黃各 45 克，百合、知母各 0.9 克。將以上七味中藥研成細末。每服 12 克，水煎，去渣，取汁，溫服。（出自《太平聖惠方》紫菀散）

2 治妊娠咳嗽不止、胎動不安：紫菀、天門冬各 30 克，桔梗 15 克，甘草、苦杏仁、桑白皮各 6.5 克。將以上六味中藥細切。每服 9 克。加少量竹茹，水煎，去渣，取汁，入蜜半茶匙，再煎兩沸，溫服。（出自《傷寒保命集》紫菀湯）

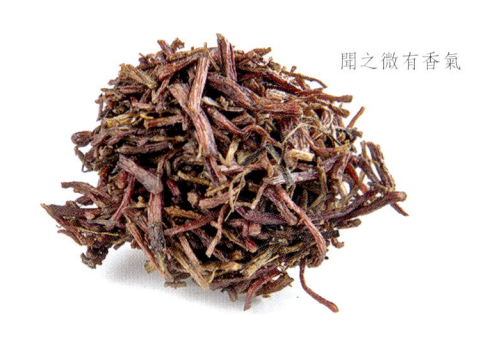

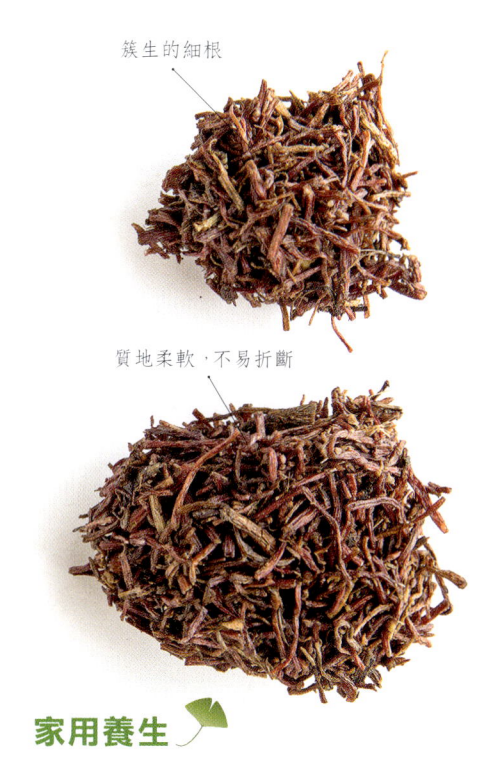

簇生的細根

質地柔軟，不易折斷

聞之微有香氣

家用養生

製乾藥：化痰止咳

紫菀幼嫩苗適量。洗淨，開水浸燙 1~2 分鐘，經晒乾或烘乾保存。吃前開水浸泡，炒食或做湯。

清炒：溫肺下氣、消痰止嗽

紫菀幼嫩苗 250 克，鹽、香油各適量。紫菀幼嫩苗去根、洗淨。油鍋燒至六分熱，入紫菀翻炒，加入鹽，炒熟即成。

煎服：治熱性咳嗽

紫菀、桔梗、苦杏仁、浙貝母各 9 克，沙參、麥冬、製枇杷葉各 10 克，白前、炙麻黃、甘草各 6 克，石膏 15 克，蘆根 20 克。水煎，去渣，取汁，溫服。每日 1 劑。

408. 百部

別　　名 百條根、百部草、鬧虱藥、藥虱藥等。
性味歸經 性微溫，味甘、苦，歸肺經。
用法用量 一般用量5~15克，可煎服、外用等。

功效主治

百部具有潤肺止咳、殺蟲滅虱的功效。可以用於治療一般咳嗽、久咳不已、百日咳及肺癆咳嗽、蟯蟲病，以及人、畜的頭蝨、體蝨等。肺熱者忌用。

治病配方

1 治支氣管炎：百部、杏仁各15克，冰糖20克。水煎，去渣，取汁。每劑藥煎2次，混合後早、晚服，連服7劑。

2 治蟯蟲、頭蝨、陰虱、滴蟲性陰癢：鮮百部30克，陳醋100毫升。醋煎，去渣，取汁。夜深人靜，蟯蟲病患者肛門瘙癢時，注入肛門即可。

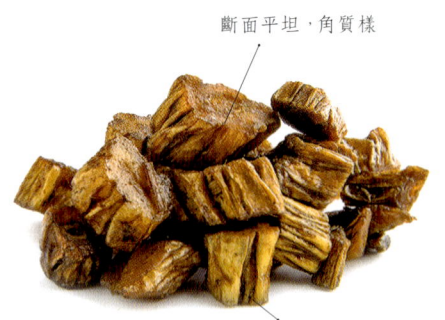

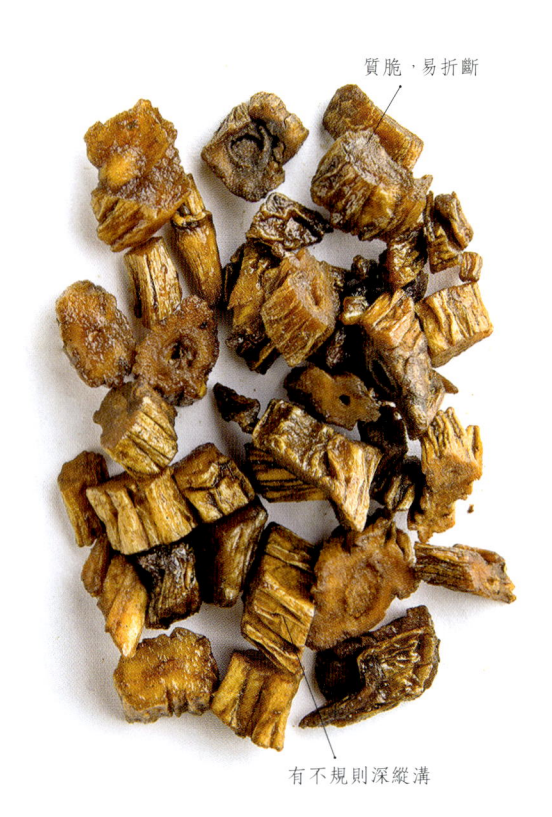

家用養生

水煎：治小兒寒性咳嗽

百部10克，生薑6克（拍爛）。加適量水煎煮30分鐘，去渣，取汁，調入蜂蜜少許。讓小兒分次溫服。

燉服：適用於支氣管哮喘日久、肺脾腎氣不足

百部2克，人參、貝母、桔梗各15克，羊胎盤1個，公鴨1隻，生薑、鹽各適量。各藥洗淨，包裹好；羊胎盤、宰洗淨的公鴨分別氽水後，與生薑、藥包一起下燉盅，加蓋隔水燉3小時便可。食用時放鹽調味，分4次食完。

409. 款冬花

別　　名	冬花、蜂鬥菜等。
性味歸經	性溫，味辛、微苦，歸肺經。
用法用量	一般用量 5~10 克，煎服。

功效主治

款冬花具有潤肺下氣、止咳化痰的功效。可以用於治療咳嗽、氣喘、肺痿、咳吐痰血等。外感暴咳宜生用，內傷久咳宜炙用。

治病配方

1 治咳嗽：款冬花 90 克，桑白皮、川貝母、五味子、炙甘草各 15 克，知母 0.3 克，苦杏仁 0.9 克。將以上七味中藥研成粗末。每服 9 克，水煎，去渣，取汁，溫服。（出自《聖濟總錄》款冬花湯）

2 治肺癰、咽乾、時出濁唾腥臭：款冬花 45 克，炙甘草、薏仁各 30 克，桔梗 90 克。將以上中藥攪拌均勻。分成 10 份，每次使用 1 份，水煎，去渣，取汁，溫服。（出自《瘡瘍經驗全書》款冬花湯）

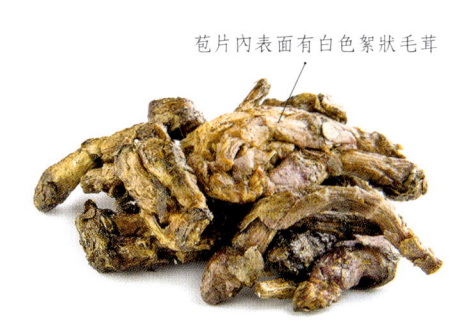

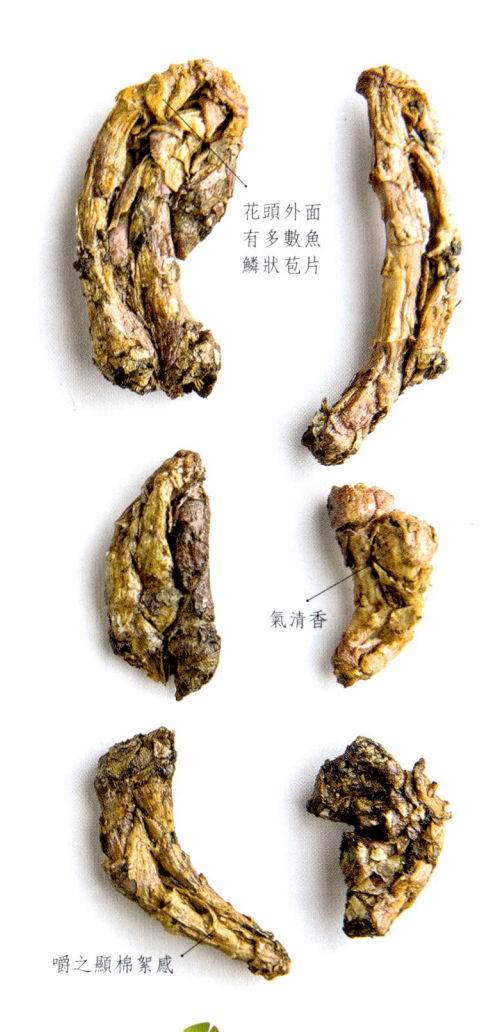

花頭外面有多數魚鱗狀苞片

氣清香

嚼之顯棉絮感

苞片內表面有白色絮狀毛茸

家用養生

外敷：治口中疳瘡

款冬花、黃連各等分，蛇床子適量。將前兩味中藥研成細末，以唾液調成餅子。蛇床子煎湯取汁。餅子敷貼於患處，同時用蛇床子湯漱口。

燒煙熏香：治久咳不愈

款冬花適量，蜂蜜少許。款冬花拌蜂蜜少許，放在瓦罐內燒煙，讓煙出，以口吸煙並咽下。連續 5 日，至第 6 日，吃一餐羊肉包子。

第十四章　化痰止咳藥　407

410. 馬兜鈴

別　　名 水馬香果、蛇參果等。
性味歸經 性寒，味微辛、苦，歸肺、大腸經。
用法用量 煎服，3~10克；外用適量，煎湯熏洗。

功效主治

馬兜鈴具有清肺化痰、止咳平喘、清腸消痔的功效。可以用於治療肺熱咳喘、痰中帶血、腸熱痔血、痔瘡腫痛、高血壓等。虛寒咳喘及脾虛便溏者禁服，胃弱者慎服。

治病配方

1 治肺虛火盛、咳喘咽乾、痰中帶血：馬兜鈴15克，阿膠45克，鼠黏子、炙甘草各7.5克，杏仁10克，炒糯米30克。將以上六味中藥研成細末。每服6克，水煎，去渣，取汁，飯後溫服。（出自《小兒藥證直訣》補肺阿膠散）

2 治傷寒後肺氣喘促：馬兜鈴、紫蘇莖葉各20克，木通30克，陳皮15克。將以上四味中藥研成粗末。每服9克，加燈心草15克和大棗3枚，水煎，去渣，取汁，溫服。每日2次。（出自《聖濟總錄》馬兜鈴湯）

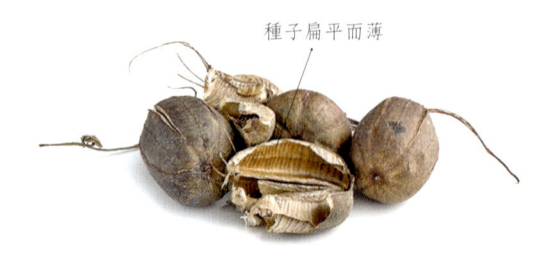

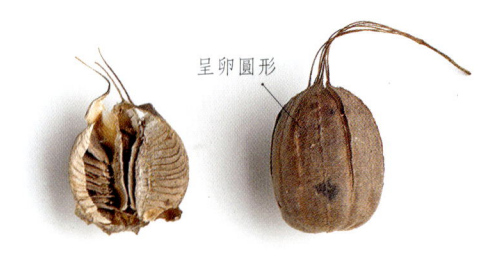

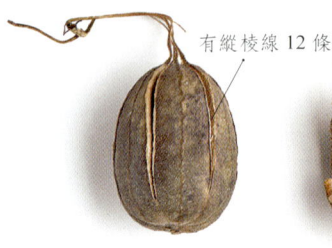

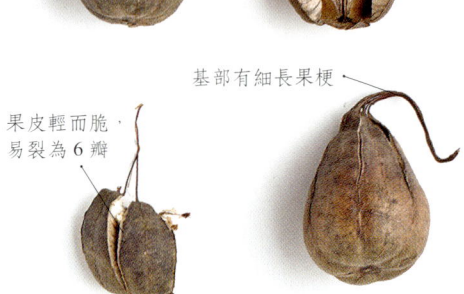

家用養生

煎服：治肺氣熱閉、癃閉或為淋澀

馬兜鈴、生地黃各9克，甘草3克，茯苓、木通、燈心草各4.5克。水煎，去渣，取汁，溫服。

煎服：治瘰癧

馬兜鈴9克，當歸、生地黃各6克，牡丹皮3克。水煎，去渣，取汁，溫服。

煎湯熏洗：治痔瘡腫痛出血

馬兜鈴、地榆、槐角各適量。水煎，去渣，取汁，用藥汁熏洗患處。

411. 枇杷葉

別　　名 杷葉、蘆桔葉、巴葉等。
性味歸經 性微寒，味苦，入肺、胃經。
用法用量 一般用量 5~10 克，煎服。

功效主治

枇杷葉具有清肺止咳、降逆止嘔的功效。可以用於治療肺熱咳嗽、氣逆喘急、胃熱嘔逆、煩熱口渴等。止咳宜炙用；止嘔宜生用。

治病配方

1 治肺熱咳嗽：枇杷葉 9 克，桑白皮 12 克，黃芩 6 克。水煎，去渣，取汁，溫服。（出自《陝西中草藥》）

2 治霍亂吐痢不止：炙枇杷葉、桂皮、厚朴、陳皮各 15 克。將以上四味中藥研成粗末。每服 6 克，加生薑 3 片，水煎，去渣，取汁，熱服。不拘時服。（出自《聖濟總錄》正胃湯）

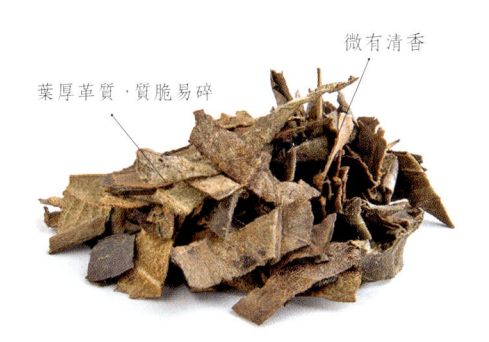

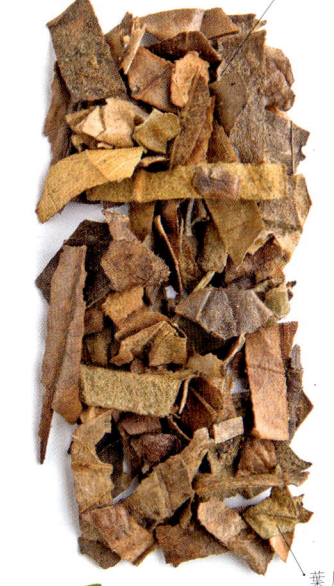

葉片長橢圓形
葉周邊有疏鋸齒
微有清香
葉厚革質，質脆易碎

家用養生

煲湯：清熱解毒

枇杷葉 5 克，冬瓜、豆腐各 100 克，鹽適量。將枇杷葉用紗布包好，與冬瓜、豆腐共置鍋內，加水煮 5~7 分鐘，撿出枇杷葉袋，調入鹽即可。適用於虛火型口腔潰瘍。

煮粥：祛痰止咳

枇杷葉、生薑各 8 克，白米 50 克，鹽適量。枇杷葉洗淨，浸泡 15 分鐘；白米洗淨，放進鍋內加水，將生薑、枇杷葉放進鍋內，用小火將粥煮至稠狀，加鹽調味即成。

煲湯：清熱止咳

枇杷葉 8 克，玫瑰花 5 克，綠豆、海帶各 15 克，紅糖適量。將以上所有材料放入鍋中同煮 30 分鐘，加入適量紅糖調味即成。

412. 桑白皮

別　　名　桑根白皮。
性味歸經　性寒，味甘，歸肺經。
用法用量　一般用量5~15克，煎服。

功效主治

桑白皮具有瀉肺平喘、利水消腫的功效。可以用於治療肺熱咳喘、水飲停肺、脹滿喘急、咳喘氣短、潮熱、盜汗、面目浮腫、水腫、小便不利、鼻出血、咯血、高血壓等。生用可瀉肺利水、清肝清火；炙用可治療肺虛咳嗽。

治病配方

1 治肺熱咳喘：桑白皮、地骨皮各15克，炙甘草5克，白米6克。將以上三味中藥和白米研成細末。水煎，去渣，取汁，溫服。（出自《小兒藥證直訣》瀉白散）

2 治通身水腫：桑白皮250克，吳茱萸100克，炙甘草50克。將以上三味中藥研成粗末。每服15克，加適量生薑、大棗和飴糖水煎，去渣，取汁，溫服。（出自《聖濟總錄》桑白皮湯）

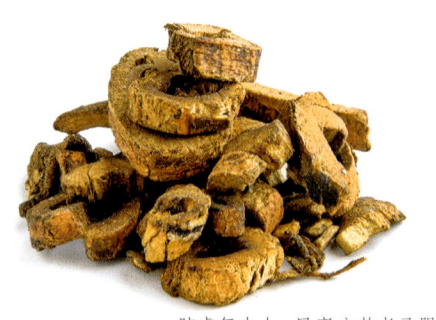

肺虛無火力、風寒咳嗽者忌服

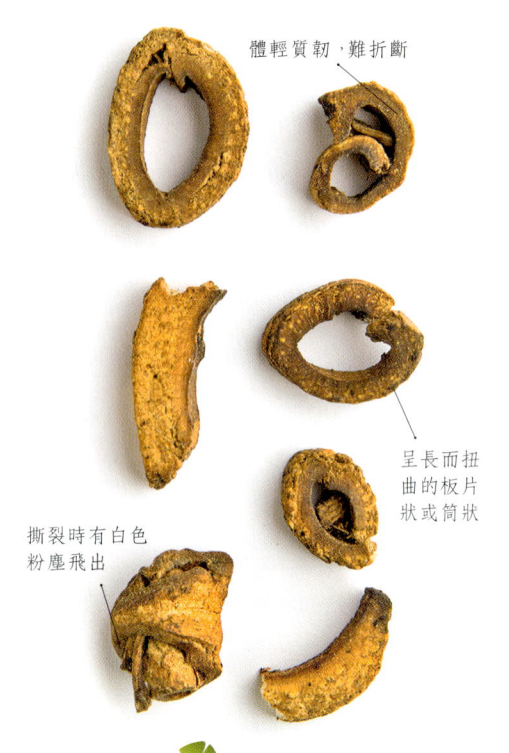

體輕質韌，難折斷
呈長而扭曲的板片狀或筒狀
撕裂時有白色粉塵飛出

家用養生

煮粥：治咳嗽

桑白皮15克，糯米50克。桑白皮用水煎煮，去渣，取汁。用藥汁和糯米一起煮粥。每日1劑。

煎服：治肺氣喘急、坐臥不安

桑白皮、葶藶子各等分。將以上中藥研成粗末。每服15克，水煎，去渣，取汁，溫服。

煮粥：適用於多飲、身體消瘦的糖尿病患者

桑白皮15克，地骨皮30克，麥冬10克，白米適量。地骨皮、桑白皮、麥冬浸泡20分鐘，加適量水煎後，去渣，取汁。用藥汁和白米一起煮粥。每日1劑。

413. 葶藶子

別　　名	丁曆、大適、大室等。
性味歸經	性大寒，味辛、苦，歸肺、膀胱經。
用法用量	煎服，5~10 克；研末吞服，3~6 克。

功效主治

葶藶子具有瀉肺平喘、利水消腫的功效。可以用於治療痰涎壅肺之咳喘痰多、肺癰、水腫、胸腹積水、小便不利、慢性肺源性心臟病、心力衰竭之喘腫、瘰癧結核等。

治病配方

1 治肺癰喘不得臥：葶藶子 10 克，大棗 12 枚。葶藶子熬成黃色、搗爛，製成丸，如彈子大。葶藶子和大棗一起用水煎煮 30 分鐘，除去葶藶子，喝湯，食大棗。（出自《金匱要略》葶藶大棗瀉肺湯）

2 治口舌乾燥、腸間有水氣：葶藶子、防己、花椒、大黃各 30 克。將以上四味中藥研成細末，煉蜜為丸，如梧桐子大。每服 1 丸，每日 3 服。口中有津液渴者，加芒硝 15 克。（出自《金匱要略》已椒藶黃丸）

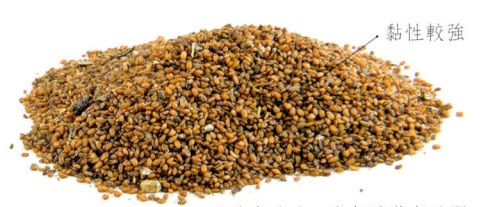

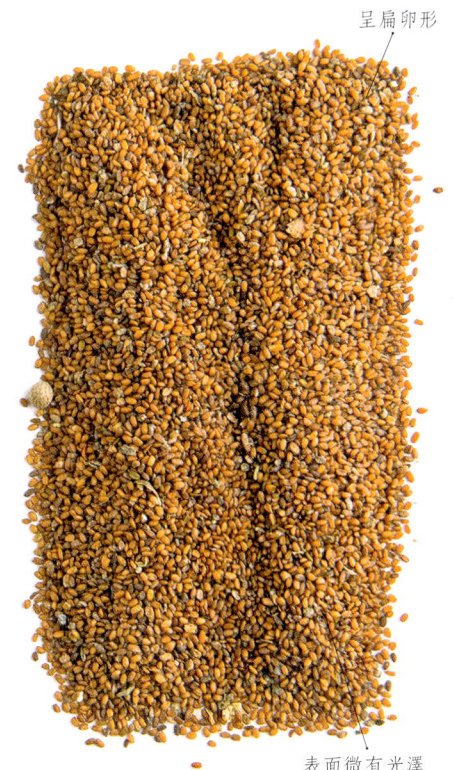

呈扁卵形

表面微有光澤

家用養生

艾灸：治瘰癧結核

葶藶子 15 克，豆豉 100 克。將葶藶子和淡豆豉搗熟，撚作餅子，如硬幣厚，置於患處，再將艾炷灸餅上。每日 7 壯，連灸 5 天。

洗頭：治頭風疼痛

葶藶子適量，白酒 500 毫升。將葶藶子研成細末，撒入白酒中攪拌均勻，用此藥酒洗頭。

塗抹：治疳蟲蝕齒

葶藶子、雄黃各等分。將葶藶子和雄黃研成細末，臘月豬膏攪拌均勻，用棉花棒蘸，塗抹於患處。

黏性較強

肺虛喘咳、脾虛腫滿者忌服

414. 矮地茶

別　　名 平地木、老勿大、不出林、葉底珠、葉下紅、千年不大、地茶、紫金牛等。

性味歸經 性平，味辛、苦，歸肺、肝經。

用法用量 煎服，一般用量 10~30 克；外用適量，外敷。

功效主治

矮地茶具有止咳平喘、清利濕熱、活血化瘀的功效。可以用於治療咳嗽、痰中帶血、慢性支氣管炎、濕熱黃疸、水腫、血瘀閉經、風痺臂痛、跌打損傷等。

治病配方

1. 治咳喘：矮地茶、枇杷葉、金銀花各適量。將矮地茶、枇杷葉和金銀花水煎，去渣，取汁，溫服。適合於肺熱咳喘痰多。

2. 治肺結核、結核性胸膜炎：矮地茶、夏枯草各 12 克，百部、白及、天門冬、功勞葉、桑白皮各 9 克。水煎，去渣，取汁，溫服。

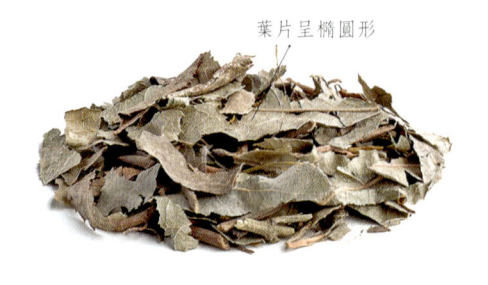

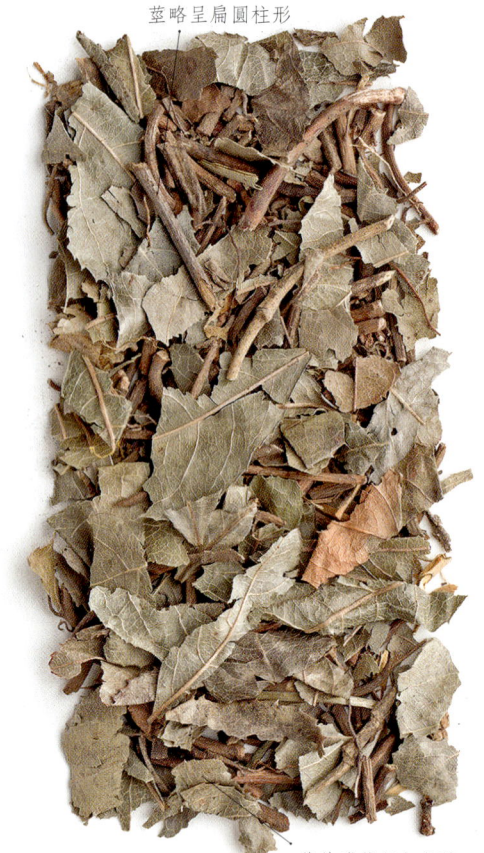

家用養生

代茶飲：治慢性氣管炎

矮地茶 30 克。水煎，去渣，取汁，代茶飲。不拘時服。

煲湯：治急性黃疸型肝炎

矮地茶 30 克，大棗 10 枚，紅糖適量。矮地茶和大棗一起放入鍋中煮 30 分鐘，除去矮地茶，加入紅糖。喝湯，食大棗。

外敷：治跌打損傷

鮮矮地茶適量。將矮地茶搗爛，用藥用紗布包裹好，敷貼於患處。

415. 白果

別　　名 銀杏等。
性味歸經 性平，味甘、苦、澀，有毒，歸肺經。
用法用量 一般用量5~10克，搗碎煎服。

功效主治

白果具有斂肺化痰定喘、止帶縮尿的功效。可以用於治療哮喘、肺熱燥咳、帶下、白濁、尿頻、遺尿等。

治病配方

1 治外感風寒而內有蘊熱：白果（炒熟去殼）10克，麻黃、款冬花、桑白皮、半夏各9克，蘇子6克，甘草3克，杏仁、黃芩各4.5克。水煎，去渣，取汁，溫服。不拘時服。（出自《攝生眾妙方》定喘湯）

2 治慢性淋濁、女性帶下：白果（炒熟去殼）、山藥各等分。將白果和山藥研成細末。每日15克，溫水送服。（出自《現代實用中藥》）

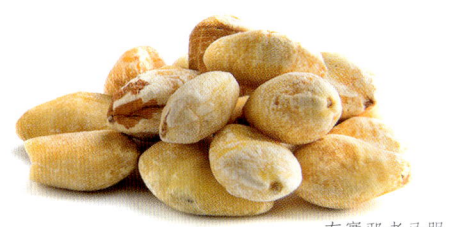

有實邪者忌服

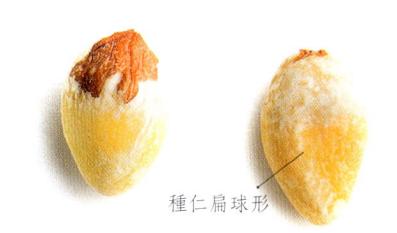

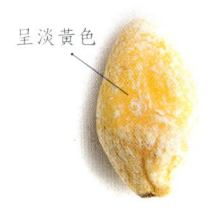

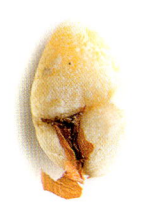

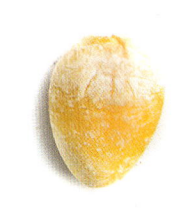

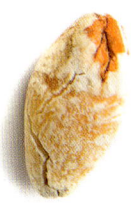

種仁扁球形
呈淡黃色
白果有毒，不可過量食用

家用養生

燉煮：治赤白帶下、下元虛憊

白果、蓮子、白米各15克，烏雞1隻。白果、蓮子和白米研成細末。烏雞處理乾淨，將藥末放入雞腹中，煮爛，除去藥渣，喝湯，食雞肉。

煲湯：治痰濕型咳嗽

白果8克，薏仁60克，砂糖適量。將薏仁洗淨，白果去殼洗淨。將薏仁和白果一起煲湯，用砂糖調味即可。

煲湯：醒腦、補腦，預防老年癡呆症

白果30克，芋頭200克，魚肚100克，鹽、高湯各適量。芋頭洗淨，去皮，切成塊備用；魚肚泡發後，洗淨備用。鍋內倒入高湯，依次下入芋頭塊、魚肚、白果，放入鹽，煮熟入味即可。

第十四章 化痰止咳藥

416. 洋金花

別　　名	曼陀羅、醉心花、狗核桃等。
性味歸經	性溫，味辛，有毒，歸肺、肝經。
用法用量	內服，0.2~0.6克，可入丸、入散；做捲煙吸，每日量不超過1.5克；外用適量，煎水洗、研末外敷。

功效主治

洋金花具有平喘止咳、麻醉鎮痛、止痙的功效。可以用於治療哮喘咳嗽、驚癇、癲癇、小兒驚風、心腹疼痛、風寒濕痺、脫肛、跌打損傷、瘡癤等。

治病配方

1 治心腹疼痛、風濕痺痛：洋金花、川烏、草烏、薑黃各適量。水煎，去渣，取汁，溫服。每日1劑。

2 治脫肛：洋金花適量，橡碗16個。將以上中藥搗碎，水煎3沸，加入芒硝攪拌均勻，趁熱洗肛門。（出自《儒門事親》）

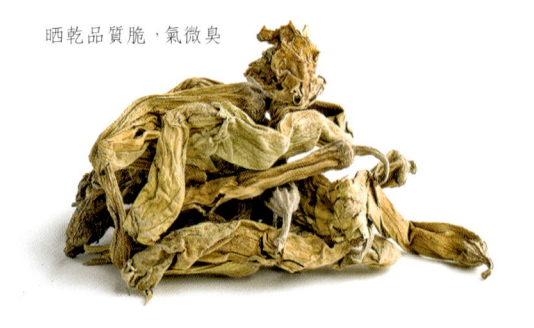

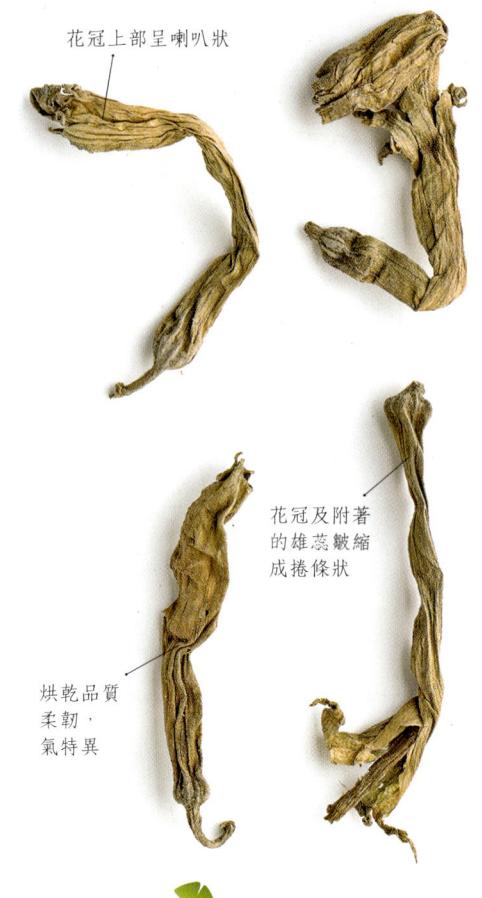

晒乾品質脆，氣微臭

花冠上部呈喇叭狀

花冠及附著的雄蕊皺縮成捲條狀

烘乾品質柔韌，氣特異

家用養生

泡酒：治跌打損傷

洋金花5克，白酒300毫升。將洋金花置於密閉瓷器中，加入白酒浸泡7天即可服用。每次1小杯。

泡酒：治風濕痛

洋金花適量，高粱酒500毫升。將洋金花置於密閉瓷器中，加入高粱酒浸泡10天即可服用。每次1小杯。

做卷菸：麻醉鎮咳

洋金花適量。製作成捲煙燃吸，每日量不超過1.5克。

417. 羅漢果

別　　名	神仙果等。
性味歸經	性涼，味甘，歸肺、大腸經。
用法用量	一般用量 10~30 克，煎服或開水沖泡。

功效主治

羅漢果具有清肺利咽、化痰止咳、潤腸通便的功效。可以用於治療痰火咳嗽、咽喉腫痛、傷暑口渴、腸燥便祕等。

治病配方

1 治咳嗽：羅漢果 15 克，益母草 10 克。水煎，去渣，取汁，溫服。

2 治肺熱陰虛痰咳、肺結核：羅漢果 100 克，枇杷葉、南沙參、桔梗各 150 克，砂糖適量。加水煎煮 2 次，合併煎液，去渣，取汁，加入蔗糖，溶解即得。每次口服 10 毫升，每日 3 次。

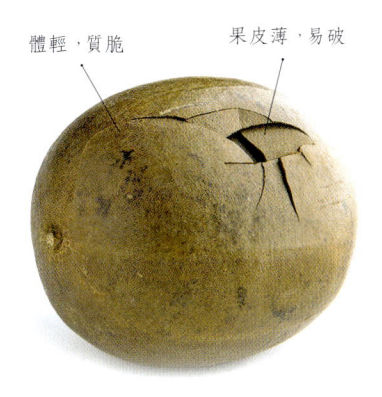

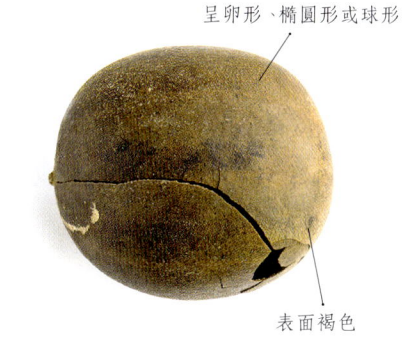

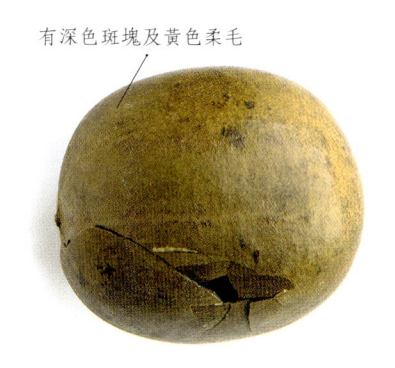

呈卵形、橢圓形或球形

表面褐色

有深色斑塊及黃色柔毛

體輕，質脆

果皮薄，易破

家用養生

煎服：清熱潤肺、止咳利咽

柿餅 30 克，羅漢果 10 克，冰糖。將羅漢果和柿餅放入鍋中，加水煮 30 分鐘，調入冰糖，溶化後攪勻即可服用。

煲湯：潤腸通便

羅漢果 15 克，豬瘦肉 200 克適量。豬瘦肉處理乾淨，切塊，放入鍋中，加入適量清水和羅漢果一起煲湯，豬瘦肉熟爛後，除去羅漢果，喝湯，食豬瘦肉。

代茶飲：治急、慢性支氣管炎、扁桃體炎、咽炎、便祕

羅漢果 30 克。開水沖泡，代茶飲。不拘時服。

418. 胡頹子葉

別名 蒲頹葉等。
性味歸經 性微溫，味酸，歸肺經。
用法用量 煎服或研末吞服，9~15 克；外用適量，外敷或煎水熏洗。

功效主治

胡頹子葉具有平喘止咳、止血、解毒的功效。可以用於治療咳喘、吐血、外傷出血、癰疽發背、痔瘡等。

治病配方

1 治肺結核、咯血：鮮胡頹子葉 24 克，冰糖 15 克。水煎，去渣，取汁，飯後溫服。每日 2 次。（出自《閩東本草》）

2 治支氣管哮喘、慢性支氣管炎：胡頹子葉、枇杷葉各 15 克。水煎，去渣，取汁，溫服。或胡頹子葉研末，每天 2 次，每次 4.5 克，可加砂糖或蜂蜜，開水沖服。（出自《浙江民間常用草藥》）

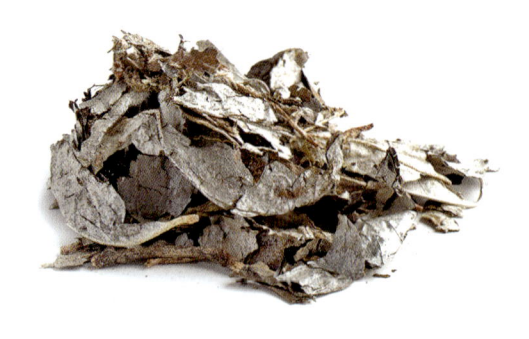

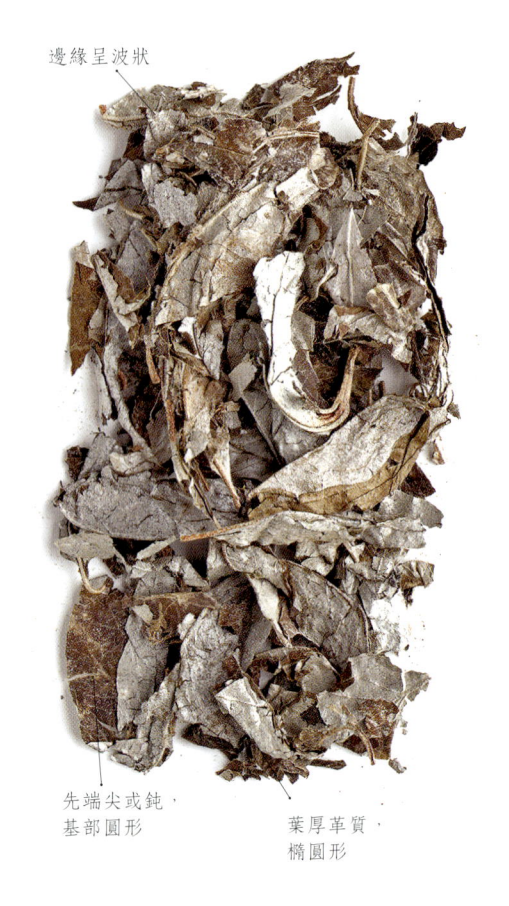

邊緣呈波狀
先端尖或鈍，基部圓形
葉厚革質，橢圓形

家用養生

外敷：治癰疽發背、金瘡出血

鮮胡頹子葉適量。將胡頹子葉搗爛，用藥用紗布包裹，外敷於患處。

搗汁、外敷：治蜂、蛇咬傷

鮮胡頹子葉適量，白酒少許。將胡頹子葉搗爛絞汁。將藥渣外敷患處；藥汁和白酒攪拌均勻，飲服。

煎湯熏洗：治痔瘡

鮮胡頹子葉適量。水煎，去渣，取汁，用藥汁清洗患處。每天早、晚各 1 次。

419. 滿山紅

別　　名 杜鵑花、映山紅、山石榴、串串紅、山丹丹等。
性味歸經 性寒，味苦，歸肺經。
用法用量 一般用量6~15克，煎服。

功效主治

滿山紅具有止咳袪痰平喘的功效。可以用於治療咳喘痰多、咯血、風濕、跌打損傷、瘀血腫痛、皮膚病、月經失調等。

治病配方

治咳喘痰多：鮮滿山紅適量。採摘新鮮的滿山紅適量，清洗乾淨，晾乾水分，直接生吃。

420. 木蓮果

別　　名 木蓮等。
性味歸經 性涼，味辛，歸肺經。
用法用量 一般用量15~30克，煎服。

功效主治

木蓮果具有止咳、通便的功效。可以用於治療實火便閉、老年乾咳等。

治病配方

1. 治實火便祕：木蓮果30克。水煎，去渣，加白糖，早、晚各1次。（出自《浙江天目山藥植志》）

2. 治老人乾咳：木蓮果15克。水煎，去渣，代茶飲。（出自《浙江天目山藥植志》）

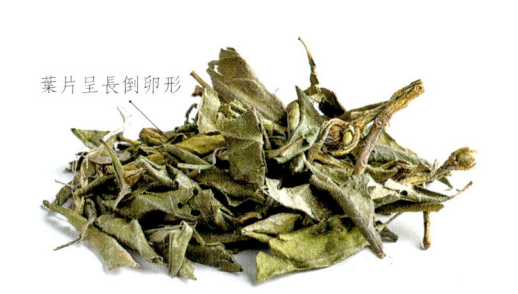

葉片呈長倒卵形

氣芳香而特異

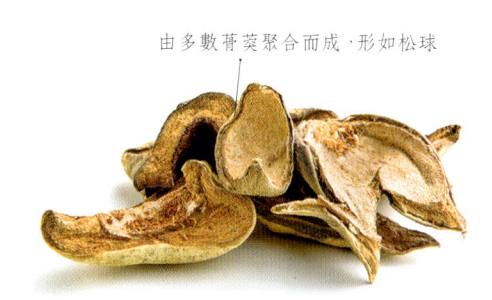

由多數蓇葖聚合而成，形如松球

氣味清香

421. 千日紅

別　　名	百日紅、千金紅、千年紅、呂宋菊、滾水花、千日草、球形冠花等。
性味歸經	性平，味甘，歸肺、肝經。
用法用量	煎服，花 3~9 克，全草 15~30 克；外用適量，外敷或煎水洗。

呈球形　　紫紅色

背棱有明顯細鋸齒

功效主治

千日紅具有止咳定喘、清肝、散結的功效。可以用於治療氣喘咳嗽、頭風、目痛、痢疾、百日咳、小兒驚風、瘰癧、瘡瘍等。

治病配方

1 治氣喘咳嗽：千日紅 9 克，黃酒適量。千日紅水煎，去渣，取汁，加入少量黃酒，飲服。每日 1 劑，連服 3 天。（出自《中國藥植志》）

2 治頭風：千日紅 9 克，馬鞭草 21 克。水煎，去渣，取汁，溫服。（出自《江西草藥手冊》）

3 治小兒夜啼：千日紅 6 克，蟬蛻 3 個，菊花 2.1 克。水煎，去渣，取汁，溫服。（出自《福建中草藥》）

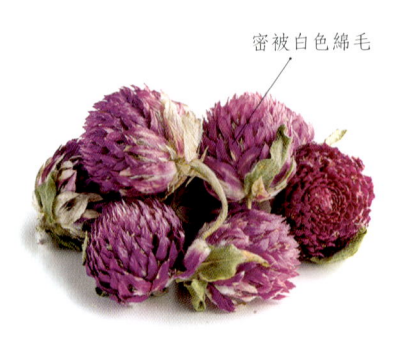

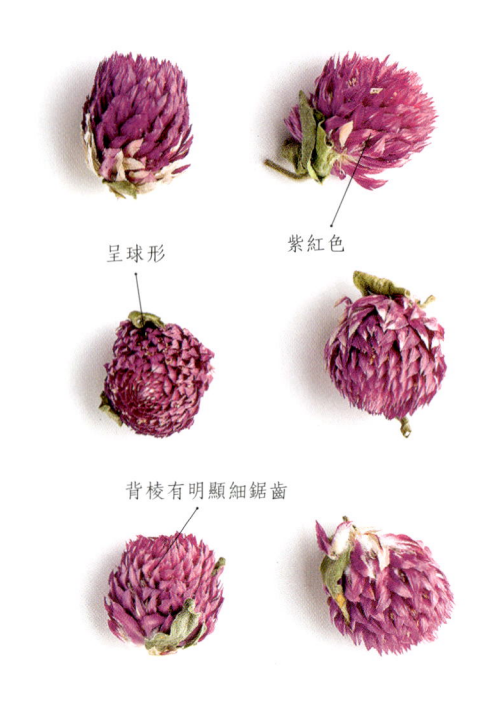

密被白色綿毛

家用養生

泡茶：清肝明目、止咳定喘、降壓排毒、美容養顏

千日紅適量。開水沖泡，代茶飲。不拘時飲。

燉煮：治小兒驚風

千日紅 8 克，蚱蜢乾 7 個。一起放入砂鍋中，加入適量清水，燉煮 30 分鐘，去渣，取汁，溫服。

燉煮：治小兒肝熱

千日紅 8 克，冬瓜 100 克。一起放入砂鍋中，加入適量清水，燉煮 30 分鐘，除去千日紅。喝湯，食冬瓜。

422. 白屈菜

別　　名 斷腸草、山黃連、土黃連、牛金花、八步緊等。
性味歸經 性涼，味苦，有毒，歸肺、心、腎經。
用法用量 煎服，3~9 克；外用適量，研末調膏或搗爛敷患處。

功效主治

白屈菜具有止咳、止痛、清熱解毒的功效。可以用於治療慢性氣管炎、百日咳、胃炎、胃潰瘍、腹痛、腸炎、痢疾、黃疸等；外用治皮炎、疥癬瘡腫、毒蟲咬傷等。

治病配方

1. **治療慢性氣管炎**：白屈菜全株 500 克，甘草 30 克。加清水共煎 3 次，藥液混合再煎濃縮至 90 毫升，每日 3 次，每次 30 毫升。

2. **治腸胃疼痛**：白屈菜、丁香、烏賊骨、浙貝母、天南星、冬瓜仁各適量。水煎，去渣，取汁，溫服。（出自《四川中藥志》）

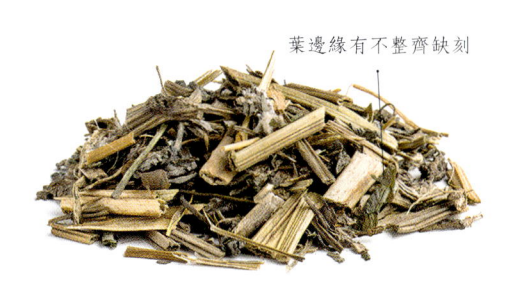

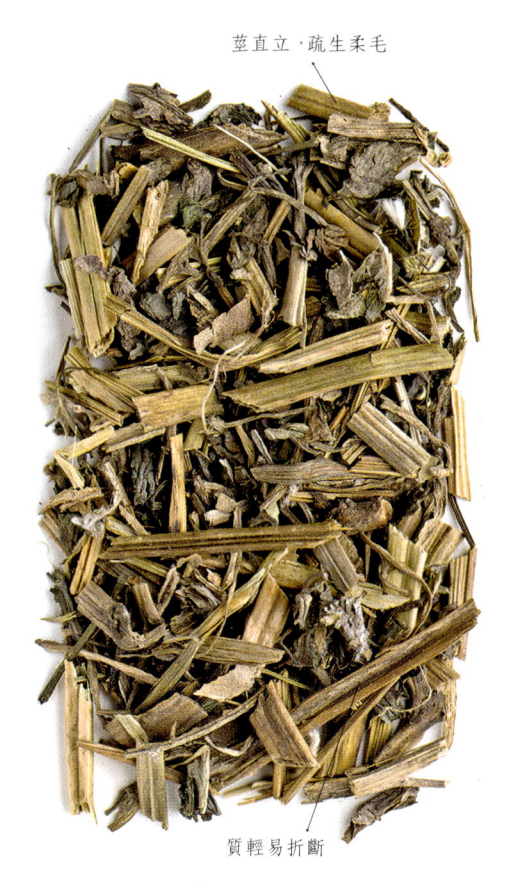

莖直立，疏生柔毛

質輕易折斷

葉邊緣有不整齊缺刻

家用養生

外敷：治皮炎、瘡腫、毒蟲咬傷

鮮白屈菜適量。將白屈菜搗爛，用藥用紗布包裹，外敷於患處。

塗抹：治頑癬

鮮白屈菜適量，50％酒精100毫升。鮮白屈菜洗淨，晾乾，用酒精浸泡24 小時，塗抹於患處。

研末：緩解胃腸平滑肌痙攣引起的疼痛

白屈菜、地榆各等分。將以上中藥研成細末。每服 2 克，每日 3 次。

423. 銀杏葉

別　　名	鴨腳樹、公孫樹等。
性味歸經	性平，味甘、苦、澀，歸心、肺經。
用法用量	一般用量9~12克，煎服、外用等均可。

呈扇形

中間凹入

功效主治

銀杏葉具有益心、活血止痛、斂肺平喘、化濕止瀉的功效。可以用於治療肺虛咳喘、冠心病、高血脂症等。

治病配方

1 治冠心病：銀杏葉、瓜蔞、丹參各15克，鬱金9克，甘草5克。水煎，去渣，取汁，溫服。（出自《安徽中草藥》）

2 治小兒腸炎：銀杏葉3~9克。水煎，去渣，取汁。用藥汁擦洗患兒腳心、手心、心口。每日2次。（出自《全國中草藥彙編》）

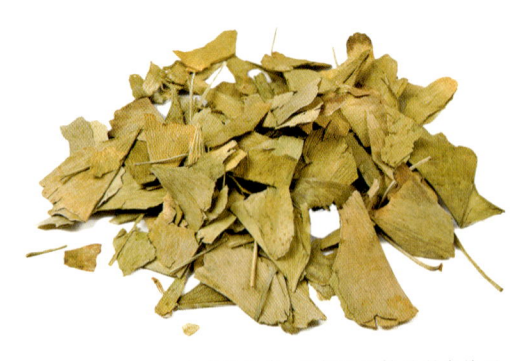

心力衰竭者、孕婦及過敏體質者慎用

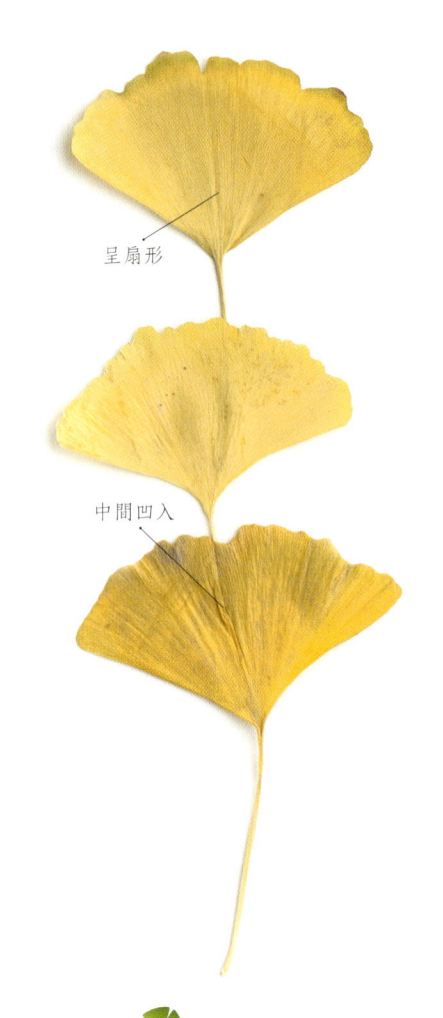

家用養生

外敷：**除雀斑**

鮮銀杏葉適量。將銀杏葉洗淨，搗爛，敷於面部，每日睡前15分鐘即可。

做饅頭：**治瀉痢**

鮮銀杏葉、麵粉各適量。將鮮銀杏葉切細，與麵粉一起製作成饅頭，蒸熟食用。

煎水洗：**治灰指甲**

鮮銀杏葉適量。水煎，去渣，取汁，用藥汁清洗患處，不拘時候。

第十五章

安神藥

　　重鎮安神藥多為礦石、化石、介類藥物，能鎮驚安神、平定心志、平肝潛陽，主治心神不寧、煩躁易怒、心悸失眠、驚癇等實證。而養心安神藥多為植物種子，能滋養心肝、益陰補血，主治陰血不足、心脾兩虛、心腎不交等導致的心悸怔忡、虛煩不眠、健忘多夢、遺精、盜汗等虛證。

【重鎮安神藥】

本類藥物多為礦石、化石、介類藥物，具有質重沉降之性。重則能鎮，重可祛怯，所以本類藥物具有鎮安心神、平驚定志、平肝潛陽的功效。可以用於治療心火熾盛、痰火擾心、肝鬱化火及驚嚇等引起的心神不寧、心悸、失眠、驚癇、肝陽眩暈等。

424. 朱砂

別　　名　辰砂、丹砂、赤丹等。
性味歸經　性微寒，味甘，有毒，歸心經。
用法用量　內服，入丸、入散，每次 0.1～0.5 克；不宜煎服；外用適量。

功效主治

朱砂具有清心鎮驚、安神解毒的功效。可以用於治療心火亢盛之心神不寧、煩躁不眠、高熱神昏、驚厥、瘡瘍腫毒、咽喉腫痛、口舌生瘡等。本品有毒，不宜大量久服。忌火煅，火煅析出水銀，有劇毒。肝腎病患者慎服。

禁止加熱，加熱則析出汞蒸氣，有劇毒

治病配方

1 治心悸怔忡、驚癇不寐：朱砂 20 克，生地黃、當歸、甘草各 15 克，黃連 45 克。將以上五味中藥研成細末，米糊為丸。每服 3 克。

2 治癰腫瘡瘍：朱砂 3 克，雄黃 6 克。將以上中藥研成細末，塗抹於患處。

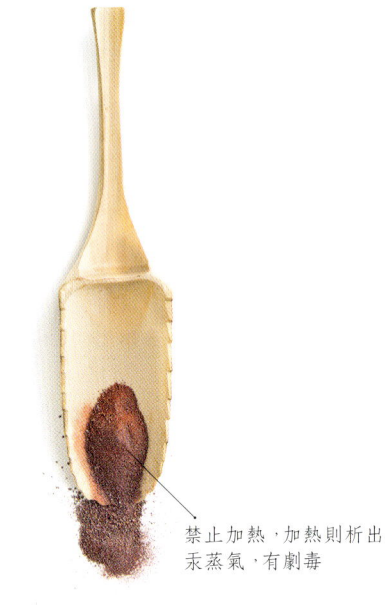

家用養生

煮粥：鎮心安神、清熱解毒

朱砂少許，白米 50 克，砂糖適量。朱砂洗淨，研細末備用。白米淘淨，加清水適量煮粥，待粥煮熟後，調入適量朱砂、砂糖服食。每日 1 劑，連續 3 天。注意朱砂不可過量，防止中毒。

蒸服：治心神不寧、煩躁不眠

朱砂 0.5 克，雞肝 100 克。將雞肝洗淨後切成小片。將朱砂與雞肝拌勻後，隔水蒸 1 小時，調味後服用。注意必須隔水蒸食，因見火容易產生化學變化，導致汞中毒。

425. 磁石

別　　名	吸鐵石、玄石、磁君、處石、綠秋、玄武石、瓷石、元武石、吸針石等。
性味歸經	性寒，味鹹，歸心、肝、腎經。
用法用量	煎服，9~30 克，宜打碎先煎；入丸、入散，每次 1~3 克。

功效主治

磁石具有鎮驚安神、平肝潛陽、聰耳明目、納氣平喘的功效。可以用於治療心神不寧、驚悸、失眠、癲癇、頭暈目眩、耳聾、耳鳴、視物昏花、腎虛喘逆、癰瘡腫毒、創傷出血等。

治病配方

1 治疗腫：磁石適量，鹼、醋各等分。將磁石研成細末，加入鹼和醋攪拌均勻，敷於疔腫處 24 小時，拔出疔根。（出自《古今錄驗方》）

2 補肝腎虛、止冷淚：磁石 30 克，石菖蒲、川烏、巴戟天、黃耆、肉蓯蓉、玄參各等分。將以上七味中藥研成細末，煉蜜為丸，如梧桐子大。每服 20 丸，鹽酒湯送服。（出自《衛生家寶方》磁石丸）

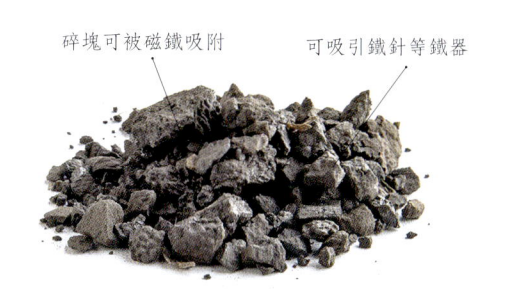

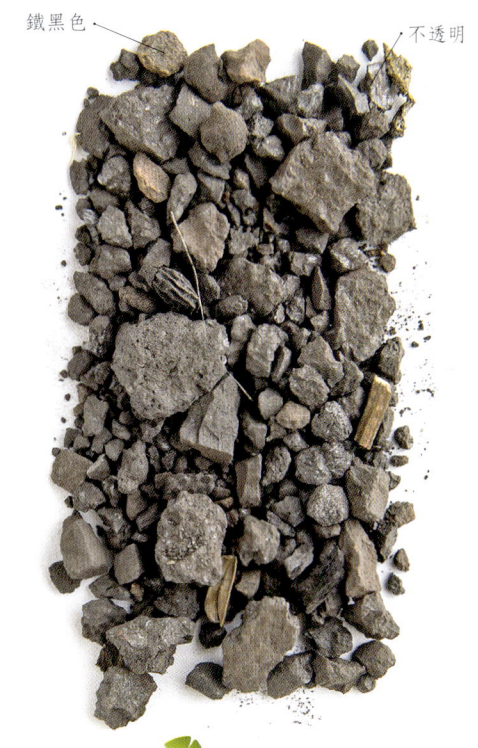

家用養生

泡酒：治耳聾耳鳴

磁石 15 克，木通、石菖蒲各 100 克，白酒 1,000 毫升。磁石搗碎。將磁石末、木通和石菖蒲放入布袋中，紮緊口，置於密閉瓷器中，倒入白酒浸泡 3~7 日即可服用。每日 1 小杯。

煲湯：養腎臟、強骨氣

磁石 30 克，豬腎 2 個，鹽適量。磁石搗碎，水煎，去渣，取汁。豬腎處理乾淨，切塊，放入鍋中，倒入藥汁一起煲湯，豬腎爛熟後加入鹽即可。

塗抹：止血

磁石適量。將磁石研成細末，塗抹於出血處即可止血。

426. 龍齒

別　　名　青龍齒、白龍齒等。
性味歸經　性涼，味甘、澀，歸心、肝經。
用法用量　內服煎湯，一般用量 10~15 克，打碎先煎，或入丸、入散；外用適量，研末撒或調敷。

功效主治

龍齒具有鎮驚安神、清熱除煩的功效。可以用於治療驚癇、癲狂、心悸怔忡、失眠多夢、身熱心煩等。

治病配方

1 治小兒百日以來，痰實壯熱兼驚：龍齒、大黃、芒硝、甘草各 3 克，枳殼 1 枚。將以上五味中藥研成細末，水煎，去渣，飯前溫服，每日 2 次。（出自《聖濟總錄》龍齒湯）

2 治小兒驚熱如火：龍齒適量。研成細末。調服。（出自《小兒衛生總微論方》龍齒散）

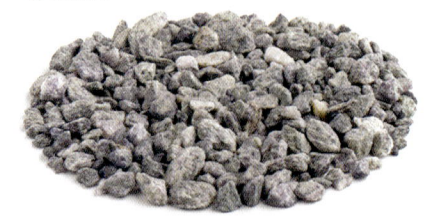

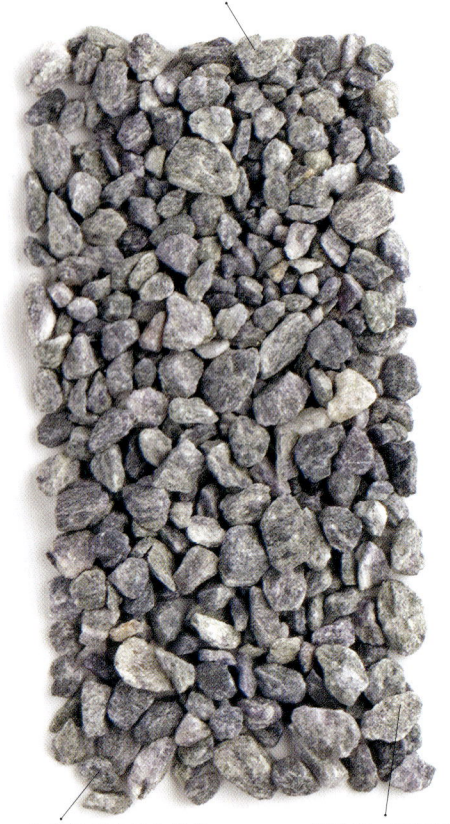

呈不規則的塊狀
多有深淺不同的溝棱
質堅硬，斷面粗糙
有吸濕性

家用養生

研末：治小兒驚悸夜啼

龍齒、茯苓、白附子（炮製）、蟬蛻、甘草各等分。將以上五味中藥研成細末。每服 3 克，臨睡前薄荷湯送服。

研末塗抹：治牙齒根宣露挺出

龍齒、黃礬、白石脂各 60 克，桂心 3 克，川芎 15 克，皂莢 30 克。將以上六味中藥研成細末，用瓶子裝好，密封。需要使用時用棉花棒蘸取少量，塗抹於患處，待口中津液滿時吐出，不可吞咽。

427. 蛇含石

別　　名　蛇黃、蛇黃石等。
性味歸經　性寒，味甘，歸心包、肝經。
用法用量　一般用量6~9克，可煎服、入丸、入散等；外用適量，研末調敷。

功效主治

蛇含石具有安神鎮驚、止血定痛的功效。可以用於治療心悸、驚癇、風癇、腸風下血、胃痛、癰瘡腫毒、骨節酸痛等。

治病配方

1 治腸風下血：蛇含石適量。將蛇含石火煅醋淬7次，研成細末。每服6克，飯前米湯送服。（出自《聖濟總錄》蛇含石散）

2 治小兒驚癇、恍惚：蛇含石、鬱金、麝香各適量。將以上三味中藥研成細末，飯糊為丸，如梧桐子大。每服兩丸，煎金銀磨刀水送服。（出自《小兒藥證直訣》蛇含石丸）

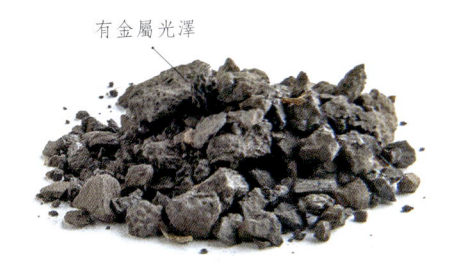

質堅硬，不易砸碎

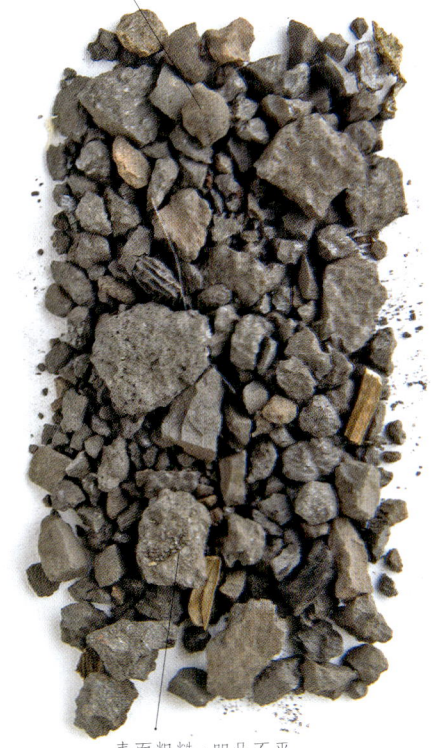

表面粗糙，凹凸不平

有金屬光澤

家用養生

研末：治心悸

蛇含石、天麻各60克，朱砂30克。將以上三味中藥研成細末。每服1.5克，薄荷湯送服，飯後、臨睡前各1次。

入丸：治風癇、積熱風痰

蛇含石、狗膽各適量，粟米500克。將蛇含石火煅醋淬7次，研成細末。粟米做成粟米飯。狗膽取汁與蛇含石攪拌均勻，以粟米飯和為丸，如綠豆大。每服5丸，不拘時候，溫酒送服。3~5日後吐出惡痰即可。

第十五章 安神藥 425

428. 琥珀

別　　名	血琥珀、血珀、紅琥珀、光珀等。
性味歸經	性平，味甘，歸心、肝、膀胱經。
用法用量	一般用量 1.5~3 克，可研末沖服、入丸、入散、外用等，不可煎服和火煅。

功效主治

琥珀具有鎮驚安神、活血散瘀、利尿通淋的功效。可以用於治療心神不寧、驚風、癲癇、心悸失眠、小便不利、尿痛、尿血、經痛、血瘀閉經、心腹刺痛、症瘕積聚、瘡癰腫毒等。

治病配方

1 治心血虧虛、驚悸怔忡、心悸失眠： 琥珀 6 克，龍齒 30 克，遠志、石菖蒲、茯神、人參、酸棗仁、柏子仁各 15 克，當歸、生地黃各 21 克，黃連、朱砂各 9 克，牛黃 3 克。將以上十三味中藥研成細末，以豬心血為丸，如玉米大，金箔為衣。每服 50 丸，燈心草湯送服。（出自《證治準繩》琥珀養心丹）

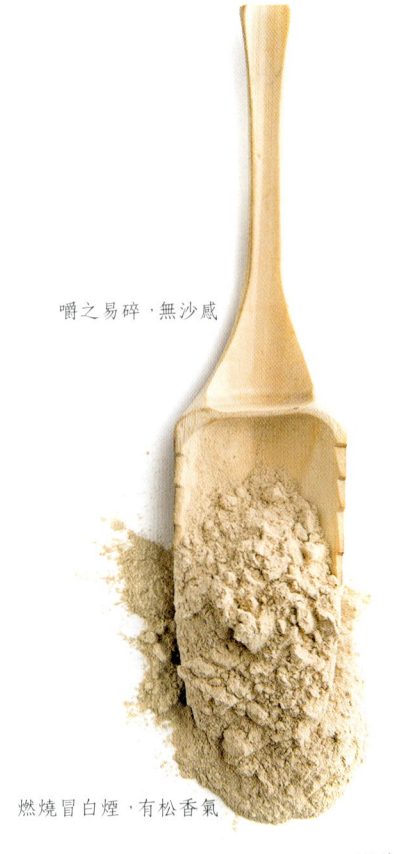

2 治血瘀閉經： 琥珀、桃仁各 30 克，虻蟲、水蛭各 15 克，肉桂、大黃各 90 克。琥珀細研，以醋熬如膏狀。將剩餘五味中藥研成細末，以琥珀膏和丸，如梧桐子大，每服 30 丸，溫酒送服。（出自《太平聖惠方》琥珀煎丸）

嚼之易碎，無沙感

燃燒冒白煙，有松香氣

不溶於水

家用養生

入丸：治健忘恍惚

琥珀、羚羊角、人參、茯神、遠志、甘草各等分。將以上六味中藥研成細末，煉蜜為丸，如芡米大，金箔為衣。每服 1 丸，燈心湯送服。

研末沖服：治瘡癰腫毒

琥珀適量。將琥珀研成細末。每服 1.5 克，溫水沖服。

429. 龍骨

- **別名** 五花龍骨、青化龍骨、花龍骨、白龍骨等。
- **性味歸經** 性平，味甘、澀，歸心、肝、腎經。
- **用法用量** 煎服、入丸、入散，15~30克；外用適量。

功效主治

龍骨具有鎮驚安神、平肝潛陽、收斂固澀的功效。可以用於治療心神不寧、心悸失眠、驚癇癲狂、肝陽眩暈、遺精、滑精、尿頻、遺尿、崩漏、帶下、盜汗、骨節扭傷、濕瘡癢疹、瘡瘍久潰不斂等。

呈骨骼狀或不規則塊狀

具縱紋裂隙

吸濕力強

治病配方

1 治遺精、滑精：桂枝、芍藥、生薑、龍骨、牡蠣各90克，甘草60克，大棗12枚。水煎，去渣，取汁，分溫3服。（出自《金匱要略》桂枝加龍骨牡蠣湯）

2 治崩漏：龍骨、當歸、香附各30克，棕毛灰15克。將以上四味中藥研成細末。每服12克，米湯送服。（出自《景嶽全書》龍骨散）

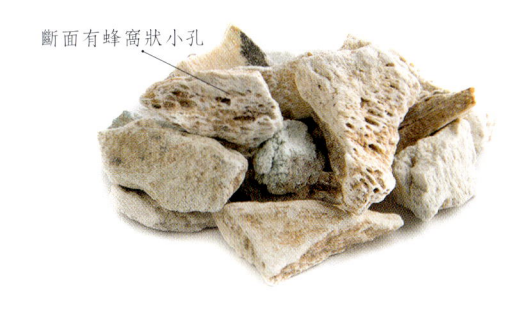

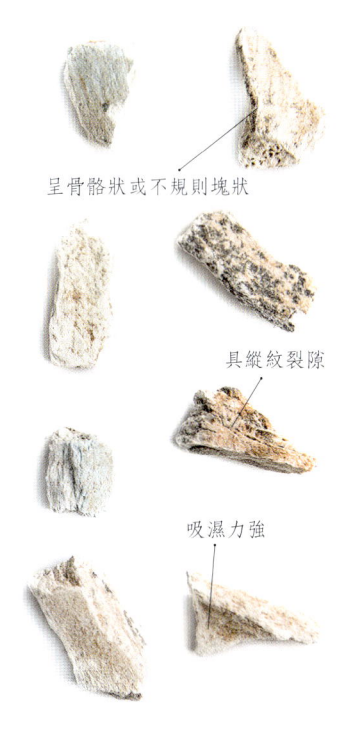

斷面有蜂窩狀小孔

家用養生

外敷：治骨節扭傷

龍骨少許，油菜子30克，炒黃米5克。將以上三味中藥研成細末，醋調成膏，置於藥用紗布上，敷貼於骨節扭傷處。

煎服：治遺精

生龍骨、山茱萸、生牡蠣、鎖陽各30克，覆盆子、熟地黃、茯苓、仙茅、菟絲子各15克。水煎，去渣，取汁，溫服。每日1劑。

入丸：降血糖

龍骨62克，五倍子500克，茯苓124克。將以上三味中藥研成細末，蜜製為丸。每次3~6克，每日3次，3個月為一個療程。

【養心安神藥】

本類藥物多為植物類的種子、種仁，多甘潤滋養，具有益陰補血、滋養心肝、互通心腎的功效。可以用於治療陰血不足、心脾兩虛、心腎不交等引起的虛煩失眠、健忘、遺精、盜汗、心悸等。

430. 酸棗仁

別　　名 酸棗核、棗仁、山棗等。
性味歸經 性平，味酸、甘，歸心、肝、膽經。
用法用量 煎服，9~15克；研末吞服，1.5~2克。

功效主治

酸棗仁具有養心益肝、安神、斂汗、生津的功效。可以用於治療心悸、失眠、健忘、多夢、眩暈、自汗、盜汗、傷津口渴、咽乾等。

呈扁圓形或扁橢圓形
平滑有光澤

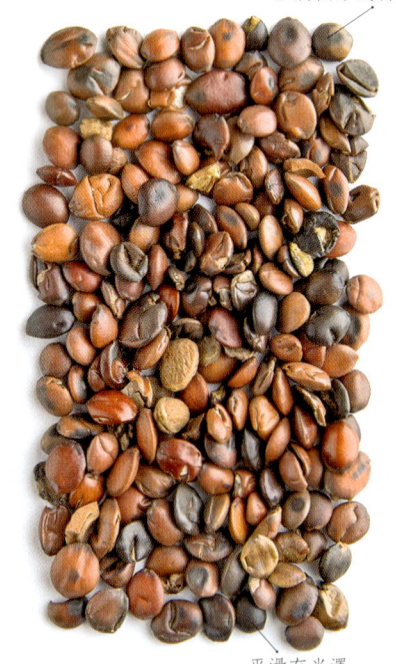

治病配方

1. 治心脾兩虛型失眠：酸棗仁15克，苦參30克。將酸棗仁、苦參加清水煎煮，煎至湯汁剩15~20毫升時即可。睡前20分鐘服用，堅持10~15天。

2. 治肝鬱化火型失眠：酸棗仁、柏子仁各9克，麥冬、黨參各12克，五味子6克。用清水煎煮2次，合併藥汁服用。

家用養生

煮粥：養心安神

酸棗仁、玉竹、桂圓肉各15克，茯苓9克，白米50克，冰糖適量。酸棗仁、玉竹、桂圓肉洗淨，與茯苓一起放入鍋中，加清水煎取濃汁，去渣。白米淘淨後放入鍋內，加適量清水，煮為稀粥，加入冰糖調味即可。

燉煮：滋陰安神

酸棗仁10克，乾百合20克，排骨200克，鹽適量。酸棗仁用刀背略微壓碎。乾百合洗淨，用溫水浸泡10分鐘。排骨洗淨，汆燙去血水，放入砂鍋中，加入乾百合、酸棗仁和清水，煮至湯濃，加鹽調味即可。

431. 柏子仁

別　　名 柏仁、柏子、柏實、側柏仁等。
性味歸經 性平，味甘，歸心、腎、大腸經。
用法用量 一般用量10~20克，煎服。

功效主治

柏子仁具有養心安神、潤腸通便的功效。可以用於治療虛煩失眠、心悸怔忡、陰虛盜汗、腸燥便祕等。

治病配方

1 治血虛型便祕：柏子仁、杏仁、松子仁、火麻仁各10克。將以上四味中藥搗爛，放入杯內用開水沖泡，加蓋悶片刻即可，當茶服用。有滋陰潤腸、通便的功效。

2 治肝鬱化火型失眠：柏子仁、酸棗仁各10克，麥冬、黨參各12克，五味子6克。用清水煎煮2次，合併藥汁服用。

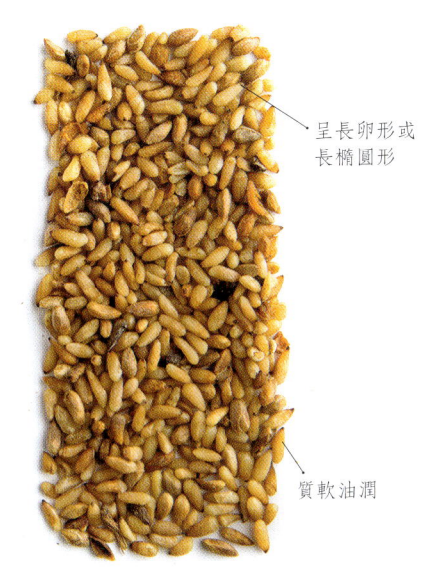

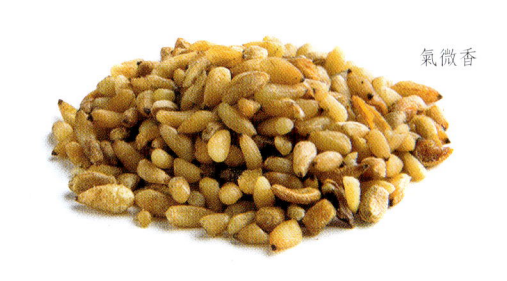

氣微香

呈長卵形或長橢圓形

質軟油潤

家用養生

煮粥：養心安神

柏子仁20克，白米50克，蜂蜜適量。柏子仁去除皮殼雜質，搗爛後，與白米一起下鍋煮粥。待粥將成時，加入適量蜂蜜拌勻即可。可以用於治療慢性便祕、心悸、失眠和健忘等。

煮粥：治心血虧虛引起的心慌、失眠、多夢

柏子仁10克，豬心1個，鹽、料酒各適量。豬心處理乾淨，切條，放入砂鍋中，加入柏子仁和清水，大火燒開，轉小火煮至豬心熟爛，除去柏子仁，喝湯，食豬心。

代茶飲：治口腔潰瘍、口乾舌紅

柏子仁、蓮子心各10克，玄參90克，牡丹皮、酸棗仁各30克。水煎，去渣，取汁，再加入適量砂糖調味。代茶飲，不拘時服。

432. 天仙子

- **別　　名**　橫唐、牙痛子、小顛茄子、熏牙子等。
- **性味歸經**　性溫，味辛、苦，歸心、胃、肝經。
- **用法用量**　煎服、入丸、入散，0.06～0.6克；外用適量，可煎水洗，研末調敷或燒煙熏。

功效主治

天仙子具有安神、解痙、止痛、殺蟲的作用。可以用於治療癲狂、風痹厥痛、咳喘、胃痛、久痢、久瀉、脫肛、牙痛、癰腫、惡瘡等。

治病配方

1 治風痹厥痛：天仙子15克，草烏頭、甘草各25克，五靈脂50克。將以上四味中藥研成細末，麵糊為丸，如梧桐子大。每服10丸，男子石菖蒲酒送服，女子芫花湯送服。（出自《聖濟總錄》）

2 治癲狂：天仙子6克，牛黃2.4克，桂心3克，豬卵、鯉魚膽各1具，白酒1,000毫升。將天仙子、牛黃、桂心、豬卵和鯉魚膽浸泡於白酒中24小時，取出，烘乾，研成細末。每服1克，溫酒送服。（出自《古今驗錄方》天仙子散）

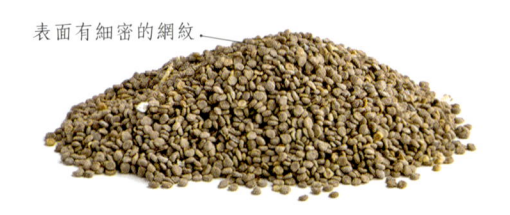

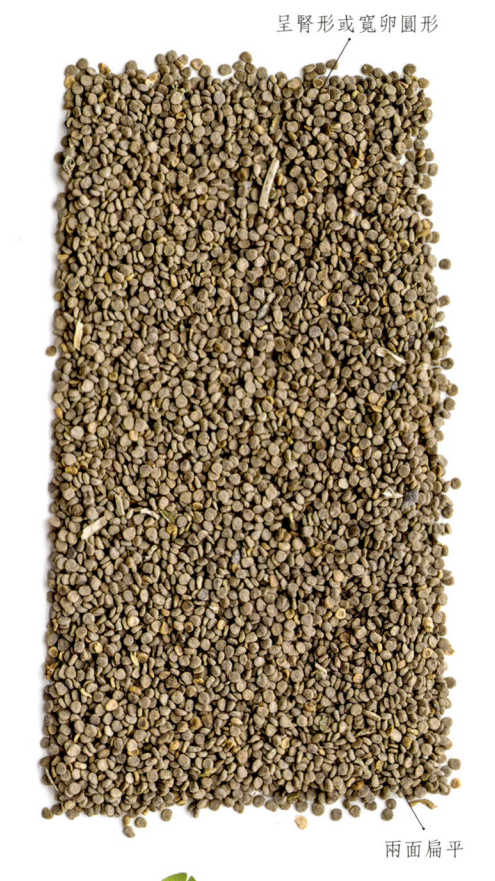

呈腎形或寬卵圓形

兩面扁平

表面有細密的網紋

家用養生

研末：治赤白痢、臍腹疼痛、腸滑後重

大黃25克，天仙子50克。將大黃和天仙子研成細末。每服1克，飯前米湯送服。

塗抹：治腹中有瘀血

天仙子適量。將天仙子研成細末，塗抹於患處。

外敷：治石癰堅如石、不出膿

天仙子適量，醋少許。將天仙子研成細末，用醋攪拌均勻，置於藥用紗布上，敷貼於患處。

433. 遠志

別　　名 細草、小雞腿、小雞眼、小草根等。

性味歸經 性溫，味辛、苦、微甘，入心、腎、肺經。

用法用量 煎服、研末，一般用量 5~10 克；外用適量。

功效主治

遠志具有安神益智、祛痰開竅、消散癰腫的功效。可以用於治療心腎不交所致心神不寧、失眠、驚悸等；痰阻心竅所致癲癇抽搐、驚風發狂等；痰多黏稠、咳吐不爽或外感風寒、咳嗽痰多等。遠志味辛，有實火或痰熱者慎服。

治病配方

1 治失眠、健忘：遠志、石菖蒲各 150 克，茯苓 60 克。將以上三味中藥研成細末，每次 3~5 克，空腹用開水沖服，每日早、中、晚各 1 次。

2 治高血壓：遠志、菊花、天麻、川芎各 15 克，天竺黃 12 克，柴胡、石菖蒲、白僵蠶各 10 克。將以上八味中藥研成細末，裝入膠囊。飯前半小時服，每次 20 克，每日 3 次。

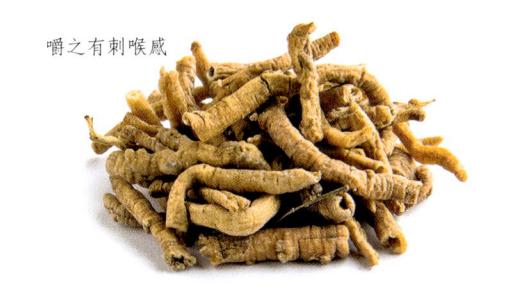

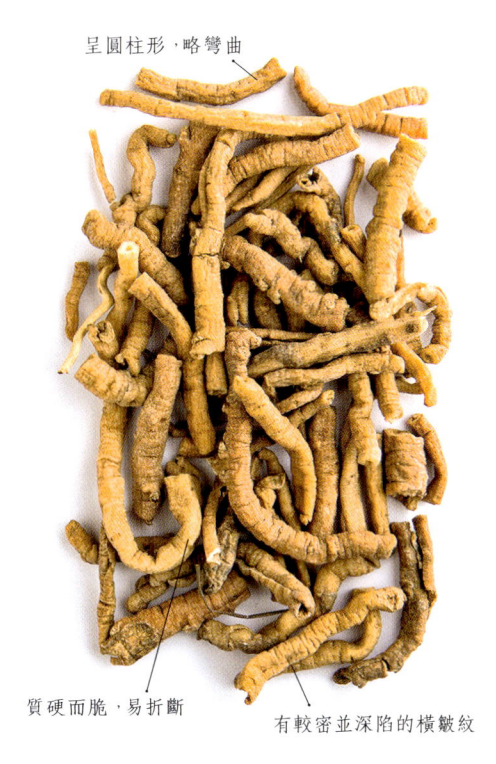

呈圓柱形，略彎曲

質硬而脆，易折斷

有較密並深陷的橫皺紋

嚼之有刺喉感

家用養生

燉煮：補血養心、益肝寧神

遠志 5 克，酸棗仁、茯苓各 15 克，豬心 1 個，鹽適量。把豬心切成兩半，洗淨，與洗乾淨的酸棗仁、茯苓、遠志一塊入鍋，加適量水，用大火燒開後撇去浮沫，改小火燉至豬心熟爛後，除去藥渣，加鹽調味即成。喝湯，食豬心。

泡酒：治癰疽、癤毒

遠志適量，白酒少許。遠志研成細末，倒入白酒中浸泡片刻，過濾，藥汁服用，藥渣敷於患處。

研末：治神經衰弱、健忘、心悸

遠志適量。研成細末，每服 5 克，每日 2 次，米湯沖服。

434. 合歡皮

別　　名　合昏皮、夜台皮、合歡木皮等。
性味歸經　性平，味甘，歸心、肝、肺經。
用法用量　煎服，6～12 克；外用適量。

功效主治

合歡皮具有解鬱安神、活血消腫的功效。可以用於治療心神不寧、憂鬱、煩躁失眠、夜盲、跌打骨折、血瘀腫痛、肺癰、瘡癰腫毒等。

治病配方

1　治陰虛火旺型失眠：合歡皮、西洋參各 6 克，遠志 3 克，大棗 10 枚。水煎，去渣，取汁，溫服。

2　治肺癰久不斂口：合歡皮、白蘞各適量。水煎，去渣，取汁，溫服。（出自《景岳全書》合歡飲）

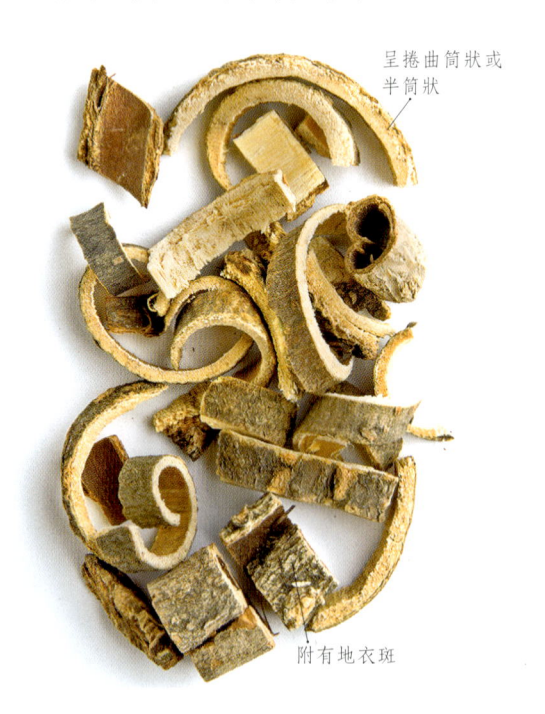

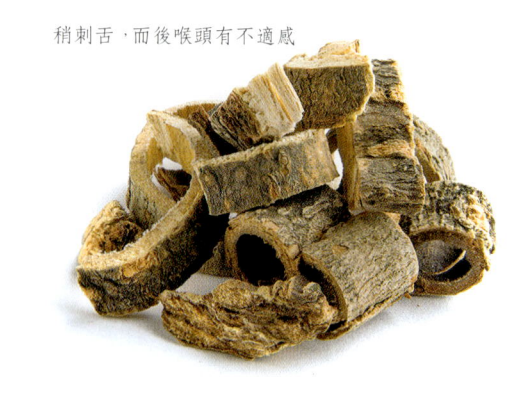

稍刺舌，而後喉頭有不適感

呈捲曲筒狀或半筒狀

附有地衣斑

家用養生

燉煮：解郁寧神、舒肝理氣

夜交藤、合歡花各 15 克，枸杞子、桂圓肉各 10 克，豬腦 1 個，薑片、鹽各適量。用清水洗淨豬腦後浸泡片刻，挑去紅筋；水煎夜交藤和合歡皮，去渣，取汁。把煎熬好的藥汁與枸杞子、桂圓肉、豬腦和薑片一起放入燉盅內，加蓋隔水燉約 2 小時，加鹽調味即可。

煎服：治神經衰弱、鬱悶不樂、失眠、健忘

合歡皮、夜交藤各 12 克，酸棗仁 10 克，柴胡 9 克。水煎，去渣，取汁，溫服。

研末：治跌打骨折

合歡皮 120 克，麝香、乳香各 3 克。將以上三味中藥研成細末。每服 9 克，溫酒攪拌均勻，兩餐中間時服。

435. 夜交藤

別　　名	首烏藤、何首烏藤、夜交屯等。
性味歸經	性平，味甘，入心、肝經。
用法用量	一般用量 9~15 克，煎服；外用適量。

功效主治

夜交藤具有養心安神，通絡祛風的功效。可以用於治療失眠、勞傷、多汗、血虛身痛、疥瘡、皮膚瘙癢等。

治病配方

1 治疥瘡：夜交藤適量。水煎，早、晚各洗患處。

2 治秋冬季皮膚瘙癢：夜交藤 9~15 克。水煎，外用擦洗患處。

3 治失眠：夜交藤、合歡皮各 20 克，酸棗仁、柏子仁、豬苓各 15 克，琥珀 10 克。水煎，去渣，溫服。每日 1 劑，分 3 次服，30 日為一個療程。

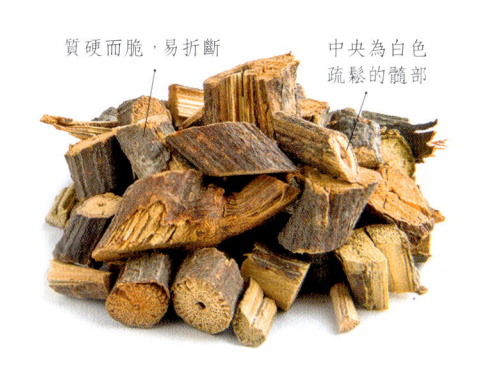

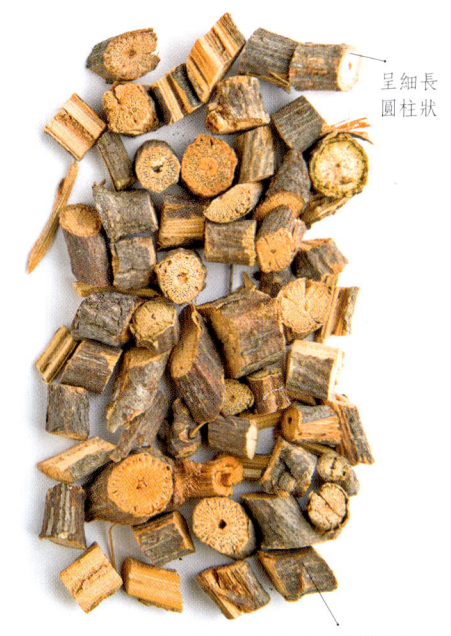

呈細長圓柱狀

表面粗糙，有扭曲的縱皺紋和節

質硬而脆，易折斷

中央為白色疏鬆的髓部

家用養生

煲湯：滋養心腎

夜交藤 10 克，小麥 45 克，黑豆 30 克。所有材料洗淨同放鍋中，加水適量，煎煮成湯，棄小麥、黑豆、夜交藤藥渣，喝湯。

煮粥：養血安神

夜交藤 15 克，白米 50 克，大棗 2 枚，砂糖適量。水煎夜交藤，去渣，取汁。將藥汁與白米、大棗一起煮粥，粥熟爛加砂糖調味即可。

煮粥：利水消腫

夜交藤、黃耆各 15 克，桃仁、桑葉各 6 克，三七 3 克，胡麻仁 5 克，小麥 50 克，大棗 5 枚，砂糖適量。先煎前六味中藥，去渣，取汁，後入小麥和大棗煮成粥，加砂糖調味即可。

第十五章 安神藥 433

436. 靈芝

別　　名	赤芝、紅芝、靈芝草等。
性味歸經	性平，味甘，歸心、肝、肺、腎經。
用法用量	一般用量 3~20 克，煎服；研末吞服 1.5~3 克。

功效主治

靈芝具補氣安神、止咳平喘的功效。可以用於治療氣血不足、心神失養所致的心神不寧、失眠、驚悸、多夢、健忘、體倦神疲、食少等；形寒咳嗽、痰多氣喘之痰飲證，尤其是痰濕型或虛寒型；虛勞短氣、不思飲食、手足逆冷或煩躁口乾等。

治病配方

1 治心脾兩虛型失眠：靈芝 15 克，西洋參 3 克。水煎服，時時飲之。

2 治哮喘：靈芝 16 克，半夏、厚朴各 3 克，蘇葉 6 克，茯苓 9 克。用清水煎煮後加入冰糖，每日服用 3 次。

3 治痰濁阻滯型高血脂症：靈芝、山楂、何首烏各 10 克。水煎服，時時飲之。

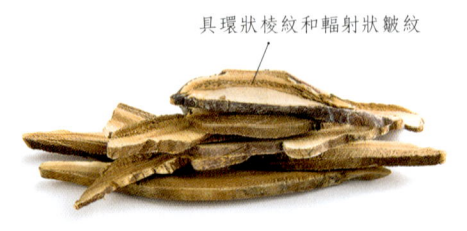

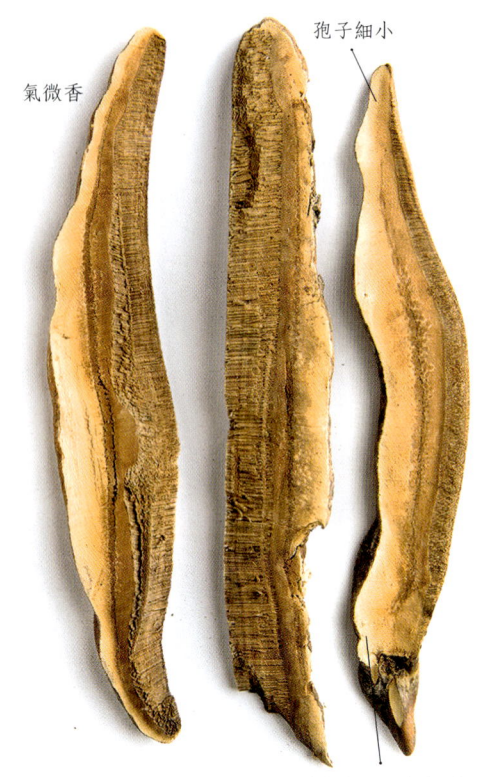

氣微香

孢子細小

皮殼堅硬，有光澤

具環狀棱紋和輻射狀皺紋

家用養生

煮羹：養心安眠

靈芝 9 克，銀耳 6 克，冰糖 15 克。用小火煮 2 小時，至銀耳成稠汁，取出靈芝殘渣，每日分 3 次服用。

煮粥：補益肝腎、延年益壽

靈芝、枸杞子各 20 克，白米 50 克，砂糖適量。靈芝碾成細末。枸杞子、白米、靈芝粉加適量清水小火煮粥，最後加入適量砂糖即可。

泡酒：健脾養胃

靈芝 40 克，白酒 500 毫升。靈芝置於密閉瓷器中，倒入白酒浸泡 10 日後即可服用。每日服 2 次，每次 30 毫升。

437. 纈草

別　　名 歐縕草。
性味歸經 性溫，味辛、甘，歸心、肝經。
用法用量 煎服，3~6 克；外用適量。

功效主治

纈草具有安神、理氣、活血止痛的功效。可以用於治療心神不寧、失眠、驚風、癲癇、血瘀閉經、經痛、腰腿痛、跌打損傷、脘腹疼痛、外傷出血等。

治病配方

1 治神經官能症：纈草 30 克，五味子、合歡皮各 9 克，白酒 1,000 毫升。將纈草、五味子、合歡皮置於密閉瓷器中，倒入白酒浸泡 10 天即可服用。每服 10 毫升，每日 3 次。（出自《新疆中草藥手冊》）

2 治腰痛、腿痛、腹痛、跌打損傷、心悸：纈草適量。將纈草研成細末。每服 3 克，溫水送服。（出自《新疆中草藥手冊》）

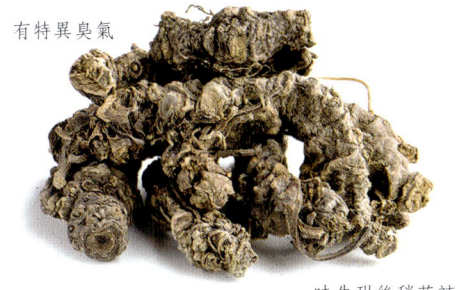

根莖呈鈍圓錐形

四周密生無數細長不定根

有特異臭氣

味先甜後稍苦辣

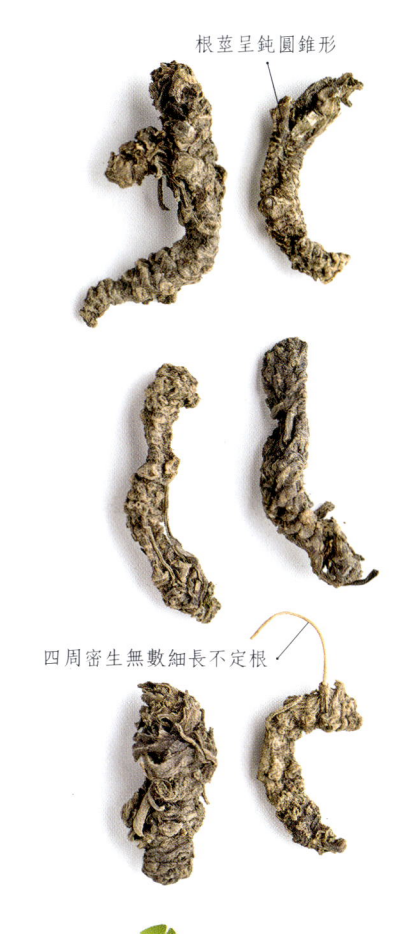

🌿 家用養生

泡酒：治神經衰弱

纈草、五味子各等分，白酒 1,000 毫升。將纈草、五味子置於密閉瓷器中，倒入白酒浸泡 10 天即可服用。每服 10 毫升，每日 3 次。

煎服：養心安神

纈草、酸棗仁、合歡皮、夜交藤各適量。水煎，去渣，取汁，溫服。

煎服：治經痛

纈草、丹參、益母草、澤蘭、紅花各適量。水煎，去渣，取汁，溫服。

438. 合歡花

別　　　名	夜合歡、苦情花等。
性味歸經	性平，味甘，歸肝、心經。
用法用量	內服煎湯，5~15克；或入丸、散。

功效主治

合歡花具有舒鬱、理氣、安神、活絡、養血、滋陰腎、清心明目的功效。可以用於治療心神不安、鬱結胸悶、失眠、健忘、風火眼等。

治病配方

1 治心腎不交所致的失眠：合歡花、官桂、黃連、夜交藤各10克。水煎服。（出自《四川中藥志》）

2 治風火眼疾：合歡花15克，雞肝200克。合歡花與雞肝一起蒸服。（出自《四川中藥志》）

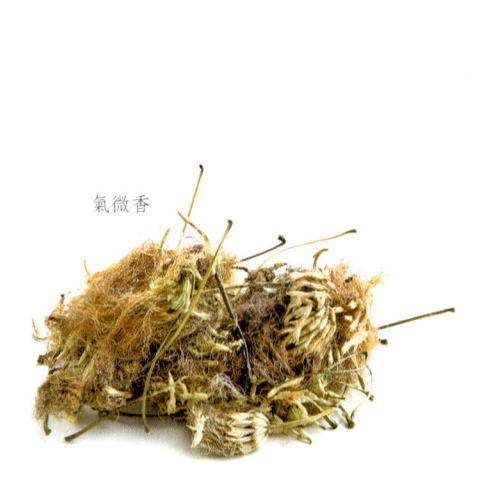

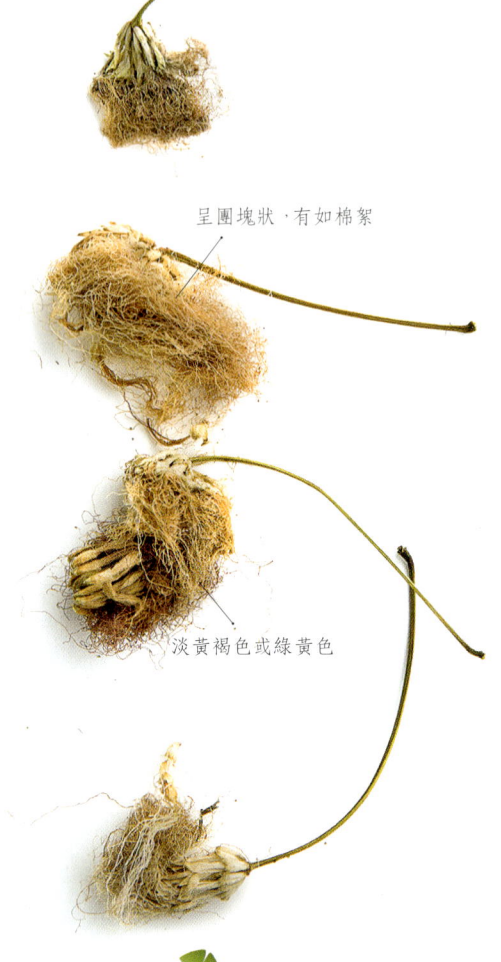

呈團塊狀，有如棉絮

淡黃褐色或綠黃色

氣微香

🌿 家用養生

泡酒：治眼霧不明

合歡花50克，白酒1,000毫升。將合歡花放入瓷瓶中，倒入白酒，密封7日即可飲用。

煮粥：治健忘、失眠

合歡花30克，白米50克，紅糖適量。將合歡花、白米和紅糖一起放入鍋中煮成粥，每日睡前1小時溫熱食用。

第十六章

平肝熄風藥

　　平肝熄風藥可分為兩種，一種是平抑肝陽藥，多為介類或礦石類，能治肝陽上亢引起的頭暈目眩、頭痛、耳鳴及肝火上攻的目赤腫痛、煩躁易怒、頭痛頭昏；另一種是熄風止痙藥，主治肝風內動驚厥抽搐等病症。

　　此類藥有性偏寒涼的，也有性偏溫燥的，使用時要注意：脾虛有涼者，不宜用寒涼之品；陰虛血虧者，不宜用溫燥之品。

【平抑肝陽藥】

本類藥物多為介類或礦石類藥物，具有平抑肝陽或平肝潛陽的功效。可以用於治療肝陽上亢引起的頭痛、頭暈、耳鳴和肝火上攻引起的面紅、目赤腫痛、煩躁易怒等。

439. 石決明

別　　名　真珠母、鰒魚甲、九孔螺、鮑魚皮等。
性味歸經　性寒，味鹹，歸肝經。
用法用量　3~15克，打碎先煎；外用適量。

功效主治

石決明具有平肝潛陽、清肝明目的功效。可以用於治療肝陽上亢、頭暈目眩、目赤、翳障、視物昏花、胃脘痛、外傷出血等。生用可平肝、清肝；煅用有收斂、制酸、止痛、止血的作用。

治病配方

1 治風毒氣攻入頭、眼目昏及頭目不利：石決明、羌活、草決明、菊花各30克，炙甘草15克。將以上五味中藥研成細末。每服6克，水煎，分成兩份，飯後、睡前溫服。（出自《聖濟總錄》石決明散）

2 治白內障：石決明、益母草、防風各6克，人參、菊花、車前子各9克。將以上六味中藥研成細末。每服3克，飯後米湯送服。（出自《醫宗金鑒》墜翳散）

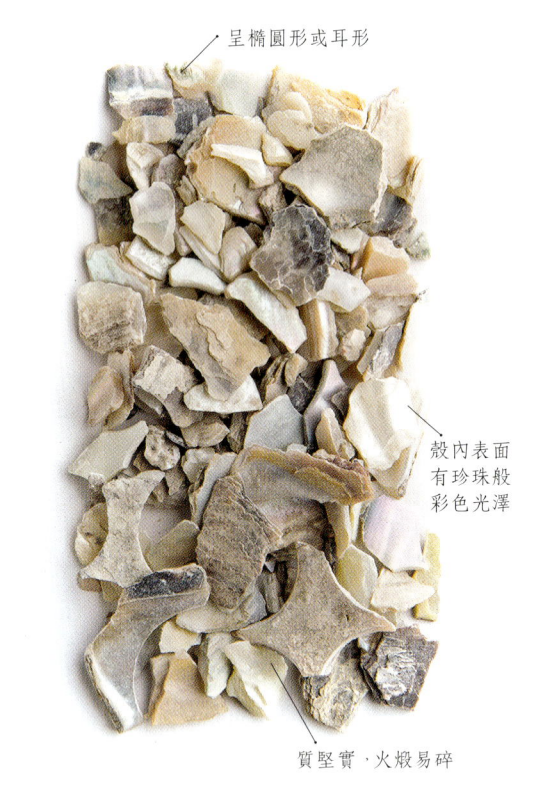

呈橢圓形或耳形

殼內表面有珍珠般彩色光澤

質堅實，火煅易碎

家用養生

研末點眼：治眼生丁翳

煅石決明、珍珠、琥珀各9克，烏賊骨15克，龍腦3克。將以上五味中藥研成細末。每次取1克，點於眼中。

入丸：治目暴腫疼痛

石決明15克，車前子、黃連各60克。將以上三味中藥研成細末，煉蜜為丸，如梧桐子大。每服15丸，飯後米湯送服，每日2次。

440. 牡蠣

別　　名 蠣蛤、牡蛤、蠣房、蠔山、左殼、蠔殼、海蠣子皮等。

性味歸經 性微寒，味鹹，歸肝、膽、腎經。

用法用量 打碎煎服，9~30克；外用適量。

功效主治

牡蠣具有重鎮安神、平肝潛陽、軟堅散結、收斂固澀的功效。可以用於治療心神不寧、驚悸失眠、肝陽上亢、頭暈目眩、痰核、瘰癧、癭瘤、症瘕積聚、自汗、盜汗、遺精、滑精、尿頻、遺尿、崩漏等。

治病配方

1 治肝陽上亢、頭暈目眩：牡蠣、生龜板、炙甘草、鱉甲各12克，生白芍、生地黃、麥冬各18克，麻仁、五味子各6克，阿膠9克，雞蛋2個。水煎，去渣，取汁。雞蛋打入碗中，取雞蛋黃，再沖入藥汁，攪拌均勻，分3次溫服。（出自《溫病條辨》大定風珠）

2 治遺精、滑精：牡蠣24克，芡米、枸杞子各12克，補骨脂、韭菜子各9克。水煎，去渣，取汁，溫服。每日1劑，每劑藥煎2次，上、下午各服1次。

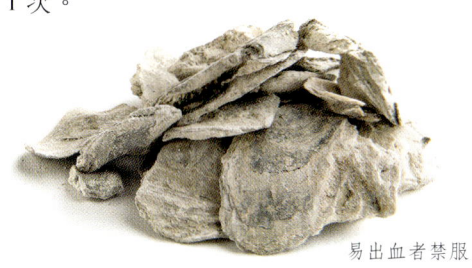

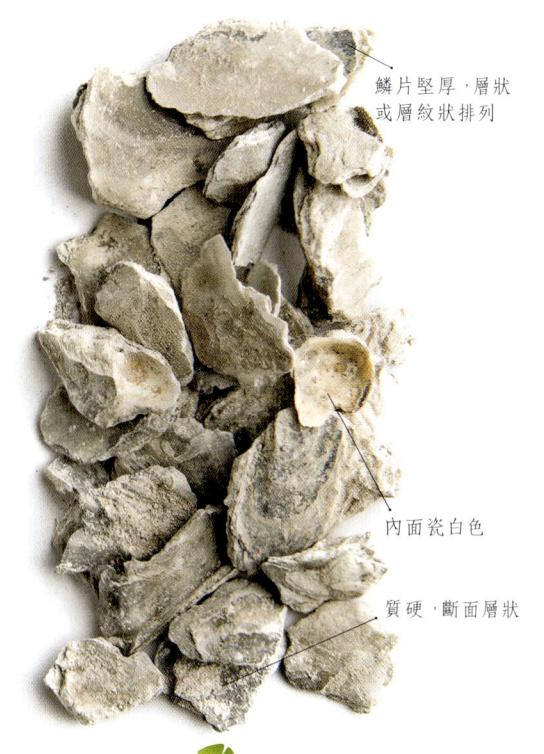

易出血者禁服

鱗片堅厚，層狀或層紋狀排列

內面瓷白色

質硬，斷面層狀

家用養生

煲湯：安神強志、補腎壯陽

鮮牡蠣150克，淫羊藿9克，太子參24克，大棗20枚，生薑、鹽各適量。牡蠣、淫羊藿、太子參、生薑、大棗洗淨放入鍋內，加入適量清水，大火燒開後，小火煮1小時，加鹽調味即可。

做湯：治崩漏

鮮牡蠣150克，豬瘦肉100克，澱粉、鹽各適量。鮮牡蠣和豬瘦肉切薄片，拌入適量澱粉，放入水中煮熟，加入鹽調味即可。

研末：治乳汁不下

牡蠣、川貝母、知母各等分。將以上三味中藥研成細末。每服6克，豬蹄湯調服。

第十六章 平肝熄風藥

441. 珍珠母

別　　名 珠牡丹、珠母、真珠母、明珠母等。
性味歸經 性寒，味鹹，歸肝、心經。
用法用量 打碎煎服，10~25克；或入丸、入散；外用適量。

功效主治

珍珠母具有平肝潛陽、安神定驚、清肝明目的功效。可以用於治療肝陽上亢、頭暈目眩、心神不寧、心悸失眠、耳鳴、目赤翳障、視物昏花、癲狂、驚癇、吐血、鼻出血、女性血崩等。

治病配方

1 治肝陽上升、頭暈頭痛、眼花耳鳴、面頰燥熱：珍珠母15克，女貞子、墨旱蓮各9克。水煎，去渣，取汁，溫服。每日1劑。（出自《常用中草藥圖譜》）

2 治心悸失眠：珍珠母15克，遠志3克，酸棗仁9克，炙甘草4.5克。水煎，去渣，取汁，溫服。每日1劑。（出自《常用中草藥圖譜》）

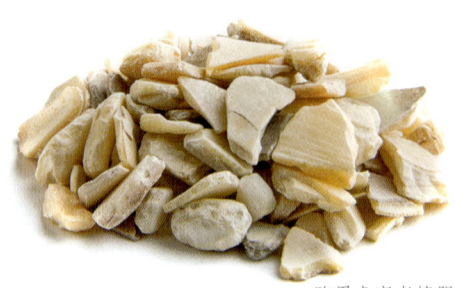

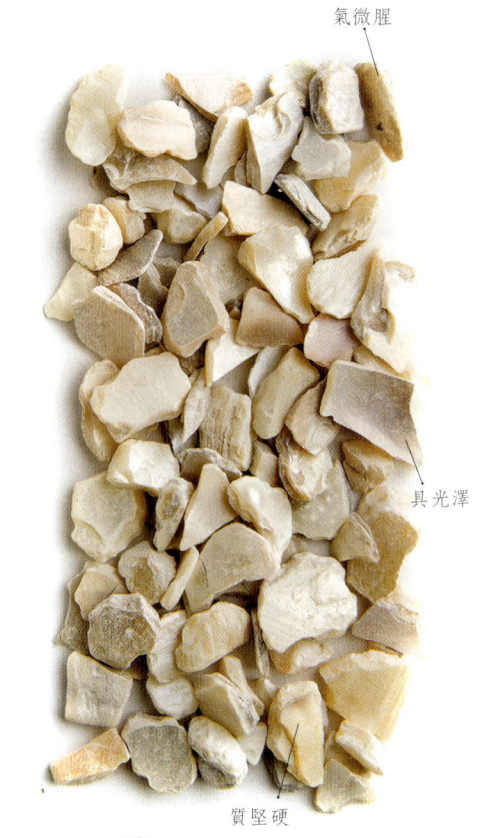

氣微腥
具光澤
質堅硬
脾胃虛寒者慎服

家用養生

煎服：治目赤翳障、視物昏花

珍珠母50克，蒼朮24克，人參3克。水煎，去渣，取汁，分成兩份，早、晚各服1次。

煎服：治肝陽上亢、頭痛眩暈

珍珠母、鉤藤、菊花、天麻、石決明各等分。水煎，去渣，取汁，溫服。每日1劑。

研末：滋陰養血、鎮心安神

珍珠母、酸棗仁、柏子仁、熟地黃各等分。將以上四味中藥研成細末，每服9克，溫水送服。

442. 紫貝齒

別　　名	紫貝、文貝、紫貝子等。
性味歸經	性平，味鹹，歸肝經。
用法用量	打碎煎服，10~15 克；或研末入丸、入散等。

功效主治

紫貝齒具有平肝潛陽、鎮驚安神、清肝明目的功效。可以用於治療肝陽上亢、頭暈目眩、驚悸失眠、目赤腫痛、目生翳膜、視物昏花等。

治病配方

1. 治小兒痘疹入眼：紫貝齒 10 克，羊子肝 30 克。紫貝齒研成細末。羊子肝切成兩片。將藥末放入羊子肝中間，用棉線纏好，放入米泔中煮熟。星月下露一宿，次日早晨空腹服用。（出自《嬰童百問》紫貝散）

2. 治驚悸失眠：紫貝齒、龍骨、磁石、酸棗仁各等分。水煎，去渣，取汁，溫服。

脾胃虛弱者慎服

443. 羅布麻葉

別　　名	茶葉花、澤漆麻、野茶葉、紅根草、野麻等。
性味歸經	性涼，味甘、苦，歸肝經。
用法用量	煎服或開水沖泡，6~12 克。

功效主治

羅布麻葉具有平抑肝陽、清熱利尿的功效。可以用於治療頭暈目眩、煩躁失眠、水腫、小便不利、高血壓、神經衰弱、腎炎浮腫等。

治病配方

1. 治高血壓：羅布麻葉 6 克。開水沖泡，代茶飲。

2. 治水腫：羅布麻葉 12 克。水煎，去渣，取汁，溫服。

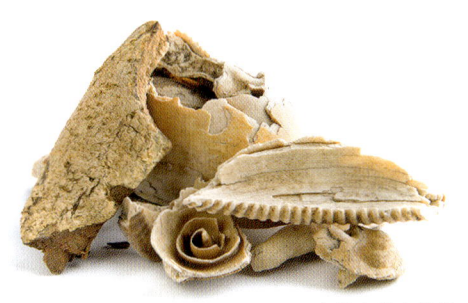

葉片邊緣具細齒

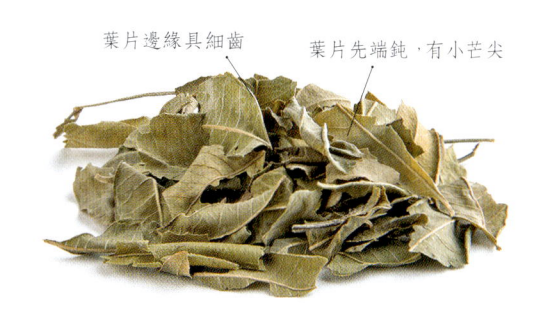

葉片先端鈍，有小芒尖

444. 代赭石

別　　名	赤土、紫朱、赭石、土朱、釘赭石、赤赭石、紅石頭等。
性味歸經	性寒，味苦，歸肝、心經。
用法用量	打碎煎服，10~30克；入丸、入散，1~3克；外用適量。

功效主治

代赭石具有平肝潛陽、重鎮降逆、涼血止血的功效。可以用於治療肝陽上亢、頭暈目眩、噫氣、嘔逆、噎膈反胃、氣逆喘息、咽喉腫痛、吐血、腸風、痔瘡、崩漏帶下等。

治病配方

1 治噫氣、嘔逆、噎膈反胃：代赭石30克，旋覆花、炙甘草各90克，人參60克，生薑150克，半夏10克，大棗12枚。水煎，去渣，取汁，分成3份，早、中、晚各1次。（出自《傷寒論》旋覆代赭湯）

2 治腸風血痢久不愈：代赭石60克，柿餅1個。代赭石火燒，醋淬2次。柿餅煮熟。代赭石和柿餅搗為丸，如梧桐子大。每服5丸，白湯送服。（出自《方脈正宗》）

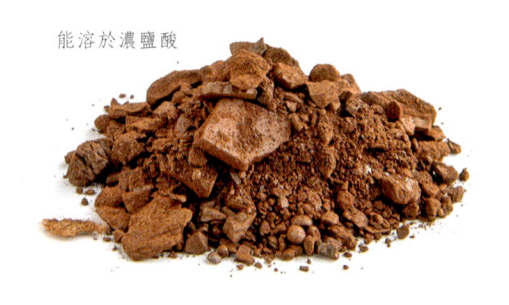

質堅硬，不易砸碎

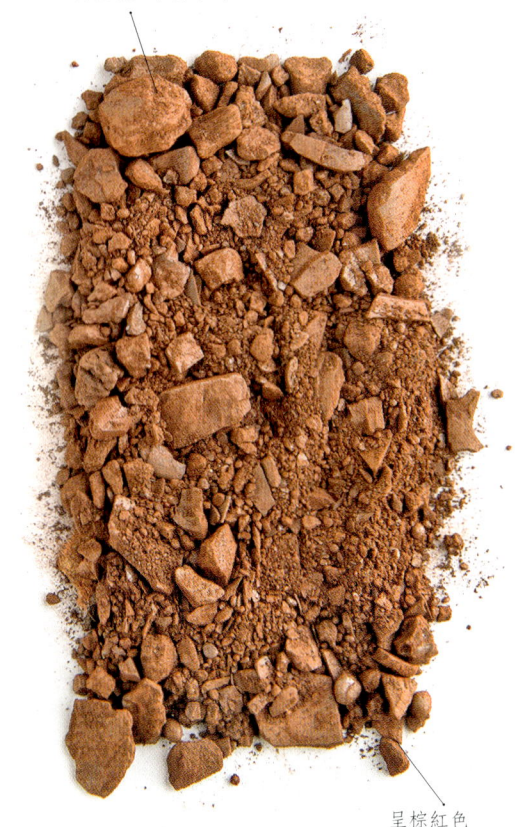

呈棕紅色

能溶於濃鹽酸

家用養生

塗抹：治赤眼腫閉

代赭石0.6克，石膏0.3克。將代赭石和石膏研成細末，新汲水攪拌均勻，塗抹於眼周及太陽穴。

研末：治氣逆喘息、咽喉腫痛

代赭石適量，醋少許。代赭石研成細末，用醋沖服。

研末：治諸丹熱毒

代赭石、青黛各6克，滑石、荊芥各3克，蜂蜜適量。將以上四味中藥研成細末。每服4.5克，蜜水調下。

445. 刺蒺藜

別　　名　蒺藜、八角刺、旁通、止行、野菱角等。
性味歸經　性微溫，味辛、苦，有小毒，歸肝經。
用法用量　一般用量6~9克，可煎服、入丸、入散；外用適量。

功效主治

刺蒺藜具有平肝疏肝、祛風明目的功效。可以用於治療肝陽上亢、頭暈目眩、胸脅脹痛、乳閉脹痛、風熱上攻、牙痛、目赤翳障、風疹瘙癢、白斑等。孕婦慎服。

治病配方

1 治風疹瘙癢：刺蒺藜120克，胡麻仁60克，玉竹90克，金銀花30克。將以上四味中藥研成細末。煉蜜為丸。早、晚各服9克，白湯送服。（出自《方龍潭家祕》）

2 治胸脅脹痛：刺蒺藜500克。炒黃，研成細末。早、中、晚各服12克，白湯送服。（出自《方龍潭家祕》）

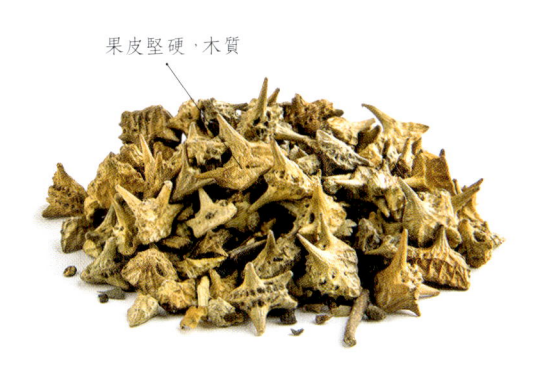

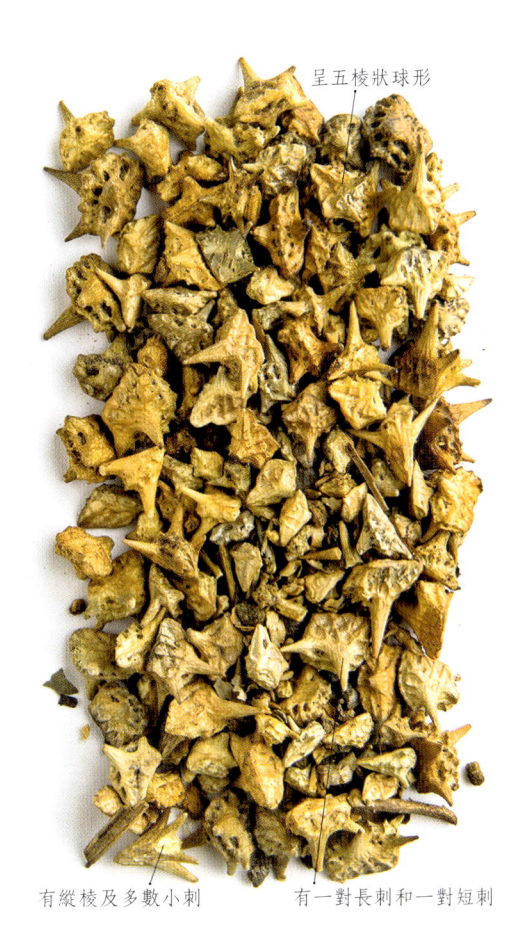

呈五棱狀球形

有縱棱及多數小刺　　有一對長刺和一對短刺

果皮堅硬，木質

家用養生

煎水洗：治通身浮腫

刺蒺藜適量。水煎，去渣，取汁，用藥汁清洗身體。每天1次。

研末：治眼疾、翳障不明

刺蒺藜120克（帶刺炒），玉竹90克。將刺蒺藜和玉竹研成細末。每服9克，飯後白湯送服。

漱口：治牙齒動搖疼痛

刺蒺藜15克，鹽少許。將刺蒺藜研成細末，放入半碗溫水，加入少許鹽，攪拌均勻，漱口數次。

第十六章 平肝熄風藥 443

446. 生鐵落

別　　名 無。
性味歸經 性涼，味辛，歸肝、心經。
用法用量 一般用量30~60克，可煎服、入丸、入散；外用適量，研末調敷。

功效主治

生鐵落具有平肝鎮驚的功效。可以用於治療癲狂、暴怒發狂、神經衰弱、失眠、瘡瘍腫毒、關節酸痛、扭傷疼痛等。肝虛及中氣虛寒者忌服。

治病配方

1 治癲狂：生鐵落30克。水煎，去渣，取汁，溫服。每日1劑。（出自《黃帝內經‧素問》生鐵落飲）

2 治嚴重的神經衰弱：生鐵落30克，山茱萸9克，遠志肉6克，川黃連4.5克。水煎，去渣，取汁，溫服。每日1劑。

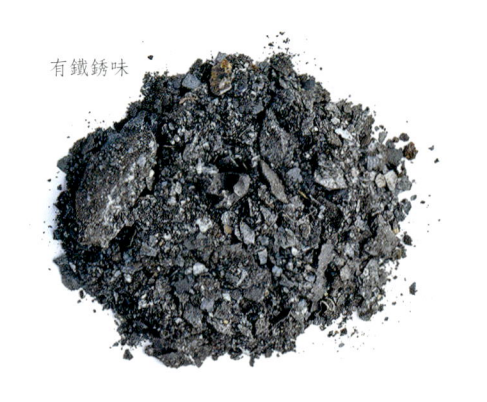

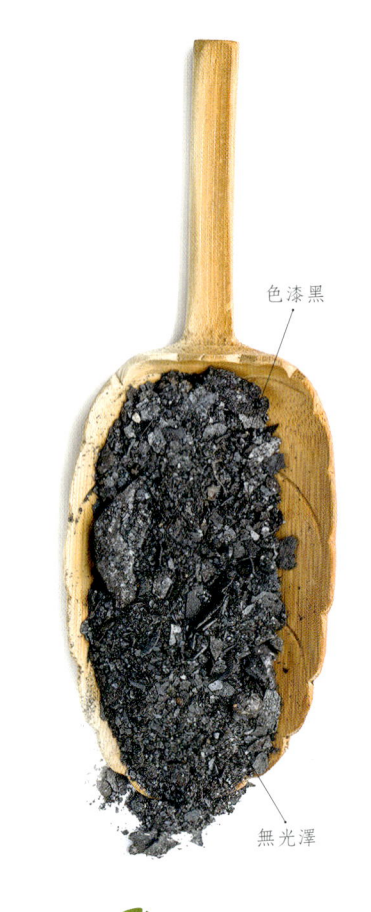

色漆黑

無光澤

有鐵銹味

家用養生

泡酒：治關節不能轉動

生鐵落50克，白酒500毫升。將生鐵落炒熱，投入白酒中浸泡2小時，除去藥渣，飲服白酒。每次1小杯。

外敷：治扭傷疼痛

生鐵落適量，醋少許。生鐵落研成細末，用醋攪拌均勻，置於藥用紗布上，敷貼於患處。有活血化瘀的作用。

外敷：治瘡瘍腫毒

生鐵落適量，豬膏少許。生鐵落研成細末，放入豬膏攪拌均勻。將藥膏放在藥用紗布上，敷貼於患處。

【熄風止痙藥】

本類藥物主入肝經，具有熄風止痙的作用。可以用於治療溫熱病熱極動風、肝陽化風、血虛生風等所致的眩暈、痙攣抽搐，以及痰熱上擾導致的癲癇、驚風抽搐，或風毒侵襲導致的破傷風、角弓反張等。

447. 僵蠶

別　　名	天蟲、薑蠶、白僵蠶等。
性味歸經	性平，味辛、鹹，歸肝、肺、胃經。
用法用量	煎服，5~9克；研末吞服，1~1.5克。

呈圓柱形，多彎曲皺縮

有白色粉霜狀的菌絲和孢子

功效主治

僵蠶具有熄風止痙、祛風止痛、化痰散結的功效。可以用於治療驚癇抽搐、口眼歪斜、風熱頭痛、目赤、咽痛、牙痛、風疹瘙癢、熱咳、痰喘、跌打損傷、風濕痛、瘡毒、瘰癧等。

治病配方

1 治風熱頭痛：僵蠶、菊花、石膏各200克。將以上三味中藥研成末。蔥白細研絞取汁。藥末與蔥白汁同拌，麵糊為丸，如梧桐子大。每服20丸，溫酒送服。（出自《聖濟總錄》僵蠶丸）

2 治驚癇抽搐：僵蠶、烏頭、沒藥各50克，炙蜈蚣25克。將以上四味中藥研成細末，酒麵糊為丸，如梧桐子大。每服10丸，溫酒送服。每日3次。（出自《聖濟總錄》僵蠶丸）

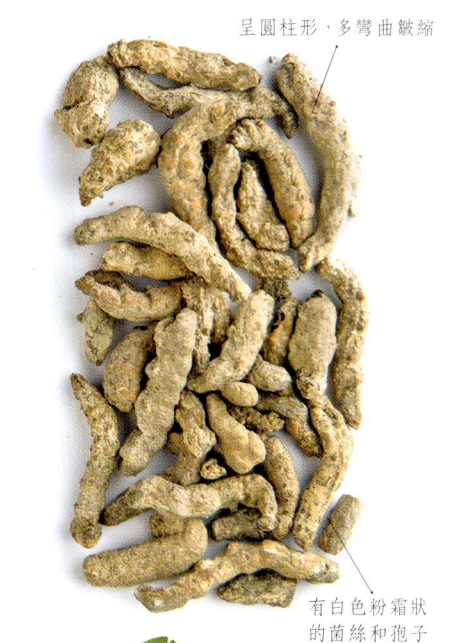

家用養生

研末：治小兒驚風

僵蠶、蠍梢各等分，天雄尖、附子尖各5克。將以上四味中藥研成細末。每服2.5克，生薑水攪拌均匀，飲服。

入丸：治咽喉腫痛

僵蠶、牛蒡子各等分。將以上二味中藥研成細末，煉蜜為丸，每50克做15丸。每服1丸，飯後含化。

塗抹：治風壅牙痛

僵蠶、藁本、白芷各等分。將以上三味中藥研成細末。每用少許塗抹於牙痛處，用鹽水漱口。

第十六章 平肝熄風藥 445

448. 蜈蚣

別　　名 天龍、百腳、吳公、百足蟲、千足蟲、天蟲、千條腿等。
性味歸經 性溫，味辛，有毒，歸肝經。
用法用量 煎服，3~5 克；研末沖服，0.6~1 克；外用適量。

功效主治

蜈蚣具有熄風鎮痙、攻毒散結、通絡止痛的功效。可以用於治療痙攣抽搐、小兒驚風、破傷風、角弓反張、癲癇、口眼歪斜、瘡瘍腫毒、瘰癧、風濕頑痺、頑固性頭痛等。孕婦忌用。

治病配方

1　治小兒驚風：蜈蚣 5 克，丹砂、輕粉各等分。蜈蚣去足，炙為末。丹砂和輕粉研成細末，與蜈蚣末攪拌均勻，乳汁和丸，如綠豆大。每歲 1 丸，乳汁送服。（出自《太平聖惠方》萬金散）

2　治中風抽搐及破傷後受風抽搐：蜈蚣 5 克，生黃耆 18 克，當歸 12 克，羌活、獨活、全蠍各 6 克。水煎，去渣，取汁，溫服。（出自《醫學衷中參西錄》逐風湯）

呈扁平長條形

質脆，斷面有裂隙

氣微腥，有特殊刺鼻的臭氣

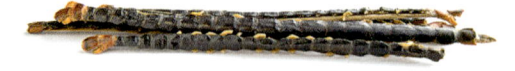

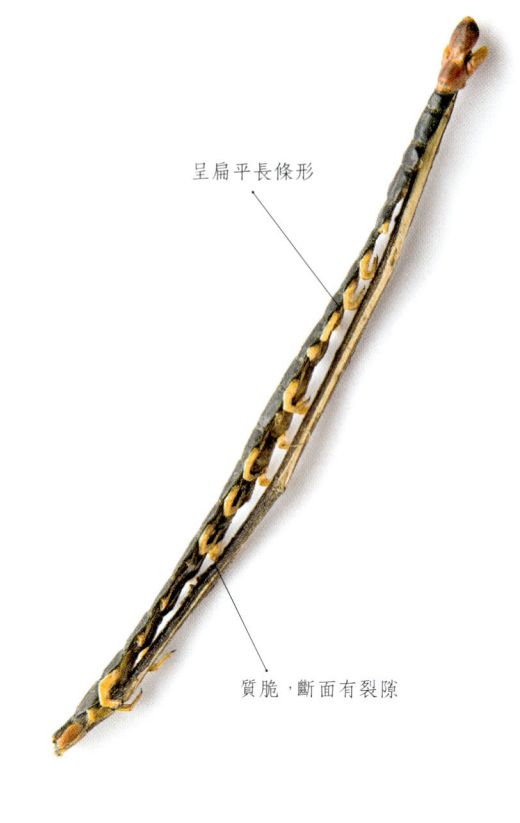

家用養生

研末：治甲溝炎

蜈蚣 5 克，雄黃、白礬各 1.5 克，雞蛋 1 個。蜈蚣、雄黃和白礬研成細末。雞蛋一端打破，倒出部分蛋清，然後將藥末裝入蛋內，攪勻，患指插入雞蛋內，用小火沿蛋殼圍烘 1 小時以上，使患指有濕熱感。每日烘烤 1~2 次，一般治療 1~5 天可痊癒。

塗抹：治蛇咬

蜈蚣 10 克，白芷 30 克，雄黃 15 克，樟腦 9 克。將以上四味中藥研成細末，用香油攪拌均勻，塗抹於傷口，隨乾隨塗。

449. 全蠍

別　　名	鉗蠍、全蟲、蠍子等。
性味歸經	性平，味辛，有毒，歸肝經。
用法用量	煎服，3~6 克；研末吞服，0.6~1 克；外用適量。

功效主治

全蠍具有熄風鎮痙、攻毒散結、通絡止痛的功效。可以用於治療痙攣抽搐、小兒驚風、高熱、神昏、抽搐、口眼歪斜、瘡瘍腫毒、瘰癧、瘦瘤、骨與關節結核、風濕頑痺、頑固性偏正頭痛等。

治病配方

1 治風痰阻絡引起的口眼歪斜：附子、僵蠶、全蠍各等分。將以上三味中藥研成細末。每服 3 克，熱酒送服。不拘時服。（出自《楊氏家藏方》牽正散）

2 治頑固性偏正頭痛：全蠍、川烏、草烏、僵蠶、附子、天南星、天麻、白芷、川芎、羌活、防風、荊芥、石膏、甘草、地龍、乳香、沒藥、雄黃各等分。將以上十八味中藥研成細末。每服 1.5 克，加入少許綠茶，睡前開水沖服。（出自《祕傳證治要訣類方》追風散）

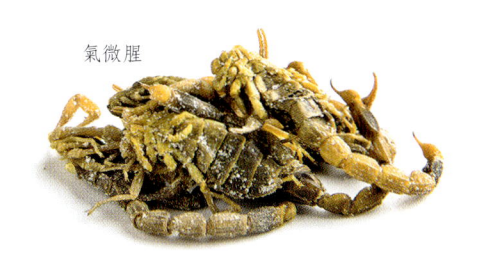

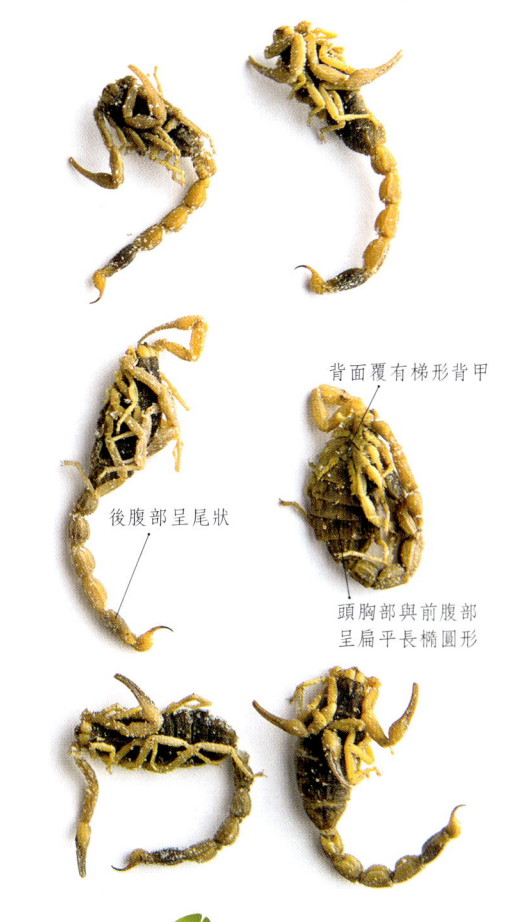

氣微腥

背面覆有梯形背甲

後腹部呈尾狀

頭胸部與前腹部呈扁平長橢圓形

家用養生

燉煮：治風濕頑痺

全蠍、紅豆各 5 克，昆布 40 克，三七 15 克，豬瘦肉 300 克，生薑適量。豬瘦肉處理乾淨，切成大塊，放入燉盅中，加入全蠍、紅豆、昆布、三七、生薑和適量清水，隔水燉煮約 3 小時即可。

煲湯：除濕、解毒、消腫、散結

全蠍 3 克，蜈蚣 5 克，魚肚 250 克，生薑、料酒、鹽各適量。魚肚處理乾淨，切條，放入砂鍋中，加入全蠍、蜈蚣、生薑、料酒和適量清水，大火燒開，轉小火煮 40 分鐘，加鹽調味即可。

第十六章 平肝熄風藥 447

450. 地龍

別　　名　蚯蚓、引無、附蚓、寒蚓等。
性味歸經　性寒，味鹹，歸肝、脾、膀胱經。
用法用量　煎服，4.5~9克；研末吞服，1~2克；外用適量。鮮品用量10~20克。

功效主治

地龍具有清熱熄風、平肝降壓、活絡通痹、清肺平喘、利尿通淋的功效。可以用於治療高熱驚癇、癲狂、氣虛血滯、半身不遂、肺熱哮喘、小便不利、尿閉不通、經絡阻滯、血脈不暢、肢節不利、風寒濕痹等。

治病配方

1 治小兒驚風：鮮地龍20克，乳香1.5克，胡粉3克。乳香和鉛丹研成細末。鮮地龍捏去土，與藥末一起搗爛，研和為丸，如麻子大。每服7丸，蔥白湯送服。（出自《聖濟總錄》乳香丸）

2 治抽筋：地龍5克，胡黃連3克。水煎，去渣，取汁，溫服。每日3次。（出自《吉林中草藥》）

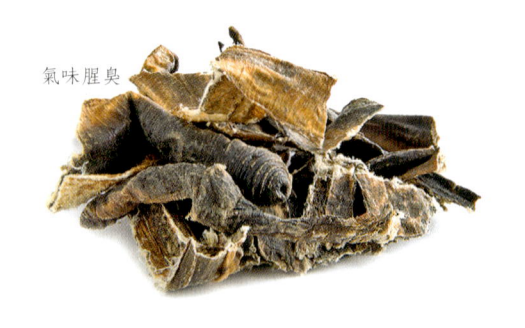

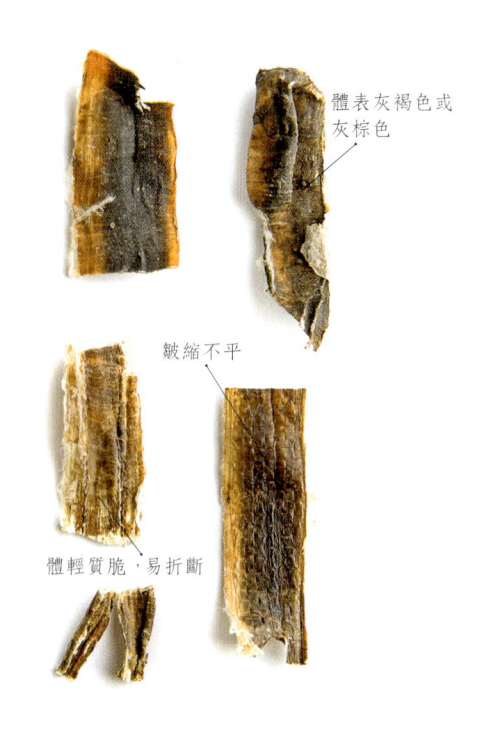

體表灰褐色或灰棕色
皺縮不平
體輕質脆，易折斷
氣味腥臭

家用養生

酒煎：清熱解毒、鎮痙通絡

地龍10克，荸薺20克，白酒100毫升。酒煎，去渣，取汁，溫服。

燉煮：滋養肝腎、利尿活絡

鮮地龍30克，鳳爪10隻，鹽適量。將鮮地龍清水活養24小時，使其吐出土，水煎，取汁。用藥汁將鳳爪煮熟，加入適量鹽即可。適用於腦卒中後遺症、糖尿病足等。

煲湯：通絡祛風、利水降壓

地龍9克，冬瓜500克，鹽適量。地龍研成細末。冬瓜處理乾淨，切塊，放入砂鍋中，加入適量清水和地龍末煮熟，加入適量鹽即可。適用於腦卒中後遺症、肥胖症、冠心病等。

451. 天麻

別　　名：鬼督郵、赤箭、定風草、離母、合離草、白龍皮等。
性味歸經：性平，味甘，歸肝經。
用法用量：煎服，3~9 克；研末沖服，每次 1~1.5 克。

功效主治

天麻具有熄風止痙、平肝潛陽、祛風通絡的功效。可以用於治療驚風、痙攣抽搐、眩暈、頭痛、半身不遂、肢節麻木、風濕痺痛等。

治病配方

1 治中風半身不遂、筋骨疼痛、腰膝沉重：天麻 60 克，地榆 30 克，沒藥 0.9 克，玄參、烏頭各 30 克，麝香 0.3 克。將前五味中藥研成細末，與麝香攪拌均勻，煉蜜為丸，如梧桐子大。每服 20 丸，晚飯前溫酒送服。（出自《聖濟總錄》天麻丸）

2 治女性風痺、手足不遂：天麻、牛膝、附子、杜仲各 60 克，白酒 1,000 毫升。將以上四味中藥放入密閉瓷器中，倒入白酒浸泡 7 天即可服用。每次 1 小杯。（出自《十便良方》天麻酒）

斷面如角質般
略透明
質堅實，不易折斷

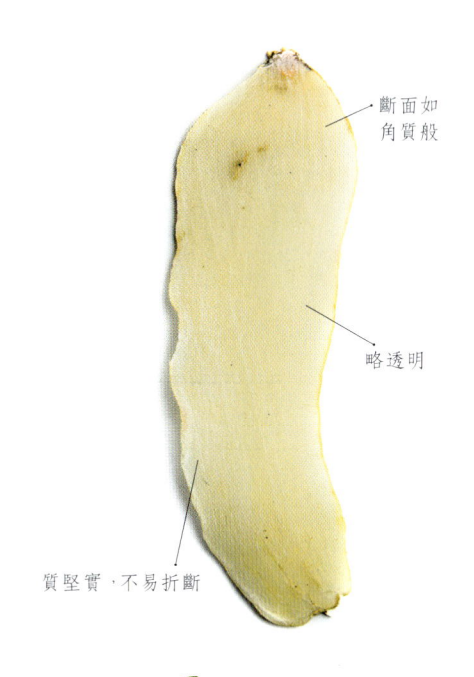

家用養生

代茶飲：治半身不遂、肢體麻木、頭暈目眩

天麻、丹參、製半夏、茯苓、僵蠶各 10 克，花茶 6 克。水煎前五味中藥，去渣，取汁，用熱湯汁沖泡花茶。每日代茶飲。

煲湯：消腫利水

天麻 5 克，鰱魚頭半個，調味品適量。鰱魚頭處理乾淨，放入鍋中，加入天麻一起熬成濃湯，加入適量調味品即可。

煲湯：舒筋利節

天麻 5 克，鱔魚 300 克，生薑、鹽各適量。鱔魚處理乾淨，放入鍋中，加入天麻和生薑一起熬成濃湯，加入適量鹽即可。

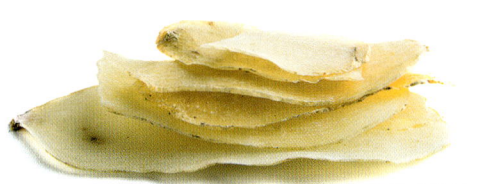

血虛無風，口乾便閉者慎用

452. 鈎藤

別　　名　吊藤、鷹爪風、倒掛刺、鶯爪風等。
性味歸經　性涼，味甘，歸肝、心包經。
用法用量　煎服或入散，3~12 克。

功效主治

鈎藤具有清熱平肝、熄風止痙的功效。可以用於治療頭痛、眩暈、肝風內動、驚癇抽搐、壯熱神昏、牙關緊閉、斑疹透發不暢、小兒夜啼等。

治病配方

1 治小兒驚癇、仰目嚼舌、精神昏悶：鈎藤、川大黃各 25 克，龍齒 50 克，石膏、麥冬各 1.5 克，梔子仁 0.5 克，黃芩 0.15 克。將以上七味中藥研成粗末。每服 5 克，水煎，去渣，溫服。不拘時服。（出自《太平聖惠方》鈎藤散）

2 治傷寒頭痛、壯熱神昏：鈎藤、桑白皮、芒硝各 50 克，梔子仁、炙甘草各 1.5 克，大黃、黃芩各 75 克。將以上七味中藥研成粗末。每服 15 克，水煎，加竹葉 3 片，去渣，取汁，加入適量生地黃汁，攪拌均勻，飯後溫服。（出自《聖濟總錄》鈎藤湯）

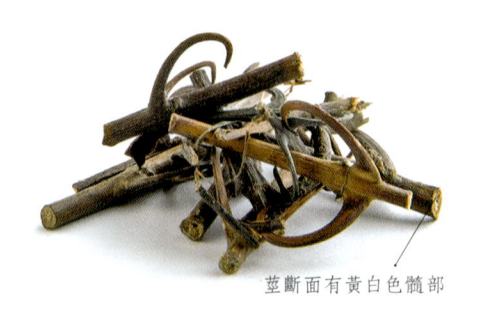

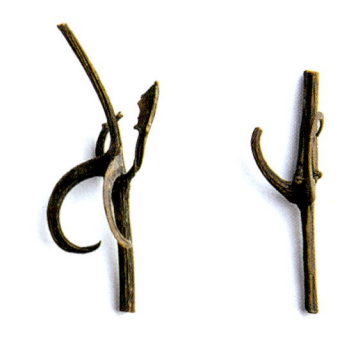

節上生有向下彎曲的鈎子

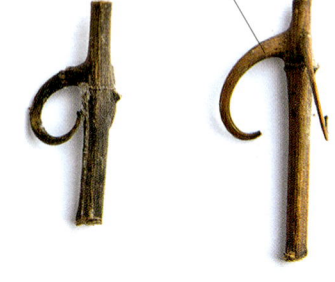

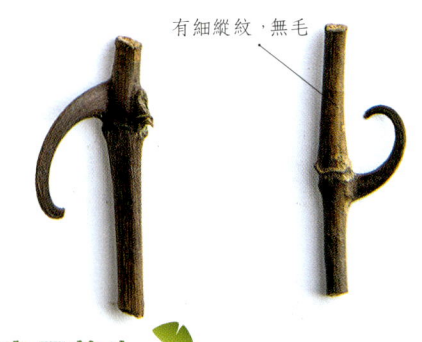

有細縱紋，無毛

莖斷面有黃白色髓部

家用養生

代茶飲：治中風後遺症

鈎藤、川芎、麥冬、牛膝、丹參各 10 克。水煎，去渣，取汁，代茶飲。

煎服：治面部痙攣

鈎藤、菊花各 10 克。水煎，去渣，取汁，溫服。每日 1 劑。

煎服：降血壓

鈎藤 12 克。水煎，去渣，取汁，溫服。每日 1 劑。

453. 珍珠

別　　名 真珠、真朱、蚌珠、珠子等。
性味歸經 性寒，味咸、甘，歸心、肝經。
用法用量 內服入丸、入散，0.1~0.3 克；外用適量。

功效主治

珍珠具有安神定驚、明目消翳、解毒生肌的功效。可以用於治療心神不寧、驚悸失眠、怔忡、癲癇、驚風抽搐、煩熱消渴、喉痺口疳、目生翳障、瘡瘍久不收口等。

治病配方

1 治小兒驚風、夜啼不止：珍珠、伏龍肝、丹砂各 0.3 克，麝香 3 克。將前三味中藥研成細末，與麝香攪拌均勻，煉蜜為丸，如綠豆大。每服 1 丸，溫水送服。（出自《聖濟總錄》珍珠丸）

2 治口內諸瘡：珍珠 9 克，硼砂、青黛各 3 克，冰片 1.5 克，黃連、人中白*各 6 克。將以上六味中藥研成細末，用藥末塗抹於患處。（出自《丹台玉案》珍寶散）

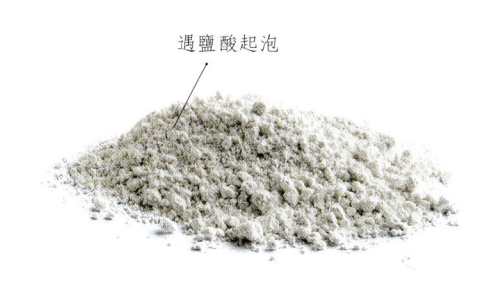

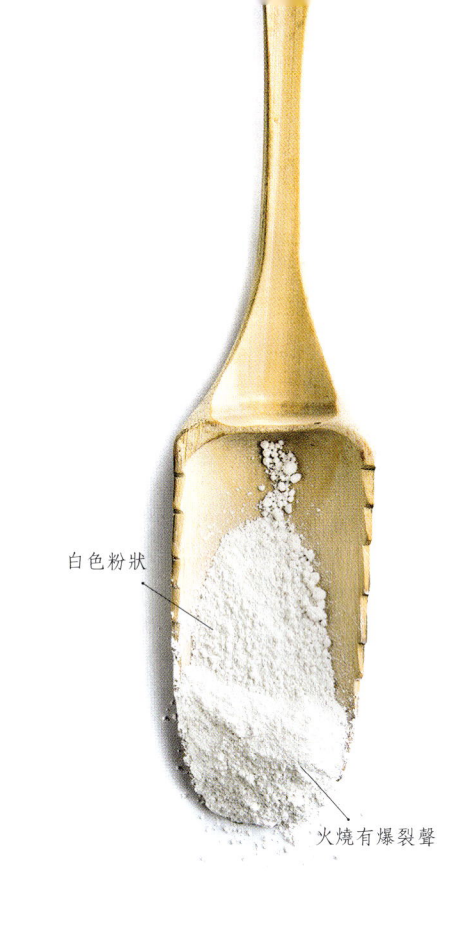

白色粉狀

火燒有爆裂聲

遇鹽酸起泡

家用養生

點眼：治風熱眼中生赤脈、有花翳

珍珠、琥珀各 0.3 克，冰片、朱砂各 0.15 克，硼砂 0.5 克。將以上五味中藥研成細末，用棉花棒蘸取點於眼中。

塗抹：治一切諸毒瘡疽

珍珠 3 克，紫河車 1 具，白蠟、豬膏各 30 克。珍珠和紫河車研成細末。白蠟和豬膏火上共熔化，和入珍珠末、紫河車末，攪拌均勻，塗抹於患處。

* 人中白是指凝結在尿桶或尿缸中的灰白色無晶形之薄片或塊片，洗淨乾燥而成。

第十六章 平肝熄風藥 451

第十七章

開竅藥

凡具有辛香走竄之性，以開竅醒神為主要作用，治療閉證神昏的藥物，都稱為開竅藥。現代臨床多用於治療各種原因出現的急性昏迷、癲癇發作、腦震盪後遺症、老年癡呆症、冠心病等。

454. 冰片

別　　名：龍腦香、片腦、梅花腦、冰片腦、梅冰等。
性味歸經：性微寒，味辛、苦，歸心、脾、肺經。
用法用量：一般用 0.15~0.3 克，入丸、散；外用適量。

功效主治

冰片具有開竅醒神、清熱止痛的功效。可以用於治療高熱神昏、中風痰厥驚癇、暑濕蒙蔽清竅、喉痺耳聾、口瘡齒腫、瘡癰、痔瘡、目赤腫痛、翳膜遮睛等。

治病配方

1 治咽喉腫痛、口舌生瘡：冰片 2.5 克，朱砂 3 克，玄明粉、硼砂各 25 克。將以上四味中藥研成細末，裝瓶密封備用。用時以棉花棒蘸取少許，塗抹於患處，每日 3 次。（出自《外科正宗》冰硼散）

2 治風熱喉痺：冰片 1.5 克，燈心草 5 克，黃柏 2.5 克，白礬 3.5 克。將以上四味中藥研成細末。每次取少許，吹於患處。（出自《瀕湖集簡方》）

氣血虛者忌服，孕婦慎服

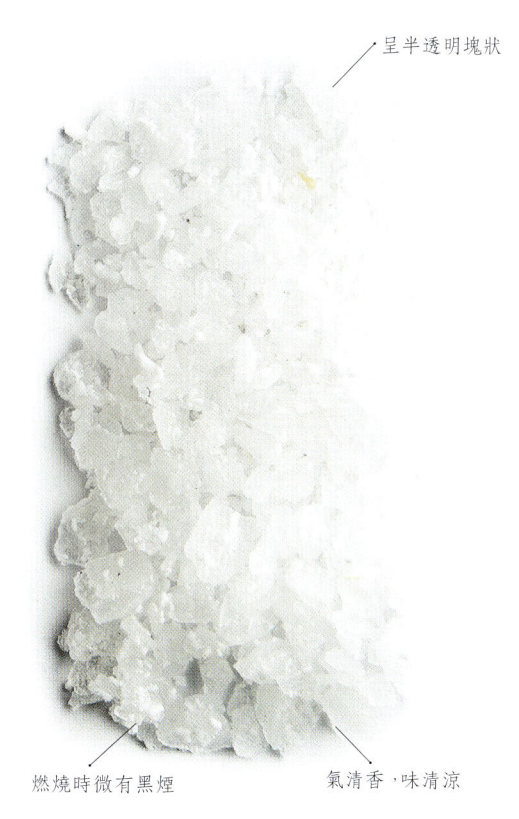

呈半透明塊狀

燃燒時微有黑煙　　氣清香，味清涼

家用養生

研末：治口瘡、口腔潰瘍

冰片 1 克，白礬 10 克。將以上中藥研成細末，裝瓶密封備用。用時以棉花棒蘸取少許，塗抹於口瘡或潰瘍面上，每日 3 次。

塗抹：治慢性氣管炎

冰片、凡士林各 5 克。將冰片研成細末，加入凡士林攪拌均勻，塗抹於膻中穴。用繃帶固定，並持續熱敷。12 小時換藥 1 次，10 天為一個療程。

塗抹：治痔瘡

冰片 0.6 克，蔥白適量。蔥白搗爛，取汁，加入冰片化開，塗抹於患處。

第十七章　開竅藥　453

455. 石菖蒲

別　　名 山菖蒲、金錢蒲、水劍草、香菖蒲等。
性味歸經 性溫，味辛、苦，歸心、胃經。
用法用量 一般用量為 3~9 克，煎服，鮮品加倍。

功效主治

石菖蒲具有開竅醒腦、化濕和胃、寧神益志的功效。可以用於治療痰濕穢濁之邪蒙蔽清竅所致的神志昏亂；濕濁中阻、脘悶腹脹、痞塞疼痛；以及濕濁、熱毒蘊結腸中所致的水穀不納、裡急後重等。陰虛血熱者忌用。

治病配方

1 治霍亂吐瀉不止： 石菖蒲、高良薑、陳皮各 50 克，白朮、炙甘草各 25 克。將以上五味中藥研成粗末。每服 15 克，水煎，去渣，取汁，溫服。（出自《聖濟總錄》石菖蒲飲）

2 治赤白帶下： 石菖蒲、補骨脂各等分。將以上中藥炒為末。每服 10 克，溫酒送服。（出自《女性良方》）

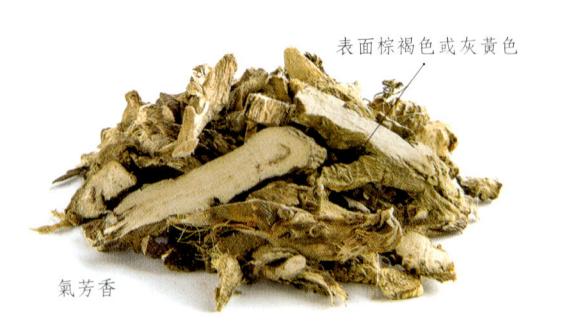

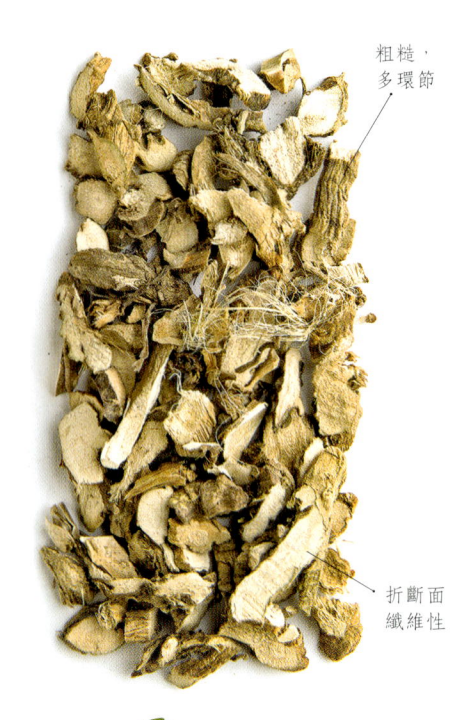

粗糙，多環節

折斷面纖維性

表面棕褐色或灰黃色

氣芳香

家用養生

燉煮：安神益智

石菖蒲、玉竹各 10 克，山藥 15 克，老鴨 1 隻，調料適量。老鴨處理乾淨，切塊。山藥、石菖蒲、玉竹分別洗淨後，用紗布包好，與老鴨一起放入鍋中，加入適量的清水，大火燉煮，至鴨肉熟爛，加入適量調料即可。

代茶飲：安神鎮靜

石菖蒲 6 克，龍齒 9 克。將石菖蒲和龍齒裝入紗布袋中，放入保溫杯內，開水沖泡，代茶飲。

代茶飲：治失音

石菖蒲 5 克，胖大海 5 枚，薄荷適量。將以上三味中藥裝入紗布袋中，放入保溫杯內，開水沖泡，代茶飲。

456. 蘇合香

別名 帝膏、蘇合油、蘇合香油、帝油流等。
性味歸經 性溫，味辛，歸心、脾經。
用法用量 入丸，入散，0.3~1 克；外用適量。不入煎劑。

功效主治

蘇合香具有開竅醒神、辟穢、止痛的功效。可以用於治療寒閉神昏、面青、身涼、苔白、中風痰厥、驚癇、胸腹冷痛、滿悶、痰濁、血瘀、凍瘡等。

治病配方

1 治驚癇：蘇合香 4.5 克，薑製半夏、天南星、天竺黃各 9 克。將以上四味中藥研成細末，以蘇合香酒和化為丸，如桂圓核大。每服 6 克，飯前淡薑湯送服，早、晚各 1 次。（出自《本草匯言》）

2 治胸腹冷痛：蘇合香 1.5 克，藿香梗 3 克，五靈脂 6 克。將以上三味中藥研成細末。每服 1.5 克，生薑湯送服。（出自《本草匯言》）

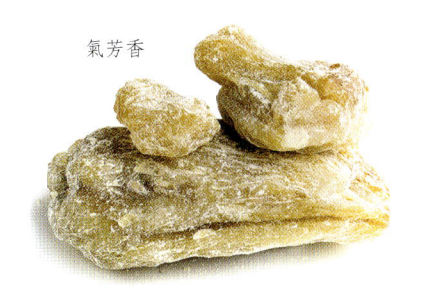

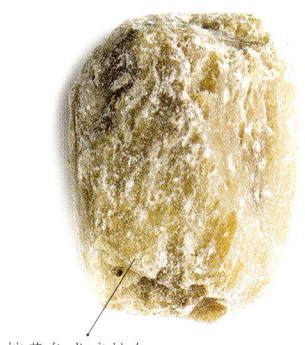

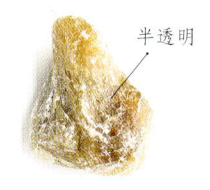

棕黃色或暗棕色

半透明

氣芳香

家用養生

塗抹：治凍瘡

蘇合香適量，酒精少許。將蘇合香放入酒精中溶解，用棉花棒蘸取少許塗抹於患處。

入丸：治心絞痛

蘇合香 5 克，冰片、乳香各 15 克，檀香、青木香 21 克。將以上五味中藥研成細末，煉蜜為丸，如梧桐子大。每服 3 丸，每日 3 次。

沖泡：治失眠多夢

蘇合香 0.6 克，人參 1.5 克，生薑 3 克。睡前，用開水沖泡 1 小杯飲服。每日 1 劑。

457. 安息香

別　　名 拙貝羅香等。
性味歸經 性平，味辛、苦，歸心、肝、脾經。
用法用量 一般用量 0.3~1.5 克，可研末、入丸、入散等。

功效主治

安息香具有開竅醒神、豁痰辟穢、行氣活血、止痛的功效。可以用於治療中風痰厥、氣鬱暴厥、中風昏迷、心腹疼痛、產後血暈、小兒驚風等。

治病配方

1 治心腹痛：安息香、桃仁、莪朮、使君子各 15 克，全蠍 0.3 克，阿魏 3 克，小茴香 9 克。將以上七味中藥研細末，煉蜜為丸，如皂莢子大。每服 3 丸，薄荷湯送服。（出自《幼幼新書》安息香膏）

2 治時氣瘴疫：安息香、雄黃各 30 克，朱砂、硫磺、阿魏各 15 克，松脂、側柏葉、蒼朮各 120 克，白芷、桃葉各 90 克。將以上十味中藥研細末，煉蜜為丸，如彈子大。每用 1 丸，在居室中用火燒，熏香即可。（出自《太平聖惠方》安息香丸）

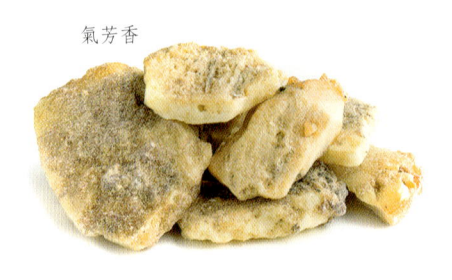

氣芳香

呈球形顆粒壓結的團塊

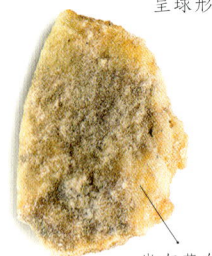

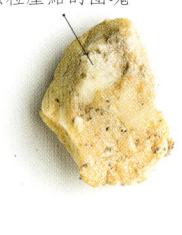

嵌有黃白色及灰白色不透明顆粒

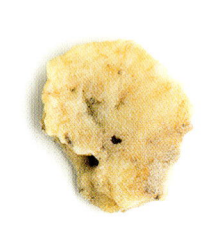

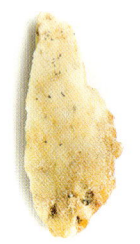

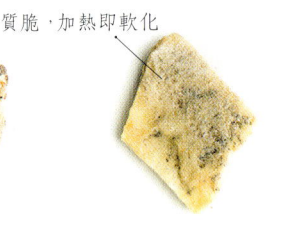

質脆，加熱即軟化

家用養生

研末：治突發心絞痛

安息香 1.5 克。研成細末，開水送服。

研末：治關節風痛

安息香 60 克，豬瘦肉 120 克。安息香研成細末。豬瘦肉切片，裹入藥末。將豬瘦肉放入裝有一層灰的陶瓷罐中，在大火上（火與陶瓷罐之間隔一銅板）燒出煙，將罐口對準痛處熏治。

第十八章

收澀藥

　　收澀藥用以治療各種滑脫病症，即久病體虛、正氣不固、臟腑功能衰退導致的自汗、盜汗、久咳虛喘、久瀉、久痢、遺精、滑精、尿頻、崩帶不止等病症。

　　現代藥理研究表明，收澀藥含大量鞣質，有止瀉、止血、使分泌細胞乾燥的作用，還能抑菌、消炎、防腐、吸收腸道內有毒物質等。

【固表止汗藥】

本類藥物性平，味甘，多入肺、心二經，可調節衛分、行肌表、固腠理而具有固表止汗的功效。臨床常用於氣虛肌表不固、腠理疏鬆、津液外泄而自汗、陽熱迫津而盜汗等。

458. 麻黃根

別　　名 苦椿菜。
性味歸經 性平，味甘、微澀，歸肺經。
用法用量 煎服，3~9 克；外用適量。

功效主治

麻黃根具有固表止汗的功效。可以用於治療氣虛自汗、陰虛盜汗等。有表邪者忌用。

治病配方

1 治虛汗無度：麻黃根、黃耆、牡蠣各等分。將以上三味中藥研成細末，麵糊為丸，如梧桐子大。每服 50 丸，浮小麥湯送服，以止為度。（出自《太平惠民和劑局方》牡蠣散）

2 治產後虛汗不止：麻黃根 60 克，當歸、黃耆各 30 克。將以上三味中藥研成細末。每服 12 克，水煎，去渣，取汁。不拘時候，溫服。（出自《太平聖惠方》麻黃根散）

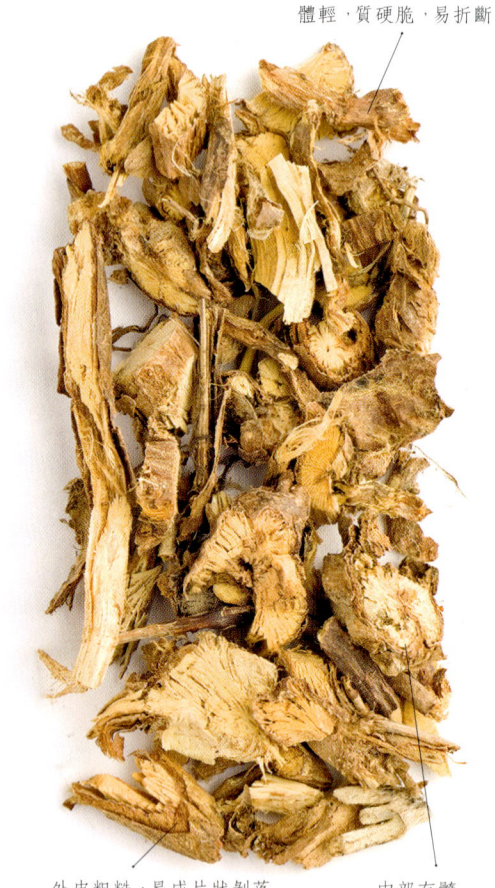

體輕，質硬脆，易折斷
外皮粗糙，易成片狀剝落　　中部有髓

鑑別用藥

中藥	入藥材質	功效	主治
麻黃	麻黃的草質莖	性溫，味辛、微苦，歸肺、膀胱經。具有發汗散寒、宣肺平喘、利水消腫的功效	胸悶咳喘、水腫、風濕痺痛、陰疽、痰核等
麻黃根	麻黃的根	性平，味甘、微澀，歸肺經。具有固表止汗的功效	氣虛自汗、陰虛盜汗等

459. 糯稻根鬚

別　　名	稻根鬚、糯稻根等。
性味歸經	性平，味甘，歸心、肝經。
用法用量	煎服，15~30克。

功效主治

糯稻根鬚具有固表止汗、益胃生津、退虛熱的功效。可以用於治療氣虛自汗、陰虛盜汗、陰虛口渴、虛熱不退、骨蒸勞熱等。

治病配方

1 止渴、止虛汗：糯稻根鬚適量。將糯稻根鬚燒灰。每服10克，開水沖泡，悶5分鐘即可服用。每日早、晚飯前各1次。（出自《江蘇植藥志》）

2 治氣虛自汗：糯稻根鬚、黃耆、黨參、白朮、浮小麥各適量。水煎，去渣，取汁，溫服。每日1劑。

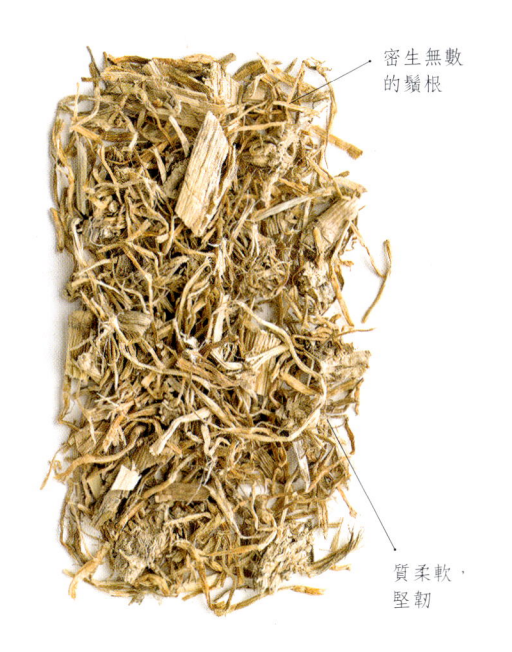

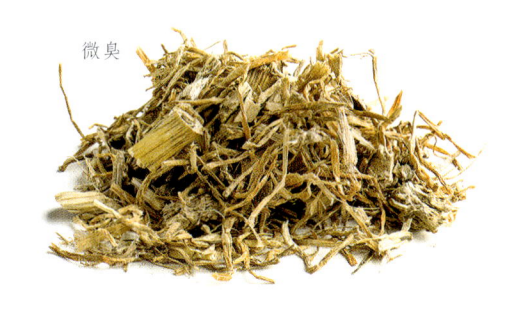

微臭

密生無數的鬚根

質柔軟，堅韌

家用養生

煎服：治乳糜尿*

糯稻根鬚60克。水煎，去渣，取汁，分成兩份，每日早、晚各1次，20天為一個療程。

煎服：治陰虛口渴、虛熱不退及骨蒸勞熱

糯稻根鬚、沙參、麥冬、地骨皮各適量。水煎，去渣，取汁，溫服。每日1劑。

煎服：治陰虛盜汗

糯稻根鬚、生地黃、地骨皮、麻黃根各適量。水煎，去渣，取汁，溫服。每日1劑。

* 乳糜尿是指由於淋巴管被尿中所含淋巴液堵塞，導致乳糜從尿中排出，屬於一種白尿。

460. 浮小麥

別　　名 浮水麥、浮麥等。
性味歸經 性涼,味甘,歸心經。
用法用量 煎服,15~30 克;研末吞服,3~5 克。

功效主治

浮小麥具有固表止汗、益氣、除熱的功效。可以用於治療氣虛自汗、陰虛盜汗、陰虛發熱、骨蒸勞熱、男子血淋等。無汗而煩躁或虛脫汗出者忌用。

治病配方

1. 治盜汗及虛汗不止:浮小麥適量。將浮小麥用小火炒焦,研成細末。每服 5 克,米湯送服。每日 1 劑。(出自《衛生寶鑑》)

2. 治男子血淋不止:浮小麥 15 克,童尿少許,砂糖適量。將浮小麥和童尿一起炒黃,研成細末,加砂糖煎水調服。(出自《奇方類編》)

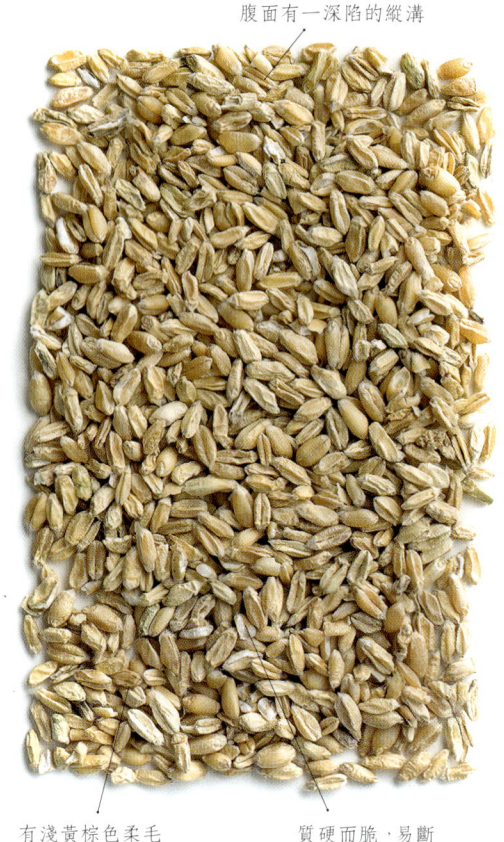

腹面有一深陷的縱溝

有淺黃棕色柔毛

質硬而脆,易斷

鑑別用藥

中藥	入藥材質	功效	主治
小麥	小麥的成熟穎果	性微寒,味甘,歸心經。具有養心除煩的功效	心神不寧、煩躁失眠、女性髒躁症等
浮小麥	小麥的未成熟穎果	性涼,味甘,歸心經。具有固表止汗、益氣、除熱的功效	氣虛自汗、陰虛盜汗、陰虛發熱、骨蒸勞熱、男子血淋等

【斂肺澀腸藥】

本類藥物味多酸澀，主入肺經和大腸經。具有斂肺止咳、澀腸止瀉的功效。可以用於治療肺虛咳喘、肺腎兩虛、久瀉、久痢等。痰多壅肺所致的咳喘以及傷食腹瀉不宜服用。

461. 訶子

別名 訶黎勒、訶黎、訶梨、隨風子等。

性味歸經 性平，味苦、酸、澀，歸肺、大腸經。

用法用量 煎服，3~10克。

功效主治

訶子具有澀腸止瀉、斂肺止咳、利咽開音的功效。可以用於治療久瀉、久痢、脫肛、久咳、失音、咽喉腫痛等。

治病配方

1 治久咳、失音：訶子（去核）、杏仁各30克，通草7.5克。將以上三味中藥切細。每服12克，加適量生薑水煎，去渣，取汁，飯後溫服。（出自《濟生方》訶子飲）

2 治久瀉、久痢、脫肛：訶子2.1克，罌粟殼、陳皮各1.5克，乾薑1.8克。將以上四味中藥研成細末，水煎，去渣，取汁，熱服。（出自《蘭室祕藏》訶子散）

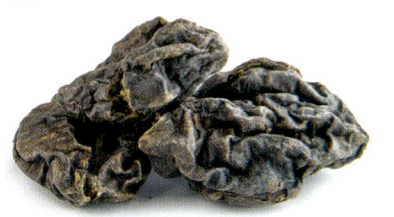

呈卵形或橢圓形

表面棕褐色

有不規則的皺紋

內有濕熱火邪者忌服

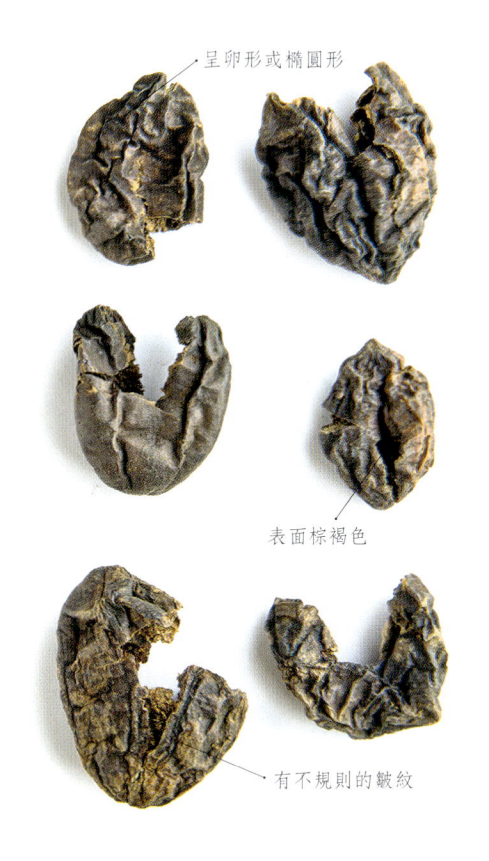

家用養生

煎服：治失音、不能言語

訶子15克，桔梗30克，甘草60克。將以上三味中藥研成細末。每服6克，水煎，去渣，取汁，溫服。

代茶飲：治大葉性肺炎

訶子、瓜蔞各15克，百部9克。水煎，去渣，取汁。代茶飲。

462. 禹餘糧

別　　名 太一餘糧、石腦、禹哀、白餘糧、石中黃子、天師食、石飴餅等。

性味歸經 性平，味甘、澀，歸胃經。

用法用量 一般用量10~20克，可煎服、入丸、入散等。

功效主治

禹餘糧具有澀腸止瀉、收斂止血、止帶的功效。可以用於治療久瀉、久痢、崩漏、便血、帶下等。孕婦慎用。

治病配方

1 治久瀉、久痢：禹餘糧、赤石脂各500克。水煎，去渣，取汁。分成3份，早、中、晚飯前溫服。（出自《傷寒論》赤石脂禹餘糧湯）

2 治女性帶下：禹餘糧30克，乾薑適量。禹餘糧用醋淬，加入乾薑一起研成細末。每服6克，溫酒送服。（出自《勝金方》）

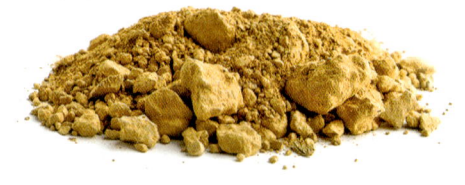

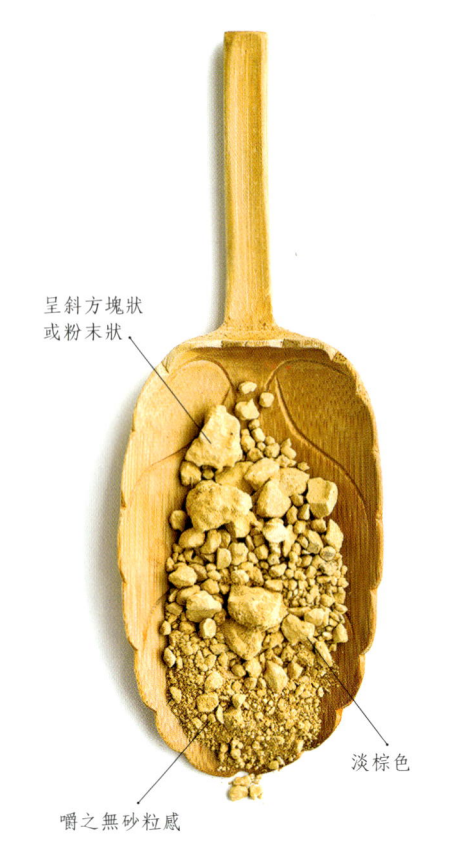

呈斜方塊狀或粉末狀

淡棕色

嚼之無砂粒感

有土腥氣

家用養生

研末：治崩中漏下

禹餘糧、赤石脂、牡蠣、海螵蛸、伏龍肝、桂心各等分。將以上六味中藥研成細末。每服6克，溫酒送服。

醋煎：治女子赤白帶下

禹餘糧60克，醋500毫升。用醋煮禹餘糧，以醋乾為度，每服10克，溫水送服。

入丸：治冷勞、大腸轉泄不止

禹餘糧120克，烏頭30克。將以上中藥研成細末，醋煮麵糊和為丸。如綠豆大。每服5丸，飯前溫水送服。

463. 肉豆蔻

別　　名	肉果、玉果等。
性味歸經	性溫，味辛，歸脾、胃、大腸經。
用法用量	煎服，一般用量 3~9 克；入丸、入散，0.5~1 克。

功效主治

肉豆蔻具有澀腸止瀉、溫中行氣的功效。可以用於治療虛瀉、五更泄瀉、冷痢、胃寒脹痛、食少嘔吐等。

治病配方

治腸胃受濕，泄瀉不止：肉豆蔻、黃連、訶子各 22 克，炙甘草、白朮、乾薑、茯苓各 15 克，厚朴 30 克。將以上八味中藥研成細末。每服 2 克，空腹時米湯送服，每日 2 次。（出自《聖濟總錄》肉豆蔻散）

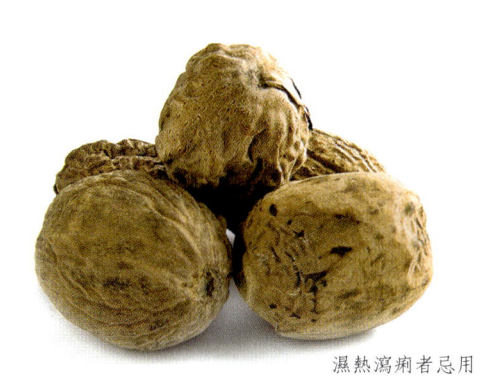

呈卵圓形或橢圓形

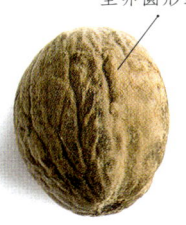

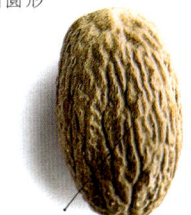

有網狀溝紋

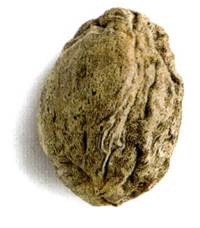

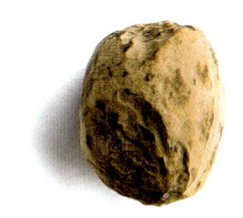

氣味強烈芳香

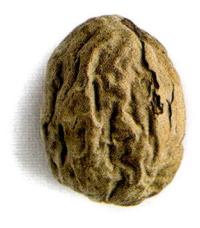

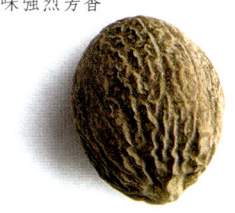

濕熱瀉痢者忌用

家用養生

煎服：溫養脾胃

補骨脂 12 克，肉豆蔻、五味子、吳茱萸各 6 克。水煎，去渣，取汁，溫服。

代茶飲：治腎虛型腹瀉

肉桂、五味子、吳茱萸各 5 克，補骨脂、肉豆蔻各 10 克。水煎，去渣，取汁。代茶飲。

研末：溫中理脾、行氣止痛

肉豆蔻、木香、乾薑、半夏各等分。將以上四味中藥研成細末。每服 1 克，溫水送服。每日 2 次。

464. 赤石脂

別　　名：赤符、紅高嶺、赤石土、吃油脂、紅土等。
性味歸經：性溫，味甘、澀，歸大腸、胃經。
用法用量：煎服，10~20克；外用適量，研末塗抹或調敷。

功效主治

赤石脂具有澀腸止瀉、收斂止血、斂瘡生肌的功效。可以用於治療久瀉、久痢、崩漏、便血、赤白帶下、瘡瘍久潰、外傷出血等。濕熱積滯瀉痢者忌服。孕婦慎用。

治病配方

1 治虛寒下痢、便膿血不止：赤石脂500克，乾薑30克，白米50克。赤石脂研成細末。每服10克，放入乾薑和白米煮成的粥中服用，每日3次。病好便停藥。（出自《傷寒論》桃花湯）

2 治血痔：赤石脂、白礬、龍骨各45克，杏仁60克。將以上四味中藥研成細末，煉蜜為丸，如梧桐子大。每服20丸，棗湯送服，以病好為度。（出自《聖濟總錄》赤石脂丸）

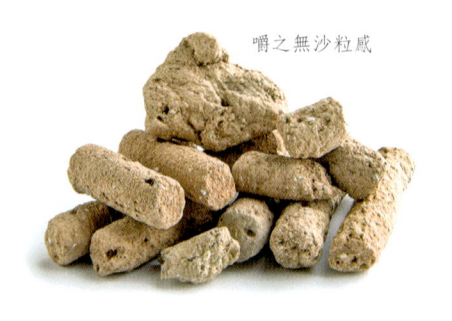

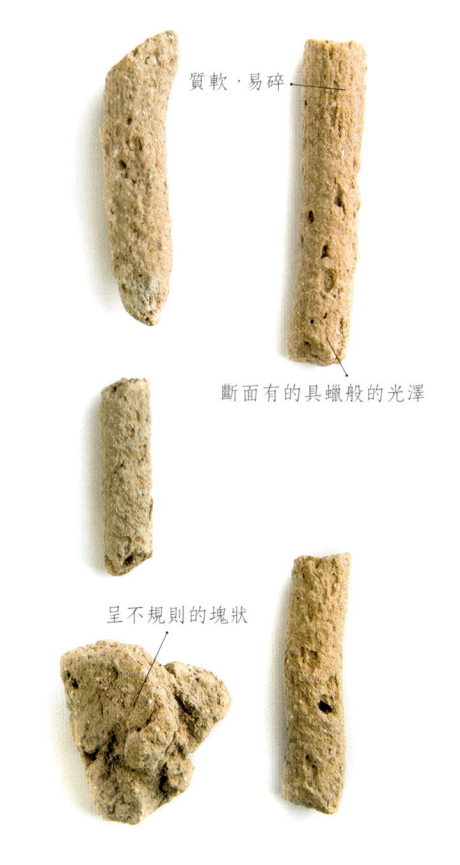

家用養生

研末：治女性赤白帶下

赤石脂、白芍、乾薑各30克。將以上三味中藥研成細末。每服6克，飯前以稀粥送服。

入丸：治小便不禁

牡蠣、赤石脂各90克。將以上中藥研成細末，酒煮面和為丸，如梧桐子大。每服15丸，鹽湯送服。

塗抹：治外傷出血

赤石脂8克，五倍了6克，松香4克。將以上三味中藥研成細末，塗抹於傷口上，加壓包紮。

465. 石榴皮

別　　名	石榴殼、酸石榴皮、酸榴皮等。
性味歸經	性溫，味酸、澀，歸大腸經。
用法用量	一般用量，3~10克，可煎服、入丸、入散等；外用適量。

功效主治

石榴皮具有澀腸止瀉、殺蟲、收斂止血的功效。可以用於治療久瀉、久痢、蟲積腹痛、崩漏、便血、遺精、帶下等。

治病配方

1 治脾虛泄瀉：石榴皮、白扁豆各30克，生曬參10克。水煎，去渣，取汁，溫服。每日1劑，每劑藥煎2次，早、晚各1次。

2 治痔瘡腫痛出水：石榴皮50克，黃柏25克，冰片1克。石榴皮和黃柏水煎，去渣，取汁，用藥汁清洗患處，再將冰片納入痔瘡破爛處。（出自《本草匯言》）

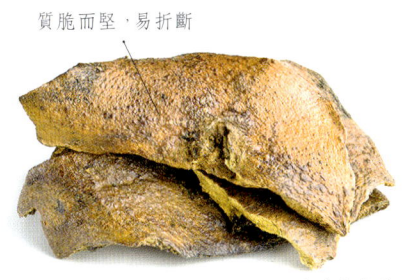

質脆而堅，易折斷

痢積未盡者忌服

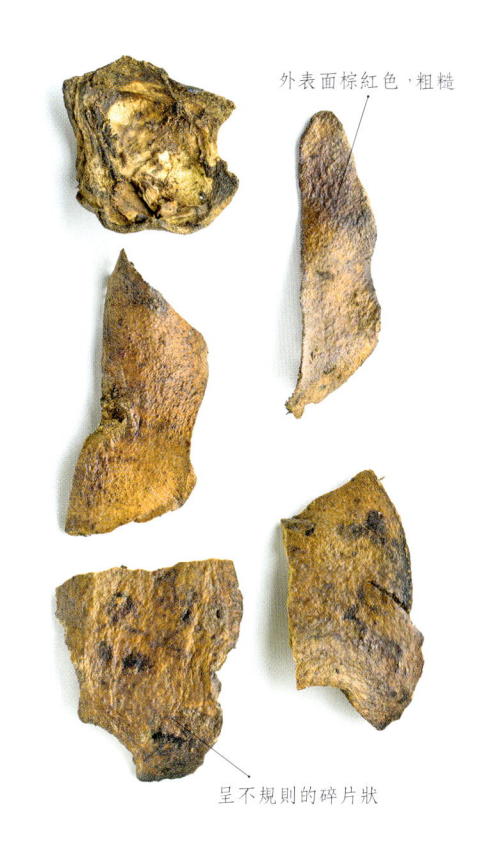

外表面棕紅色，粗糙

呈不規則的碎片狀

家用養生

研末：增加食欲

石榴皮5克，山楂10克，紅糖適量。將以上中藥研成細末，分成兩份，加入適量紅糖，開水沖泡飲服。

煲湯：促進消化

石榴皮10克，瘦豬肉200克。石榴皮洗淨切碎。豬瘦肉處理乾淨，切塊，放入鍋中，加入石榴皮和適量清水，大火燒開，轉小火煮1小時即可。

塗抹：治牛皮癬

鮮石榴皮適量，白礬少許。鮮石榴皮搗爛，加入少許白礬，用棉花棒蘸取，塗抹於患處，每日3次。

466. 烏梅

別　　名 梅實、熏梅、桔梅肉、春梅等。
性味歸經 性平，味酸、澀，歸肝、脾、肺、大腸經。
用法用量 一般用量 3~10 克，大劑量可用至 30 克，煎服。

功效主治

烏梅具有斂肺止咳、澀腸止瀉、安蛔止痛、生津止渴的功效。可以用於治療咳嗽少痰、乾咳無痰，伴少氣懶言、短氣等；氣虛泄瀉、痢疾；糖尿病陰虛燥熱之口渴、多飲；膽道蛔蟲症。表證、內有實熱積滯者忌用。

治病配方

1 治細菌性痢疾：烏梅 18 克，香附 12 克。水煎，去渣，取汁，分 2 次服用。

2 治過敏性鼻炎：烏梅 10 克，防風 5 克，甘草 1 克。開水沖泡，悶 1 小時。每日 1 劑。

3 治頑固性經痛：烏梅 40 克，白芷 20 克。水煎，去渣，取汁。每日 1 劑，分 3 次服用，月經來前 1 週開始服用，連續服用至月經來潮。在下次月經週期再服一個療程。

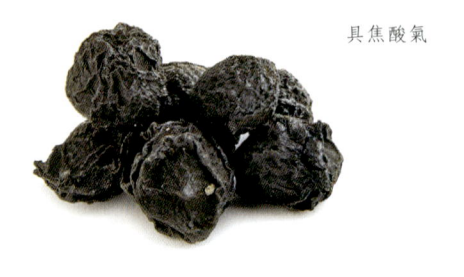

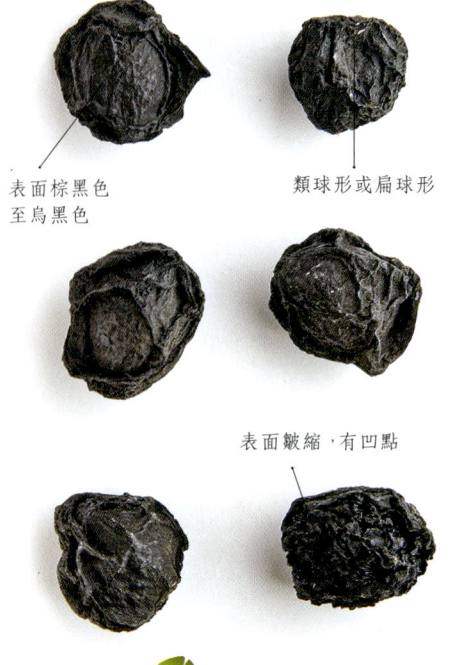

表面棕黑色至烏黑色
類球形或扁球形
表面皺縮，有凹點
具焦酸氣

家用養生

煮粥：斂肺止咳、澀腸止泄

烏梅 15 克，白米 50 克，冰糖適量。將烏梅水煎 2 次，去渣，合汁一大碗，與白米一起放入鍋中，加水煮粥，待熟時入冰糖稍煮即成。早、晚服用。

煲湯：治飲食積滯引起的胸悶、燒心、腹脹、氣逆

烏梅 20 克，鮮白蘿蔔 250 克，鹽少許。白蘿蔔洗淨，切片備用。先煎烏梅，去渣，取汁，再與白蘿蔔片一起放入鍋中，加適量清水煲湯，入鹽調味即成。早、晚服用。

代茶飲：清熱、生津、澀腸

烏梅 20 克，麥冬 15 克，冰糖適量。烏梅、麥冬共入砂鍋中，水煎 2 次，去渣合汁，加入冰糖稍燉即成。代茶飲。

467. 五味子

別　　名	山花椒、秤砣子、藥五味子、面藤、五梅子等。
性味歸經	性溫，味甘、酸，歸肺、心、腎經。
用法用量	一般用量 3~6 克，煎服；研末服，每次 1~3 克。

功效主治

五味子具有收斂固澀、補腎寧心、益氣生津的功效。可以用於治療肺虛或肺腎兩虛所致的咳喘不止、呼多吸少、氣短乏力等症；氣津兩傷所致的久瀉不止、畏寒怕冷、手足不溫等；心腎不交所致的心煩、心悸、失眠、多夢等。五味子有收斂固澀作用，外感風寒風熱、內有實熱，或咳嗽初起、麻疹初發者忌用。

治病配方

1 治盜汗：五味子、山茱萸各 6 克，石斛 10 克。先將石斛水煎，再加山茱萸、五味子，用清水煎煮後服用，分為 2 次服用。每日 1 劑。

2 治體虛型咳嗽：五味子 6 克，人參、麥冬各 9 克。水煎，去渣，取汁。代茶飲。適用於暑熱耗氣傷陰引起的神疲乏力、咽乾口渴、久咳肺虛、氣陰兩虛等。

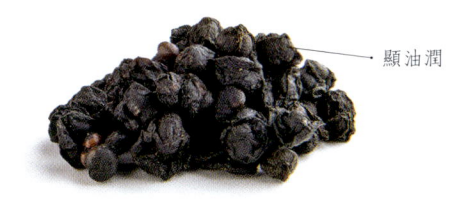

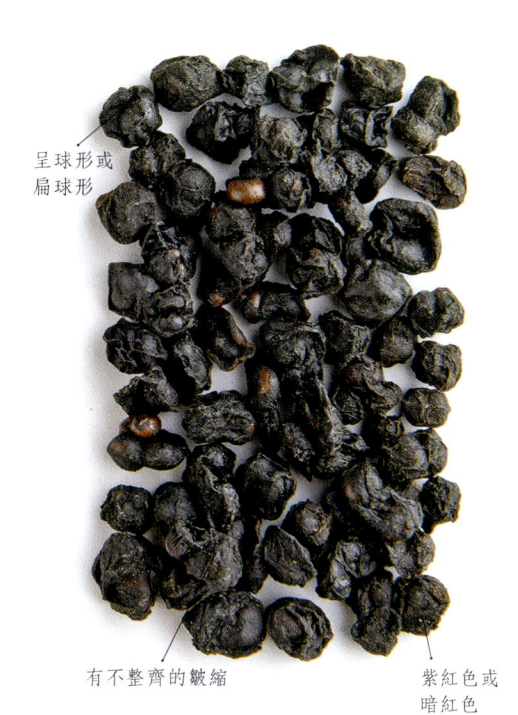

呈球形或扁球形

有不整齊的皺縮

紫紅色或暗紅色

顯油潤

家用養生

代茶飲：滋補肝腎

五味子、枸杞子各 10 克，生晒參 5 克，大棗 5 枚。水煎，去渣，取汁。代茶飲。

煮粥：安神益氣

五味子 6 克，人參、麥冬各 10 克，白米 50 克，砂糖適量。將五味子、人參、麥冬、白米洗淨，一起放入鍋內，加適量清水，大火燒開，轉用小火煮 30 分鐘，加入砂糖拌勻即可。

做羹：滋補肝腎

五味子 6 克，核桃仁 3 個。將核桃仁、五味子搗碎，放入鍋中，加清水用大火燒開，轉小火稍煮即可。

468. 五倍子

別　　名　百蟲倉、漆倍子、紅葉桃、旱倍子、烏鹽泡等。
性味歸經　性寒，味酸、澀，歸肺、大腸、腎經。
用法用量　煎服，3~9克；入丸、入散，每次1~1.5克；研末，1.5~6克；外用適量。

呈菱形或卵圓形

有臭氣

具不規則角狀分枝

有灰白色軟滑短絨毛

功效主治

五倍子具有斂肺降火、止咳止汗、澀腸止瀉、固精止遺、收斂止血、收濕斂瘡的功效。可以用於治療咳嗽、咯血、自汗、盜汗、久瀉、久痢、遺精、滑精、遺尿、崩漏、便血、腳癬等。外感風寒或肺有實熱之咳嗽及積滯未清之瀉痢者忌服。

治病配方

1　治腳癬：五倍子15克，白礬10克，冰片9克，香油少許。將前三味中藥研成細末，加入香油製成糊劑，塗抹於患處，治療腳癬有很好的療效。

2　治糖尿病：五倍子500克，龍骨62克，茯苓124克。將以上三味中藥研成細末，蜜製為丸，如梧桐子大。每次10丸，每日3次，3個月為一個療程。

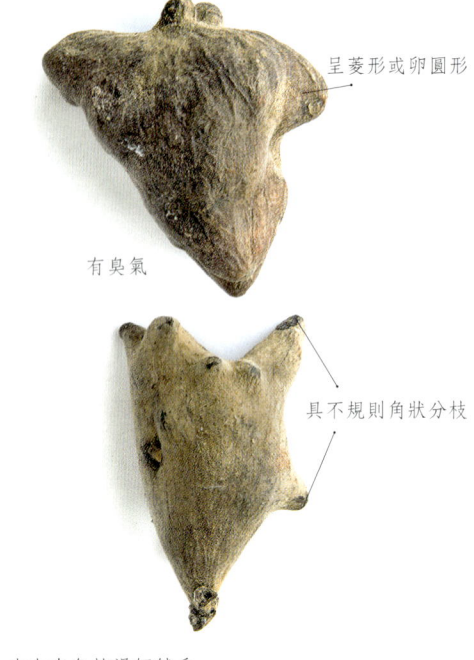

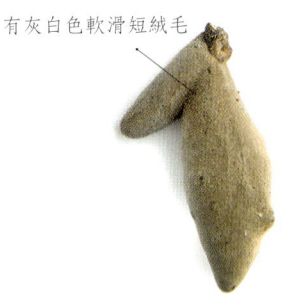

鑑別用藥

中藥	入藥材質	功效	主治
五味子	五味子的成熟果實	性溫，味甘、酸，歸肺、心、腎經。具收斂固澀、補腎寧心、益氣生津的功效	偏向於治療肺熱痰咳及咳嗽、咯血等
五倍子	鹽膚木葉子上的蟲癭	性寒，味酸、澀，歸肺、大腸、腎經。具有斂肺降火、止咳止汗、澀腸止瀉、固精止遺、收斂止血、收濕斂瘡的功效	偏向於治療肺腎兩虛導致的遺精、滑精等

469. 沒食子

別　　名	墨石子、無食子、沒石子、無石子等。
性味歸經	性溫，味苦，歸肺、脾、腎經。
用法用量	一般用量6~14克，可煎服、入丸、入散等；外用適量，研末塗抹或調敷。

功效主治

沒食子具有斂肺、固氣、澀精、止血的功效。可以用於治療大腸虛滑、瀉痢不止、便血、遺精、咳嗽、咯血、牙痛、創傷出血、瘡瘍久不收口等。

治病配方

1 治大腸虛滑、瀉痢不止、便血：沒食子、地榆各15克，黃柏60克，黃連45克，石榴皮30克。將以上五味中藥研成細末，以醋煮麵糊和丸，如麻子大。每服20丸，飯前米湯送服。（出自《太平惠民和劑局方》沒食子丸）

2 治痔瘡出血：沒食子10克，樗根白皮90克，益母草0.9克，神曲60克，側柏葉、桑葉各30克。將以上六味中藥研成細末。每服3克，飯前稀粥送服。（出自《太平聖惠方》沒食子散）

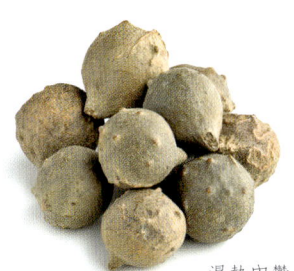

濕熱內鬱、有積滯者忌服

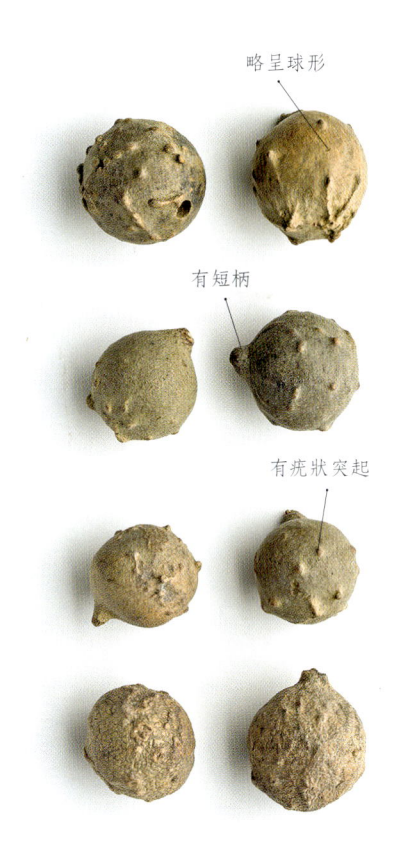

略呈球形

有短柄

有疣狀突起

家用養生

塗抹：治小兒口瘡

沒食子9克，甘草3克。將沒食子和甘草炒黃，研成細末，用棉花棒蘸取少量藥末，塗抹於患處。

研末：治牙痛

沒食子適量。研成細末，用藥用紗布裹好，放入齒痛一側，咬住。

入丸：治血痢

沒食子30克。研成細末，以飯和丸，如紅豆大。每服10丸，飯前稀粥送服。

【固精縮尿止帶藥】

本類藥物味多酸澀收斂，主入腎、膀胱經。具有固精、縮尿、止帶的作用。可以用於治療腎虛不固所致的遺精、滑精、遺尿、尿頻、帶下清稀等。常與補腎藥配伍同用，以標本兼治。

470. 刺蝟皮

別　　名　偷瓜畜、蝟皮、毛刺皮、刺血兒、刺球子等。
性味歸經　性平，味苦、澀，歸腎、胃、大腸經。
用法用量　煎服，3~10 克；研末吞服，1.5~3 克；外用適量。

功效主治

刺蝟皮具有固精縮尿、收斂止血、化瘀止痛的功效。可以用於治療遺精、滑精、遺尿、尿頻、便血、痔瘡出血、胃痛、嘔吐等。

治病配方

1 治遺精、遺尿、尿頻：刺蝟皮、益智仁各等分。將以上中藥研成細末。每服 3 克，溫水送服。每日 3 次。

2 治痔瘡腫痛、出血：刺蝟皮、槐花各 9 克，地榆、黃耆各 15 克。水煎，去渣，取汁，溫服。

3 治胃痛：刺蝟皮適量。將刺蝟皮研成細末。每服 3 克，溫水送服。每日 3 次。

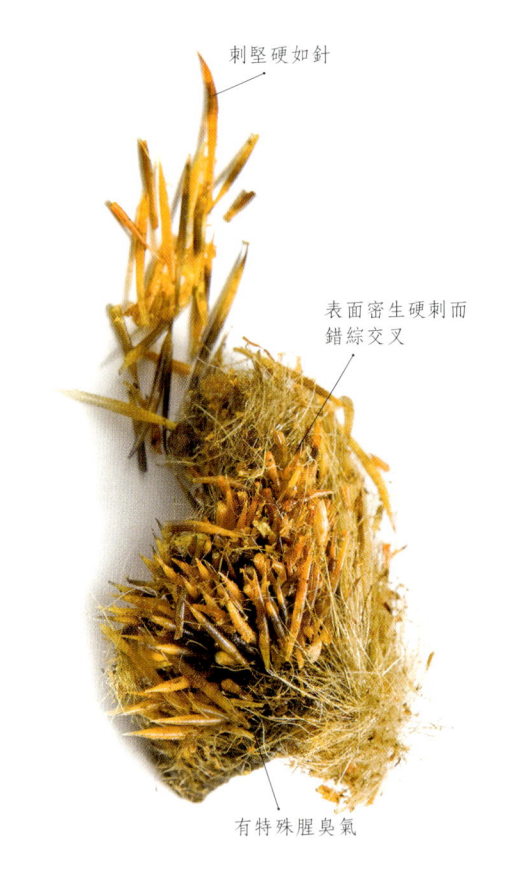

刺堅硬如針
表面密生硬刺而錯綜交叉
有特殊腥臭氣

家用養生

煎服：治反胃、嘔吐

刺蝟皮 5 克。水煎，去渣，取汁，溫服。每日 1 劑。

研末：治鼻中息肉

刺蝟皮適量。將刺蝟皮炒黃，研成細末，用藥用紗布裹好，塞入鼻中。每天 1 換。

471. 覆盆子

別　　名	覆盆、小托盤、山泡等。
性味歸經	性微溫，味甘、酸，歸肝、腎經。
用法用量	一般用量 5~10 克，煎服或泡酒。

功效主治

覆盆子具有固精縮尿、益肝腎、明目的功效。可以用於治療肝腎不足引起的陽痿、遺精、滑精、遺尿、尿頻、不孕不育、視物不清等。腎虛火旺、小便短赤、腎熱陰虛患者忌用。

治病配方

1 治遺精、滑精、遺尿、尿頻：覆盆子 120 克，枸杞子、菟絲子各 240 克，五味子、車前子各 60 克。將以上五味中藥研成細末，煉蜜為丸，如梧桐子大。每服 50 丸，鹽湯送服。（出自《攝生眾妙方》五子衍宗丸）

2 治陽痿：覆盆子適量，白酒 500 毫升。將覆盆子放入密閉瓷罐中，倒入白酒，浸泡 7 天，濾出覆盆子焙研為末。每服 9 克，溫水送服。（出自《瀕湖集簡方》）

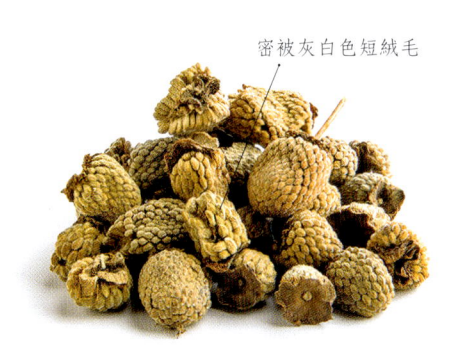

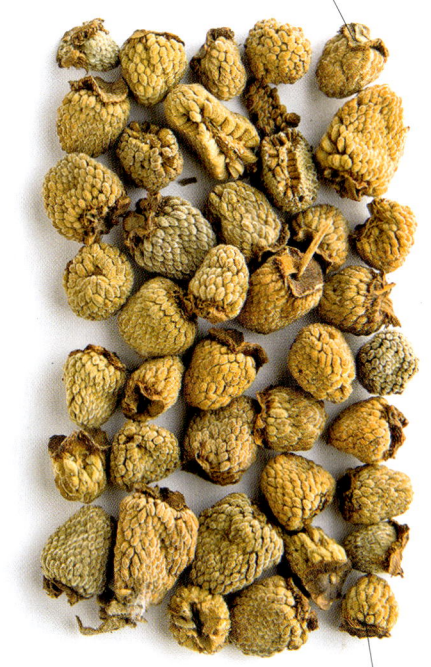

由眾多核果聚合而成

呈圓錐形或類球形

密被灰白色短絨毛

家用養生

煲湯：固精縮尿、益肝腎

覆盆子 30 克，豬瘦肉 200 克。豬瘦肉洗淨，切塊，放入砂鍋中，加入適量清水和覆盆子大火燒開，轉小火煮 1 小時即可。

煮粥：回乳

覆盆子、黨參各 10 克，白米 50 克，大棗 20 枚，砂糖適量。將所有材料清洗乾淨，放入鍋中煮成稀粥服用。

入丸：治目暗不明

覆盆子、熟地黃、枸杞子、女貞子各 10 克。將以上四味中藥研成細末，煉蜜為丸，如梧桐子大。每服 3 丸，溫水送服。

472. 桑螵蛸

別　　名 螳螂殼、螳螂蛋、桑蛸、冒焦、螵蛸、螳螂子等。
性味歸經 性平，味甘、鹹，歸肝、腎經。
用法用量 一般用量 6~10 克，可煎服、入丸、入散等。

功效主治

桑螵蛸是螳螂的卵鞘，具有固精縮尿、補腎助陽的功效。可以用於治療遺精、滑精、遺尿、尿頻、白濁、腎虛陽痿等。陰虛火旺、膀胱有熱而小便頻數者忌用。

治病配方

1 治心神恍惚、尿頻、白濁：桑螵蛸、遠志、石菖蒲、龍骨、人參、茯神、當歸、龜甲各 30 克。將以上八味中藥研成細末。每服 6 克，人參湯送服。（出自《本草衍義》桑螵蛸散）

2 治遺精：桑螵蛸 90 克，龍骨 60 克，茯苓 30 克。以上三味中藥研成細末。米糊為丸，如梧桐子大。每服 50 丸，飯前鹽湯送服。（出自《普濟方》鎖陽丹）

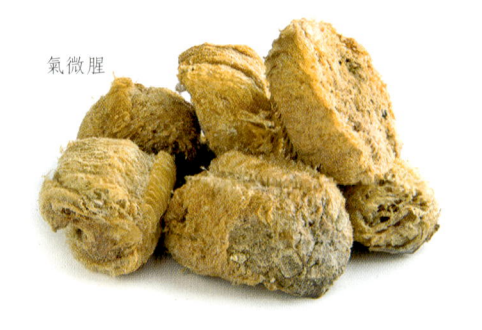

氣微腥

呈圓柱形

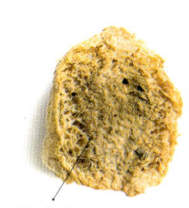

放射狀小室

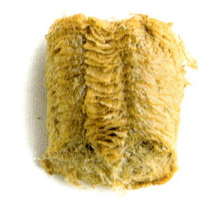

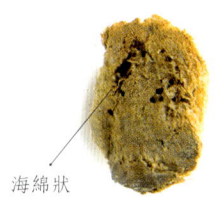

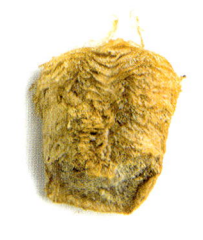

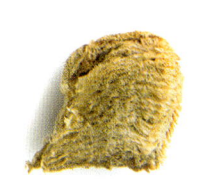

海綿狀

家用養生

煲湯：溫腎益氣、固澀止遺

桑螵蛸 10 克，補骨脂 9 克，烏賊 50 克，大棗 5 枚，鹽適量。將烏賊泡發，洗淨，切絲。將桑螵蛸、補骨脂水煎，去渣，取汁，放入烏賊、大棗，同煮至烏賊熟爛後，除去藥渣，喝湯，食烏賊。

入丸：治腎虛夢遺、滑精、尿頻

桑螵蛸、龍骨各等分，韭菜子適量。將以上三味中藥研成細末，煉蜜為丸，如梧桐子大。每服 5 丸，飯後溫水送服。

醋煎：治咽喉骨鯁

桑螵蛸適量，醋少許。用醋煎桑螵蛸，頻頻服用直至症狀消失。

473. 金櫻子

別　　名　刺榆子、刺梨子、金罌子、山石榴等。
性味歸經　性平，味酸、甘、澀，歸腎、膀胱、大腸經。
用法用量　煎服，6~12克。

功效主治

金櫻子具有固精縮尿止帶、澀腸止瀉的功效。可以用於治療遺精、滑精、白濁、遺尿、尿頻、帶下、久瀉、久痢、崩漏、脫肛、子宮脫垂等。

治病配方

1 治白濁：金櫻子、芡米各等分。金櫻子去子洗淨搗碎，入瓶中蒸令熱，用湯淋，取汁慢火熬成膏。芡米研成細末。將金櫻子膏和芡米粉，加酒糊和為丸，如梧桐子大。每服30丸，飯前鹽湯送服。（出自《仁存堂經驗方》水陸二仙丹）

2 治肝腎兩虛所致的腰酸、夢遺、滑精：金櫻子適量。金櫻子去刺和種子，水煎濃縮，似稀湯。每次服1茶匙，溫酒送服。（出自《明醫指掌》金櫻子膏）

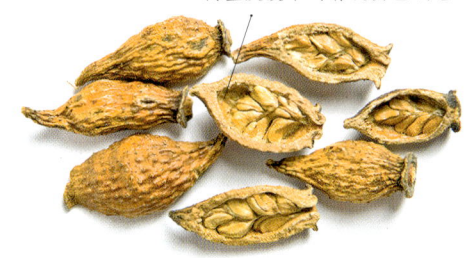

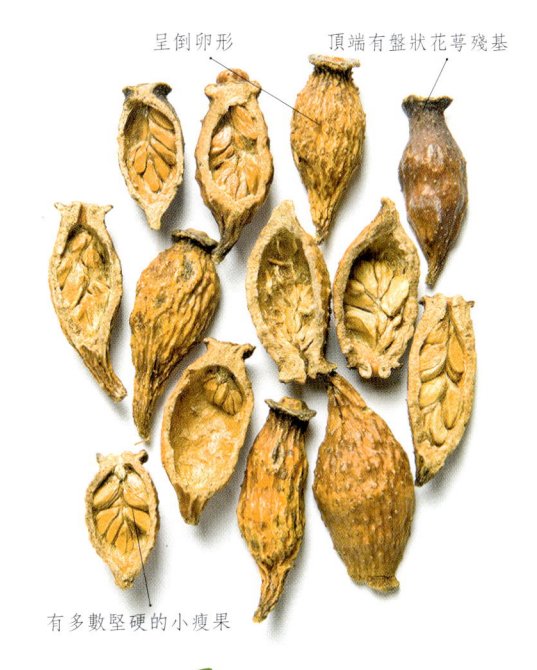

呈倒卵形
頂端有盤狀花萼殘基
有多數堅硬的小瘦果
內壁及瘦果均有淡黃色絨毛

家用養生

燉煮：健脾養胃、益腎固精

金櫻子10克，芡米50克，枸杞子20克，老鴨1隻，鹽適量。老鴨處理乾淨，切塊，放入砂鍋中，加入金櫻子、芡米、枸杞子和適量清水，大火燒開，轉小火煮2小時至鴨肉熟爛，除去藥渣，加鹽調味即可。喝湯，食鴨肉。

煮蛋：治久痢脫肛

金櫻子30克，雞蛋2個。金櫻子和雞蛋一起用水煮20分鐘，取出雞蛋，剝去蛋殼，再放入藥汁中煮10分鐘即可。喝湯，食雞蛋。

煮粥：收澀、固精、止瀉

金櫻子10克，白米50克。金櫻子水煎，去渣，取汁。用藥汁煮稀粥，溫服。

474. 海螵蛸

別　　名 烏賊魚骨、烏賊蓋、烏賊骨、烏賊骨等。
性味歸經 性微溫，味鹹、澀，歸肝、腎經。
用法用量 煎服，6~12 克；入丸、入散，1.5~3 克；外用適量。

功效主治

海螵蛸是烏賊的內殼，具有固精止帶、收斂止血、制酸止痛、收濕斂瘡的功效。可以用於治療遺精、帶下、崩漏、吐血、便血、鼻血不止、外傷出血、胃痛吐酸、濕瘡、濕疹、潰瘍不斂等。陰虛多熱者慎服。

治病配方

1 治胃痛吐酸：海螵蛸 15 克，貝母、甘草各 6 克，瓦楞子 9 克。將以上四味中藥研成細末。每服 1.5 克，每日 3 次。（出自《山東中草藥手冊》）

2 治女性漏下不止：海螵蛸、當歸各 60 克，鹿茸、阿膠各 90 克，蒲黃 30 克。將以上五味中藥研成細末。每服 3 克，每日 3 次。（出自《備急千金要方》）

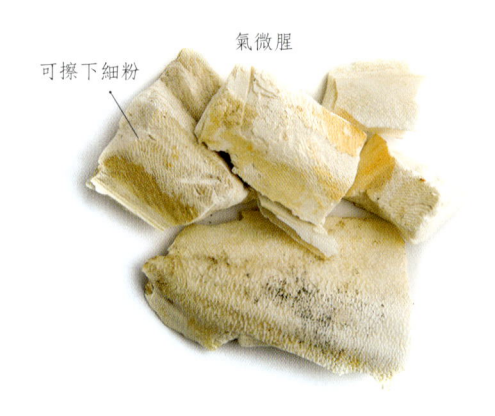

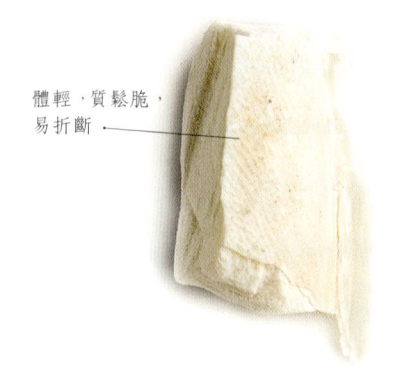

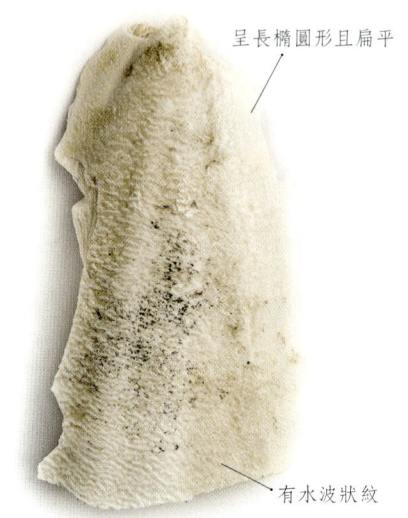

體輕，質鬆脆，易折斷

呈長橢圓形且扁平

有水波狀紋

氣微腥

可擦下細粉

家用養生

研末吞服：治哮喘

海螵蛸適量。焙乾，研成細末。每服 3 克，每日 3 次，溫水送服。

塗抹：治潰瘍不斂

海螵蛸、煅石膏、煅龍骨、白礬、黃柏、青黛、白芷各等分。將以上七味中藥研成細末，塗抹於患處。

研末：治鼻血不止

海螵蛸、槐花各等分。炒黃，研成細末，吹入鼻中。

475. 雞冠花

別　　名　老來紅、蘆花雞冠、筆雞冠、雞公花、雞角根、紅雞冠等。
性味歸經　性涼，味甘、澀，歸肝、大腸經。
用法用量　煎服，6~15 克；外用適量。

功效主治

雞冠花具有收斂止帶、止血、止痢的功效。可以用於治療脾虛帶下、濕熱帶下、崩漏、便血、痔瘡出血、赤白下痢、久痢等。

治病配方

1 治痔瘡出血：雞冠花、鳳眼草各 30 克。將以上中藥研成粗末。每用 15 克，水煎，去渣，取汁，用藥汁清洗患處。（出自《衛生寶鑒》淋渫雞冠散）

2 治赤白下痢：雞冠花 10 克，白酒適量。用白酒和雞冠花一起煎煮，去渣，取汁，溫服。（出自《瀕湖集簡方》）

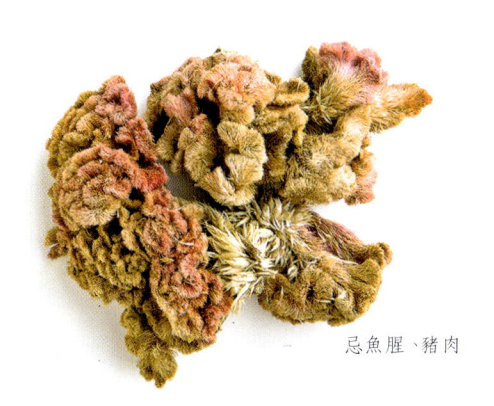

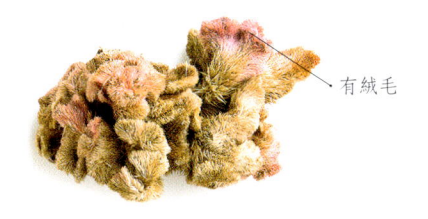

有絨毛

扁平而厚軟

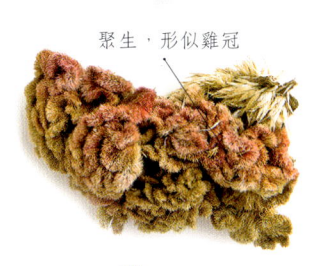

聚生，形似雞冠

家用養生

煲湯：涼血止血、養陰補肝腎

雞冠花 10 克，墨旱蓮 9 克，肥腸 200 克，調料適量。雞冠花和墨旱蓮水煎，去渣，取汁。肥腸處理乾淨，切段，放入鍋中，倒入藥汁煮至肥腸熟爛，加入調味品即可。喝湯，食肥腸。

煮蛋：治便血、崩漏、白帶

雞冠花 15 克，雞蛋 2 個，調味品適量。水煎雞冠花，去渣，取汁。將雞蛋打入藥汁中煮成荷包蛋，加入調味品即可。

燉煮：治風疹

雞冠花、向日葵各 9 克，冰糖適量。雞冠花和向日葵放入砂鍋中，加入適量清水和冰糖一起燉煮 1 小時，去渣，取汁，溫服。

忌魚腥、豬肉

476. 芡米

別名 雞頭米、雞頭苞、雞頭蓮等。
性味歸經 性平，味甘、澀，歸脾、腎、心經。
用法用量 一般用量 10~15 克，煎服。

功效主治

芡米具有益腎固精、健脾止瀉、除濕止帶的功效。可以用於治療腎虛引起的夢遺、遺精、遺尿、尿頻，並伴有腰膝酸軟、耳鳴、耳聾、頭暈目眩等；脾虛引起的食欲不振、面色萎黃等。芡米有較強的收澀作用，便祕、尿赤者不宜食用。

治病配方

1. 治遺精、滑精：蒺藜、芡米、蓮鬚各 60 克，龍骨、牡蠣各 30 克。將以上五味中藥研成細末，蓮子粉糊為丸，鹽湯送服。（出自《醫方集解》金鎖固精丸）

2. 治脾腎虛熱、久痢：芡米、山藥、茯苓、白朮、蓮子、薏仁、白扁豆各 12 克，人參 3 克。將以上八味中藥炒黃，研成細末，溫水送服。（出自《方脈正宗》）

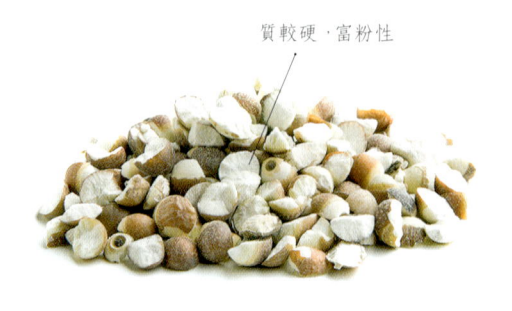

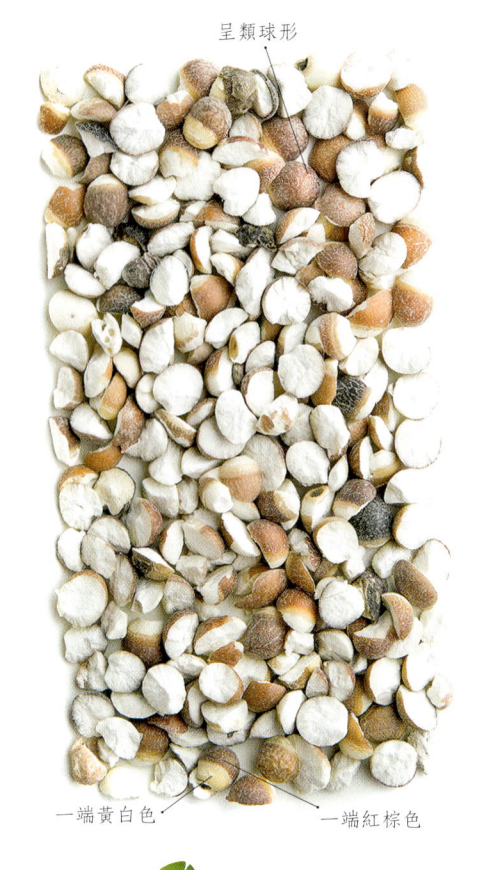

呈類球形
一端黃白色
一端紅棕色
質較硬，富粉性

家用養生

煮粥：治老人脾虛便溏

芡米、薏仁各 10 克，蓮子 20 克，大棗 10 枚，白米 50 克。加水煮成稀粥。可長期服用。

煮粥：治哮喘

芡米 15 克，白米 50 克。加水同煮，直至芡米熟爛即可。可長期服用。

燉煮：降血糖

芡米 12 克，老鴨 1 隻，鹽適量。將老鴨處理乾淨，切塊，放入砂鍋中，加入芡米和適量清水，大火燒開，轉小火燉煮 2 小時，加入鹽即可。

477. 山茱萸

別　　名 山萸肉、藥棗、棗皮、山芋肉等。
性味歸經 性微溫，味酸、澀，歸肝、腎經。
用法用量 煎服，5~10 克，急救固脫可用至 20~30 克。

功效主治

山茱萸具有補益肝腎、收斂固澀的功效。可以用於治療腰膝酸痛、頭暈、耳鳴、健忘、遺精、滑精、遺尿、尿頻、崩漏、帶下、月經失調、大汗虛脫、內熱消渴等。

治病配方

1 治肝腎陰虛、腰膝酸軟、頭暈目眩、耳鳴：山茱萸、山藥各 12 克，熟地黃 24 克，澤瀉、牡丹皮、茯苓各 9 克。將以上六味中藥研成細末，煉蜜為丸，如梧桐子大。每服 3 丸，溫水送服。（出自《小兒藥證直訣》六味地黃丸）

2 治脾氣虛弱、沖脈不固之血崩：山茱萸、龍骨、牡蠣各 24 克，白朮 30 克，黃耆 18 克，杭白芍、海螵蛸各 12 克，茜草 9 克，棕櫚炭 16 克，五倍子 1.5 克。水煎，去渣，取汁，溫服。（出自《醫學衷中參西錄》固沖湯）

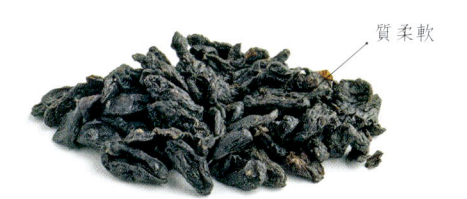

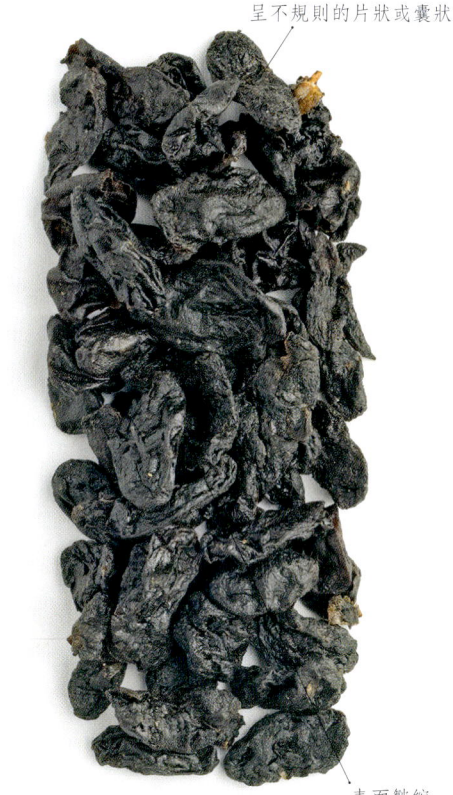

呈不規則的片狀或囊狀

表面皺縮，有光澤

質柔軟

有濕熱、小便淋澀者忌服

家用養生

煎服：生津止渴

山茱萸、烏梅、蒼朮各 10 克，五味子 15 克。水煎，去渣，取汁，溫服。每日 1 劑。適合糖尿病患者服用。

代茶飲：補腎壯腰、固精止遺

山茱萸、補骨脂、菟絲子、金櫻子各 12 克，當歸 9 克。水煎，去渣，取汁，溫服。代茶飲，不拘時服。可以用於治療腎虛腰痛、陽痿、遺精等。

代茶飲：治五十肩

山茱萸適量。山茱萸放入杯子中，倒入開水悶 10 分鐘，代茶飲，不拘時服。

478. 椿皮

別　　名 臭椿、椿根皮、樗白皮、樗根皮等。
性味歸經 性寒，味苦、澀，歸大腸、肝經。
用法用量 煎服，6~9克；研末吞服，3~6克；外用適量。

功效主治

椿皮具有收斂止帶、清熱燥濕、止瀉、止血的功效。可以用於治療赤白帶下、久瀉、久痢、濕熱瀉痢、崩漏經多、便血、痔血、蛔蟲腹痛、疥癬瘙癢等。脾胃虛寒者慎用。

治病配方

1 治赤白帶下：椿皮4.5克，高良薑9克，黃柏、芍藥各6克。將以上四味中藥研成細末，麵糊為丸，如梧桐子大。每服30丸，茶湯送服。（出自《攝生眾妙方》樗樹根丸）

2 治痢疾：椿皮8克，爵床9克，鳳尾草15克。水煎，去渣，取汁，溫服。（出自《江西中草藥學》）

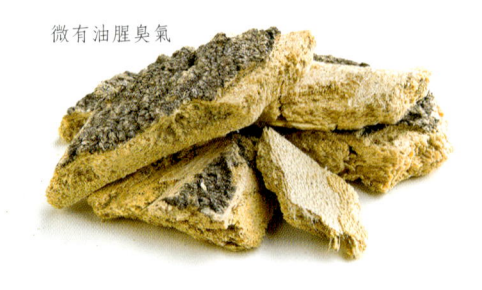

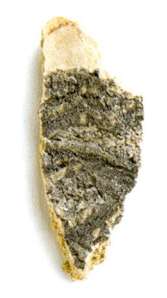

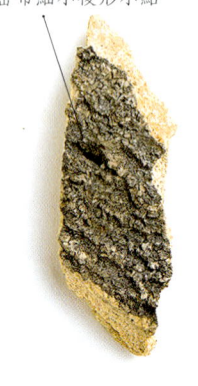

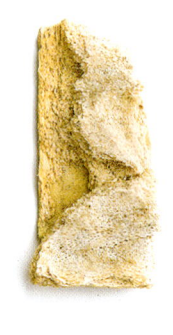

密布細小棱形小點
呈扁平塊片狀
質堅脆，折斷面強纖維性
微有油腥臭氣

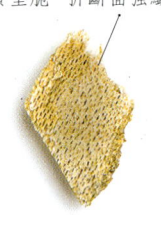

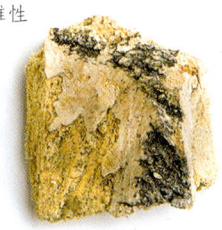

家用養生

煎服：治痔瘡

椿皮9克，蜂蜜適量。水煎椿皮，去渣，取汁，待溫後加入適量蜂蜜飲服。

煎水洗：治瘡癬

椿皮適量。水煎，去渣，取汁。用藥液清洗患處。

研末：治慢性痢疾

椿皮120克。椿皮焙乾，研成細末。每次3克，溫水送服。每日2次。

479. 蓮子

別　　名	白蓮、蓮實、蓮米、蓮肉等。
性味歸經	性平，味甘、澀，歸脾、腎、心經。
用法用量	一般用量10~15克，除去蓮子心後，煎服、生吃均可。

功效主治

蓮子具有益腎固精、補脾止瀉、止帶、養心安神的功效。可以用於治療脾虛導致的久瀉；腎虛導致的遺精、崩漏、帶下等；以及心悸、心慌不能自主、虛煩失眠等。

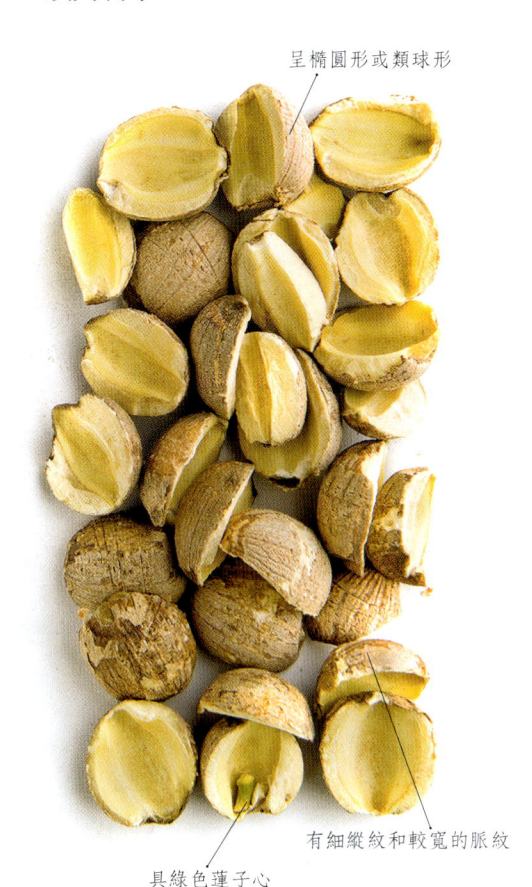

大便燥結者忌服

治病配方

1 治脾虛型久瀉：蓮子20克，芡米10克，茯苓5克。蓮子去心。將所有中藥放入砂鍋中煮熟，頓服。

2 治陰虛火旺型失眠：蓮子10克，桂圓肉20克，大棗10枚，紅糖適量。蓮子去心。大棗去核。將所有中藥放入砂鍋中煮熟，頓服。

🌿 家用養生

煮羹：益氣生津

蓮子15克，南瓜100克，生薑、冰糖各適量。蓮子去心。南瓜洗淨去皮、瓤，切成大塊。將所有材料放入鍋中，加清水用小火煮約1小時，加入冰糖，再用大火煮10分鐘即可。

煮粥：益腎補脾

蓮子12克，糯米50克。蓮子去心，放入鍋中和糯米一起煮粥食用。能治遺精。

燉煮：溫補腎陽

蓮子15克，豆腐200克，香菇50克，鹽適量。蓮子去心。豆腐洗淨，切塊，油炸後撈起。香菇泡發，去蒂。蓮子和香菇放入鍋內，加入適量清水燒開，放入豆腐，小火慢煮1小時，加鹽調味即可。

呈橢圓形或類球形

有細縱紋和較寬的脈紋

具綠色蓮子心

480. 蓮子心

別　　名	苦薏、蓮薏、蓮心等。
性味歸經	性寒，味苦，歸心包經。
用法用量	一般用量 1.5~3 克，可煎服、研末吞服等。

功效主治

蓮子心具有澀精止血、清心安神、交通心腎的功效。可以用於治療遺精、心煩、口渴、吐血、目赤腫痛等。

治病配方

1. 治遺精：蓮子心 3 克，八層砂 0.3 克。將以上中藥研成細末，溫水送服。每日 2 次。（出自《醫林纂要》）

2. 治煩躁失眠：蓮子心 1.5 克，夜交藤 25 克，茯苓 12 克。水煎，去渣，取汁，溫服。

481. 蓮鬚

別　　名	蓮花鬚、蓮花蕊、蓮蕊鬚等。
性味歸經	性平，味甘、澀，歸心、腎經。
用法用量	一般用量 1.5~5 克，可煎服、入丸等。

功效主治

蓮鬚具有固腎澀精的功效。可以用於治療遺精、滑精、帶下、尿頻等。

治病配方

1. 治遺精：蓮鬚 30 克，熟地黃 240 克，山茱萸、芡米各 60 克，山藥、茯苓各 90 克，丹皮、龍骨各 9 克。將以上八味中藥研成細末，煉蜜為丸，如梧桐子大。每服 10 丸，淡鹽湯送服。（出自《經驗廣集》固精丸）

2. 治口渴、飲水不休：蓮鬚、葛根、茯苓、生地黃各 3 克，真雅連、天花粉、官揀參、五味子、知母、炙甘草、淡竹葉各 1.5 克，燈心草 2 克。水煎，去渣，取汁，熱服。（出自《幼幼集成》蓮花飲）

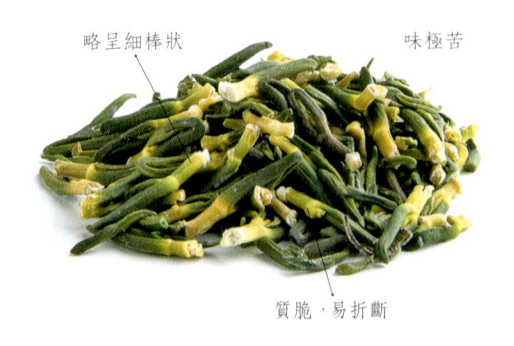

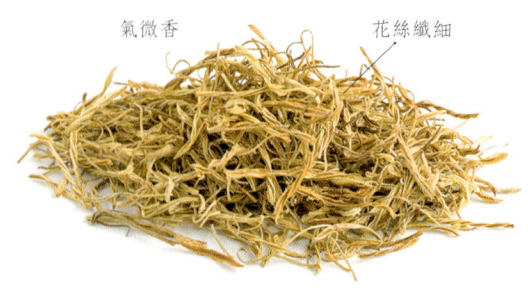

第十九章 湧吐藥

凡以促使嘔吐，治療毒物、宿食、痰涎等停滯在胃脘或胸膈以上所致病症為主的藥物，稱為湧吐藥，又名催吐藥。

本類藥物味多酸、苦、辛，歸胃經，具有催吐的作用。可以用於治療誤食毒物、胃脘脹痛；痰涎壅盛，阻於胸膈或咽喉，呼吸急促；或痰濁上湧、蒙蔽清竅、癲癇發狂等。

482. 常山

別　　名	玉葉金花、鵝兒花等。
性味歸經	性寒，味苦、辛，有毒，歸肺、心、肝經。
用法用量	煎服，4.5~9 克；入散、入丸酌情減量。

功效主治

常山具有湧吐痰飲、截瘧的功效。可以用於治療痰飲停聚、胸膈壅塞、不欲飲食、症瘕積聚、瘧疾、瘰癧、癲狂等。湧吐可生用，截瘧宜酒製用。

治病配方

1 治瘧疾：常山、厚朴各 30 克，草豆蔻、肉豆蔻各 5 克，烏梅 20 克，檳榔、炙甘草各 15 克。將以上七味中藥研成粗末，每服 5 克，水煎，去渣，取汁，放涼，未發前服，如熱服即吐。（出自《聖濟總錄》常山飲）

2 治胸中多痰、頭疼不欲食：常山 9 克，甘草 15 克。水煎，去渣，溫服。不吐再服。（出自《補缺肘後方》）

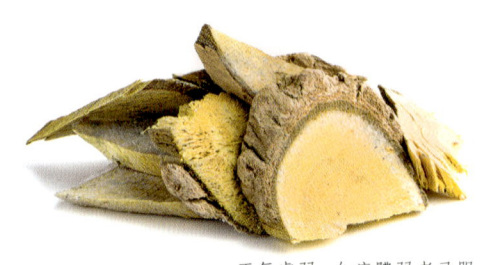

質硬，不易折斷

中間有髓

正氣虛弱、久病體弱者忌服

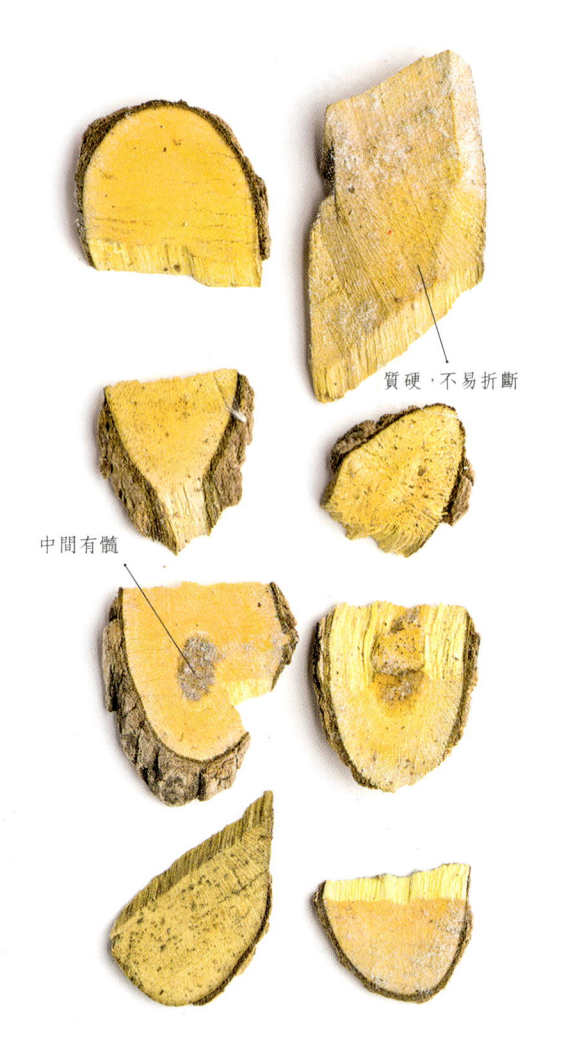

家用養生

煮粥：治體弱年老久瘧

常山 10 克，白米 50 克，砂糖 20 克。先將常山用酒製，洗淨後用溫水浸泡 24 小時，水煎，去渣，取汁，與白米一起煮成粥，服用前加砂糖調味即可。

483. 藜蘆

別　　名 山蔥、梨蘆等。
性味歸經 性寒，味辛、苦，歸胃、肝經。
用法用量 研末吞服或入丸，0.3~0.6 克；外用適量，不能與參類同用。

功效主治

藜蘆具有湧吐風痰、清熱解毒、殺蟲的功效。可以用於治療中風痰壅、癲癇、淋巴管炎、瘧疾、乳腺炎、骨折、跌打損傷、頭癬、疥瘡等，還可用於滅蛆、蠅等。體虛氣弱者及孕婦忌服。

治病配方

1 治久瘧不能飲食、胸中鬱鬱如吐、欲吐不能吐：藜蘆 15 克。藜蘆研成細末。每服 0.6 克，溫水送服，以吐為度。（出自《素問病機保命集》藜蘆散）

2 治頭痛不可忍：藜蘆 3 克，麝香少許。藜蘆研成細末，加入麝香攪拌均匀，吹入鼻中。（出自《聖濟總錄》吹鼻麝香散）

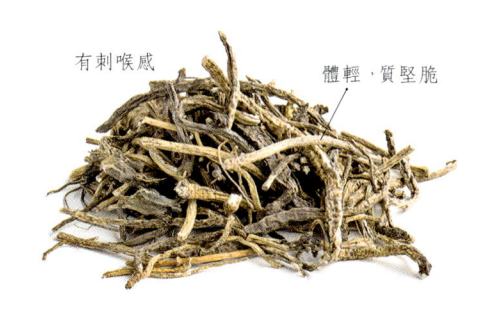

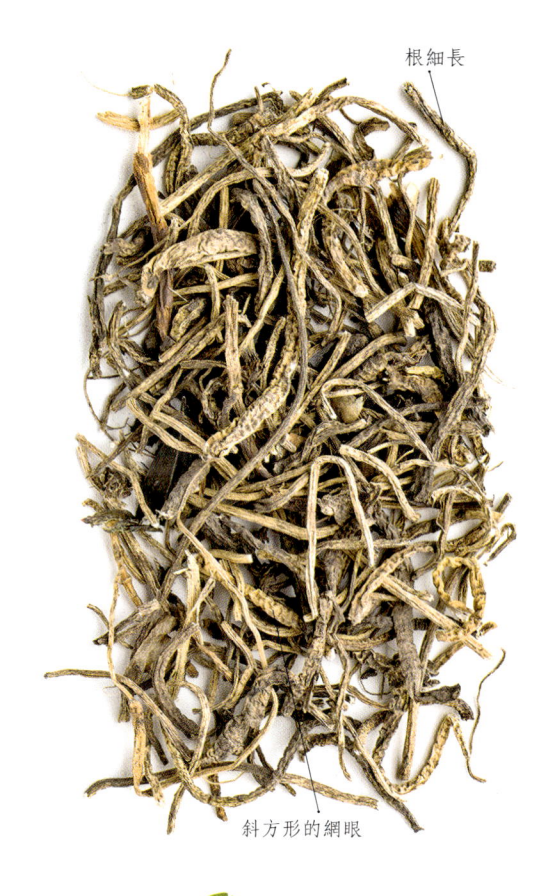

根細長

斜方形的網眼

有刺喉感　　體輕，質堅脆

家用養生

入丸：治中風不語、口中涎沫

藜蘆 3 克，天南星 15 克。將以上中藥研成細末，用生麵和為丸，如梧桐子大。每服 3 丸，溫酒送服。

塗抹：治疥癬

藜蘆適量，生油少許。將藜蘆研成細末，以生油攪拌均匀，用棉花棒蘸取少許，塗抹於患處。

塗抹：治鼻中息肉漸大、氣息不通

藜蘆 1.5 克，雄黃、雌黃各 0.5 克。將以上三味中藥研成細末，用蜜攪拌均匀，以棉花棒蘸取少許，塗抹於患處。

484. 膽礬

- **別名**：藍礬、銅礬、石膽、畢石、黑石等。
- **性味歸經**：性寒，味酸、澀、辛，有毒，歸肝、膽經。
- **用法用量**：溫水送服，0.3~0.6克；外用適量，研末塗抹或調敷，用水化開外洗。

功效主治

膽礬具有湧吐痰涎、解毒收濕、祛腐蝕瘡的功效。可以用於治療風痰壅塞、喉痺、癲癇、誤食毒物、牙疳、口瘡、風眼赤爛、痔瘡、腫毒、瘡瘍等。體虛者忌用。

治病配方

1 治牙疳、口瘡：膽礬、雄黃、麝香、龍骨各3克。將以上四味中藥研成細末，用棉花棒蘸取少許，塗抹於患處。每日2次。（出自《楊氏家藏方》麝香礬雄散）

2 治梅核氣：膽礬、硼砂、明礬、皂莢、雄黃各3克，大棗20枚。大棗煮爛，去核取肉。將剩餘五味中藥研成細末，加入棗肉和丸，如芡米大。每服1丸，含於口中至溶化。（出自《外科正宗》含化丸）

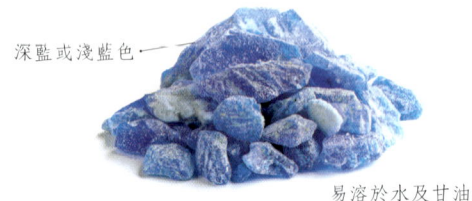

為不規則的塊狀結晶體

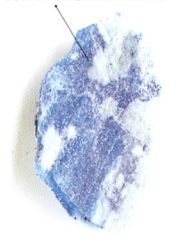

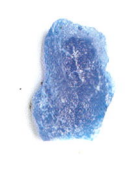

半透明，有玻璃般的光澤

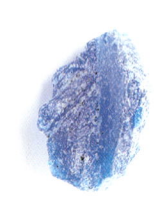

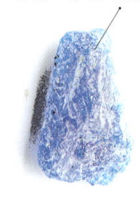

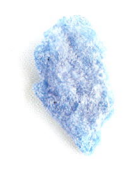

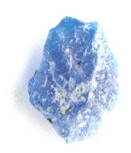

深藍或淺藍色

易溶於水及甘油

家用養生

研末：治咽喉腫痛、舌下腫痛

膽礬、白礬、芒硝、冰片、山豆根、朱砂各少許，雞內金1具。雞內金烘乾，與前六味中藥研成細末，取少許用吸管吹入喉嚨。

泡水清洗：治風眼赤爛

膽礬9克。膽礬用火煅燒後，研成細末，用開水沖泡，清洗患處。

研末：治纏喉風、急喉痺

膽礬7.5克，僵蠶15克。將以上中藥研成細末。每服少許，用吸管吹入喉嚨。

485. 瓜蒂

別　　名	苦丁香、甜瓜蒂、香瓜蒂等。
性味歸經	性寒，味苦，有毒，歸胃經。
用法用量	煎服，2.5~5克；入丸、入散，0.3~1克；外用適量，研末吹鼻，待鼻中流出黃水即可停藥。

果柄細圓柱形，常扭曲

有縱溝紋

功效主治

瓜蒂具有湧吐痰食、祛濕退黃的功效。可以用於治療痰涎宿食、壅塞上脘、胸中痞梗、風痰癲癇、濕熱黃疸、四肢浮腫、鼻塞、喉痺等。

治病配方

1 治壅塞上脘、胸中痞梗：瓜蒂、紅豆各0.3克，淡豆豉10克。將瓜蒂和紅豆研成細末，加入豆豉水煎，去渣，取汁，溫服，不吐者，可再服1劑，吐即停藥。（出自《傷寒論》瓜蒂散）

2 治黃疸目黃不除：瓜蒂適量。研成細末，如黃豆大，用藥用紗布裹好，放入鼻中，深呼吸，鼻中黃水出即可。（出自《千金翼方》瓜蒂散）

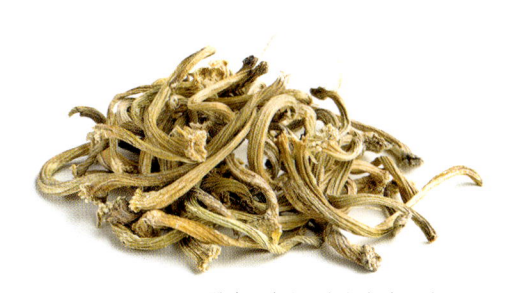

體虛、失血、上部無實邪者忌服

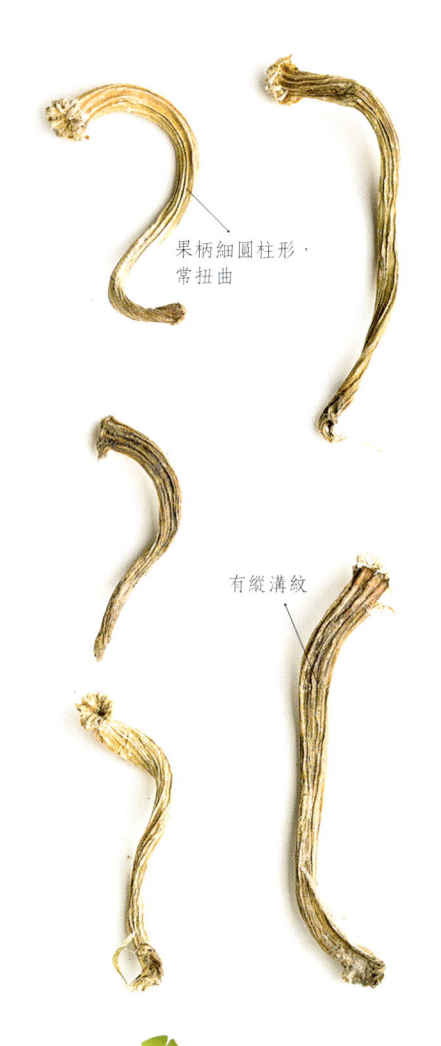

家用養生

塗抹：治鼻中息肉

瓜蒂0.3克，羊脂適量。瓜蒂研成細末，用羊脂攪拌均勻，以棉花棒蘸取少許，塗抹於鼻中息肉上。每日3次。

研末：治牙痛

瓜蒂適量，麝香少許。瓜蒂炒黃，研成細末，與麝香攪拌均勻，用藥用紗布裹好，放入齒痛一側，咬住。

第十九章 湧吐藥

第二十章

攻毒殺蟲止癢藥

　　凡以攻毒療瘡、殺蟲止癢為主要作用的藥物，稱為攻毒殺蟲止癢藥。

　　本類藥物以外用為主，也可內服。主要用於治療外科、皮膚科及五官科病證，如瘡癰疔毒、疥癬、濕疹、梅毒及蟲蛇咬傷、癌腫等。

486. 木鱉子

別名 漏苓子、木必子、老鼠拉冬瓜、糯飯果。

性味歸經 性涼，味苦、微甘，有毒，歸肝、脾、胃經。

用法用量 入丸、入散，0.9~1.2克；外用適量，研末外敷。

功效主治

木鱉子具有攻毒療瘡、消腫散結的功效。可以用於治療瘡瘍腫毒、瘰癧、乳癰、痔瘡、疥癬、禿瘡、跌打損傷、筋脈拘攣、風濕痺痛、癱瘓等。

治病配方

1 治瘡瘍腫毒：木鱉子、半夏各100克，草烏25克，小麥粉200克。將以上四味中藥用小火炒焦，黑色為度，研成細末，用水攪拌均勻，用棉花棒蘸取適量，塗抹於患處。每日1次。（出自《醫宗金鑒》烏龍膏）

2 治瘰癧、膿血淋漓：木鱉子15克，烏雞蛋2個。木鱉子研成細末。雞蛋打入瓷碗中，加入木鱉子末攪拌均勻，上鍋蒸熟。每日飯後服用，連服15天。（出自《仁齋直指方》木鱉膏）

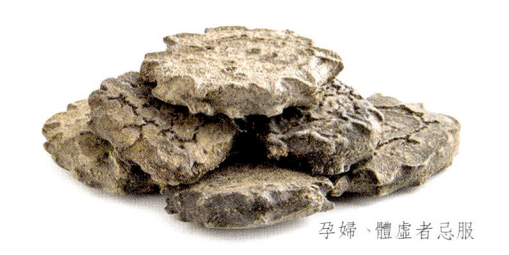

孕婦、體虛者忌服

呈類圓形

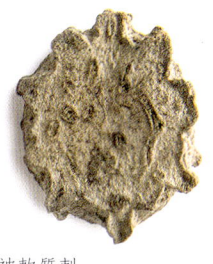

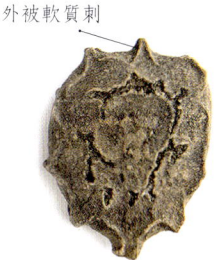

外被軟質刺

有特殊的油膩氣

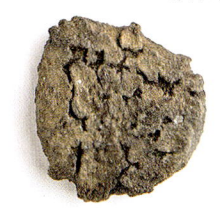

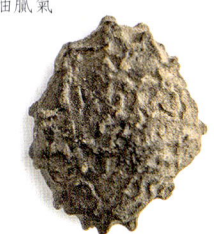

🌿 家用養生

煎水洗：治痔瘡

木鱉子、荊芥、芒硝各等分。水煎，去渣，取汁。用藥汁清洗患處。每日睡前清洗1次。

外敷：治跌打損傷、瘀血不散疼痛

木鱉子25克，桂皮1.5克，油菜子5克，丁香20克。將以上四味中藥研成細末，用生薑汁攪拌均勻，置於藥用紗布上裹好，熱敷於患處。每日1換。

塗抹：治疥癬、禿瘡

木鱉子適量。將木鱉子研成細末，塗抹於患處。

487. 蜂房

別　　名：馬蜂窩、露蜂房、蜂巢、野蜂窩、黃蜂窩、百穿之巢等。
性味歸經：性平，味甘，歸胃經。
用法用量：內服，3~5 克；外用適量，研末用油調敷、煎水漱口、熏洗患處等。

功效主治

蜂房具有攻毒殺蟲、祛風止痛的功效。可以用於治療瘡瘍腫毒、乳癰、瘰癧、頑癬瘙癢、癌腫、風濕痺痛、牙痛、呃逆、風疹瘙癢、陽痿、喉痺、蛔蟲病等。

治病配方

1 治瘰癧：蜂房 5 克，蛇蛻、黃耆、黃丹、玄參各 10 克，豬膏少許。將以上五味中藥研成細末，加入豬膏攪拌均勻，用棉花棒蘸取少許塗抹於患處。（出自《太平聖惠方》蜂房膏）

2 治風濕痺痛：蜂房、川烏、草烏各等分，白酒 1,000 毫升。將蜂房、川烏和草烏放入密閉瓷器中，倒入白酒浸泡 7 天即可飲用。每天 1 小杯。

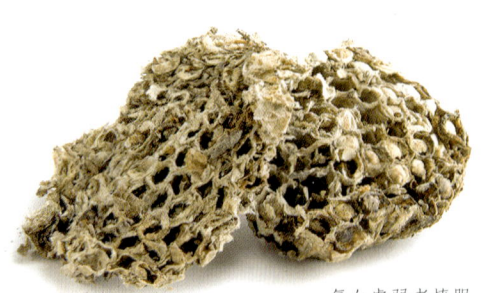

似蓮房狀　體輕，質韌，略有彈性

整齊的六角形房孔

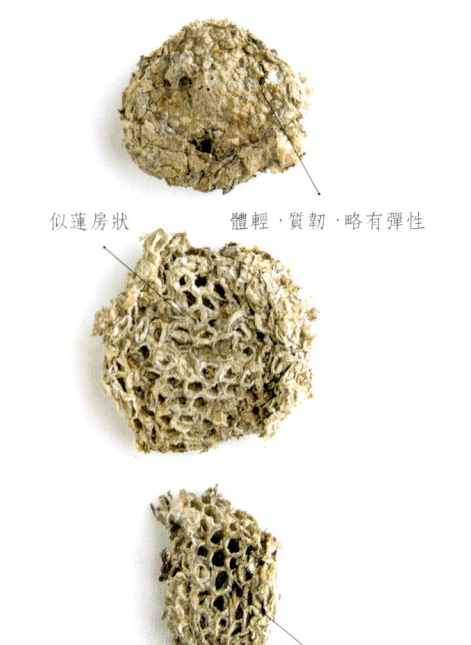

家用養生

研末：治赤白痢、少腹痛不可忍、裡急後重

蜂房、阿膠各 9 克，黃連 15 克。阿膠溶化。蜂房和黃連研成細末，倒入阿膠攪拌均勻。分 3 次熱服。

熏香：治呃逆

蜂房適量。將蜂房點燃，熏燒出煙味，用力呼吸，直到呃逆停止。

塗抹：治頭癬

蜂房 10 克，蜈蚣 3 克，明礬、麻油各適量。將蜈蚣和明礬研成細末，放入蜂房孔中，置於瓦片上用小火烤焦，再研成細末，加入麻油攪拌均勻，用棉花棒蘸取少許，塗抹於患處。

氣血虛弱者慎服

488. 白礬

別　　名	明礬、枯礬、礬石、石涅等。
性味歸經	性寒，味酸、澀，歸肺、脾、肝、大腸經。
用法用量	煎服、入丸、入散，0.6~1.5克；外用適量，研末塗抹或化水清洗患處。

功效主治

白礬具有內服止血、止瀉、化痰，外用解毒殺蟲、燥濕止癢的功效。可以用於治療便血、吐血、崩漏、久瀉、久痢、痰厥癲狂、濕熱黃疸、濕疹瘙癢、瘡瘍疥癬等。體虛胃弱及無濕熱痰火者忌服。

治病配方

1 治久瀉、久痢、日漸黃瘦：白礬120克，硫磺60克，消石30克。將以上三味中藥火上溶成汁，候冷，研成細末，用飯和丸，如紅豆大。每服10丸，飯前稀粥送服。（出自《太平聖惠方》白礬丸）

2 治瘡瘍疥癬：白礬、硫磺、胡粉、黃連、雌黃各30克，蛇床子0.9克。將以上六味中藥研成細末，以豬膏和如稀麵糊。先將患處清洗乾淨，再用藥膏塗抹患處。每日早、晚各1次。（出自《太平聖惠方》白礬散）

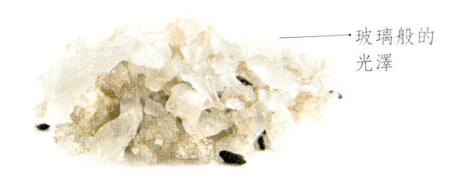

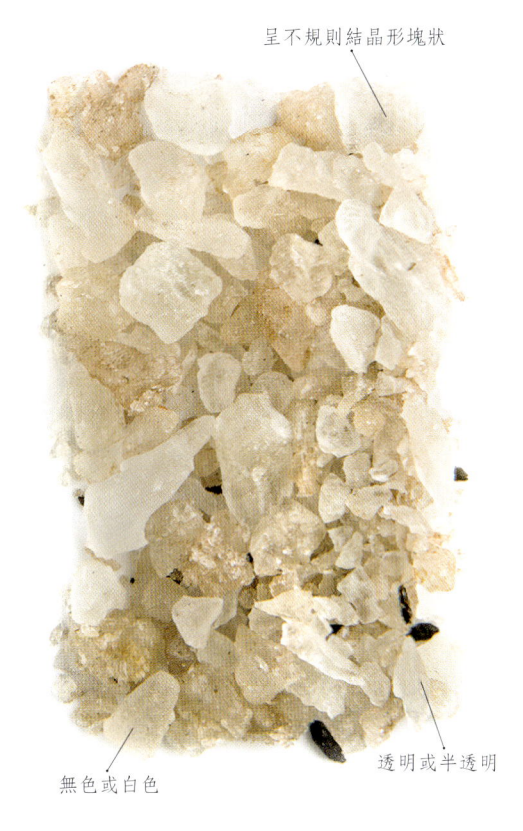

呈不規則結晶形塊狀
透明或半透明
無色或白色
玻璃般的光澤

家用養生

塗抹：治燒傷

白礬、五倍子各等分，芝麻油適量。將白礬、五倍子研成細末，用芝麻油調成糊狀。塗抹於患處。

煎服：治蛔蟲病、蟯蟲病

白礬1.5克，蔥白5克，花椒15克。水煎，去渣，取汁，溫服。每日1劑，煎服2次。

入丸：治反胃嘔吐

白礬90克。水蒸製丸，如梧桐子大。每服5丸，空腹時溫水送服。每日2次。

489. 雄黃

別　　名	石黃、黃金石、雞冠石等。
性味歸經	性溫，味辛，有毒，歸肝、胃、大腸經。
用法用量	入丸、入散，0.05~0.1克；外用適量，研末外敷。

呈桔紅色

燃燒發出蒜臭味

功效主治

雄黃具有解毒抗癌、祛痰鎮驚、殺蟲療瘡、消炎退腫的功效。可以用於治療癰腫疔瘡、蛇蟲咬傷、蟲積腹痛、驚癇、瘧疾、破傷風等。內服宜慎，不可久服。外用不宜大面積塗抹及長期持續使用。孕婦禁用。

治病配方

1 治癰疽壞爛及諸瘡發毒：雄黃15克，滑石30克。將以上中藥研成細末。患處清洗乾淨，用棉花棒蘸取少許藥末塗抹於患處。（出自《世醫得效方》生肉神異膏）

2 治破傷風：雄黃、草烏各3克，防風6克。將以上三味中藥研成細末。每服0.3克，溫酒送服。（出自《素問病機保命集》發表雄黃散）

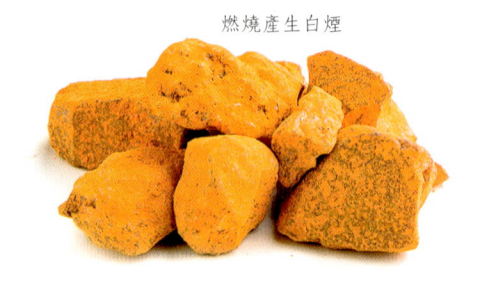

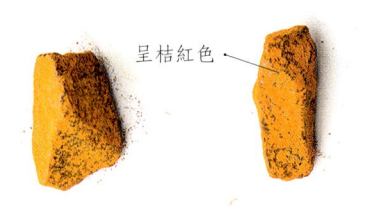

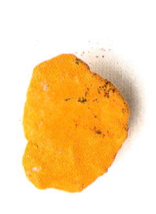

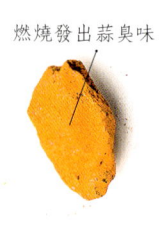

燃燒產生白煙

家用養生

塗抹：治腋臭

雄黃、石膏各15克，白礬30克。石膏研末，放鍋內煅成白色，再加入雄黃和白礬研成細末。用時將手指沾水濕潤後，蘸取適量藥粉，和成漿糊狀，塗抹於腋窩處，每日1次，連續塗藥至愈。

研末塗抹：治蛇咬傷

雄黃1克，五靈脂3克，香油適量。將以上中藥研成細末，分成10份，每日4次，溫水送服。另取雄黃15克，研成細末，香油攪拌均勻後，用棉花棒蘸取適量塗抹於患處。每日3次。

塗抹：治脫肛

雄黃、絲瓜絡各15克。將絲瓜絡燒成灰，與雄黃一起研成細末，加雞蛋清及香油攪拌均勻後，用棉花棒蘸取適量塗抹於患處。每日3次。

490. 硫磺

別　　名	硫黃、石硫磺、磺牙、磺英等。
性味歸經	性溫，味酸，有毒，歸腎、大腸經。
用法用量	入丸、入散，1.5~3 克；外用適量，研末外敷或加油調敷。

功效主治

硫磺具有內服補火助陽、通便，外用解毒殺蟲、燥濕止癢的功效。可以用於治療陽痿、虛喘冷哮、虛寒便祕、帶下、疥癬、濕疹、陰疽瘡瘍等。陰虛火旺者及孕婦忌服。

治病配方

1 治疥癬、濕疹、陰疽瘡瘍：硫磺適量，麻油少許。將硫磺研成細末，加麻油攪拌均勻，用棉花棒蘸取適量，塗抹於患處。（出自《肘後方》）

2 治帶下：硫磺 25 克，烏梅 15 克。烏梅去核。硫磺研成細末，加入烏梅肉和為丸，如黃豆大。每服 5 丸，溫酒送服。（出自《種杏仙方》）

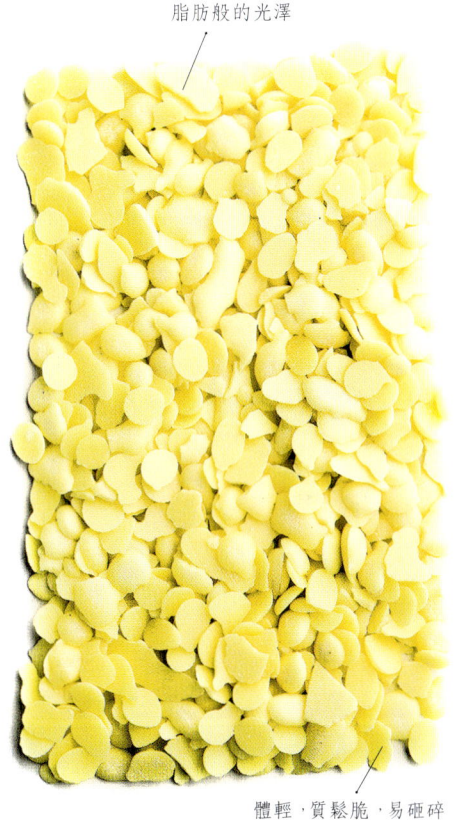

脂肪般的光澤

體輕，質鬆脆，易砸碎

鑑別用藥

中藥	功效	主治
雄黃	性溫，味辛，有毒，歸肝、胃、大腸經。具有解毒抗癌、祛痰鎮驚、殺蟲療瘡、消炎退腫的功效	雄黃主治癰疽惡瘡、蟲蛇咬傷、蟲積腹痛、哮喘、瘧疾、驚癇等
硫磺	性溫，味酸，有毒，歸腎、大腸經。具有內服補火助陽、通便，外用解毒殺蟲、燥濕止癢的功效	硫磺殺蟲止癢力強，多用於疥癬、濕疹、皮膚瘙癢；內服可治療寒喘、陽痿、虛寒便祕等

第二十章 攻毒殺蟲止癢藥

491. 石蒜

別　　名 蟑螂花、老鴉蒜、蒜頭草等。
性味歸經 性溫，味辛、甘，有毒，歸肺、胃經。
用法用量 外用適量，搗爛敷患處。

功效主治

石蒜具有攻毒消腫、殺蟲、催吐的功效。可以用於治療疔瘡腫毒、痔瘡、風濕關節痛、蛇咬傷、水腫、食物中毒等，還可以用於滅蛆、滅鼠等。

治病配方

1 治疔瘡腫毒：鮮石蒜適量。將鮮石蒜搗爛，敷於患處。（出自《上海常用中草藥》）

2 治痔瘡：石蒜、蓮蓬各適量，白酒500毫升。石蒜和蓮蓬研成細末，用白酒煎煮，置於瓶內先熏患處。待藥汁變溫，倒出藥汁用於清洗患處。連續3天，每天1劑即可痊癒。（出自《綱目拾遺》）

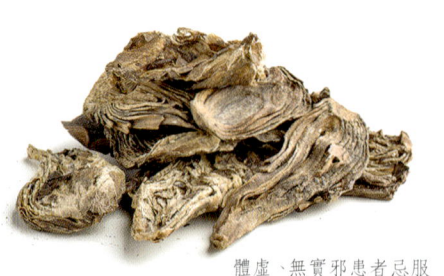

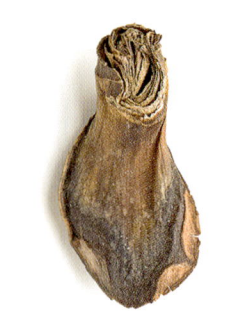

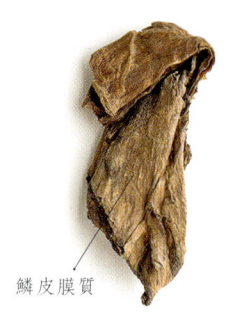

鱗皮膜質

氣特異，味極苦

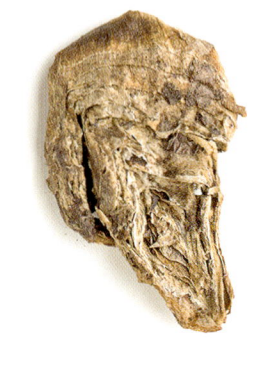

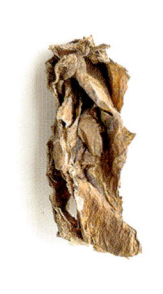

富黏性的肉質鱗片

體虛、無實邪患者忌服

家用養生

外敷：治水腫

鮮石蒜20克，蓖麻子10克。將以上中藥搗爛，敷貼於湧泉穴。次日如未痊癒，再貼1劑。

煎服催吐：治食物中毒、痰涎壅塞

鮮石蒜1.5克。水煎，去渣，取汁，溫服，催吐。

492. 蛇床子

別名 野茴香、野胡蘿蔔子、蛇米、蛇栗等。

性味歸經 性溫，味辛、苦，有小毒，歸腎經。

用法用量 內服，3~9克；外用適量，研末調敷或煎湯熏洗。

功效主治

蛇床子具有殺蟲止癢、祛風燥濕、溫腎壯陽的功效。可以用於治療女性陰癢、滴蟲性陰道炎、濕疹、過敏性皮炎、喉癢咳嗽、腎虛陽痿、宮冷不孕、寒濕帶下、濕痺腰痛等。陰虛火旺或下焦有濕熱者不宜內服。

治病配方

1 治腎虛陽痿：蛇床子、菟絲子、五味子各等分。將以上三味中藥研成細末，煉蜜為丸，如梧桐子大。每服30丸，每日3次。（出自《備急千金要方》）

2 治女性陰癢：蛇床子30克，白礬6克。水煎，去渣，取汁。用藥汁頻頻清洗患處。每日1劑。（出自《瀕湖集簡方》）

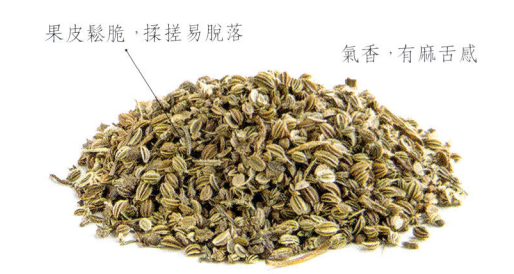

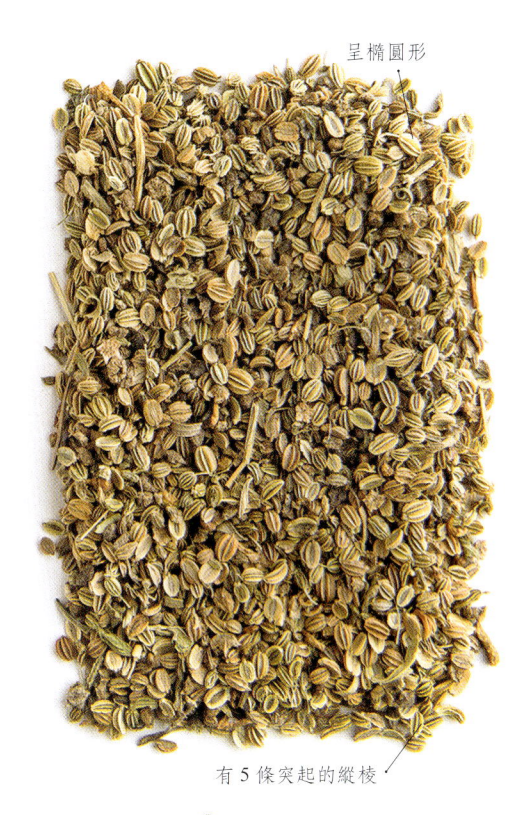

呈橢圓形

有5條突起的縱棱

果皮鬆脆，揉搓易脫落

氣香，有麻舌感

家用養生

煎水洗：治濕疹、過敏性皮炎

蛇床子、桉樹葉、苦楝皮、鴨腳木、苦參、地膚子各適量。水煎，去渣，取汁。用藥汁頻頻清洗患處。每日2次。

煎水洗：治滴蟲性陰道炎

蛇床子15克。水煎，去渣，取汁。用藥汁頻頻清洗患處。

煎服：治喉癢咳嗽

蛇床子、麥冬、連翹、生地黃、杏仁、牛蒡子、蟬蛻各9克，玄參15克，石斛12克，桔梗20克，薄荷6克，川貝母3克。水煎，去渣，取汁，溫服。每日1劑，連服3天。

493. 樟腦

別　　名	潮腦、油腦、樹腦等。
性味歸經	性熱，味辛，有毒，歸心、脾經。
用法用量	內服，0.1~0.2 克，入散或用酒溶化服；外用適量，研末塗抹或外敷。

功效主治

樟腦具有除濕殺蟲、溫散止痛、開竅辟穢的功效。可以用於治療疥癬瘙癢、濕瘡潰爛、跌打傷痛、牙痛、痧脹腹痛、吐瀉神昏等。氣虛陰虧、有熱者及孕婦忌用。

治病配方

1. 治濕瘡潰爛：樟腦 2.4 克，硫磺 4.5 克，川椒、白礬各 3 克。將以上四味中藥研成細末，加芝麻油攪拌均勻，塗抹於患處。（出自《不知醫必要》樟腦散）

2. 治痧脹腹痛：樟腦 0.3 克，沒藥 0.6 克，乳香 0.9 克。將以上三味中藥研成細末。每服 0.1 克，茶水送服。（出自《本草正義》）

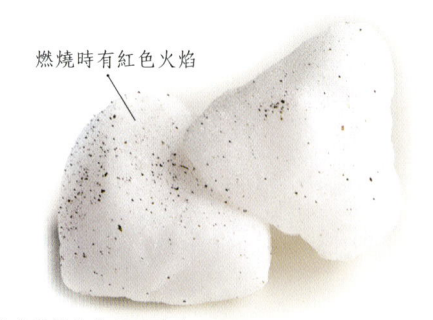

無色透明的硬塊

易揮發

燃燒時有紅色火焰

具穿透性的特異芳香味

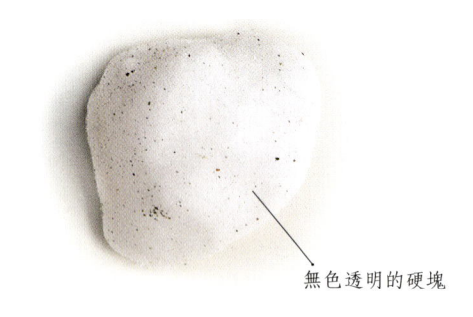

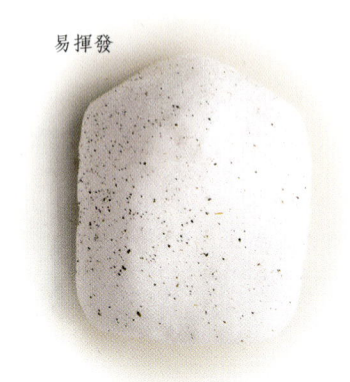

家用養生

入丸：治腳氣

樟腦 60 克，烏頭 90 克。將以上中藥研成細末，醋糊為丸，如黃豆大。每用 1 丸，用藥用膠布敷貼於足底湧泉穴處，用小火微微烘熱，汗出即可。15 日為一個療程。

塗抹：治小兒禿瘡

樟腦 3 克，花椒 6 克，黑芝麻 60 克。將以上三味中藥研成細末。患處清洗乾淨後，塗抹藥末。

製膏：治凍瘡

樟腦 9 克，豬膏 30 克。將豬膏溶化，放入樟腦煮 10 分鐘，冷為膏，用密閉瓶子裝好，用棉花棒蘸取少許，塗抹於患處。每日 3 次。

494. 大蒜

別　　名	蒜、蒜頭、獨蒜、胡蒜等。
性味歸經	性溫，味辛，歸脾、胃、肺經。
用法用量	內服，5~10克，可生食；外用適量，外敷、切片塗或隔蒜灸。

蒜瓣外包薄膜

鱗片肥厚多汁

有濃烈的蒜臭味

功效主治

大蒜具有解毒殺蟲、消腫、止痢的功效。可以用於治療癰腫疔毒、疥癬、痢疾、泄瀉、水腫、肺癆、感冒咳嗽、鉤蟲病、蟯蟲病、脘腹冷痛、食欲減退等。陰虛火旺者不宜內服。

治病配方

1 治感冒咳嗽：大蒜1頭，砂糖適量。將大蒜去皮，搗爛，水煎，去渣，取汁，加砂糖調味，分3次服用。每日1劑。

2 治水腫：大蒜、田螺、車前子各等分。熬膏，攤貼臍中。數日即愈。

3 治腹瀉：大蒜1頭。將大蒜去皮，搗爛，敷貼於兩足心，或敷貼於肚臍。

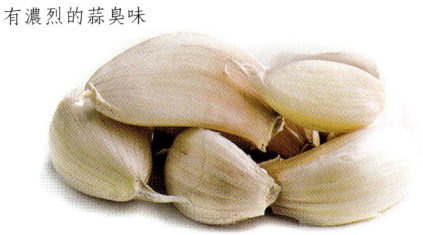

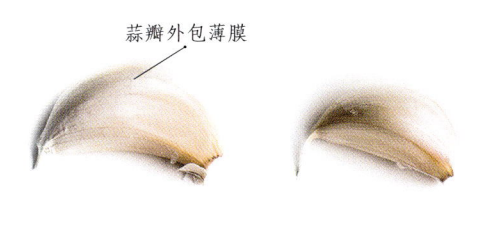

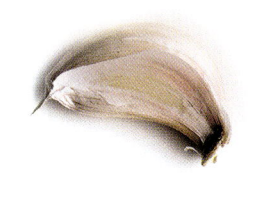

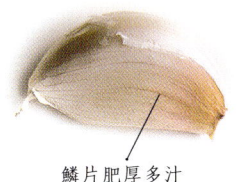

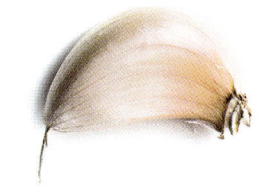

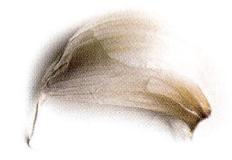

家用養生

製膏：止咳化痰

大蒜1頭，紅糖適量。將大蒜去皮，搗爛，加紅糖和適量清水熬成膏，每日早、晚各服1茶匙。

醋腌：治脘腹冷痛

大蒜10頭，米醋適量。大蒜去皮，浸泡於米醋中5日即可食用。每天3瓣，嚼服。

炒菜：通便、解毒

大蒜1頭，空心菜350克，鹽、香油各適量。空心菜洗淨切長段；大蒜去皮，剁成蒜末。鍋中放油燒至六成熱，放入大蒜末熗鍋，加入空心菜翻炒至熟，最後加入鹽、香油調味即可。

第二十章 攻毒殺蟲止癢藥 495

495. 大風子

別　　名 麻風子。
性味歸經 性熱，味辛，有毒，歸肝、脾、腎經。
用法用量 入丸、入散，1.5~3克；外用適量。

功效主治

大風子具有祛風燥濕、攻毒殺蟲的功效。可以用於治療麻風、疥癬、楊梅瘡等。

治病配方

1 治麻風：大風子60克，防風、川芎各10克，蟬蛻、羌活、細辛、何首烏、獨活、苦參、當歸、牛膝、全蠍、黃耆、薄荷各30克，白芷、狗脊、牛黃、血竭各15克。將以上十八味中藥研成細末，米糊為丸，如梧桐子大。每服15丸，茶湯送服。每日3次。（出自《解圍元藪》大風丸）

2 治疥癬：大風子、白礬各60克，輕粉30克。將以上三味中藥研成細末，加柏油攪拌均勻，塗抹於患處。（出自《癰瘍機要》大楓子膏）

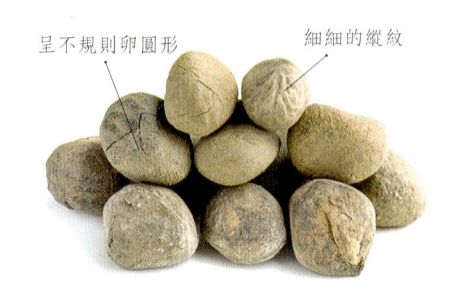

496. 木槿

別　　名 無窮花、沙漠玫瑰等。
性味歸經 性溫，味甘，歸肺經。
用法用量 入丸、入散，3~6克；外用適量。

功效主治

木槿具有清熱利濕殺蟲止癢的功效。可以用於治療痢疾、脫肛、陰囊濕疹、疥癬、腳癬等。

治病配方

1 治疥癬濕癢：木槿25克，馬齒莧、白鮮皮各50克。水煎，去渣，取汁。用藥汁熏洗患處。

2 治陰囊濕疹：木槿60克，蛇床子60克。水煎，去渣，取汁。用藥汁熏洗患處。

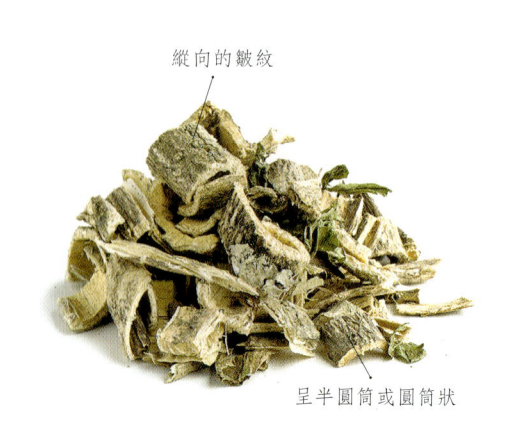

第二十一章 拔毒化腐生肌藥

　　凡以外用拔毒化腐、生肌斂瘡為主要作用的藥物，稱為拔毒化腐生肌藥。

　　本類藥物以外用為主，主要用於治療癰疽瘡瘍潰後膿出不暢、腐肉不去，新肉難生，以及癌腫、梅毒、皮膚濕疹瘙癢、口瘡、目赤翳障等。

497. 蓖麻子

別　　名	蓖麻仁、大麻子等。
性味歸經	性平，味甘、辛，有小毒，歸肝、脾、肺經。
用法用量	外用外敷或調敷；內服入丸劑、生研或炒食。

功效主治

蓖麻子具有消腫拔毒、瀉下通滯的功效。可以用於治療癰疽腫毒、瘰癧、喉痹、疥癬、疔瘡膿腫、水腫腹滿、大便燥結等。

治病配方

治疗瘡膿腫：蓖麻子適量，鹽、米飯各少許。蓖麻子去殼，加入鹽和米飯搗勻，敷於患處。每日2次。（出自《福建民間草藥》）

呈橢圓形，有光澤

有黑、白、棕色斑紋

498. 硇砂

別　　名	北庭砂、赤砂、黃砂等。
性味歸經	性溫，味鹹、苦、辛，有毒，入肝、脾、胃經。
用法用量	入丸、入散，0.5~1.5克；外用適量，研末調敷，或入膏藥，或化水點塗。

功效主治

硇砂具有消積軟堅、破瘀散結的功效。主要用於治療疔瘡腫毒、反胃、痰飲、喉痹、閉經、息肉、疣贅、瘰癧、惡瘡等。

治病配方

1. 治疗瘡腫毒：硇砂、雄黃、天南星、砒霜各等分，麝香少許。將以上五味中藥研成細末，塗抹於患處。（出自《宣明論方》硇砂散）

2. 治喉痹：硇砂、沙參、丹砂、人參、玄參、丹參各等分。將以上六味中藥研成細末，煉蜜為丸，如芡米大。飯後、睡前各含化1丸。（出自《聖濟總錄》二砂丸）

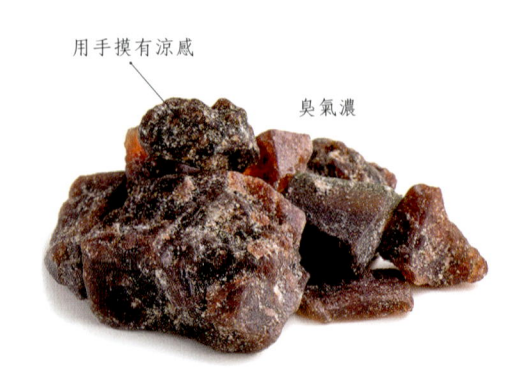

用手摸有涼感

臭氣濃

499. 鉛丹

別　　名 黃丹、廣丹、丹粉、真丹、鉛華等。
性味歸經 性微寒，味辛，有毒，歸心、肝經。
用法用量 入丸、入散，0.3~0.6克；外用適量，研末外敷或熬膏敷貼。

功效主治

鉛丹具有拔毒生肌、殺蟲止癢的功效。可以用於治療瘡瘍潰爛、濕疹搔癢、疥癬、痘毒、腋臭、驚癇、癲狂、瘧疾等。

治病配方

1 治痘毒、膿水淋漓：鉛丹、輕粉各1.5克，黃連6克。將以上三味中藥研成細末，塗抹於患處。（出自《小兒痘疹方論》丹粉散）

2 治腋臭：鉛丹、輕粉、白礬各等分。將以上三味中藥研成細末，睡前塗抹於患處。（出自《續本事方》）

500. 爐甘石

別　　名 甘石、盧甘石、羊肝石、爐眼石、乾石等。
性味歸經 性平，味甘，歸肝、胃經。
用法用量 外用適量，研末塗抹或調敷；不宜內服。

功效主治

爐甘石具有與解毒明目退翳、收濕止癢斂瘡的功效。可以用於治療目赤腫痛、眼緣赤爛、目赤翳障、潰瘍不斂、膿水淋漓、濕瘡、皮膚瘙癢等。

治病配方

1 治目赤翳障：爐甘石、白礬、樸硝各等分。將以上三味中藥研成細末。每次取1茶匙，化在開水中，待稍冷，洗眼。每日3次。

2 治濕瘡、皮膚瘙癢：爐甘石適量。按照1:10的比例，用水化開，清洗患處。每天數次，直至症狀好轉即可停藥。

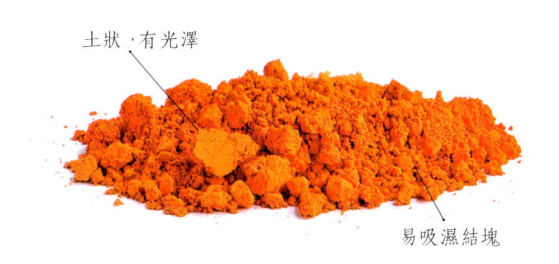

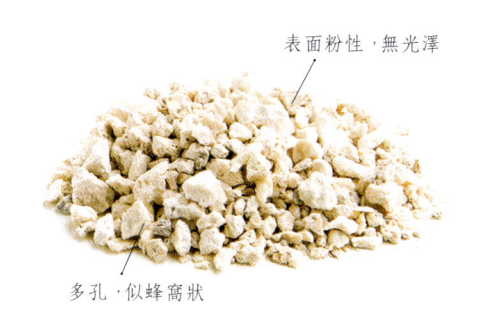

土狀，有光澤
易吸濕結塊

表面粉性，無光澤
多孔，似蜂窩狀

第二十一章　拔毒化腐生肌藥

索　引

二劃

丁公藤　204

刀豆　296

丁香　28, 180, 216, 266, 272, 273, 275, 278, 280, 294, 419, 485, 487

九香蟲　56, 295

人參　23, 28, 29, 31, 37, 38, 44, 52, 54, 57, 60, 62, 70, 71, 75, 76, 91, 102, 103, 106, 114, 120, 121, 123, 125, 129, 179, 195, 210, 243, 245, 263, 264, 265, 269, 270, 275, 279, 290, 312, 320, 323, 342, 354, 357, 384, 390, 391, 393, 406, 426, 438, 440, 442, 455, 467, 472, 476, 498

三劃

三七　23, 40, 67, 158, 290, 328, 331, 346, 354, 369, 433, 447

千日紅　418

山羊角　327

大血藤　150, 205

川貝母　70, 153, 388, 389, 393, 407, 439, 493

千里光　166

山豆根　149, 365, 484

大青葉　89, 136, 138, 144, 146, 147, 228, 251, 404

大青鹽　93, 326

山柰　232, 272

川芎　40, 44, 55, 60, 62, 63, 66, 89, 90, 91, 92, 94, 95, 98, 106, 110, 115, 151, 164, 195, 207, 210, 223, 265, 281, 293, 328, 331, 341, 345, 346, 348, 349, 352, 355, 359, 363, 384, 392, 393, 424, 431, 447, 450, 496

大風子　496

女貞子　76, 78

川烏　48, 54, 57, 197, 212, 368, 414, 423, 447, 488

三棱　51, 192, 273, 293, 348, 373, 374

大棗　24, 25, 26, 27, 29, 32, 34, 36, 37, 38, 43, 47, 48, 49, 53, 57, 60, 64, 66, 69, 70, 73, 75, 85, 87, 91, 92, 97, 103, 107, 124, 125, 137, 145, 148, 157, 170, 175, 180, 191, 200, 208, 227, 232, 237, 256, 260, 265, 269, 271, 301, 305, 310, 339, 340, 349, 384, 390, 396, 398, 403, 408, 410, 411, 412, 427, 432, 433, 439, 442, 467, 471, 472, 476, 479, 484

大黃　28, 62, 84, 90, 113, 117, 120, 128, 136, 168, 184, 184, 185, 187, 188, 191, 192, 193, 198, 199, 229, 230, 233, 245, 248, 256, 257, 258, 260, 277, 282, 302, 312, 313, 314, 322, 363, 364, 366, 374, 376, 377, 384, 386, 393, 402, 411, 424, 426, 430, 450

小茴香　49, 54, 258, 262, 267, 279, 281, 285, 292, 456

三棵針　131

土茯苓　141, 160, 173, 198

山茱萸　38, 42, 44, 45, 72, 76, 265, 367, 427, 444, 467, 477, 480

山楂　40, 76, 108, 115, 143, 157, 230, 231, 238, 258, 276, 280, 286, 299, 301, 301, 303, 305, 307, 321, 352, 354, 355, 358, 390, 394, 434, 465

川楝子　54, 279, 281, 348

大腹皮　124, 186, 218, 227, 241, 293

山慈菇　162

大蒜　109, 212, 315, 339, 378, 495

大薊　156, 319, 329

小薊　156, 212, 318, 319, 324, 329, 335

山藥　25, 26, 29, 39, 41, 44, 45, 47, 48, 49, 56, 66, 70, 72, 74, 75, 76, 90, 158, 217, 236, 265, 286, 323, 380, 413, 417, 454, 476, 477, 480

土鱉蟲　202, 364

四劃

太子參　26, 230, 439

水牛角　70, 177

王不留行　134, 247, 360, 394

木瓜　199, 200, 203, 208, 211, 220, 224, 255, 292, 293, 357

天仙子　430

毛冬青　168

天仙藤　292

巴豆　192, 193, 279, 374, 402

五味子　33, 38, 44, 45, 55, 70, 72, 78, 80, 102, 103, 117, 148, 269, 307, 407, 428, 429, 435, 439, 463, 467, 468, 471, 477, 480, 493

天門冬　71, 74

月季花　117, 288, 362

天竺黃　70, 392, 431, 455

木香　37, 43, 107, 131, 135, 168, 187, 192, 201, 204, 219, 230, 231, 258, 260, 276, 277, 278, 279, 281, 282, 283, 285, 292, 293, 294, 295, 297, 303, 309, 310, 314, 316, 330, 342, 347, 348, 365, 380, 399, 402, 455, 463

天南星　90, 116, 197, 198, 304, 381, 382, 391, 392, 402, 419, 447, 455, 483, 498

五倍子　162, 330, 427, 464, 468, 477, 489

天花粉　68, 74, 78, 82, 110, 120, 123, 180, 198, 248, 480

丹參　40, 70, 74, 91, 103, 129, 172, 173, 177, 195, 203, 244, 248, 257, 261, 280, 284, 312, 329, 332, 345, 349, 354, 356, 357, 358, 359, 378, 420, 435, 449, 450, 498

升麻　25, 45, 75, 92, 103, 106, 107, 127, 136, 137, 173, 188, 210, 230, 359, 394

500 索　引

天麻　　44, 223, 345, 425, 431, 440, 447, 449

木通　　127, 198, 204, 238, 245, 246, 248, 318, 360, 408, 423

火麻仁　107, 188, 190, 203, 359, 394, 429

水蛭　　328, 364, 376, 377, 426

巴戟天　38, 41, 42, 44, 45, 49, 54, 59, 66

木賊　　110, 122, 326

木槿　　496

牛膝　　33, 41, 44, 45, 61, 64, 66, 70, 72, 78, 94, 107, 188, 195, 203, 205, 208, 210, 214, 220, 224, 246, 255, 265, 312, 330, 349, 355, 357, 358, 359, 364, 373, 394, 449, 450, 496

木蝴蝶　156

牛蒡子　89, 102, 109, 122, 134, 137, 142, 148, 149, 331, 445, 493

化橘紅　87, 382

木蓮果　417

木鱉子　349, 353, 381, 387, 487

五靈脂　182, 210, 332, 349, 352, 353, 368, 430, 455, 490

五劃

白及　　147, 222, 334, 335, 352, 369, 403, 412

白朮　　23, 25, 28, 29, 31, 38, 44, 49, 55, 62, 75, 85, 87, 88, 90, 91, 103, 173, 174, 208, 222, 227, 230, 235, 237, 238, 243, 251, 263, 276, 277, 293, 294, 295, 297, 301, 326, 343, 347, 391, 402, 454, 459, 463, 476, 477

冬瓜皮　239, 240

玉竹　　68, 72, 73

生地黃　28, 61, 69, 70, 78, 81, 94, 108, 112, 114, 117, 120, 127, 136, 139, 148, 151, 172, 174, 177, 189, 195, 200, 203, 207, 240, 246, 250, 277, 310, 329, 334, 341, 343, 355, 359, 360, 363, 364, 374, 391, 405, 408, 422, 426, 439, 450, 459, 480, 493

玉米鬚　145, 239, 240, 256

石決明　122, 438, 440

北沙參　67, 68, 72, 73

甘松　　294, 373

白果　　69, 141, 413, 413

白屈菜　419

半枝蓮　165, 261

白芍　　27, 33, 37, 46, 53, 60, 62, 63, 67, 69, 72, 75, 76, 81

白前　　385, 393, 405

石韋　　164, 247, 252

白扁豆　30, 88, 286, 465, 476

半夏　　23, 31, 70, 86, 87, 103, 120, 121, 125, 148, 155, 178, 199, 227, 231, 233, 264, 266, 276, 289, 290, 303, 380, 381, 382, 384, 385, 386, 398, 402, 413, 434, 442, 449, 455, 463, 487

白芷　　91, 92, 93, 94, 95, 96, 123, 124, 130, 141, 173, 199, 206, 207, 210, 223, 227, 283, 345, 347, 381, 445, 446, 447, 456, 466, 474, 496

白芥子　185, 230, 258, 277, 302, 387, 404

白花蛇舌草
164, 173, 257, 259, 312, 324

仙桃草　372

冬凌草　169

仙茅　　42, 56

玄參　　61, 67, 69, 70, 113, 121, 133, 137, 148, 149, 154, 156, 164, 168, 172, 173, 182, 423, 429, 449, 488, 493, 498

石斛　　41, 66, 67, 72, 73, 78

白茅根　54, 133, 163, 166, 198, 239, 257, 324, 335, 339

甘草　　23, 25, 27, 28, 31, 31, 32, 33, 37, 41, 46, 53, 54, 62, 63, 68, 69, 70, 72, 73, 81, 82, 84, 85, 86, 87, 89, 90, 91, 92, 94, 95, 101, 102, 103, 104, 106, 107, 108, 109, 112, 113, 114, 117, 119, 120, 121, 123, 124, 125, 127, 133, 134, 135, 137, 139, 143, 145, 148, 149, 155, 159, 164, 167, 168, 171, 173, 174, 177, 181, 184, 191, 191, 193, 195, 203, 208, 210, 214, 220, 227, 230, 231, 232, 233, 235, 245, 246, 248, 251, 252, 256, 257, 258, 259, 263, 263, 265, 266, 267, 272, 273, 277, 278, 279, 280, 282, 284, 292, 293, 294, 296, 297, 305, 312, 320, 321, 329, 331, 343, 346, 347, 348, 349, 352, 355, 359, 361, 363, 364, 365, 368, 371, 380, 382, 384, 385, 390, 392, 393, 394, 396, 397, 400, 401, 405, 407, 408, 410, 413, 419, 420, 422, 424, 426, 427, 430, 438, 439, 440, 442, 447, 450, 454, 461, 463, 466, 469, 474, 480, 482

甘遂　　185, 191, 193, 230, 258, 277, 398

瓦楞子　261, 401, 474

石膏　　61, 70, 90, 94, 95, 107, 109, 112, 113, 114, 117, 120, 121, 130, 198, 254, 280, 284, 288, 359, 385, 391, 405, 442, 445, 447, 450, 474, 490

石榴皮　30, 244, 340, 465, 469

石菖蒲　101, 173, 214, 255, 279, 294, 423, 426, 430, 431, 454, 472

瓜蒂　　485

冬葵子　247, 253

石蒜　　492

代赭石　384, 442

白頭翁　125, 128, 131, 147, 155

瓜蔞　　107, 142, 154, 160, 188, 214, 277, 304, 359, 360, 382, 394, 398, 420, 461

白鮮皮　130, 151, 198, 207, 241, 363, 496

冬蟲夏草 39, 53

生薑　25, 27, 32, 37, 41, 47, 48, 49, 65, 69, 75, 84, 85, 86, 87, 92, 99, 100, 102, 103, 107, 109, 114, 120, 121, 148, 156, 187, 189, 192, 200, 203, 204, 208, 213, 218, 227, 232, 241, 251, 252, 264, 266, 269, 270, 273, 278, 282, 284, 286, 290, 292, 293, 297, 303, 314, 341, 342, 345, 360, 382, 384, 390, 391, 393, 395, 396, 403, 404, 406, 409, 410, 427, 439, 442, 445, 447, 449, 455, 461, 479, 487

白薇　171, 179

半邊蓮　42, 163

白礬　212, 313, 322, 325, 336, 346, 348, 363, 369, 383, 402, 446, 453, 464, 465, 468, 474, 484, 489, 490, 493, 494, 496, 499

仙鶴草　160, 335, 386

生鐵落　444

白蘞　168, 432

六劃

冰片　131, 144, 331, 336, 350, 369, 370, 398, 401, 451, 453, 455, 465, 468, 484

百合　36, 67, 69

地耳草　260

肉豆蔻　47, 237, 269, 463, 482

朱砂　56, 57, 144, 162, 187, 304, 370, 392, 402, 422, 425, 426, 451, 453, 456, 484

西洋參　24, 78, 120, 432, 434

羊紅膻　58

肉桂　31, 38, 41, 43, 49, 60, 66, 85, 195, 203, 223, 240, 263, 265, 266, 271, 273, 294, 341, 426, 463

地骨皮　66, 68, 74, 112, 123, 127, 174, 180, 181, 209, 293, 410, 359

安息香　456

百部　112, 143, 151, 179, 202, 313, 385, 400, 403, 406, 412, 461

竹茹　107, 114, 151, 178, 286, 390, 392, 405

自然銅　220, 330, 364, 367, 368

地榆　133, 175, 201, 232, 258, 320, 321, 408, 419, 449, 469, 470

地楓皮　205

血竭　46, 195, 331, 349, 364, 369, 370, 496

竹葉　70, 94, 109, 120, 121, 134, 137, 156, 172, 184, 186, 207, 228, 259, 318, 360, 391, 392, 403, 450, 480

地膚子　117, 151, 198, 207, 250, 493

地龍　91, 112, 197, 210, 211, 216, 217, 225, 247, 349, 353, 359, 399, 447, 448

羊蹄　322, 363

血餘炭　215, 331, 337, 337, 376

地錦草　159

肉蓯蓉　44, 45, 56, 59, 79

全蠍　115, 198, 295, 446, 447, 456, 496

竹瀝　70, 391, 392

合歡皮　24, 67, 432, 433, 435

合歡花　125, 432, 436

七劃

防己　142, 170, 199, 208, 361, 392, 398, 411

佛手　230, 267, 268, 281, 286, 289, 291, 390

灶心土　182, 343

牡丹皮　174, 177, 236, 257, 265, 367, 370, 408, 429, 477

赤石脂　113, 197, 343, 391, 462, 464

忍冬藤　145, 171

杜仲　41, 43, 44, 45, 48, 49, 50, 53, 72

辛夷　92, 93, 96, 206, 207

決明子　29, 106, 115, 117, 186, 290, 301, 353

沉香　47, 55, 57, 205, 266, 278, 279, 280, 293, 294, 402

赤芍　27, 91, 108, 122, 123, 157, 167, 168, 174, 175, 177, 207, 216, 248, 257, 348, 355, 358, 359, 360, 361, 363, 373, 378

防風　41, 44, 49, 64, 85, 89, 90, 91, 92, 94, 106, 116, 117, 123, 134, 195, 206, 210, 211, 212, 213, 220, 231, 312, 331, 346, 363, 393, 438, 447, 466, 490, 496

沒食子　469

車前子　49, 78, 117, 127, 135, 173, 176, 237, 240, 245, 248, 252, 295, 438, 471, 495

何首烏　38, 61, 64, 67

延胡索　60, 157, 216, 246, 276, 281, 292, 295, 342, 348, 351

沙苑子　50

沙棘　37

伸筋草　202, 372

吳茱萸　28, 41, 47, 54, 60, 199, 200, 230, 258, 262, 269, 277, 281, 292, 341, 360, 373, 410, 463

皂莢　310, 313, 383, 384, 389, 392, 424, 456, 484

豆蔻　47, 231, 237, 269, 280, 463, 482

沒藥　44, 47, 123, 195, 197, 200, 210, 214, 220, 292, 330, 349, 350, 351, 352, 353, 361, 363, 364, 367, 368, 369, 370, 376, 394, 400, 445, 447, 449, 494

牡蠣　42, 50, 81, 113, 164, 312, 427, 439, 458, 462, 464, 476, 477

八劃

附子　31, 41, 44, 54, 57, 59, 66, 84, 85, 86, 91, 94, 97, 116, 151, 175, 197, 232, 248, 255, 256, 263, 265, 268, 312, 331, 342, 343, 372, 424, 445, 447, 449

松子仁　190, 190, 429

京大戟　191, 230, 258, 277, 385

刺五加　33, 41, 88

青木香　204, 260, 283, 292, 310, 365, 399, 455

昆布　397, 447

知母　42, 46, 54, 61, 70, 81, 85, 94, 106, 108, 112, 113, 120, 123, 127, 133, 154, 174, 181, 210, 213, 359, 371, 388, 391, 405, 407, 439, 480

青皮　48, 216, 276, 279, 281, 282, 285, 288, 314, 342, 374

夜交藤　34, 67, 125, 432, 433, 435, 436, 480

虎杖　230, 238, 258, 277

使君子　192, 309, 312, 313, 315, 456

青果　153, 154

枇杷葉　104, 228, 334, 384, 385, 405, 409, 412, 415, 416

金果欖　152

乳香　44, 47, 123, 195, 197, 200, 212, 214, 220, 292, 330, 331, 349, 350, 351, 352, 353, 361, 364, 365, 368, 369, 370, 375, 376, 394, 432, 447, 448, 455, 494

卷柏　233

羌活　89, 91, 94, 106, 122, 129, 195, 202, 210, 212, 213, 220, 229, 231, 255, 293, 347, 349, 368, 372, 393, 438, 446, 447, 496

垂盆草　261

青風藤　204

兒茶　331, 369, 370

松節　202, 203, 203

玫瑰花　31, 117, 288, 409

金銀花　31, 69, 70, 109, 110, 117, 123, 133, 134, 144, 146, 147, 150, 164, 166, 172, 173, 176, 208, 216, 228, 230, 258, 259, 277, 288, 340, 388, 412, 443

艾葉　60, 63, 155, 325, 329, 332, 341

阿膠　44, 60, 62, 63, 81

青葙子　117, 122

刺蝟皮　470

青蒿　174, 178, 181, 256, 300

金錢草　34, 156, 240, 257, 258, 282, 399

刺蒺藜　443

青黛　98, 138, 187, 442, 451, 474

阿魏　303, 456

金蕎麥　142

板藍根　120, 137, 138, 146, 147, 164

明黨參　75

金櫻子　50, 133, 150, 473, 477

佩蘭　228

九劃

柏子仁　38, 44, 45, 173, 190, 426, 428, 429, 433, 440

穿山甲　56, 123, 349, 365, 375, 378

砂仁　28, 62, 145, 227, 230, 253, 258, 271, 277, 280, 287, 294, 305, 328, 373

穿心蓮　135

南瓜子　311

香加皮　241

厚朴　28, 30, 62, 86, 88, 184, 188, 227, 231, 233, 267, 273, 277, 279, 289, 295, 297, 348, 409, 434, 463, 482

枸杞子　32, 36, 38, 45, 46, 55, 57, 61, 69, 72, 76, 78, 80

郁李仁　107, 115, 188, 189, 236, 243, 253, 359, 394, 398

南沙參　68

禹餘糧　462

香附　55, 60, 86, 116, 150, 164, 175, 210, 268, 273, 276, 279, 282, 284, 285, 287, 289, 291, 292, 294, 314, 341, 347, 349, 356, 361, 362, 373, 378, 401, 427, 466

洋金花　414

前胡　89, 91, 102, 384, 393

降香　330, 332, 369

柴胡　62, 75, 89, 91, 92, 103, 107, 108, 124, 127, 137, 155, 157, 164, 174, 177, 181, 210, 230, 256, 258, 276, 277, 287, 289, 342, 355, 359, 393, 394, 431, 432

玳玳花　291

珍珠　122, 259, 378, 402, 438, 438, 440, 451

珍珠母　440

珍珠草　122, 259

紅花　31, 202, 210, 224, 248, 261, 270, 276, 280, 318, 319, 328, 330, 345, 349, 350, 355, 356, 358, 359, 361, 370, 372, 373, 374, 378, 386, 435

紅參　38

芒硝　90, 136, 184, 185, 189, 211, 257, 302, 313, 348, 399, 402, 411, 414, 424, 450, 484, 487

胡椒　205, 266, 267, 271, 273, 303, 350

枳椇子　242

紅景天　35

胡黃連　121, 181, 182, 393, 448

胡荽　98, 99, 100, 133, 260

索引 503

胡荽子 99	高良薑 41, 268, 273, 279, 401, 454, 478	桑葉 68, 83, 104, 109, 186, 209, 228, 388, 433, 469
枳實 28, 62, 93, 107, 117, 184, 188, 230, 231, 233, 258, 277, 297, 382, 402	桂枝 27, 37, 67, 84, 85, 91, 94, 108, 113, 117, 125, 202, 208, 210, 211, 219, 220, 231, 235, 256, 277, 290, 427	桑葚 32, 79
韭菜子 50, 51		凌霄花 63, 363
柿蒂 275	桑枝 203, 206, 209, 220	馬齒莧 157, 159, 314, 340, 496
重樓 144, 147, 399	海金沙 133, 140, 251, 254	馬錢子 220, 230, 365
胡頹子葉 416	徐長卿 207	桑螵蛸 50, 51, 55, 472
虻蟲 364, 376, 377, 426	海狗腎 57	海螵蛸 462, 474, 477
炮薑 60, 66, 342	馬勃 137, 149	花蕊石 330, 331
香櫞 287	夏枯草 40, 116, 145, 147, 150, 164, 211, 212, 216, 351, 386, 412	娑羅子 291
香薷 30, 33, 88, 228, 245		烏藥 38, 48, 255, 258, 267, 276, 278, 279, 292, 294, 342, 347
威靈仙 196, 202, 224, 250, 279	海風藤 205, 206, 220, 357	
	芫花 191, 193, 349, 374, 430	海藻 335, 397
十劃	海馬 56	
射干 148, 149, 154, 164	核桃仁 43, 46, 47, 49, 52, 80	**十一劃**
浮小麥 458, 459, 460	海浮石 400	常山 211, 482
桃仁 43, 46, 47, 49, 52, 80, 190, 202, 210, 229, 236, 248, 253, 287, 311, 328, 349, 350, 352, 355, 358, 359, 361, 364, 367, 371, 376, 377, 387, 426, 433, 456, 467	拳參 68, 147	梔子 37, 90, 93, 109, 119, 125, 127, 134, 136, 156, 174, 181, 184, 187, 198, 199, 245, 248, 252, 254, 256, 391, 450
	桔梗 68, 69, 73, 89, 90, 91, 93, 104, 109, 112, 133, 134, 137, 143, 148, 149, 154, 159, 164, 173, 200, 227, 273, 287, 348, 355, 359, 382, 385, 393, 395, 396, 405, 406, 407, 415, 461, 493	
		雪上一枝蒿 206
夏天無 351		牽牛子 186, 192, 251, 282, 314, 376
秦皮 128, 131, 155	烏梅 72, 73, 87, 90, 180, 182, 213, 270, 275, 300, 313, 329, 336, 338, 382, 390, 396, 466, 477, 482, 491	陳皮 24, 28, 31, 46, 86, 90, 100, 102, 103, 114, 123, 131, 137, 142, 143, 145, 149, 189, 200, 218, 227, 229, 230, 231, 233, 240, 241, 243, 261, 267, 268, 271, 273, 276, 279, 282, 284, 290, 292, 293, 294, 295, 297, 305, 314, 321, 342, 363, 380, 385, 390, 399, 402, 404, 408, 409, 454, 461
桑白皮 54, 93, 107, 130, 143, 156, 180, 189, 219, 238, 243, 351, 393, 398, 405, 407, 409, 410, 412, 413, 450		
花生衣 339, 373	烏梢蛇 198, 357	
益母草 139, 150, 284, 352, 356, 361, 362, 373, 378, 415, 435, 438, 469	馬兜鈴 283, 292, 408	
	花椒 37, 55, 59, 143, 270, 276, 295, 309, 342, 411, 467, 489, 494	麥冬 24, 34, 54, 61, 67, 68, 69, 70, 71, 72, 73, 74, 81
茨米 42, 50, 65, 157, 426, 427, 439, 473, 476, 479, 480, 484, 498	益智仁 48	苦瓜子 58
	海蛤殼 398	紫石英 55
神曲 142, 231, 277, 299, 300, 301, 303, 380, 469	桂圓肉 24, 25, 29, 53, 60, 64, 65, 69	淡竹葉 121, 156, 391, 392, 480
	骨碎補 49, 223, 224, 310, 364, 367, 368	淫羊藿 40, 41, 42, 45, 56
浙貝母 380, 385, 386, 388, 405, 419		
馬尾連 131	浮萍 110, 160	細辛 49, 84, 92, 94, 95, 106, 117,

504 索 引

130, 148, 195, 203, 207, 262, 273, 312, 313, 347, 369, 384, 496

苦豆子　　130

蛇床子　　45, 93, 151, 310, 312, 313, 360, 402, 407, 489, 493, 496

苦杏仁　　54, 403, 405, 407

蛇含石　　425

淡豆豉　　73, 97, 102, 109, 119, 134, 227, 357, 411, 485

紫貝齒　　441

鹿角霜　　59

紫河車　　57

硇砂　　349, 366, 402, 498

側柏葉　　126, 321, 325, 456, 469

麥芽　　37, 286, 294, 299, 305, 307, 314

梧桐子　　44, 45, 47, 48, 49, 52, 54, 55, 57, 59, 61, 62, 64, 66, 88, 95, 110, 117, 122, 126, 128, 136, 149, 155, 188, 197, 211, 212, 213, 218, 219, 220, 223, 224, 233, 255, 264, 268, 269, 273, 277, 282, 287, 293, 295, 297, 298, 300, 301, 303, 313, 316, 325, 327, 329, 332, 341, 346, 348, 353, 359, 365, 368, 370, 373, 374, 376, 377, 381, 383, 384, 389, 400, 402, 411, 423, 425, 426, 430, 438, 442, 445, 449, 455, 458, 464, 468, 471, 472, 473, 477, 478, 480, 483, 489, 493, 496

紫花地丁　131, 140, 146, 147, 167, 175

透骨草　　372

苦參　　64, 70, 91, 129, 139, 140, 151, 207, 276, 310, 312, 428, 493, 496

貫眾　　139

苧麻根　　323

通草　　124, 199, 227, 247, 287, 360, 461

鹿茸　　39, 55, 57, 66

麻黃　　83, 84, 85, 90, 94, 109, 114, 117, 148, 208, 220, 385, 393, 405, 413,

458, 459

紫草　　68, 176

麻黃根　　458, 459

苦楝皮　　310, 313, 493

魚腥草　　142, 143, 386

紫菀　　148, 334, 385, 391, 405

野菊花　　115, 134, 140, 146, 228

密蒙花　　122

連翹　　70, 89, 90, 104, 109, 120, 134, 137, 140, 148, 149, 150, 164, 172, 173, 176, 181, 184, 199, 303, 388, 403, 493

旋覆花　　102, 348, 384, 442

敗醬草　　151

乾薑　　23, 28, 31, 37, 46, 48, 63, 81, 97, 113, 125, 193, 197, 227, 231, 256, 262, 263, 264, 268, 270, 271, 276, 280, 292, 300, 305, 325, 338, 342, 461, 462, 463, 464

紫蘇　　86, 89, 188, 189, 200, 219, 227, 293, 387, 388, 398, 404, 408

紫蘇子　　188, 398, 404

十二劃

訶子　　156, 231, 232, 282, 353, 461, 463

寒水石　　113, 138, 350

款冬花　　148, 179, 334, 407, 413

黑豆　　82

草豆蔻　　231, 482

草果　　232

荔枝核　　268, 285

絞股藍　　34

琥珀　　63, 426, 433, 438, 451

黃柏　　42, 46, 81, 94, 106, 119, 122, 125, 126, 128, 131, 155, 168, 173, 175,

187, 229, 237, 255, 282, 314, 343, 359, 453, 465, 469, 474, 478

荊芥　　44, 66, 89, 90, 91, 94, 109, 110, 134, 148, 310, 321, 363, 385, 393, 404, 442, 447, 487

草烏　　197, 198, 229, 353, 381, 414, 430, 447, 487, 488, 490

蛤蚧　　54

黃芩　　62, 90, 94, 103, 106, 107, 108, 117, 120, 124, 125, 126, 127, 133, 137, 148, 154, 155, 164, 178, 181, 184, 187, 198, 199, 229, 277, 282, 284, 312, 343, 348, 360, 364, 381, 402, 409, 413, 450

黃耆　　25, 26, 27, 28, 38, 43, 44, 49, 50, 60, 61, 62, 75, 90, 91, 92, 103, 106, 107, 114, 136, 141, 177, 208, 223, 230, 237, 256, 328, 341, 342, 357, 423, 433, 446, 458, 459, 470, 477, 488, 496

陽起石　　55, 57

尋骨風　　201, 202

黑芝麻　　78, 79, 80

茵陳　　128, 145, 156, 178, 228, 240, 256, 257, 282

茯苓　　23, 25, 28, 31, 38, 41, 45, 55, 59, 62, 76, 78, 86, 87, 89, 91, 94, 107, 110, 117, 120, 121, 124, 130, 139, 141, 160, 163, 167, 173, 174, 175, 177, 178, 195, 198, 213, 218, 227, 231, 233, 235, 237, 238, 241, 245, 248, 253, 277, 286, 289, 293, 297, 326, 335, 367, 382, 384, 389, 390, 393, 408, 424, 427, 428, 431, 434, 449, 463, 468, 472, 476, 477, 479, 480

黃連　　70, 81, 108, 117, 121, 125, 126, 128, 131, 136, 137, 139, 145, 147, 155, 172, 181, 182, 187, 230, 231, 255, 258, 269, 276, 277, 282, 283, 284, 303, 314, 327, 331, 357, 373, 380, 393, 407, 419, 422, 426, 436, 438, 444, 448, 451, 463, 469, 488, 489, 499

茜草　　60, 198, 329, 477

雄黃	56, 144, 162, 313, 369, 381, 392, 411, 422, 446, 447, 456, 483, 484, 490, 491, 498	
黃精	58, 74, 76, 78	
硫磺	49, 54, 313, 353, 368, 456, 489, 491, 494	
番瀉葉	186	
棕櫚炭	338, 477	
黃藥子	399	

十三劃

雷丸	44, 312, 313, 316
隔山消	304
鉛丹	331, 370, 448, 499
莪朮	265, 293, 348, 373, 374, 456
滑石	90, 113, 124, 199, 237, 245, 246, 247, 248, 337, 348, 350, 360, 370, 400, 442, 490
椿皮	478
矮地茶	412
蜂房	225, 337, 375, 488
楓香脂	353
蜈蚣	198, 251, 252, 346, 363, 402, 445, 446, 447, 488
補骨脂	43, 47, 49
路路通	206, 291
蜂蜜	26, 31, 35, 36, 46, 62, 63, 71, 80
楮實子	66
當歸	25, 29, 33, 42, 43, 44, 45, 49, 55, 56, 60, 61, 62, 63, 65, 69, 75, 76, 78, 81
鉤藤	105, 116, 144, 147, 211, 351, 440, 450

十四劃

梔子	312, 313, 315
滿山紅	417
磁石	171, 300, 423, 441
槐角	110, 327, 327, 408
綠豆	115, 133, 141, 167, 175, 182, 221, 228, 237, 248, 266, 288, 303, 315, 349, 351, 374, 397, 402, 409, 425, 446, 451, 462
遠志	24, 38, 44, 45, 55, 62, 69, 220, 426, 431, 432, 440, 444, 472
銀杏葉	34, 420
銀柴胡	181
菊花	27, 62, 69, 72, 76, 83, 104, 105, 115, 116, 117, 122, 134, 140, 146, 173, 187, 207, 211, 212, 228, 288, 331, 418, 431, 438, 440, 445, 450
槐花	93, 115, 117, 198, 288, 321, 325, 329, 470, 474
鳳眼草	132, 475
菟絲子	42, 44, 45, 47, 49, 50, 55, 56
酸棗仁	23, 55, 62, 69, 71, 129, 172, 345, 426, 428, 429, 431, 432, 433, 435, 440, 441
萊菔子	185, 231, 250, 278, 302, 303, 305, 374, 387, 398, 404
綠萼梅	289
飴糖	27, 37
蒿薢	41, 44, 49, 66, 78, 173, 203, 224, 240, 255
漏蘆	142, 261

十五劃

衛矛	371, 378
熟地黃	38, 42, 46, 49, 55, 56, 60, 61, 62, 67, 69, 70, 71, 72, 74, 75, 76, 78, 81
墨旱蓮	77

葛根	80, 91, 100, 106, 107, 108, 210, 282, 332, 480
劉寄奴	371
樟腦	232, 339, 446, 494
穀精草	122
蔦蓄	245, 248, 249
鴉膽子	158
葫蘆	54, 123, 152, 241, 280, 324
蓽薢子	117, 386, 410, 411
葫蘆巴	54
僵蠶	137, 402, 431, 445, 447, 449, 484

十六劃

膨大海	101, 153, 396, 454
蒲公英	105, 128, 131, 134, 140, 144, 145, 146, 150, 163, 164, 166, 173, 216, 252, 257, 360, 388, 394
燈心草	203, 248, 254, 408, 426, 453, 480
貓爪草	386
蒼朮	50, 74, 94, 95, 96, 106, 159, 229, 231, 233, 255, 276, 309, 326, 359, 368, 399, 440, 456, 477
龜甲	81
蒼耳子	91, 92, 93, 96, 129, 152, 162, 201, 206, 207
獨活	89, 91, 94, 106, 142, 195, 202, 211, 220, 293, 349, 372, 393, 446, 496
龍骨	42, 50, 51, 55, 59, 113, 165, 217, 332, 369, 427, 441, 464, 468, 472, 474, 476, 477, 480, 484
豬苓	124, 141, 227, 235, 237, 245, 255, 433
蓖麻子	387, 492, 498
蒲黃	273, 329, 332, 335, 338, 352, 370, 373, 474

橘絡	206, 297	雞血藤	53, 171, 198, 200, 351, 357	薺菜	244
澤漆	243, 441	覆盆子	42, 50, 427, 471	糯稻根鬚	459
龍齒	424, 426, 450, 454	雞冠花	117, 288, 362, 475		
龍葵草	161	雞骨草	260		
錦燈籠	154	蕨麻	38		

十七劃

十八劃

十九劃

二十劃

二十一劃

二十二劃

二十三劃

二十四劃

二十七劃

鶴虱	139, 312, 313
藤梨根	170
纈草	435
鶴草芽	315
藕節	318, 334, 336
鐵樹葉	340
續斷	44, 45, 49, 60, 62
藜蘆	38, 62, 354, 483
蘇木	202, 215, 366
蘇合香	455
藿香	28, 93, 227, 228, 231, 279, 286, 294, 297, 326, 330, 455
蘆根	114, 180, 219, 228, 240, 385, 405
蘆薈	187, 309
鱉甲	81
蠶沙	199, 220, 338
靈芝	62, 103, 233, 237, 328, 434
鬱金	125, 164, 216, 238, 258, 276, 282, 287, 291, 332, 342, 346, 347, 420, 425

龍膽	122, 127, 139, 187, 198, 212
澤瀉	28, 45, 76, 117, 127, 163, 198, 211, 222, 227, 233, 235, 237, 238, 255, 258, 277, 279, 290, 367, 398, 477
鴨蹠草	89, 118, 404
澤蘭	228, 348, 361, 435
蓮子	23, 31, 48, 50, 65, 70, 77, 120, 137, 152, 159, 173, 200, 323, 357, 404, 413, 429, 476, 479, 480
蓮子心	120, 137, 173, 357, 429, 479, 480
蔥白	73, 97, 161, 192, 199, 210, 263, 266, 445, 448, 453, 489
檀香	280, 287, 455
薺苨	28, 178, 273
螻蛄	240, 243
蔓荊子	91, 106, 115, 122
蓽澄茄	273, 309
膽礬	484
蓮鬚	50, 476, 480
雞內金	229, 230, 258, 299, 304, 305, 314, 331, 380, 484
鵝不食草	98
翻白草	160
雞矢藤	160, 304, 306
斷血流	326

瞿麥	181, 245, 248, 309
蕉芋	139, 313, 316
鎖陽	42, 46
檳榔	28, 155, 192, 200, 203, 213, 219, 238, 252, 255, 278, 279, 282, 283, 293, 303, 312, 313, 314, 348, 482
蟬蛻	102, 418, 424, 493, 496
薏仁	25, 70, 75, 108, 133, 141, 142, 151, 161, 198, 199, 206, 213, 227, 236, 254, 261, 311, 339, 380, 386, 397, 407, 413, 476
薤白	67, 97, 277, 290, 310, 394
礞石	402
羅布麻葉	441
薑黃	199, 346, 347, 347, 356, 373, 414
薄荷	64, 69, 73, 83, 90, 93, 94, 95, 96, 101, 102, 104, 109, 114, 118, 120, 122, 134, 136, 137, 147, 149, 156, 173, 174, 184, 227, 228, 400, 403, 424, 425, 454, 456, 493, 496
羅漢果	415
薔薇根	132
藁本	91, 95, 106, 223, 294, 445
爐甘石	499
黨參	25, 42, 70, 72, 75, 107, 112, 139, 250, 265, 294, 346, 428, 429, 459, 471

索　引 507

本書是吳中朝醫師多年來研究的精華彙集，旨在為廣大讀者提供養生保健或疾病預防的參考。使用本書時，應接受專科醫師指導，以便合理增強療效，避免延誤病情。

本書並非醫療手冊，也不能代替醫生開立的處方。若您有健康上的疑慮，建議您及時檢查，並在專業醫療機購接受治療。

本書內容若提及我國保育類物種，相關法規命令請詳參行政院農業委員會公告之「保育類野生動物名錄」，或《文化資產保存法》公告之自然紀念物。

好書推薦

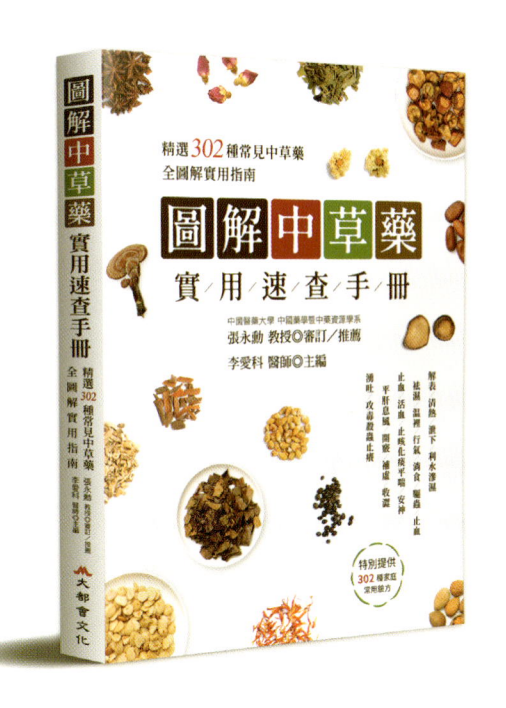

Health⁺130

《圖解中草藥實用速查手冊》

作者：李愛科 醫師主編
定價：NT$ 480

本書按普通中藥店的常備中藥品種，圖文並茂地向讀者提供了300多種常見中藥的常見單方和簡單復方，這些方劑都是從藥典和醫書中總結出的通用方劑，具有方法簡單，見效快，用藥安全、毒副作用小的特點。本書還介紹了不同中藥的購買鑑別方法，用藥禁忌等知識，突出了本書的實用性。

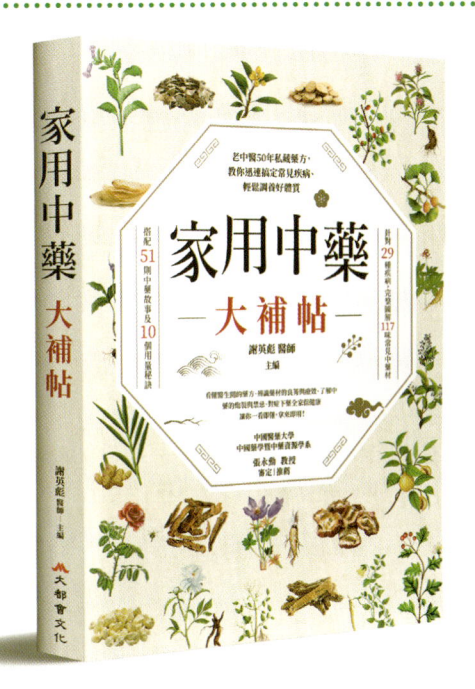

Health⁺142

《家用中藥大補帖：
老中醫50年私藏藥方，教你迅速搞定常見疾病、輕鬆調養好體質》

作者：謝英彪 醫師
定價：NT$ 420

讓最實用的家用中藥速查寶典解答你所有疑惑！

誰說中藥材一定要水煎口服或外用？

泡茶煮粥和燉湯一樣有療效！

23種家庭常見用法完整收錄

29種家庭常見症狀一次解析

從此不必常往醫院跑，自己的身體自己調！

好書推薦

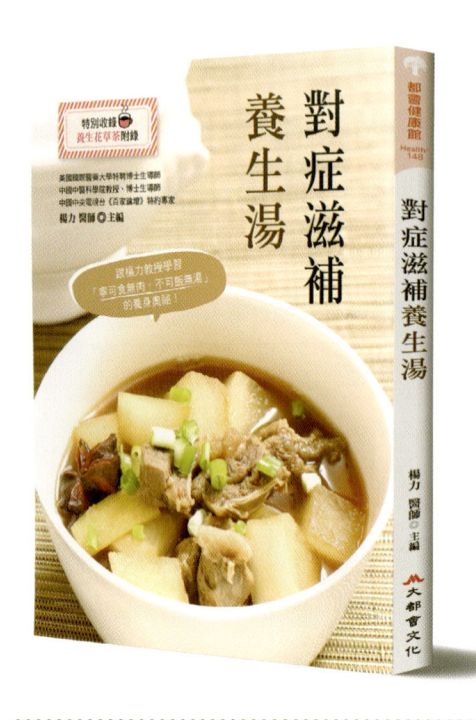

Health⁺148

《對症滋補養生湯（全新修訂版）》

作者：楊力
定價：NT$ 380

「寧可食無肉，不可飯無湯」的養身奧秘！

無論中西飲食都離不開湯品，而中醫更是講究喝湯。但湯要怎麼喝，才能百益而無一害，就是一門食療養生的學問。

全書收錄超過180道豐富湯品，除了大飽口福之外，還能跟隨季節變化，依據體質與人群，對症滋補，用每天飯前的一口湯來延年益壽，常保健康！

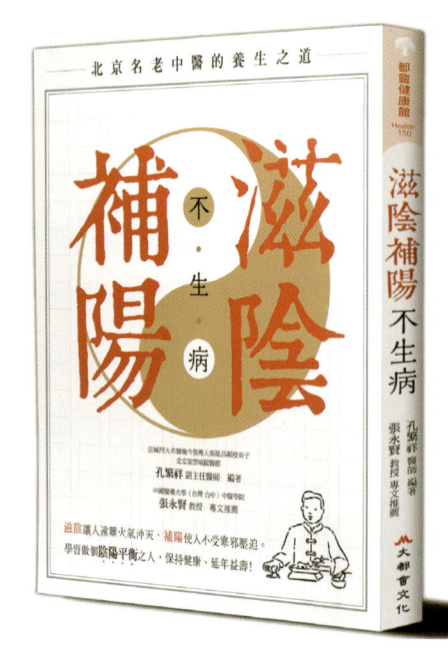

Health⁺150

《滋陰補陽不生病（全新修訂版）》

作者：孔繁祥 醫師
定價：NT$ 350

陰陽在男女老少、四肢百骸、五臟六腑、七情六慾中，表現方式皆有所不同，該如何才能維持陰陽平衡呢？

其實很簡單，只要跟隨本書的保健方法，從日常的情緒管理、生活作息、藥膳飲食，以及簡單的穴道按摩著手，就能達到滋陰補陽，百病不生的目的！

好書推薦

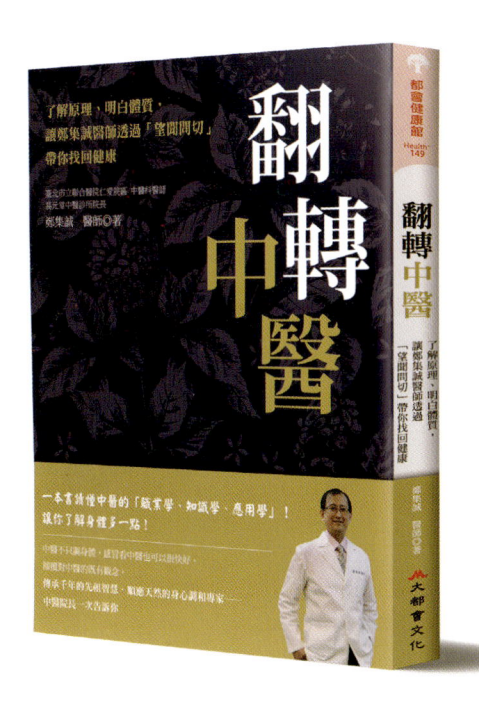

Health⁺149

《翻轉中醫》

作者：鄭集誠 醫師
定價：NT$ 380

一本書讀懂中醫的「職業學、知識學、應用學」！

讓你了解身體多一點！

中醫不只調身體，感冒看中醫也可以很快好。

顛覆對中醫的既有觀念，讓傳承千年的先祖智慧，順應天然的身心調和專家——中醫院長一次告訴你

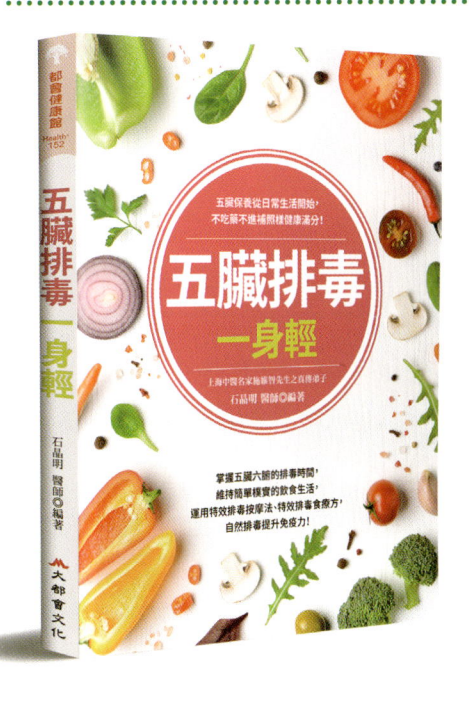

Health⁺152

《五臟排毒一身輕（全新修訂版）》

作者：石晶明
定價：NT$ 380

關於毒你知道多少？

想排毒，先要識「毒」。

哪些人不適合排毒？什麼食物最排毒？喝水能排毒嗎？五臟六腑的最佳排毒時間又是何時？按什麼穴位可以達到排毒的效果？

本書教你合理規劃飲食，維持適當運動，注重五臟保養，贏得好氣色！

中藥材圖鑑：
嚴選 500 種中藥材，教你輕鬆識藥、辨藥、用藥

作　　　者	吳中朝
發　行　人	林敬彬
主　　　編	楊安瑜
編　　　輯	王艾維
內頁編排	王艾維・盧柏翰
封面設計	王艾維
行銷經理	林子揚
行銷企劃	徐巧靜
編輯協力	陳于雯・高家宏
出　　　版	大都會文化事業有限公司
發　　　行	大都會文化事業有限公司
	11051 台北市信義區基隆路一段 432 號 4 樓之 9
	讀者服務專線：（02）27235216
	讀者服務傳真：（02）27235220
	電子郵件信箱：metro@ms21.hinet.net
	網　　址：www.metrobook.com.tw
郵政劃撥	14050529　大都會文化事業有限公司
出版日期	2015 年 6 月初版一刷・2025 年 4 月二版一刷
定　　　價	1,250 元
ＩＳＢＮ	978-626-7621-06-6
書　　　號	Health⁺216

ⓒ 2014 吳中朝 主編

◎本書由江蘇科學技術出版社／鳳凰漢竹 授權繁體字版之出版發行。

◎本書如有缺頁、破損、裝訂錯誤，請寄回本公司更換。

版權所有・翻印必究 Printed in Taiwan. All rights reserved.

國家圖書館出版品預行編目 (CIP) 資料

中藥材圖鑑 : 嚴選500種中藥材，教你輕鬆識藥、
辨藥、用藥 / 吳中朝 主編.
-- 二版 . -- 臺北市 : 大都會文化, 2025.04
512 面 ; 17×23 公分

ISBN 978-626-7621-06-6（精裝）
1. 中藥材 2. 植物圖鑑

414.3025　　　　　　　　　　　　114002296

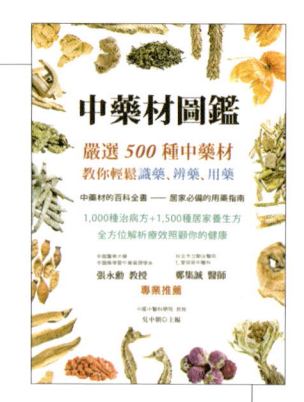

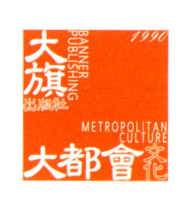